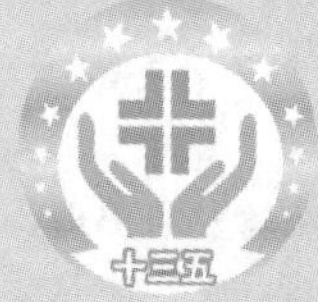

全国高等卫生职业教育创新技能型"十三五"规划教材

◆ 供护理、助产等相关专业使用

外科护理

WAIKE HULI

主　编　叶志香　吴文君　邵广宇

副主编　金松洋　蒋小玲　卞　倩　冯莉苹　龚　慧

编　者　（以姓氏笔画为序）

王臣平　常德职业技术学院

卞　倩　泰州职业技术学院

叶志香　常德职业技术学院

冯莉苹　重庆三峡医学高等专科学校

杨晓仙　金华职业技术学院

肖有田　常德职业技术学院

吴文君　重庆三峡医学高等专科学校

张　晶　重庆三峡医学高等专科学校

邵广宇　首都医科大学燕京医学院

金松洋　清远职业技术学院

郭阳阳　大庆医学高等专科学校

黄雪玲　重庆三峡医学高等专科学校

龚　惠　常德职业技术学院

蒋小玲　广东岭南职业技术学院

华中科技大学出版社

http://www.hustp.com

中国·武汉

内容简介

本书是全国高等卫生职业教育创新技能型“十三五”规划教材。

本书共分十章，其主要内容包括：绪论，外科基础护理，外科危重症病人的护理，外科感染病人的护理，外科损伤病人的护理，普外科疾病病人的护理，胸外科疾病病人的护理，颅脑外科疾病病人的护理，泌尿、男性生殖外科疾病病人的护理，骨外科疾病病人的护理。

本书适合高职高专护理、助产等专业使用。

图书在版编目(CIP)数据

外科护理/叶志香，吴文君，邵广宇主编. —武汉：华中科技大学出版社，2018.8（2019.7 重印）
全国高等卫生职业教育创新技能型“十三五”规划教材
ISBN 978-7-5680-4290-1

Ⅰ.①外…　Ⅱ.①叶…　②吴…　③邵…　Ⅲ.①外科学-护理学-高等职业教育-教材　Ⅳ.①R473.6

中国版本图书馆 CIP 数据核字(2018)第 191401 号

外科护理　　叶志香　吴文君　邵广宇　主编
Waike Huli

策划编辑：陈　鹏
责任编辑：陈　鹏
封面设计：原色设计
责任校对：李　琴
责任监印：周治超
出版发行：华中科技大学出版社(中国·武汉)　电话：(027)81321913
武汉市东湖新技术开发区华工科技园　邮编：430223
录　　排：华中科技大学惠友文印中心
印　　刷：武汉市籍缘印刷厂
开　　本：787mm×1092mm　1/16
印　　张：29.25
字　　数：721 千字
版　　次：2019 年 7 月第 1 版第 2 次印刷
定　　价：78.80 元

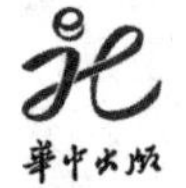

本书若有印装质量问题，请向出版社营销中心调换
全国免费服务热线：400-6679-118　竭诚为您服务
版权所有　侵权必究

全国高等卫生职业教育创新技能型
“十三五”规划教材编委会

丛书顾问 文历阳

委　　员（按姓氏笔画排序）

马　莉　河西学院
王玉孝　厦门医学院
化　兵　河西学院
李朝鹏　邢台医学高等专科学校
杨凤琼　广东岭南职业技术学院
张　忠　沈阳医学院
陈丽霞　泉州医学高等专科学校
周建军　重庆三峡医药高等专科学校
袁　宁　青海卫生职业技术学院
高清源　常德职业技术学院
马志华　上海思博职业技术学院
王臣平　常德职业技术学院
申社林　邢台医学高等专科学校
杨　丽　常德职业技术学院
邱丹缨　泉州医学高等专科学校
张少华　肇庆医学高等专科学校
范国正　娄底职业技术学院
冼昶华　清远职业技术学院
徐世明　首都医科大学燕京医学院
谭　工　重庆三峡医药高等专科学校

编写秘书 陈　鹏　蔡秀芳　陆修文　史燕丽　居　颖　周　琳

总序

Zongxu

随着我国经济的持续发展和教育体系、结构的重大调整，职业教育办学思想、培养目标随之发生了重大变化，人们对职业教育的认识也发生了本质性的转变。我国已将发展职业教育作为重要的国家战略之一，高等职业教育成为高等教育的重要组成部分。作为高等职业教育重要组成部分的高等卫生职业教育也取得了长足的发展，为国家输送了大批高素质技能型、应用型医疗卫生人才。

为了全面落实职业教育规划纲要，贯彻《国务院关于加快发展现代职业教育的决定》和《教育部关于深化职业教育教学改革全面提高人才培养质量的若干意见》等文件精神，体现"以服务为宗旨，以就业为导向，以能力为本位"的人才培养模式，积极落实高等卫生职业教育改革发展的最新成果，创新编写模式，满足"健康中国"对高素质创新技能型人才培养的需求，2017 年 8 月在全国卫生职业教育教学指导委员会专家和部分高职高专院校领导的指导下，华中科技大学出版社组织全国 30 余所院校的近 200 位老师编写了本套全国高等卫生职业教育创新技能型"十三五"规划教材。

本套教材充分体现新一轮教学计划的特色，强调以就业为导向、以能力为本位、以岗位需求为标准的原则，按照技能型、服务型高素质劳动者的培养目标，遵循"三基"(基本理论、基本知识、基本技能)、"五性"(思想性、科学性、先进性、启发性、适用性)、"三特定"(特定目标、特定对象、特定限制)的编写原则，着重突出以下编写特点：

(1)密切结合最新的护理专业课程标准，紧密围绕执业资格标准和工作岗位需要，与护士执业资格考试相衔接。

(2)教材中加强对学生人文素质的培养，并将职业道德、人文素养教育贯穿培养全过程。

(3)教材规划定位于创新技能型教材，重视培养学生的创新、获取信息及终身学习的能力，实现高职教材的有机衔接与过渡作用，为中高职衔接、高职本科衔接的贯通人才培养通道做好准备。

(4)内容体系整体优化，注重相关教材内容的联系和衔接，避免遗漏和不必要的重复。编写队伍引入临床一线教师，力争实现教材内容与职业岗位能力要求相匹配。

(5)全套教材采用全新编写模式，以扫描二维码形式帮助老师及学生在移动终端共享优质配套网络资源，使用华中科技大学出版社提供的数字化平台将移动互联、网络增值、慕课等新的教学理念、教学技术和学习方式融入教材建设中，全面体现"以学生为中心"的教材开发理念。

本套教材得到了各院校的大力支持和高度关注，它将为新时期高等卫生职业教育的发展做出贡献。我们衷心希望这套教材能在相关课程的教学中发挥积极作用，并得到读者的青睐。我们也相信这套教材在使用过程中，通过教学实践的检验和实际问题的解决，能不断得到改进、完善和提高。

全国高等卫生职业教育创新技能型"十三五"规划教材
编写委员会

前言

Qianyan

外科护理是护理专业的核心课程之一，是一门具有一定理论性和很强实践性与操作性的护理专业临床课程。对于专科层次外科护理课程教材的编写，我们力图做到以下几点：一是基于外科护理工作过程；二是注重外科护理能力的培养；三是方便师生的教学，尤其是护生的学习。

基于此，我们经过深入的调研和分析，在课程开发团队反复磋商和探索的基础上，形成了本书的基本框架，主要介绍外科基础护理知识，以及各种外科病人的护理及手术护理与管理等。

本教材的特点如下。

第一，以“学习目标”开篇，“本章小结”呼应，每个章节以“案例”导入。

第二，重点突出“护理诊断”与“护理措施”，省略了“护理目标”。

第三，以健康问题为教学主线，将整体护理的观念融入教学活动。

第四，增设内容丰富的“知识链接”，每节之后配有能力检测题（扫二维码），以提升学生的学习兴趣、开阔学生视野、巩固学生所学知识，为培养高素质、实用型、综合型人才打好基础。

本书在编写过程中，一方面得到了华中科技大学出版社的悉心指导以及编者所在单位的极大鼓励和大力支持；另一方面参阅了大量国内有关教材和其他书籍。在此，谨向给编者提供帮助和支持的所有人员和单位以及参考文献的作者，表达诚挚的谢意。

由于编写时间仓促，且编者的能力和水平有限，书中难免存在疏漏、错误和不妥之处，恳请专家、护理界同仁及使用本书的师生多提宝贵意见。

编　者

目录

Mulu

第一章
绪　论

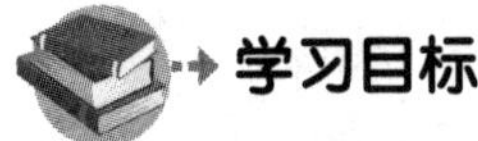

学习目标

识记　能复述外科护理、外科疾病的概念。

理解　1. 能简述外科护理学的发展概况。

　　　2. 能说出外科护士应具备的素质要求。

运用　能应用外科护理学的学习方法学习。

一、概念与研究范畴

（一）外科学与外科护理

外科学是医学的一个重要组成部分，是一门研究外科疾病的发生、发展规律、诊断治疗、预防方法和手术技术以及围术期处理的一门医学学科。

外科护理是研究外科领域中如何对外科病人进行整体护理的一门应用型护理学科，即研究外科疾病病人现存的、潜在的健康问题的发生、发展规律及诊断、预防和护理的一门医学学科。

（二）外科学与外科护理的研究范畴

1. 外科疾病分类　现代外科疾病是指以手术、手法处理为主要治疗手段的疾病。根据其病因不同大致分为以下五类。

(1) 创伤：指因暴力或其他致伤因子引起的人体组织的破坏，如骨折、内脏器官破裂、烧伤等。

(2) 感染：因致病微生物侵袭机体导致的组织器官损害，如疖、痈、阑尾炎、胆囊炎、腹膜炎、肝脓肿等。

(3) 肿瘤：分良性肿瘤和恶性肿瘤，如各种癌症均属于恶性肿瘤。

(4) 畸形：分先天性畸形和后天性畸形，如先天性肛管直肠闭锁，后天性瘢痕挛缩等。

(5) 功能障碍：甲状腺功能亢进(甲亢)、肠梗阻、尿路梗阻，门静脉高压症、胆石症等。

除上述五类外科疾病外，近年来与医学美容相关的疾病也属于外科疾病范围。

2. 外科护理研究的范畴

(1) 内容:外科护理的研究范畴随着外科学的发展而不断改变。外科护理研究的内容是以创伤、感染、肿瘤、畸形、功能障碍五类外科病人为研究对象,在现代医学模式和现代护理观的指导下,积极配合医师对这些病人进行诊断治疗;并根据病人的身心、社会和精神文化等需要,以健康为中心,以护理程序为框架,为病人提供个体化的整体护理,以达到去除病灶、预防残障、促进康复的目的。其中,研究的核心内容是围手术期的护理。

(2) 任务:外科护理的研究任务已从治疗疾病扩展到预防疾病与维护健康,其服务场所从医院扩展到社区和家庭。

二、外科护理发展简史

自从有了人类,就有疾病的存在。早在远古时代,人们就已经认识并建立了外科学,但因当时社会生产力的限制和封建迷信的制约,外科学仅限于浅表疮、痈、外伤的诊治,如切开排脓、拔箭头及异物等,几乎没有"护理"的意识。即使参与了"护理",也仅仅是生活上的照料。随着社会生产力的发展和科学技术的进步,医学科学也得以发展,尤其西方外科学已进入初步发展阶段,但此时手术疼痛、伤口出血、伤口感染等成为妨碍外科发展的主要因素之一。直到19世纪中叶,人体解剖学、病理解剖学、实验外科学等相关基础学科的建立,为外科学的发展奠定了基础;无菌技术、止血输血技术、麻醉止痛技术的问世,使外科学得以快速发展,这标志着进入现代外科学时代。随着外科技术的普及与推广,我国的外科事业也在不断发展,1958年首例大面积烧伤的成功抢救及1963年世界首例断肢(指)再植均在我国获得成功,而且此类技术一直处于国际领先地位;心血管外科、显微外科、器官移植等也在我国迅速发展。

外科学的发展对护理工作不断提出新的要求,从而引导外科护理的发展;而外科护理理论与专科技术的发展又有助于外科学的发展,为外科学开辟了新领域,提供了必要的技术支持与配合。现代护理学创始人南丁格尔在1854—1856年的克里米亚战争中率领38名护士奔扑前线进行救护,使伤病员死亡率由50%下降为2.2%,证实了护理工作在外科疾病中的重要性,并由此创建了护理学,从而使外科护理得到延伸。

随着医学模式由"生物医学模式"向"生物-心理-社会医学模式"的转变,现代护理学经历了以疾病为中心→以病人为中心→以人的健康护理为中心的三个发展阶段。特别是20世纪70年代以后,随着人口老龄化的出现、疾病谱和健康观念的转变,世界卫生组织(WHO)又提出了"2000年人人享有卫生保健"的战略目标,极大地推动了护理事业的发展,保障健康成为社会发展的强劲动力,使护理事业有了更广阔的视野和领域,"以人的健康为中心的护理"成为一种必然选择。护理对象也从病人扩展到了亚健康人群,甚至是健康人群;护理领域从医院扩展到了社区。

三、学习外科护理的指导思想

(一) 明确学习目的,树立稳固的专业思想

学习外科护理的目的是为了掌握本专业的知识与技能,更好地为人类健康服务。作为一名护理工作者,首先要有一个明确的目的,那就是为什么学习。学习是为了能够更好地掌握理论知识,提高自己的理论水平,也为了更好地把理论知识灵活应用于临床实践。只有目

的明确，才能对学习没有畏难情绪，而且也会对知识掌握得更好，克服学习中每一个困难。当然，对于一名合格的护理人员来讲，光有知识还远远不够，还必须要树立理想，学习和发扬前辈“燃烧自己，照亮他人”的精神，履行护士天职，发挥救死扶伤、防病治病的人道主义精神，把真诚的爱无私奉献给每一位病人。只有这样，才能真正体现知识学习的价值。

（二）用整体护理观指导学习

整体护理观是与新的医学模式相适应的护理模式，是指导护理实践的思想和行为方式。1990 年，WHO 对健康提出了新的概念，即“在身体上、精神上、道德上、社会适应上完全处于良好状态”。健康是指机体内部各系统之间的稳定、协调，机体与外环境之间的平衡、和谐、适应良好。新的医学模式“生物-心理-社会医学模式”强调疾病的发生是由多种因素相互作用的结果，新的医学模式拓宽了护士的职能，护士不仅要针对病人的生理进行护理，还要针对心理、社会、文化等多方面的问题进行健康教育和指导服务。因此，学习外科护理必须树立“以人为本”的理念，以现代护理观为指导，掌握扎实的护理学知识，同时应构建以护理程序为框架的整体护理模式，收集整理资料，全面评估病人，找出护理问题，并实施有效的护理措施。病人出院时还应给予健康指导，让他们学会健康自护，重返家庭和社会。

（三）注重理论与实践相结合，讲究学习方法

外科护理是一门实践性很强的应用型学科，同时也是一门与基础学科和其他临床学科密切联系的学科，具有严谨的系统性、科学性。外科病人急症多、病情重、变化快。因此，在学习过程中要遵循理论与实践相结合的原则，讲究学习方法，学会用心观察病人的病情变化，早期发现，早期处理。仔细研究外科常见病人的护理问题，针对不同护理对象实施整体护理，以减轻病痛、促进康复、保持身心健康。在强化理论知识的同时，积极参加各项教学活动，通过实践演练、观看规范的电教片、实施多媒体教学、进行病例讨论、临床见习等多种方法，利用网络资源，达到熟练掌握理论知识和操作技能的目的。努力使自己成为一名合格的护士，为进入临床工作打下良好的基础。

四、外科护士应具备的素质

1. 高度的责任心 护理人员的职责是救治病人，维持和保护生命，促进健康。外科病人的病情瞬息万变，急症多，工作强度大；手术、麻醉存在较大风险，给病人带来巨大痛苦和精神压力，因此必须紧急处理。如果护理人员在工作中疏忽大意、掉以轻心，不但会增加病人的痛苦，同时也会给病人带来生命威胁。因此，作为一名外科护士，要有高度的责任心，在工作中严肃认真、一丝不苟、兢兢业业，减少或杜绝差错和事故的发生。同时热爱病人的生命，保护病人的生命，用强烈的责任感完成护士的神圣使命。

2. 扎实的业务能力 外科护士应具备以下能力：丰富的理论知识，娴熟的操作技能；细致敏锐的观察能力，准确的判断能力，良好的沟通能力；通过对病人的评估，及时发现病人现存或潜在的生理、心理和病理等方面的健康问题，并能协助医师进行及时有效的处理。同时外科护士必须努力学习，不断扩充、更新知识，以适应时代发展的步伐，满足现代外科护理学发展的需求。

3. 良好的身心素质 节奏快、突击性强是外科工作的特点之一，因此，作为一名外科护士既需要具备健全的体魄，又要有乐观开朗的性格，要善于驾驭自己的情绪，时刻保持一种自信、稳健、积极向上、乐观、豁达、饱满的精神状态，以保证有效、积极、及时地参与抢救和治

疗。同时,应保持仪表大方,举止端庄稳重,服装整洁美观,待人彬彬有礼,在病人心中树立“白衣天使”的崇高形象。

4. 较强的法律意识 外科护士应认真学习国家颁布的相关政策与法规,熟悉《医疗事故处理条例》《中华人民共和国传染病防治法》《消毒管理办法》等。工作中能遵纪守法,依法行医。做一名懂法、合法的外科护士。

总之,只有具备高尚的医德医风,扎实的理论知识,丰富的临床经验,娴熟的操作技能,敏锐的观察能力,较强的应变能力,以及稳、准、快、勤的眼手功夫,方可成为一名合格的外科护士。

能力检测

(叶志香)

第二章
外科病人基本护理技术

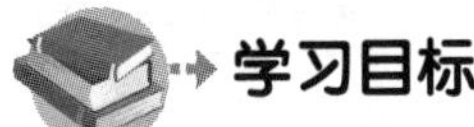
学习目标

识记 1. 能说出水、电解质及酸碱失衡和钾代谢异常的类型、概念、临床特点。
2. 能复述全身麻醉、椎管内麻醉、局部麻醉的概念、临床特点。
3. 能说出常用手术器械的名称和用途。
4. 能说出肠内营养、肠外营养的概念、操作方法。

理解 能简述肿瘤的病因、特点、临床分期、治疗原则。

运用 1. 能运用相关知识对水、电解质及酸碱失衡和钾代谢异常病人进行整体护理。
2. 能正确配合麻醉、手术，并做好术前的准备工作。
3. 能对营养支持病人进行正确评估与护理。

第一节 水、电解质及酸碱平衡失调病人的护理

案例导入

李先生，30 岁，体重 50 kg。因腹痛、呕吐 3 天入院，诊断为急性机械性肠梗阻。体格检查：精神萎靡，眼眶轻度下陷，口唇干燥，皮肤弹性稍差，双颊潮红，呼吸深快。实验室检查：红细胞计数 5.5×10^{12}/L，HCO_3^- 12 mmol/L，尿呈酸性。

工作任务：

1. 该病人出现了哪些水、电解质及酸碱平衡失调？
2. 该病人目前主要的护理诊断/问题有哪些？
3. 针对该病人的护理诊断/问题，应采取哪些相应的护理措施？

人体内环境的稳定主要是由体液、电解质和渗透压所决定，是机体正常代谢和各器官功

能正常进行的基本保证。人体体液的基本成分为水和电解质，广泛分布于细胞内外，且维持动态平衡。当机体出现创伤、感染、手术及疾病时，平衡状态即被打破，导致细胞代谢紊乱，甚至发生器官功能障碍，更甚者危及生命。护理人员应密切观察水、电解质和酸碱失衡病人的病情变化，有效配合医师进行救治。

体液平衡失调可分为容量失调、浓度失调或成分失调。容量失调是指体液量的等渗性减少或增加，仅引起细胞外液量的改变，而发生缺水或水过多。浓度失调是指细胞外液内水分的增加或减少，以致渗透微粒的浓度发生改变，即渗透压发生改变，如低钠血症或高钠血症。细胞外液内除钠以外的其他离子的浓度改变虽能产生各自的病理生理影响，但因量少而不致明显改变细胞外液的渗透压，故仅造成成分失调，如酸中毒或碱中毒、低钾血症或高钾血症。

一、正常水、电解质代谢

（一）水平衡

体液分为细胞内液和细胞外液两部分，其量随性别、年龄和肥瘦而异。成年男性体液量占体重的60%，女性占55%。小儿的脂肪较少，体液量占体重的比例较高，婴幼儿可达体重的70%～80%。

细胞内液绝大部分存在于骨骼肌群中，故男性细胞内液量约占体重的40%，女性只占体重的35%；细胞外液量均占体重的20%。细胞外液又可分为血浆和组织间液两部分。血浆量约占体重的5%，组织间液量约占体重的15%。绝大部分的组织间液能迅速地和血管内液体或细胞内液进行交换，取得平衡，在维持机体的水和电解质平衡上，有着很大的作用，称为功能性细胞外液。另有一小部分的组织间液仅有缓慢地交换和取得平衡的能力，在维持体液平衡中的作用甚小，称无功能性细胞外液。脑脊液、关节液、消化液等都属此种无功能性细胞外液。正常人体中的液体在各部位的分布相对恒定，且不断进行交换，保持动态平衡，24 h出入液量为2000～2500 mL，正常人体24 h出入液量见表2-1-1。

表2-1-1　正常人体24 h出入液量

类型	摄入量(mL/d)	种类	排出量(mL/d)
饮水	1600	尿	1500
成形食物含水	700	皮肤蒸发	500
体内物质氧化生水	200	呼吸道蒸发	300
		粪便	200
合计	2500	合计	2500

注：皮肤蒸发与呼吸道蒸发为不显性失水，又称“无形失水”。

（二）电解质平衡

细胞外液中最主要的阳离子是Na^+，主要的阴离子是Cl^-、HCO_3^-和蛋白质。细胞内液中的主要阳离子是K^+和Mg^{2+}。主要阴离子是HPO_4^{2-}蛋白质。其中维持体液平衡主要的是Na^+和K^+。正常血清Na^+浓度为135～145 mmol/L，血清中K^+浓度为3.5～5.5 mmol/L。细胞外液和细胞内液的渗透压相等，为290～310 mmol/L。渗透压的稳定是维持细胞内、外液平衡的基本保证。

（三）体液平衡的调节

体液平衡的调节是通过神经-内分泌系统和肾脏进行。体液正常渗透压通过下丘脑-垂体-抗利尿激素系统恢复和维持，血容量则通过肾素-血管紧张素-醛固酮系统恢复和维持。两系统共同作用于肾，调节水、钠等电解质的吸收及排泄，达到维持体液平衡，保证内环境稳定的目的。

二、水、钠代谢紊乱病人的护理

（一）缺水与缺钠

因体内 Na^+ 产生的渗透压具有强大的吸水能力，水钠代谢一旦发生紊乱，失水和失钠常同时存在。根据丢失水、钠比例不同，将缺水与缺钠分为高渗性、低渗性和等渗性三种不同类型。细胞外液量增多称为水中毒。

【护理评估】

1. 健康史 了解病人发病的时间、经过及病情发展，以及导致体液失衡的各种因素。

2. 身体状况

(1) 缺水类型：

①高渗性缺水(hypertonic dehydration)：又称原发性缺水。水和钠虽然共同丢失，但缺水多于缺钠，故血清钠高于 150 mmol/L，细胞外液高渗。严重缺水时，细胞内水分向外移出，导致细胞内、外液都有所减少。发生高渗性缺水的主要原因是：a. 水分摄入不足，如长期禁食、食管癌导致吞咽困难、危重或昏迷病人补水不足、鼻饲高浓度要素饮食；b. 水分排出过多，如高热大量出汗，大面积烧伤暴露疗法、气管切开或大剂量使用渗透性利尿剂。临床表现早期突出表现为口渴。根据缺水程度及症状不同，缺水分三度，具体见表 2-1-2。

表 2-1-2 缺水程度的判断

缺水程度	身体状况	失水量占体重的百分比/(%)
轻度缺水	口渴，尿少	2～4
中度缺水	除烦渴外，出现唇舌干燥、皮肤弹性差、眼窝凹陷，常有精神萎靡或烦躁，尿少、尿比重增高	4～6
重度缺水	以上表现加重，出现中枢神经功能障碍(躁狂、幻觉、谵妄甚至昏迷)或循环功能障碍(血压下降、休克)	＞6

②低渗性缺水(hypotonic dehydration)：亦称慢性缺水或继发性缺水。水、钠共失，但失钠多于失水，血清钠低于 135 mmol/L，细胞外液呈低渗状态。水向细胞内转移，引起细胞水肿，而使细胞外缺水严重。发生低渗性缺水的主要原因是：a. 胃肠道消化液持续性丢失，如反复呕吐、长期胃肠减压引流或慢性肠梗阻，致大量钠随消化液排出；b. 大创面的慢性渗液；c. 应用排钠利尿剂如氯噻酮、依他尼酸(利尿酸)等时未及时补充钠盐；d. 等渗性缺水治疗时补水过多。低渗性缺水表现以较早出现周围循环衰竭为特点，而口渴不明显，根据缺钠程度，低渗性缺水分为三度，具体见表 2-1-3。

表 2-1-3 缺钠程度的判断

缺钠程度	临床表现	血清钠值(mmol/L)	缺 NaCl(g/kg 体重)
轻度缺钠	疲乏、头晕、手足麻木、直立性晕倒，尿量正常或增多，尿中 Na^+ 及 Cl^- 含量下降	<135	0.5
中度缺钠	除上述症状外，出现恶心、呕吐、脉搏细速、血压不稳、脉压缩小、皮肤弹性减退，尿量减少，尿比重低	<130	0.5～0.75
重度缺钠	以上表现加重，病人神志不清、肌痉挛性抽痛、出现木僵，甚至昏迷，常发生休克	<120	0.75～1.25

③等渗性缺水(isotonic dehydration)：又称急性缺水或混合型缺水，是外科最常见的缺水类型，水和钠成比例丢失，血清钠仍在正常范围，细胞外液的渗透压也可正常。但造成细胞外液量(包括循环血量)迅速减少，如果失液持续时间较久，细胞内液也将丢失。发生等渗性缺水的主要原因是：a. 消化液急性丧失，如肠外瘘、大量呕吐等；b. 体液丧失在感染区或软组织内，如腹腔内或腹膜后感染、肠梗阻、烧伤等。其失液成分与细胞外液基本相同。其表现为恶心、呕吐、厌食、乏力、口唇干燥、眼窝凹陷、皮肤弹性降低、少尿等，口渴不明显。

(2) 缺水、缺钠的程度：缺水和缺钠分为轻、中、重三度，临床上可参照表 2-1-2 与表2-1-3 补充水、钠。

3. 辅助检查

(1) 实验室检查：了解血清钠的浓度和渗透压的改变。高渗性缺水：血清钠大于 150 mmol/L；低渗性缺水：血清钠低于 135 mmol/L。

(2) 中心静脉压(CVP)：正常值为 5～12 cmH_2O(0.49～1.18 kPa)。低于正常值表示血容量不足。

4. 心理、社会状况 多种外科疾病均可导致机体缺水或缺钠，病人的心理状态常常因病而异，有时可出现因心理问题而导致缺水，如因行动不便等如厕困难时，怕增加别人的负担而减少饮水，导致水分摄入不足。

【常见护理诊断/问题】

1. 体液不足 与体液丢失过多或水、钠摄入不足有关。

2. 营养失调：低于机体需要 与禁食、呕吐、腹泻及创面感染等导致的摄入减少和分解代谢增加有关。

3. 皮肤完整性受损的危险 与缺水所致皮肤干燥、皲裂及水肿有关。

4. 潜在并发症：低血容量性休克。

【护理措施】

1. 加强病情观察 观察与记录病人的生命体征、出入水量、体重、尿量及皮肤弹性等；同时监测体循环是否负荷过重，有无颈静脉怒张、呼吸困难、呼吸水泡音等情况发生，以作为补充液体的依据。

2. 控制和消除病因 控制和消除病因是治疗的根本措施，亦是预防体液失衡的关键。因此，应采用有效的预防措施或遵医嘱积极治疗原发病，如控制感染，止泻、手术补瘘等。

3. 维持适当的体液容积 液体疗法是最基本的治疗方法。对已发生缺水和缺钠的病人,必须给予及时、正确的液体补充。补液过程中应根据病情变化边治疗、边观察、边调整。

(1) 补液总量:补液总量为已丧失量、继续丧失量和生理需要量之和。

①已丧失量:亦称累积丧失量,即从发病到就诊时已经累积损失的液体量。对高渗性、等渗性缺水病人,可按表 2-1-2 缺水程度估计失水量。如体重为 60 kg 中度高渗性缺水病人,失水量约为 60 kg×5%(4%~6%)=3 kg(3000 mL)。低渗性缺水病人可按表 2-1-3 缺钠程度估计失水量。体重为 60 kg 的中度低渗性缺水病人,失盐量约为 0.6 g (0.5~0.75)×60=36 g 氯化钠(相当 0.9%的氯化钠等渗盐水 4000 mL)。

失水量的估算只是临床上粗略的估计,一般第 1 天只补给估算量的 1/2,其余量在第 2 天再酌情补给。避免一次输入过多。

②继续丧失量:或称额外损失量,是指治疗过程中又继续丢失的体液量。例如在液体疗法方案执行以后,病人又发生高热、出汗、呕吐、胃肠减压等会继续丢失体液。临床上须根据病情变化估计补液量;补充原则是“丢多少,补多少”,故对呕吐、腹泻、体液引流、消化道瘘等病人要严格记录其排出量。发热的病人,体温每升高 1 ℃,每天每千克体重皮肤蒸发水分增加 3~5 mL;大汗湿透一身衣裤时,丢失液体量约 1000 mL;气管切开病人呼吸损失的水分是正常人的 2~3 倍,故对成人气管切开者每天要增加水分 800~1200 mL。临床上一般将继续损失量安排在次日补充。

③生理需要量:一般成年人每天需要水分 2000~2500 mL,氯化钠 4.5~9 g(相当于 0.9%生理盐水 500~1000 mL),氯化钾 2~3 g,葡萄糖 100~150 g。

(2) 液体种类:掌握“缺什么,补什么,宁少勿多”的原则,根据体液失衡的类型,可选用电解质、非电解质、胶体和碱性溶液。

①已丧失量部分:补液的性质取决于水、电解质及酸碱失衡的类型。高渗性缺水以 5% 葡萄糖溶液为主,待基本缺水症状改善后,补适量生理盐水;低渗性缺水以等渗盐水为主,中度以上缺钠给适量高渗盐水;等渗性缺水补给等渗盐水和葡萄糖溶液各半量(1 : 1)。

葡萄糖溶液滴入静脉后,糖迅速进入细胞内氧化,故临床可不计其渗透压,只当水分补充。生理盐水的渗透压虽然等同于血浆,但其 Cl^- 含量远高于血浆,大量输入可致高氯性酸中毒,而平衡盐溶液(如碳酸氢钠等渗盐水、乳酸钠林格溶液、碳酸氢钠林格溶液等)的成分接近血浆,更符合生理状态,可供大量使用,其中所含碱性物质有利于纠正轻度酸中毒。但对休克或肝功能不良者不宜使用乳酸钠林格溶液,因易致体内乳酸蓄积。胶体溶液包括全血、血浆、人体白蛋白、右旋糖酐以及羟乙基淀粉等。

②继续损失量部分:液体补充按实际丢失成分补给,消化液丢失一般补平衡盐液,发热、气管切开者以补充 5%葡萄糖溶液为主,酌情补给 10%氯化钾溶液 20~30 mL。

③生理需要量部分:按机体每天基础需要量配置,一般成人补给 5%葡萄糖生理盐水 500~1000 mL,5%~10%葡萄糖溶液 1500 mL,酌情补充 10%氯化钾溶液。

(3) 补液方法:补液途径以浅静脉穿刺为主,补液量大时常需建立两条以上静脉通道,必要时通过静脉切开或行中心静脉插管来输液。

①补液原则:先盐后糖、先晶后胶、先快后慢、液种交替、尿畅补钾的原则。

先盐利于稳定细胞外液渗透压和恢复细胞外液容量;先输入一定量的晶体溶液进行扩容,改善血液浓缩状态,有利于微循环,故常首选平衡盐溶液,然后输入适量胶体溶液以维持血浆胶体渗透压,恢复和稳定血容量。对于明显缺水的病人,初期输液要快,即相当于补充已失量,以迅速改善缺水状态,甚至需两路液体输入、加压输液或行静脉切开插管输液。对酸中毒病人使用的碱性溶液,应尽早补给。尿量必须正常时(≥40 mL/h)才可补钾,否则有因急性肾衰竭而发生高钾血症的危险。

在观察和治疗过程中,应根据病人具体情况随时调整补液计划,如高渗性缺水病人要先输入5%葡萄糖溶液,以求迅速降低细胞外液高渗状态。对于大失血所致的低血容量性休克病人,在抢救时应尽早地补给胶体溶液。对心、肺等重要器官功能障碍、静脉滴注高渗盐水、或经静脉特殊用药(钾盐、普萘洛尔、血管活性药物等)者,都要控制滴注速度,不可过快。严重创伤、大手术后因组织细胞破坏,大量 K^+ 自细胞内释出,即使尿量正常,一般在2~3天内也不需补钾。在补液过程中,必须严密观察治疗效果,准确记录24 h液体出入量,保持输液通畅,注意观察不良反应,随时调整护理方案。

②主要观察指标:a. 精神状态,如乏力、萎靡、烦躁、嗜睡等症状的好转情况;b. 缺水征象,如口渴、皮肤弹性差、眼窝内陷等表现的恢复程度;c. 生命体征,如血压、脉搏、呼吸的改善情况;d. 辅助检查,如尿量、尿比重等常规检查,血液常规检查,血清电解质测定,肝、肾功能检查,心电图检查,中心静脉压(CVP)监测等是否接近或恢复正常;e. 心肺功能,快速或大量输液时,要特别注意心肺功能监测,如病人心率增快、颈静脉怒张、呼吸短促、咳血性泡沫痰、两肺有湿啰音等,提示有心力衰竭与肺水肿的可能,应立即减慢或停止输液。

输液开始或中途病人突然出现寒战、高热、恶心等,可能是输液反应,应减慢输液速度或停止输液,并遵医嘱肌内注射苯巴比妥钠0.1 g或异丙嗪25 mg或静脉注射地塞米松5 mg。必要时可送检现用液体及输液器具。

4. 恢复正常体温 对高热病人应及时给予物理降温。一般不采用药物降温,因为药物降温可致大量出汗而加重脱水症状,甚至导致虚脱。

5. 保护皮肤黏膜 经常清洁皮肤,保持口腔、嘴唇及鼻腔黏膜的湿润和清洁。

6. 加强安全防护 密切观察病人情绪变化,及早发现病人意识混乱及定向感丧失的症状。对意识混乱及定向感丧失病人,使用床栏和约束带,加强保护措施,避免受伤;监测血压,并告诫低血压病人从床上坐起或下床等改变体位时,应缓慢进行,防止出现直立性低血压、眩晕而跌倒。

7. 健康教育

(1) 向病人讲解水对维护健康的重要性,应保证每天水分的生理需要量,保证机体正常代谢需要。

(2) 指导病人在口渴时宜少量多次饮用淡盐水(避免大量饮用白开水)。如仍无法改善口渴等症状,应及时就医。

(3) 对呕吐、腹泻、高热、大量出汗等丢失水分者,应早期诊断、及时治疗。

(4) 对矿井下、野外、航海工作者,应告知其掌握在水源断绝环境下的生存知识。

(二) 水中毒

水中毒是指因水分摄入过多或排出减少,水潴留于体内导致血浆渗透压下降和循环血量增多出现的中毒症状。水中毒又称水潴留性低钠血症或稀释性低钠血症。临床较少见。

【护理评估】

1. 健康史 引起水中毒的原因主要有:①肾衰竭,不能有效排出多余水分;②ADH分泌过多，如急性感染、严重创伤、大手术等应激状态时；③大量摄入不含电解质的液体或静脉补充水分过多。

2. 身心状况 水中毒以脑细胞水肿症状最为突出，如头痛、躁动、谵妄、惊厥甚至昏迷；同时有乏力、体重增加、颈静脉怒张等表现，严重时出现急性肺水肿或脑疝。

3. 实验室检查 血清钠小于 120 mmol/L；血红细胞计数、血红蛋白量、血细胞比容、血浆蛋白水平及血浆渗透压均降低。

4. 心理、社会状况 了解病人是否因肺水肿、呼吸困难引起烦躁不安、焦虑等心理反应；了解病人及家属对疾病的认知情况。

【常见护理诊断/问题】

1. 体液过多 与体内水潴留、摄入过多水分相关。

2. 潜在并发症：如肺水肿、脑水肿、脑疝等。

【护理措施】

(1) 密切观察病情，严格记录出入量，注意并发症的发生。

(2) 控制水分的摄入，或使用利尿剂促进水分的排出。

(3) 对于重症病人静脉注射(静注)高渗盐水(以缓解细胞肿胀和低渗状态)，酌情使用渗透性利尿剂。

(4) 健康教育：指导病人积极治疗原发疾病，严格控制入水量，准确记录 24 h 出入量。

三、钾代谢异常病人的护理

钾是细胞内主要的阳离子，约占体内钾总量的 98%，细胞外含量较少，故正常血清钾离子的浓度只有 3.5～5.5 mmol/L。钾的主要生理功能有参与维持细胞的代谢，维持细胞内渗透压、酸碱平衡、神经肌肉组织的兴奋性及心肌的生理功能等。钾代谢异常包括低钾血症和高钾血症，临床以低钾血症最常见。

(一) 低钾血症

血清钾离子浓度低于 3.5 mmol/L 为低钾血症(hypokalemia)。

【护理评估】

1. 健康史 寻找评估主要病因，常见原因如下。

(1) 钾摄入减少：①长期进食不足，如禁食、厌食、偏食；②急性乙醇中毒；③营养不良；④长期无钾的静脉输液。

(2) 钾排出过多：①应用呋塞米、依他尼酸等利尿剂；②伤口引流、胃肠减压、造瘘；③呕吐、腹泻等。

(3) 钾由细胞外进入细胞内：①大量输注葡萄糖和胰岛素使合成代谢增加；②代谢性碱中毒。

2. 身心状况

(1) 症状与体征：

①神经-肌肉兴奋性降低：肌无力是最早的表现，一般先发生在四肢，表现为肌软弱无力，以后波及躯干肌和呼吸肌。严重者发生软瘫、抬头及翻身困难或呼吸困难、吞咽困难(呛咳)，腱反射减弱或消失等。

②消化功能障碍：因胃肠平滑肌兴奋性降低，可有口苦、腹胀、便秘、恶心呕吐、肠鸣音减

弱或消失等。

③中枢神经抑制症状:因脑细胞代谢功能障碍,早期可有疲倦、烦躁,严重时神志淡漠、嗜睡或意识不清。

④循环系统表现:主要为传导阻滞和节律异常,病人可有心悸及心动过速、心律不齐、血压下降,严重时可发生心室纤颤或收缩期心脏停搏。心电图异常表现。

⑤代谢性碱中毒:表现为头晕、躁动、昏迷、肌肉抽搐、口周麻木等。

(2) 辅助检查:①血清钾小于 3.5 mmol/L;②心电图检查显示 T 波低平或倒置,ST 段降低,QT 间期延长,严重时出现病理性 U 波。

【常见护理诊断/问题】

1. 活动无耐力 与缺钾出现软弱无力、眩晕、嗜睡等有关。

2. 有受伤的危险 与软弱无力、眩晕、意识恍惚有关。

3. 潜在并发症:如心律不齐、心室纤颤等。

【护理措施】

1. 恢复血钾浓度

(1) 病因治疗:寻找并去除造成低钾的原因,减少或终止钾的丢失。

(2) 遵医嘱补钾:口服或静脉输液补钾。以口服钾盐最安全,常选用 10%氯化钾或枸橼酸钾溶液,鼓励病人多食含钾丰富的食物(肉类、牛奶、香蕉、新鲜蔬菜);不能口服者可用 10%氯化钾稀释溶液经静脉滴注。

静脉补钾原则如下。①尿少不补钾,即每小时尿量>40 mL 或每天尿量>500 mL 时,方可补钾。②浓度不可过高,静脉滴注的液体中,钾盐浓度不可超过 0.3%(1000 mL 溶液中最多加入 10%氯化钾 30 mL)。③滴速不可过快,成人静脉滴注速度不可超过 60 滴/分;严禁将 10%氯化钾溶液直接静脉推注。④总量不可过多,一般禁食病人无其他额外失钾的,每天可补钾 3～6 g(40～80 mmol,每克钾相当于 13.4 mmol),可依据血清钾浓度酌情补给。

2. 一般护理

(1) 及时控制呕吐或腹泻,防止钾的继续丢失等。在病情允许时,给病人介绍含钾量高的食物,尽早恢复病人的正常饮食。

(2) 加强陪护,避免病人发生意外损伤。

3. 心理护理 评估病人的心理状态,多与病人沟通,对病人给予精神上的鼓励和支持,消除病人的紧张心理,使其更好地配合检查与治疗。

4. 病情观察 严密观察病人的呼吸、脉搏、血压、尿量,及时做血清钾测定和心电图检查,尤其应注意循环系统衰竭或心室纤颤的发生。

5. 对症护理 评估造成低钾的高危因素,如呕吐、腹泻、利尿剂、胃肠减压等,配合医师实施治疗计划;鼓励经口进食者口服补钾;制订和调整活动计划。

6. 健康教育

(1) 向病人介绍钾在人体中的作用,在病情允许情况下鼓励病人尽可能正常饮食。

(2) 嘱病人合理搭配饮食,多食用含钾量高的食物,如肉类、牛奶、香蕉、橘子、番茄汁、蔬菜类等。

（二）高钾血症

血清钾离子浓度高于 5.5 mmol/L 称为高钾血症(hyperkalemia)。

【护理评估】

1. 健康史 寻找并评估主要病因。

(1) 钾摄入过多:如静脉补钾过浓、过快或过量,此类病因临床较少见。

(2) 钾排出减少:如急性肾衰竭,使用保钾利尿剂,盐皮质激素分泌不足等。

(3) 体内钾分布异常:代谢性酸中毒、严重挤压伤、大面积烧伤使大量组织细胞破坏、输入过多保存较久的库存血,洋地黄中毒等,均可使钾自细胞内逸出到细胞外。

2. 身体状况

(1) 症状与体征:对神经、肌肉和心血管的毒害较低钾血症严重。

①神经-肌肉兴奋性降低:最初病人神经-肌肉兴奋性增强,但很快转入抑制,表现为手足麻木、四肢软弱无力、腱反射消失甚至迟缓性麻痹,严重者软瘫及呼吸困难或窒息。

②中枢神经抑制症状:多有神志淡漠或恍惚。

③微循环障碍表现:血清高钾对心脏的主要影响是心肌应激性下降,出现心率缓慢、传导阻滞、心室纤颤,甚至发生舒张期心脏停搏。

(2) 辅助检查:①血清钾＞5.5 mmol/L;②心电图可见 T 波高而尖,QRS 波群增宽,QT 间期、PR 间期延长。

【常见护理诊断/问题】

1. 活动无耐力 与高钾血症导致软弱无力、神志淡漠有关。

2. 有受伤的危险 与软弱无力、意识恍惚有关。

3. 焦虑 与神经肌肉应激性减低有关。

4. 潜在并发症:如呼吸困难或窒息、心律失常、心脏停搏。

【护理措施】

1. 治疗指导

(1) 禁钾:停用含钾药物,限制使用含钾多库存血;禁食肉类、牛奶、香蕉、橘子、番茄汁、菠萝等含钾高的食物。

(2) 抗钾:钙与钾有对抗作用,当发生心律不齐时,可用 10%葡萄糖酸钙 20 mL 加等量 5%葡萄糖溶液缓慢静脉推注,缓解 K^+ 对心肌的毒性作用。

(3) 转钾:①5%碳酸氢钠溶液静脉注射,可使钾离子移入细胞内或由于尿排出而降低血钾浓度。②滴注 25%葡萄糖溶液 100～200 mL(每 5 g 糖加入正规胰岛素 1 U),可使钾离子转入细胞内,从而暂时降低血钾浓度。必要时每 3～4 h 重复使用。

(4) 排钾:①呋塞米(速尿)40 mg 静脉推注。②口服阳离子交换树脂,每次 15 g,每天 4 次。可从消化道带走阳离子。③透析疗法:上述治疗无效时可采用,包括腹膜透析和血液透析两种。

2. 一般护理 ①协同医师处理原发病因;②加强陪护,避免意外损伤。

3. 心理护理 评估病人的心理状态,给予精神上的鼓励和支持,消除病人紧张心理,使其更好地配合检查与治疗。

4. 病情观察 密切观察病人病情,严密观察呼吸、脉搏、血压、尿量,及时做血清钾测定和心电图检查,尤其应注意呼吸困难或窒息、心律失常等呼吸、循环系统衰竭的发生。

5. 对症护理 评估高危因素，如补钾不规范、肾功能障碍、酸中毒等，配合医师实施治疗计划。

6. 健康教育

(1) 介绍钾在人体的作用，病情允许情况下鼓励病人尽可能正常饮食。

(2) 合理搭配饮食结构，少食或禁食含钾高的食物，如肉类、牛奶、香蕉、橘子、番茄汁、蔬菜类等。

(3) 向病人介绍控制含钾较高的药物。

(4) 告诫病人定期复查，监测血钾浓度。

四、酸碱平衡失调病人的护理

适宜的体液酸碱度是维持人体组织、细胞正常功能的重要保证。人体在代谢过程中不断产生酸性和碱性物质，使体液中 H^+ 发生改变，机体通过体液的缓冲系统、肺的呼吸和肾的调节作用，维持 pH 值在 7.35～7.45 之间。当体内产生的酸碱物质超过机体的代偿能力，或调节功能发生障碍时，平衡状态即被打破，导致酸碱平衡失调的发生。常见的酸碱平衡失调有代谢性酸中毒、代谢性碱中毒、呼吸性酸中毒和呼吸性碱中毒。

知识链接

酸碱平衡的调节

(1) 缓冲系统：血浆中主要的缓冲对有三对，即 HCO_3^-/H_2CO_3、$HPO_4^{2-}/H_2PO_4^-$、Pr/HPr，其中最主要的是 HCO_3^-/H_2CO_3，其比值决定血浆 pH 值，当 HCO_3^-/H_2CO_3 保持 20∶1 时，血浆 pH 值为 7.35～7.45。

(2) 肺：肺主要通过呼吸排出 CO_2 调节酸碱平衡。当体内酸过多时，呼吸加深加快，排出大量 CO_2，使 pH 值升高；反之，呼吸变慢变浅，减少 CO_2 排出。

(3) 肾：肾调节酸碱平衡能力最强。主要通过 Na^+-H^+ 变换、HCO_3^- 重吸收、分泌 NH_4^+ 和排泄有机酸 4 种方式调节体内酸碱失衡。

(一) 代谢性酸中毒

代谢性酸中毒(metabolic acidosis)是由于体内酸性物质积聚或产生过多，或 HCO_3^- 丢失过多所致，是临床最常见的酸碱平衡失调类型。

【护理评估】

1. 健康史 引起体内酸中毒的主要原因有如下几点。

(1) 酸性物质产生过多：如失血或感染性休克所致急性循环衰竭、组织缺氧缺血，可致丙酮酸及乳酸大量产生，发生乳酸性酸中毒；糖尿病或长期不能进食者，产生大量酮体，引起酮症酸中毒。过多进食酸性食物或输入酸性药物等。

(2) 碱性物质丢失过多：如腹泻、肠瘘、胆瘘和胰瘘等使碱性消化液大量丢失而引起酸中毒。

(3) 肾功能不全：肾小管功能障碍，内生性 H^+ 不能排出体外，或 HCO_3^- 吸收减少，均可导致酸中毒。

2. 身体状况

(1) 症状与体征:

①呼吸系统:最明显的表现为呼吸加深加快,辅助呼吸肌有力收缩,呼吸频率有时可达40～50次/分。呼气中带有酮味(烂苹果味)。

②心血管系统:代谢性酸中毒可降低心肌收缩力和周围血管对儿茶酚胺的敏感性,且常伴钾离子浓度增高,出现心律失常、心音低弱、急性肾功能不全、休克。[H^+]增高,刺激毛细血管扩张,病人出现面色潮红、口唇呈樱桃红色。

③中枢神经系统:[H^+]增高可抑制脑细胞代谢活动,病人出现眩晕、疲乏、嗜睡等表现,重者神志不清或昏迷,可有对称性肌力减退、减反射减弱或消失。

(2) 辅助检查:血 pH<7.35;CO_2、HCO_3^-明显下降;$PaCO_2$正常或代偿性降低;血 K^+升高。

【常见护理诊断/问题】

1. 低效性呼吸型态 与代谢性酸中毒所致的呼吸深快有关。

2. 潜在并发症:高钾血症、代谢性碱中毒等。

【护理措施】

1. 药物治疗护理

(1) 5%碳酸氢钠溶液:临床最常用药物,根据血气分析指标结果遵医嘱分次补碱,首次剂量100～250 mL。输注时速度不宜过快,保证输注通畅,防止药液外渗引起组织坏死。如出现局部肿胀、疼痛,应立即用50%硫酸镁溶液湿热敷,同时更换注射部位。

(2) 乳酸钠溶液:对肝功能不良、乳酸酸中毒病人不宜使用。

2. 一般护理 观察和记录病人生命体征、出入液量、体重和意识变化,寻找引起酸中毒的原因。

3. 心理护理 与病人有效沟通,了解其心理状态,解释病情,改善焦虑和恐惧。

4. 病情观察 注意水、电解质及酸碱失衡的动态变化,及时遵医嘱作血气分析;密切观察病人生命体征、心血管功能及脑功能的改变。

5. 对症护理 纠正高热、腹泻、缺水、休克,积极改善肾功能;保证足够热量供应,减少脂肪分解以免生成过多酮体。

(二) 代谢性碱中毒

代谢性碱中毒(metabolic alkalosis)为体内 H^+丢失或 HCO_3^-增多所致。

【护理评估】

1. 健康史 引起体内 HCO_3^-增多的主要原因有如下几点。

(1) 胃酸丢失过多:这是外科病人发生代谢性碱中毒的常见原因,如幽门梗阻、急性胃扩张、持续胃肠减压等。

(2) 碱性物质摄入过多:长期服用碱性药物,或大量输入库存血,抗凝剂入血后转化为HCO_3^-,均可致碱中毒。

(3) 低钾血症:缺钾时,K^+从细胞内移出,H^+和 Na^+将进入细胞内,引起细胞外碱中毒。

(4) 利尿剂的作用:呋塞米、依他尼酸等能抑制近曲小管对 Na^+和 Cl^-的再吸收,不影响远曲小管内 Na^+与 H^+的交换。结果使 Cl^-排出增多,Na^+和 HCO_3^-回流入血液增多,形成低氯性碱中毒。

2. 身体状况

(1) 症状与体征:轻者无明显症状。较重者抑制呼吸中枢,病人呼吸浅而慢。代谢性碱中毒可出现头昏、烦躁、激动、定向力丧失,甚至嗜睡、谵妄或昏迷。由于碱中毒时,血清钙减少,可出现手足抽搐等症状。可伴有低钾血症和缺水的临床表现。

(2) 辅助检查:血 pH>7.45;CO_2、HCO_3^-明显升高;$PaCO_2$正常或代偿性增高;血 K^+、Cl^-可下降。

【常见护理诊断/问题】

1. 有受伤害的危险 与代谢性碱中毒导致意识障碍有关。

2. 潜在并发症:低钾血症、低钙血症。

【护理措施】

1. 治疗指导

(1) 积极治疗和控制原发病,解除病因。对胃液丢失所致的代谢性碱中毒,可输入等渗盐水或葡萄糖盐水。

(2) 补钾纠正低钾性碱中毒。病人尿量超过 40 mL/h 时方可开始补钾。

(3) 应用酸性药物。病情严重时,(血浆[HCO_3^-]45~50 mmol/L,pH>7.65)可用稀盐酸溶液(0.1~0.2 mol/L)中和过多的碱。方法:将 1 mol/L 盐酸 150 mL 溶于 1000 mL 生理盐水或者 5%葡萄糖溶液中,配制成稀盐酸(0.15 mol/L),经中心静脉导管缓慢滴入。禁忌将该溶液经周围静脉输入,一旦渗漏会导致软组织坏死。

2. 病情观察 观察并记录病人生命体征、出入液量、体重和意识变化,查找并消除引起碱中毒的原因。观察神经意识方面的异常表现;监测血气分析及血电解质浓度改变。

3. 心理护理 由于病人容易情绪激动、烦躁不安,可发生沟通障碍。应积极了解其心理状态,解释病情,改善病人的焦虑和恐惧情绪。

4. 对症护理 纠正 Ca^{2+}引起的手足抽搐。

(三) 呼吸性酸中毒

呼吸性酸中毒(respiratory acidosis)是指因肺泡通气功能和换气功能减弱,不能充分排出体内生成的 CO_2,致使体内 CO_2潴留,$PaCO_2$增高,引起的高碳酸血症。

【护理评估】

1. 健康史 常见病因主要有:异物吸入,喉头水肿等导致呼吸道梗阻;过量使用镇静麻醉药、颅内疾病等引起呼吸中枢抑制;胸部活动受限、肺炎、肺不张等,这些都可影响呼吸,通气不足,引起高碳酸血症。

2. 身体状况

(1) 症状与体征 主要表现为缺氧和 CO_2潴留,病人出现胸闷、呼吸困难、躁动不安等,因缺氧而出现头痛、发绀。严重时可有血压下降、谵妄、昏迷。

(2) 辅助检查 血 pH 下降,$PaCO_2$明显升高,HCO_3^-正常或代偿性增高。

【常见护理诊断/问题】

1. 低效性呼吸型态 与呼吸过快、呼吸不规则、呼吸困难及呼吸道梗阻等有关。

2. 意识障碍 与脑组织缺氧及酸中毒有关。

【护理措施】

1. 密切观察病情变化 严密监测呼吸的频率、节律、深浅度，评估呼吸困难的程度；监测病人生命体征、动脉血气分析、血清电解质等，评估病人意识状态的变化。

2. 解除呼吸道梗阻，恢复与改善通气功能。

(1) 鼓励病人深呼吸，改善通气功能。

(2) 遵医嘱使用有效抗生素控制感染。

(3) 采用持续吸氧、促进排痰、体位引流、雾化吸入等辅助措施。

(4) 必要时行气管插管或气管切开治疗。

(四) 呼吸性碱中毒

呼吸性碱中毒(respiratory alkalosis)是指因肺泡通气过度，体内 CO_2 排出过多，导致 $PaCO_2$ 降低，引起的低碳酸血症。

【护理评估】

1. 健康史 常见病因主要有：癔症、精神过度紧张、发热、中枢神经系统疾病、疼痛、创伤、感染、低氧血症、呼吸机辅助通气过度等。

2. 身体状况

(1) 症状与体征

较重者可有神经-肌肉兴奋性增强表现：肌肉震颤、手足麻木、抽搐。有时可有头昏、晕厥、表情淡漠或意识障碍，呼吸初期加快，随后浅慢或不规则。

(2) 辅助检查 血 pH 升高，$PaCO_2$ 下降，HCO_3^- 代偿性下降。

【常见护理诊断/问题】

1. 低效性呼吸型态 与呼吸快或不规则有关。

2. 有受伤害的危险 与碱中毒致中枢神经系统功能异常有关。

【护理措施】

1. 控制原因 与病人沟通，了解其心理状况，改善紧张心理；调节呼吸机参数；对癔症病人适当给予镇静药物治疗。

2. 对症处理 指导病人屏气，或用纸袋、长纸筒罩住口鼻，以增加呼吸死腔，减少 CO_2 排出；病情严重者可用含 5% CO_2 的氧气吸入。

3. 处理痉挛抽搐

(1) 密切观察，注意防护，防止受伤。

(2) 遵医嘱使用钙剂，手足抽搐时用 10% 葡萄糖酸钙 10 mL 等量稀释后，缓慢静脉推注。

能力检测

（金松洋）

第二节 麻醉病人的护理

案例导入

某女，32岁，因胆囊结石并发急性胆囊炎于3天前急诊入院，经消炎镇痛、输液等处理后，症状得以缓解。医嘱明日上午9点在硬膜外麻醉下行胆囊切除手术。

工作任务：

1. 该病人存在哪些护理问题？
2. 麻醉前如何准备？
3. 术后如何护理？

麻醉(anesthesia)是使用药物或其他方法，使病人在手术时痛觉暂时消失、从而为手术创造良好条件的技术。随着外科手术技术和其他相关学科以及麻醉学的不断发展，现代麻醉学不仅应用于临床麻醉(即消除手术疼痛)，同时也用于危重病人的监测治疗、急救复苏、疼痛治疗等领域，临床麻醉是麻醉中最主要的内容。临床麻醉的方法包括全身麻醉、椎管内麻醉、局部麻醉、复合麻醉、基础麻醉。

一、麻醉前病人的护理

麻醉前准备是确保病人手术安全、使其平稳渡过麻醉期和保证手术顺利进行的重要措施之一。

【护理评估】

(一) 健康史

重点评估以下内容。

1. 个人史 包括工作经历、是否有烟酒嗜好、是否药物成瘾等。

2. 过去史 有无中枢神经、心血管系统和呼吸系统等系统疾病病史。

3. 既往史 既往手术、麻醉史，包括手术类型、麻醉药物、方法，以及术中、术后的详细情况。

4. 治疗用药史 是否应用降压药、强心剂、利尿剂、降糖药、镇静剂、抗生素、激素等，包括应用这些药物的剂量、用药时间及药物反应；有无药物过敏史。

5. 家族史 家庭成员中有无遗传、过敏性疾病及其他疾病史。

(二) 身心状况

1. 局部 牙齿有无缺损、修补、松动；脊椎是否畸形、活动是否受限；局部穿刺部位是否感染等。

2. 全身 心、肺、肝、肾和脑等重要脏器的功能状况；精神状态与生命体征；水、电解质和酸碱平衡情况等。

3. 心理和社会支持状况 病人及家属对麻醉方式、麻醉前准备、麻醉中的配合和麻醉后康复知识的了解程度；是否存在焦虑和恐惧的情绪。

（三）辅助检查

1. 实验室检查 血、尿常规，血生化，血气分析，凝血功能等。

2. 其他检查 心电图、胸部X线、CT、MRI、纤维胃镜等。

（四）评估病人对麻醉的耐受力

根据美国麻醉医师协会（ASA）分级，第Ⅰ、Ⅱ级病人对麻醉耐受良好，麻醉经过平稳；第Ⅲ级病人麻醉前应做好充分准备，对麻醉中或麻醉后有可能出现的并发症应采取有效措施加以预防；第Ⅳ、Ⅴ级病人麻醉危险性极大。

知识链接

ASA病情分级及麻醉耐受力（共分五级）

Ⅰ：体格健康，发育、营养良好，各器官功能正常；麻醉耐受力良好。

Ⅱ：除外科疾病外，有轻度并存病，功能代偿健全；麻醉有危险性，但对一般麻醉和手术能耐受。

Ⅲ：并存病较严重，体力活动受限，但尚能应付日常生活；麻醉有一定危险。

Ⅳ：并存病严重，丧失日常活动能力，经常面临生命危险；麻醉危险很大。

Ⅴ：无论手术与否，生命难以维持24 h的濒死病人；麻醉异常危险。

【常见护理诊断/问题】

1. 焦虑、恐惧 与手术室环境陌生、缺乏对麻醉和手术的了解，担心其安全等有关。

2. 知识缺乏 缺乏有关麻醉及麻醉配合的相关知识。

【护理措施】

（一）一般护理

1. 休息与体位 将病人安置舒适体位，保证充分睡眠。

2. 胃肠道准备 择期手术前应常规排空胃，以免术中、术后发生胃内容物反流、呕吐或误吸，而导致窒息和吸入性肺炎。术前常规禁食12 h、禁饮4～6 h。小儿术前应禁食（奶）4～8 h、禁水2～3 h。急诊手术前应根据实际情况做必要的准备。

（二）心理护理

麻醉前应安慰和鼓励病人，并对病人进行麻醉和手术相关事项的解释说明，消除其紧张情绪，取得其理解、信任和配合。对过度紧张难以控制的病人，应给予药物配合治疗，以使其在良好的心理状态下接受麻醉和手术。

（三）麻醉物品准备

麻醉前必须对麻醉用具及监测设备、急救器材及药品进行准备和检查，确保手术能安全顺利实施，防止意外事件的发生。

（四）纠正或改善病理生理状态

改善营养状态，使血红蛋白浓度≥80 g/L，白蛋白浓度≥30 g/L；纠正水、电解质紊乱及酸碱平衡失调。当麻醉病人合并心血管疾病、糖尿病等内科疾病时，给予针对性处理，必要时请内科专家会诊，协助治疗。

（五）麻醉用药的护理

1. 局麻药物过敏实验 普鲁卡因、丁卡因等能与血浆蛋白结合产生抗原或半抗原，可能发生过敏反应，但目前只规定普鲁卡因在使用前常规做皮肤过敏试验。

2. 麻醉前用药 麻醉前用药是为了消除病人紧张、焦虑及恐惧心理，缓解病人的疼痛，减少麻醉药的用量及副作用，消除因手术或麻醉引起的不良反应。临床用药应根据病人护理评估结果、病情、手术方案和麻醉方法来选择用药的种类、剂量、用药途径和时间，一般在麻醉前 30～60 min 肌内注射（肌注）。麻醉前常用药物及其使用方法见表 2-2-1。

表 2-2-1 麻醉前常用药物及其使用方法

药物类型	药物名称	药理作用	用法和剂量（成人）
镇静药	地西泮	镇静、催眠、抗惊厥	静注 5～10 mg（不宜肌注）
	咪达唑仑	抗焦虑、抗惊厥	肌注 5～10 mg
催眠药	苯巴比妥	镇静、催眠、抗惊厥	肌注 100～200 mg
	司可巴比妥钠（速可眠）		肌注 100～200 mg
镇痛药	吗啡	镇痛、镇静	肌注 5～10 mg
	哌替啶		肌注 25～50 mg
抗胆碱药	阿托品	抑制腺体分泌、解除平滑肌痉挛和迷走神经兴奋	肌注 0.5 mg
	东莨菪碱		肌注 0.3 mg

（六）健康教育

（1）术前向病人详细说明麻醉方法和手术过程，减轻病人的陌生感和恐惧感。

（2）讲解麻醉操作中的配合要点、术后并发症的防治方法，争取病人的合作。

（3）指导病人自我调节情绪，合理安排休息与活动，保持愉悦和稳定的情绪，促进康复。

二、全身麻醉病人的护理

全身麻醉（general anesthesia）简称全麻，是指将麻醉药经呼吸道吸入、静脉或肌内注射进入体内，产生中枢神经系统的暂时抑制，表现为神志消失，全身痛觉消失，反射活动减弱，一定程度的肌肉松弛。临床上常用的全身麻醉方法有吸入麻醉、静脉麻醉和复合全身麻醉。

（一）常用麻醉药物

1. 常用吸入麻醉药

（1）氧化亚氮（笑气）：为无刺激、无毒性气体，有较好的镇痛作用，麻醉效果较弱，临床常与其他全麻药物复合应用于麻醉维持。因对呼吸有轻度抑制作用，可使潮气量降低，呼吸频率加快，故在麻醉中必须持续吸入浓度＞30％的氧气，以免导致低氧血症。停止吸入氧化亚氮后应吸纯氧 5～10 min。

（2）恩氟烷（安氟醚）：诱导快，麻醉性能较强，可用于麻醉诱导和维持。对神经系统和心肌收缩力有抑制作用，对外周血管有轻度抑制作用，可使血压下降和反射性的心率增快；

对呼吸的抑制作用较强，可使呼吸增快，潮气量降低。高浓度深麻醉时可出现面部及肌肉痉挛性抽搐，故有癫痫病史者慎用。

(3) 异氟烷(异氟醚)：麻醉性能强，可用于麻醉诱导和维持。面罩吸入诱导时，有刺激味，病人难以耐受，易引起呛咳和屏气，故常在静脉诱导后给予异氟烷吸入维持麻醉。停药后苏醒较快，需要 10～15 min。

(4) 七氟烷(七氟醚)：麻醉性能较强，可用于麻醉诱导和维持。此药对中枢神经系统有抑制作用，对脑血管有舒张作用，可引起颅内压增高；尤其对呼吸抑制较强，但因呼吸道无刺激性，故面罩吸入时呛咳、恶心、呕吐发生率低。麻醉苏醒迅速，苏醒过程平稳。

(5) 地氟烷(地氟醚)：麻醉性能较弱，可用于麻醉诱导和维持。对呼吸道有轻度刺激作用，可单独以面罩吸入诱导，低浓度刺激症状轻，高浓度引起呛咳、屏气和呼吸道分泌物增多，甚至喉痉挛。麻醉诱导迅速，麻醉苏醒快。

2. 常用静脉麻醉药物

(1) 硫喷妥钠：为超短效巴比妥类静脉全麻药。小剂量注射有镇静催眠作用，剂量稍大用药后 20 s 内使病人入睡，麻醉作用时间为 15～20 min。因无镇痛作用，一般不单独作为麻醉药使用，临床常用于全麻诱导、短小手术的麻醉、控制惊厥、小儿基础麻醉等。由于此药对中枢神经系统有强烈而短暂的抑制作用，对呼吸和循环系统有明显的抑制作用，易诱发喉痉挛及支气管痉挛，故哮喘、心肺功能障碍、严重低血压病人禁用此药。

(2) 氯胺酮：一种分离性强镇痛静脉麻醉药，主要用于全麻诱导，及小儿基础麻醉。注药后表现为意识与感觉分离，体表镇痛作用强，而对脑干网状结构影响较轻，这种选择性地抑制与兴奋作用被称为分离麻醉。一般静脉注射后 30～60 s 内起效，维持时间 15～20 min。肌内注射 5 min 显效，15 min 作用最强。停药后苏醒较慢，苏醒时常有兴奋和幻觉现象。因氯胺酮可升高颅内压、眼压和肺动脉压，故患有癫痫、颅内高压、缺血性心脏病及眼内压增高的病人应慎用。

(3) 依托咪酯(乙咪酯)：一种短效催眠药物，无镇痛作用。对心率、血压、排血量影响均小，不增加心肌耗氧量，主要用于全麻诱导，适用于年老、体弱和危重症病人。

(4) 普鲁泊福(异丙酚)：一种快速、短效静脉麻醉药，具有催眠、镇静、轻微镇痛作用，起效快，静脉注药后 30～40 s 使病人入睡，维持时间仅为 3～10 min，停药后病人苏醒快而完全，无兴奋现象。临床主要应用于全麻的诱导和麻醉维持、门诊小手术和检查的麻醉辅助药。对心血管和呼吸的抑制作用明显，可导致严重低血压或呼吸暂停；故老年人和术前循环功能不全者慎用或剂量减半。

3. 肌肉松弛药(肌松药)

肌松药是全麻时重要的辅助药，能使肌肉松弛，但无镇静、镇痛作用。

(1) 去极化肌松药：以琥珀胆碱为代表，起效快，肌肉松弛完全且短暂，主要用于全麻时气管插管。

(2) 非去极化肌松药：常用药物有琥珀胆碱(司可林)、泮库溴铵、维库溴铵、阿曲库铵等，临床用于全麻诱导插管和术中维持肌肉松弛。对重症肌无力者禁用，有哮喘或过敏史者慎用。

4. 麻醉性镇痛药 吗啡、哌替啶、芬太尼。

(二) 常用麻醉方法

1. 吸入麻醉

(1) 吸入麻醉概念：将气体或挥发性液体麻醉药经呼吸道吸入到肺内，再经肺泡毛细血管吸收进入血液循环，到达中枢神经系统产生全身麻醉的方法称为吸入麻醉(inhalation

anesthesia)。吸入麻醉一般用于全身麻醉的维持，也可用于麻醉诱导。

(2) 吸入麻醉实施过程：

①麻醉诱导：将麻醉面罩扣于病人口鼻部，开启麻醉药蒸发器并逐渐增加吸入浓度，待病人意识丧失并进入麻醉状态时，肌注肌松药后行气管插管。

②麻醉维持：指经呼吸道吸入一定浓度的麻醉药，以维持适当的麻醉深度。目前常采用 N_2O 与挥发性麻醉药合用，必要时加肌松药维持麻醉。

2. 静脉麻醉

(1) 概念：静脉麻醉(intravenous anesthesia)是指经静脉注入麻醉药，通过血液循环作用于中枢神经系统而产生全身麻醉的方法。其优点是诱导快，对呼吸道无刺激，操作简便，无环境污染等。

(2) 静脉麻醉实施方法：

①静脉诱导：先以面罩吸入纯氧 2～3 min，再根据病情选择适当的静脉麻醉药与剂量，自静脉缓慢注入，当病人意识丧失后注入肌松药，待病人全身骨骼肌及下颌逐渐松弛，呼吸由浅到完全停止后采用麻醉面罩进行人工呼吸，然后行气管插管，成功后与麻醉机连接进行人工呼吸或呼吸机机械通气。

②静脉麻醉药维持：完成麻醉诱导后，采用单次、分次或连续注入方法，经静脉给药以维持麻醉深度和达到稳定的麻醉状态。

3. 复合全身麻醉

复合全身静脉麻醉是指将两种或两种以上的全身麻醉药或(和)方法复合应用，借以发挥优势，取长补短，最大限度地减少对病人生理功能的不利影响，充分满足麻醉和手术需要，是目前临床应用最广的一种方法。复合麻醉可分为全静脉麻醉和静吸复合麻醉两种。

(1) 全静脉麻醉：指在静脉麻醉诱导后，采取多种短效静脉麻醉药复合应用，以间断或连续静脉法维持给药。

(2) 静吸复合麻醉：在全静脉麻醉的基础上，于麻醉减浅时予以间断吸入挥发性麻醉剂，以维持麻醉稳定，减少吸入麻醉药的剂量，有利于病人麻醉后迅速苏醒。

【护理评估】

全麻前和全麻中的护理评估内容如下。

(一) 健康史

(1) 主要评估病人的既往健康状况与全麻的相关因素，即病人的年龄、性别、营养状况，近期有无呼吸道及肺部感染，有无气管插管的影响因素。

(2) 重点评估病人的下述内容：①个人史(有无烟酒等特殊嗜好和药物成瘾史)；②既往疾病史(有无心血管、中枢神经系统疾病病史；高血压、糖尿病、甲亢等病情是否控制)；③既往手术史、麻醉史及术中、术后情况；④家族史：家庭成员的用药过敏史和其他疾病史。

(二) 身心状况

1. 局部情况 呼吸道有无畸形，是否安装义齿，口腔有无疾病，牙齿有无破损、松动。

2. 全身情况 生命体征、营养状况、精神状态，以及皮肤黏膜有无出血、水肿等。

3. 实验室检查 血、尿、大便常规，心电图，X 线检查，血液生化检查结果。

全麻术后病人的护理评估内容如下。

1. 术中情况 采取的麻醉方式，麻醉药的种类与剂量；术中补液、补血量，术中有无麻醉异常情况发生。

2. 术后情况 术后复苏时间，意识状况、生命体征、血压以及心电监护仪显示情况，有无麻醉并发症。

【常见护理诊断/问题】

1. 潜在并发症：反流与误吸、呼吸道梗阻、呕吐与窒息、肺炎、肺不张、高血压、低血压、心律失常。

2. 有受伤的危险 与全麻苏醒期躁动不安及幻觉有关。

【护理措施】

（一）麻醉前护理

除常规麻醉前的准备外，还需注意加强心理护理，术前向病人及家属解释麻醉方法、术中可能出现的不适感以及必要的配合方法；告之术后可能出现的并发症以及预防方法，缓解其焦虑与恐惧心理。

（二）麻醉后护理

1. 一般护理

(1) 观察病情：全麻未醒病人住恢复室或 ICU 室，实施专人护理；备用急救药品和用品；密切监测血压、脉搏、呼吸情况，发现异常及时处理。

(2) 安置体位：全麻未醒病人应去枕平卧，头偏向一侧，以保持呼吸道通畅，防止分泌物阻塞导致窒息。

(3) 饮食护理：非胃肠道手术病人，麻醉药完全清醒且无呕吐，6 h 后开始饮少量水，如无呛咳，次日进流质饮食，第三日可进普食；如为胃肠道手术，则应在肛门排气后方可进食。

(4) 口腔护理：全麻病人容易发生呕吐，一旦发生，应立即清理口腔内的呕吐物及分泌物，避免发生误吸。

(5) 安全护理：全麻苏醒期病人应由专人守护，防止病人在苏醒过程中抓脱敷料、管道，防止病人坠床，注意监护仪运转情况。

(6) 保暖：全麻病人容易受凉，尤其是老年人与儿童可使用电热毯或毛毯，但应注意防止烫伤。

2. 加强病情观察

(1) 生命体征观察：对全麻病人应严密观察病人的意识、体温、脉搏、呼吸、血压的变化，术后每隔 15～30 min 观察一次，并详细记录，直到病人完全复苏、清醒，循环和呼吸系统稳定。

(2) 观察麻醉后恢复情况：如病人达到以下标准，可转回普通病房：①神志清楚，有定向能力，能正确回答问题；②已拔除气管插管，呼吸频率和节律正常，无呼吸道梗阻，呼吸平稳，能根据指令深呼吸和咳嗽，$SaO_2>95\%$；③血压与脉搏稳定在正常范围 30 min 以上，心电图检查无严重心律失常，ST-T 波无改变。

3. 并发症的观察、预防与护理 全麻的并发症包括呼吸系统、循环系统和中枢神经系统三个方面。

(1) 呼吸系统并发症：

①呕吐与窒息：恶心呕吐是术后最常见的并发症之一。其主要见于上消化道手术后及年轻女性，或已用吗啡镇痛药后的气管吸入麻醉病人。预防与护理：向病人及家属解释导致

恶心、呕吐的原因，嘱病人放松情绪、深呼吸，以减轻紧张感。呕吐频繁者遵医嘱给予甲氧氯普胺 10 mg 静脉注射或肌内注射。发生呕吐后应将上半身放低，头偏向一侧，清除口、鼻内呕吐物，防止窒息。

②呼吸道梗阻：根据解剖部位可分为上呼吸道梗阻和下呼吸道梗阻。其原因：上呼吸道梗阻以舌后坠、口咽呼吸道分泌物积聚、喉头水肿为最常见；下呼吸道梗阻以气管、支气管分泌物积聚为最常见，也与支气管痉挛、气管导管扭曲等有关。临床表现：吸气性呼吸困难伴有鼾声，严重者出现鼻翼扇动、三凹征；如为人工呼吸的病人则呼吸囊阻力大，无胸廓起伏，短期内如不及时抢救会导致死亡。预防与护理：舌后坠者托起下颌，将头偏向一侧，用舌钳拉出；痰液堵塞者及时吸痰；分泌物堵塞者及时清除口咽部分泌物，术前遵医嘱常规应用抗胆碱药，减少腺体的分泌；支气管痉挛者遵医嘱给氨茶碱、皮质激素、平喘气雾剂等药物治疗，并注意观察疗效和不良反应；梗阻严重者放置口咽或鼻咽通气导管，立即进行人工呼吸。

③肺炎、肺不张与低氧血症：主要是胸、腹部手术后疼痛、咳嗽无力、分泌物阻塞支气管所致。临床表现：呼吸急促、发绀、躁动不安、心动过速，听诊局部呼吸音减弱或消失；X 线肺影缩小。预防与护理：加强镇痛效果，鼓励深呼吸和有效咳嗽；痰液阻塞者，在纤维支气管镜下吸出痰液并冲洗。

④误吸：以小儿科和产科病人多见。引起误吸的常见原因为全麻未醒，吞咽、呛咳反射未恢复者；麻醉前未禁食、胃扩张、肠梗阻等导致胃排空时间延长，使胃内积聚大量液体或气体所致。预防与护理：麻醉前禁食禁饮；及时吸出呼吸道吸入物，维持呼吸道通畅；鼓励有效咳嗽，排出痰液和分泌物；遵医嘱用有效抗生素预防感染；急诊手术行胃肠减压；加强呼吸功能锻炼。

（2）循环系统并发症：

①高血压：全麻最常见的并发症之一。主要为并发原发性高血压病变，或麻醉较浅、镇痛药量不足、手术刺激等引起的强烈应激反应。预防与护理：有高血压病史的病人在麻醉诱导前静脉推注芬太尼 3～5 mg/kg，减轻气管插管时的心血管反应；手术中加强血压的观察、记录；手术期间舒张压高于 100 mmHg 或收缩压高于基础值的 30％时，根据实际情况逐渐加深麻醉深度，减少手术的刺激，必要时用降压药物调整血压。

②低血压：主要原因为麻醉药扩张血管、麻醉过深、麻醉前血容量不足、术中失血失液、手术中牵拉刺激迷走神经引起反射性血压降低等。预防与护理：麻醉期间收缩压下降超过基础值的 30％或绝对值低于 80 mmHg 应及时处理。术前补足液体量；术中严密监测血压、详细记录，适当调整麻醉深度；术中大出血者立即快速输液、输血、有效止血；必要时暂停手术，减少牵拉反射。

③心律失常：主要原因是水电解质平衡紊乱、低血容量、缺血缺氧、手术牵拉等。预防与护理：术前补液输血，纠正低血容量、贫血与缺氧；纠正电解质紊乱，特别是纠正严重的低钾血症。一旦出现心律失常，遵医嘱用阿托品、毛花苷丙或利多卡因等药物治疗。

④心搏骤停：是麻醉和手术中最严重的并发症。主要原因为病情危重，上述呼吸、循环系统的并发症未及时发现和处理；低温、麻醉药过量或中毒；神经反射、手术刺激等。预防与护理：应针对各种原因积极预防，早期发现立即进行心肺复苏减少死亡。

（3）中枢神经系统并发症：

①术后苏醒期躁动不安：全麻后苏醒时间的长短与所用麻醉药的种类、麻醉深浅程度、

有无其他并发症等有密切关系，一般吸入麻醉苏醒较静脉麻醉快，但易发生躁动不安。多与苏醒不完全和镇痛不足等有关。预防与护理：病人苏醒前尽量安排在麻醉恢复室苏醒，并正确施行各项苏醒期操作；在拔管前适当应用肌松药拮抗剂、少量麻醉性镇痛药，避免低体温等，对防止苏醒早期躁动有良好效果；躁动不安者遵医嘱用异丙酚与芬太尼 0.05 mg 或其他镇痛药等治疗。

②高热、抽搐和惊厥：多见于小儿。高热时，注意降温；抽搐、惊厥时应给予解痉、吸氧，保持呼吸道通畅。

三、椎管内麻醉病人的护理

知识链接

椎管麻醉的解剖

(1) 脊椎与椎管：有颈、胸、腰、骶四个生理弯曲；颈曲、腰曲向前，胸曲、骶曲向后突。病人仰卧时，C_3 和 L_3 处于最高位，T_5 和 S_4 处于最低位。

(2) 椎管内麻醉穿刺所经过层次：皮肤→皮下组织→棘上韧带→棘间韧带→黄韧带→硬脊膜外腔→硬脊膜→蛛网膜→蛛网膜下腔。

(3) 脊髓：椎管内有脊髓，成人脊髓下端终止于 L_1 椎体下缘或 L_2 上缘。新生儿在 L_3 下缘，随年龄增长而上移。为避免损失脊髓，成人腰椎穿刺部位应选在 L_2 以下，儿童应在 L_3 以下。

(4) 脊神经：共 31 对，其中，颈(C)神经 8 对；胸(T)神经 12 对；腰(L)神经 5 对；骶(S)神经 5 对；尾(Co)神经 1 对。

神经纤维排列顺序：由粗到细依次为运动纤维、感觉纤维、交感和副交感纤维，后者最宜被局麻药阻滞。

椎管内麻醉(intrathecal anesthesia)是指将局麻药选择性地注入椎管内的某一腔隙，阻止部分脊神经的传导，使其所支配的区域发生可逆性的痛觉消失且肌肉松弛的麻醉方法。此类麻醉的特点是病人神志清醒、镇痛效果确切、肌肉松弛良好，但可引起一系列的生理功能紊乱，并且不能完全消除内脏牵拉反射。

(一) 蛛网膜下隙阻滞

蛛网膜下隙阻滞(spinal block)，简称腰麻，是指将局麻药注入蛛网膜下隙，阻断部分脊神经的传导功能而引起的相应支配区域痛觉暂时消失的麻醉方法。

1. 适应证与禁忌证

(1) 适应证：适用于下腹部、盆腔、肛门会阴及下肢手术，一般作用时间在 2～3 h 内的。

(2) 禁忌证：①中枢神经系统疾病，如颅内压增高、脊髓和脊神经功能病变病人；②穿刺部位或邻近部位有炎症或感染者；③脊柱畸形、外伤者；④全身情况极差者，如休克、贫血、脱水、凝血功能障碍等；⑤婴幼儿及不合作的精神病病人。

2. 常用麻醉药物

(1) 常用药物：丁卡因、布比卡因、普鲁卡因、利多卡因、罗哌卡因等。

(2) 配制方法:①重比重液配制:用10%葡萄糖溶液配制,最常用的是丁卡因重比重液,俗称1∶1∶1液(即1%丁卡因、3%麻黄碱、10%葡萄糖液各1 mL,混合成3 mL)。②轻比重液配制:将丁卡因10 mg溶于注射用水10 mL中,即配成0.1%轻比重液。

3. 操作方法

(1) 病人体位:病人取侧卧位,背部与手术台的边缘平齐;两手抱膝,大腿贴腹,下颌贴胸,脊椎尽量弯曲,使腰椎棘突间隙加宽,便于穿刺(图2-2-1)。也可取坐位。

(2) 定位:成人穿刺部位一般选择第3~4或第4~5腰椎棘突间隙进针(两侧髂嵴间作一连线,此线与脊椎相交处为L_4或L_3~L_4棘突间隙)。

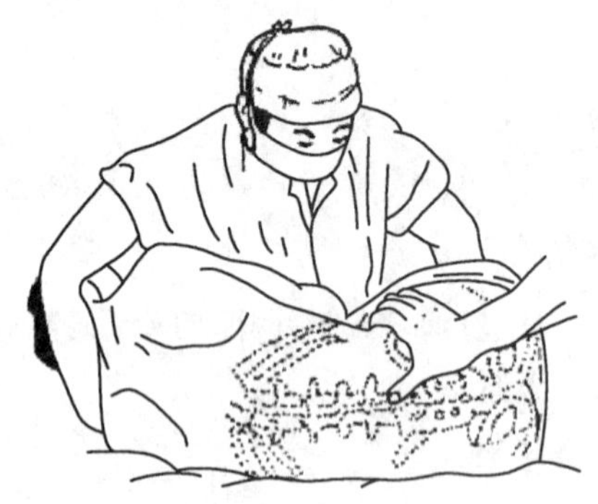

图 2-2-1 穿刺间隙定位

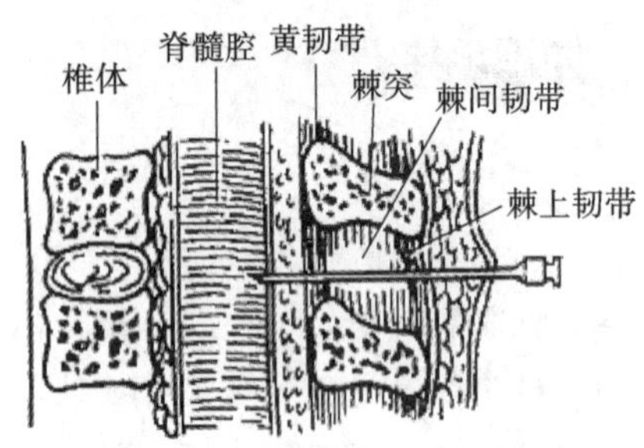

图 2-2-2 脊椎穿刺进针过程

(3) 穿刺步骤:①常规消毒铺单。②进针:局麻下用7号腰椎穿刺针垂直刺入皮肤、皮下组织、棘上韧带、棘间韧带和黄韧带,此时有落空感,继续进针刺破硬脊膜和蛛网膜,再次出现落空感,拔出针芯有脑脊液滴出(图2-2-2)。③注药:将配置好的局麻药注入蛛网膜下腔,拔出注射器和穿刺针。

(4) 调整麻醉平面:注药后立即扶助病人平卧,5~10 min内根据麻醉要求调整病人麻醉平面。

(5) 判断麻醉效果:临床常用针刺试痛或用浸过冷生理盐水的棉棒试冷温觉。

(二) 硬脊膜外隙阻滞

硬脊膜外隙阻滞(epidural block),又称硬膜外麻醉,是将局麻药注入硬脊膜外隙,以阻断部分脊神经根,使其所支配的区域感觉和(或)运动功能暂时消失的麻醉方法。

1. 适应证和禁忌证

(1) 适应证:最常用于横膈以下的各种腹部、腰部手术和下肢手术,尤其适用于上腹部手术。颈部、上肢、胸壁手术虽可用,但管理较复杂。

(2) 禁忌证:参见“腰麻”相关内容。

2. 常用麻醉药物

(1) 利多卡因:常用浓度为1%~2%,5~8 min起效,维持约1 h,反复用药可出现快速耐药。

(2) 丁卡因:常用浓度为0.25%~0.33%,10~20 min起效,维持时间为1.5~3 h,一次最大剂量为60 mg。

(3) 布比卡因:常用浓度为0.5%~0.75%,7~10 min起效,可维持2~3 h。

3. 操作方法 硬膜外阻滞有单次法和连续法两种,临床常用连续法。连续法是将一塑料导管通过穿刺针留置在硬膜外腔，再通过导管分次注入局麻药(图 2-2-3)。根据病情和手术需要掌握用药量，安全性强，麻醉时间又可随意延长，是临床上最常用的一种方法。

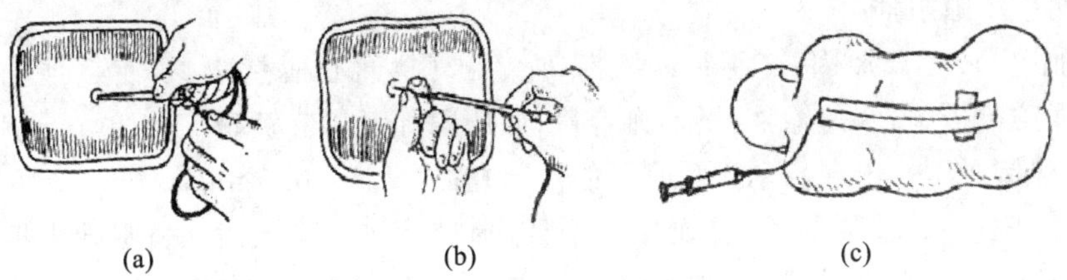

图 2-2-3 持续硬膜外麻醉情况

(1) 病人体位与定位：参见“腰麻”相关内容。

(2) 定位：可分为高位、中位、低位、骶管阻滞。

①高位阻滞：穿刺部位在 $C_5\sim T_6$，适用于甲状腺、上肢、胸壁手术。

②中位阻滞：穿刺部位在 $T_6\sim T_{12}$，适用于腹部手术。

③低位阻滞：穿刺部位腰部各棘突间隙，适用于下肢、盆腔手术。

④骶管阻滞：经骶裂孔穿刺，适用于肛门、会阴手术。

(3) 穿刺步骤：需留置导管者使用特制的勺状尖端硬膜外穿刺针。具体步骤如下：①常规消毒铺单。②进针：局麻下用 16G 或 18G 勺状针(硬膜外麻穿刺针，比腰穿针粗)，依次穿过皮肤、皮下组织、棘上韧带、棘间韧带、黄韧带，出现落空感，测试有负压现象，回抽无脑脊液，证实在硬膜外腔，插入导管，退出穿刺针，留置导管，胶布固定。③注药：先给试探剂量，观察 5～10 min，如无腰麻征象(下肢麻木、发热、活动障碍)，血压、脉搏平稳，则可按需要二次或多次给药以维持麻醉效果。

(4) 调整麻醉平面、判断麻醉效果：参见“腰麻”相关内容。

【护理评估】

参见“麻醉前护理”内容。

【主要护理诊断/医护合作问题】

1. 焦虑、恐惧 与手术室环境陌生、缺乏对麻醉和手术的了解，担心其安全等有关。

2. 心输出量减少 与麻醉作用尚未消失、术中失血失液等因素有关。

3. 低效性呼吸型态 与腰麻平面过高或硬膜外麻时麻药误入蛛网膜下腔所致全脊髓麻醉有关。

4. 排尿异常(尿潴留) 与骶神经阻滞、切口疼痛、卧床有关。

5. 疼痛 与手术创伤和麻醉作用消失有关，以及与腰麻后引起颅内压降低导致头痛有关。

6. 潜在并发症：如全脊髓麻醉、呼吸抑制、血压下降、腰麻后头痛、尿潴留、硬膜外血肿、神经损伤等。

【护理措施】

(一) 麻醉前护理

参见“全麻术前护理”相关内容。

(二) 麻醉中护理

(1) 按麻醉需要准备无菌麻醉器械包。

(2) 协助麻醉师摆好病人体位,注药后及时调整麻醉平面。

(3) 预防和护理并发症。

①蛛网膜下隙阻滞:

A. 低血压:a. 主要原因:交感神经阻滞,血管扩张,回心血量减少,使心排血量减少,血压下降。b. 防治措施:快速输液,增加血容量;血压骤降者用麻黄碱 15~30 mg 静脉注射,可收缩血管,维持血压。出现心动过缓时可静注阿托品 0.25~0.5 mg。

B. 恶心、呕吐:a. 主要原因:低血压与呼吸抑制导致缺氧,从而兴奋呕吐中枢;手术牵拉内脏,迷走神经功能亢进,使胃肠蠕动增强等均可引起。b. 防治措施:吸氧、升压,暂停手术减少牵拉,必要时用甲氧氯普胺 10 mg 静脉注射;出现呕吐时,及时清理呕吐物,帮助病人擦净口角、面颊、颈部,针对原因处理。

C. 呼吸抑制:a. 主要原因:麻醉平面过高,使呼吸肌运动无力、甚至麻痹。b. 临床表现:胸闷、气短、发绀,咳嗽、说话无力等。c. 防治措施:及时吸氧,维持循环;保证足够的通气量;必要时行气管插管、人工呼吸。

②硬膜外腔阻滞:

A. 全脊髓麻醉:又称全脊椎麻醉,简称全脊麻,为最危险的并发症。a. 主要原因:穿刺针或导管误入蛛网膜下腔未被发现,并将大剂量局麻药注入蛛网膜下腔导致全部脊神经广泛阻滞。b. 临床表现:注药后病人迅速出现血压下降,进行性呼吸困难,呼吸、循环功能停止,意识丧失。c. 紧急抢救:立即面罩正压通气,必要时行气管插管、人工呼吸,快速输液,使用升压药等,以维持呼吸循环功能。若能及时发现和抢救,多无严重后果。d. 预防措施:应规范操作,坚持使用试验剂量,给药后密切观察病人的血压、呼吸和麻醉平面的变化,使用连续法比较安全。

B. 局麻药毒性反应:参见“局部麻醉”相关内容。

C. 其他:如呼吸抑制、低血压、恶心呕吐等,参见“全身麻醉”相关内容。

(三) 麻醉后护理

1. 一般护理

(1) 体位:腰麻病人术后常规去枕平卧 6~8 h,可预防头痛;硬膜外麻病人需平卧 4~6 h(可不去枕,睡软枕),待血压平稳后按手术部位安置不同体位。

(2) 饮食与营养:非胃肠道手术病人,术后 4~6 h 无恶心呕吐可进流质饮食;胃肠道手术病人待肛管排气后方可进食。禁食期间应遵医嘱静脉补液,维持水电解质平衡。

2. 心理护理 做好解释工作,介绍麻醉的过程及麻醉后可能出现的不适,缓解病人的焦虑和恐惧心理。

3. 观察病情 密切监测血压、脉搏、呼吸、体温变化,早期发现和防止麻醉后并发症的发生。

4. 术后并发症的预防与护理

(1) 蛛网膜下隙阻滞(腰麻)

①头痛:a. 发生时间:多发生在腰麻后 1~3 天,典型头痛发生在穿刺后 6~12 h。b. 疼痛部位与性质:疼痛发生在枕部、顶部、颞部;呈搏动性疼痛,抬头或坐起时加重;轻者 3~4 天缓解,重者持续一周甚至数周。c. 预防措施:麻醉前不向病人暗示腰麻后可引起头痛;麻醉时采用较细穿刺针;麻醉中提高穿刺技术,避免反复穿刺;术中、术后输入足量液体;麻醉

后去枕平卧6～8 h等可达有效预防。

②尿潴留：为腰麻后较常见的并发症。a. 主要原因：骶神经阻滞后恢复较迟；下腹部或会阴、肛门手术后伤口疼痛；病人不习惯床上排尿等。b. 防治措施：针刺三阴交、足三里、中极、关元、阳陵泉等穴位；下腹部、膀胱区热敷；诱导排尿等；必要时进行无菌导尿。

(2) 硬脊膜外腔阻滞

①神经损伤：最常见是脊神经根损伤。a. 主要原因：粗暴穿刺所致。b. 临床表现：穿刺时可出现电击样异常，并向单侧肢体放射，术后该神经分布区疼痛，感觉障碍。c. 处理措施：对症处理，数日后可自愈。

②硬膜外血肿：见于硬膜外麻病人。a. 主要原因：病人有凝血机制障碍、或病人正处于抗凝治疗期间，在穿刺损伤时形成血肿，血肿压迫脊髓时可导致截瘫。b. 临床表现：麻醉作用持久不退或退而复现；病人腰背部剧烈疼痛；进行性脊髓压迫症状(如肌无力、尿潴留、括约肌功能障碍，严重时完全截瘫)。c. 防治措施：凝血功能障碍者禁用硬膜外阻滞；观察病情，早期发现；CT或MRI确诊；尽早行硬膜外穿刺抽积血；必要时行椎板切开减压术，清除血肿，手术时机争取在血肿形成8 h内进行。

③硬膜外脓肿：a. 主要原因：消毒或无菌操作不严、或穿刺针经过感染组织，引起硬膜外腔感染，逐渐形成脓肿。b. 临床表现：穿刺部剧烈疼痛，寒战、高热，白细胞计数明显增高；当脓肿逐渐形成时，神经根受到刺激引起放射性疼痛，随着脓肿增大出现肌无力、截瘫。c. 防治措施：严格无菌操作，遵医嘱使用大剂量有效抗生素治疗；尽早在截瘫出现前行椎板切开引流。

四、局部麻醉病人的护理

局部麻醉(local anesthesia)简称局麻，是应用局部麻醉药暂时阻断身体某一区域的周围神经传导，使这些神经所支配的区域产生麻醉作用。

(一) 局麻的特点

1. 优点 ①病人神志清醒；②全身生理干扰少(并发症少)；③麻醉方法简单安全；④费用低廉。

2. 缺点 ①对范围较大、较深的手术止痛不安全；②肌肉松弛效果欠佳；③儿童及不能合作者不可单独使用(需加基础麻醉)。

(二) 局麻适应证

局麻适用于部位较表浅且局限的中、小型手术，小儿需加基础麻醉(麻醉前使病人进入类似睡眠状态，以利于麻醉处理的一种方法)。

(三) 常用局麻药

根据局麻药的化学结构不同可分为两类。

1. 酯类 包括普鲁卡因、丁卡因等。此类药在血浆中被胆碱酯酶分解，其代谢产物可成为半抗原，少数病人可出现过敏反应，使用前需做过敏试验。胆碱酯酶在肝硬化、严重贫血、恶病质、晚期妊娠等情况下会减少，使用时需谨慎。

2. 酰胺类 包括利多卡因、布比卡因等。此类药在肝脏内代谢分解，不形成半抗原，极少引起过敏反应，使用前不需做过敏试验。但肝功能不全时慎用。

（四）常用局麻方法

1. 表面麻醉 将渗透性能强的局麻药用于黏膜表面，使其透过黏膜与神经末梢接触，产生黏膜麻醉作用。临床常用药物为1%～2%丁卡因、2%～4%利多卡因。如滴入法用于眼科手术；棉片贴敷法、喷雾法用于鼻腔、口腔手术；喷雾或注入法用于咽喉、气管手术；灌入法用于尿道手术等。

2. 局部浸润麻醉 将局麻药注入手术区各层组织内，以阻滞神经末梢的传导而达到麻醉效果，是临床应用最广泛的局麻方法。常用药物为0.25%～1%普鲁卡因或0.25%～0.5%利多卡因，丁卡因一般不用于此麻醉。

其基本方法可分两种：一种是沿手术切口线从浅入深分层注射麻醉药，逐步逐层阻滞组织中的神经末梢；另一种以单纯浸润某一组织层为主。每次注药前都要回抽注射器，以免误注入血管内；注射完毕需等待4～5 min，使其作用完全；加入适量肾上腺素减缓药物吸收，延长作用时间；感染和癌症部位不用次方法。

3. 区域阻滞 是指在手术区的周围和底部注射局麻药，以阻滞支配手术区的神经干和神经末梢的方法。适用于肿块切除术（如乳房良性肿瘤切除术）、头皮手术以及肿块活检等。

4. 神经及神经丛阻滞 将局麻药注射在神经干、丛、节的周围，以阻滞其冲动和传导，使其所支配的区域产生麻醉作用。常用方法有：臂丛神经阻滞（用于上肢手术）、颈丛神经阻滞（用于颈部手术）、肋间神经阻滞（用于胸壁、腹部手术）、指（趾）间神经阻滞（用于指、趾末节手术）等。

【护理评估】

参见“麻醉前护理”相关内容。

【常见护理诊断/问题】

1. 焦虑、恐惧 与担心麻醉安全等有关

2. 潜在并发症：局麻药毒性反应、局麻药过敏反应

【护理措施】

（一）麻醉前护理

1. 心理护理 耐心向病人做好解释工作，消除焦虑、恐惧和紧张情绪。

2. 安全用药护理

（1）详细询问有无药物过敏史。

（2）使用普鲁卡因者，常规做过敏试验，阴性者方可使用。

（3）认真核对局麻药的名称与浓度。

（二）麻醉中护理

观察有无局麻药的毒性反应和过敏反应，并积极配合抢救。

1. 毒性反应 指局麻药吸收血液后，在单位时间内血中局麻药浓度超过机体耐受能力而出现的一系列中毒表现。

（1）常见原因：①一次用量过大，超过机体耐受力；②药物浓度过高；③局麻药误入血管；④局麻部位的组织血管丰富，未酌情减量，吸收过快，或局麻药中未加0.1%肾上腺素；⑤病人体质虚弱，对局麻药的耐受能力低。

（2）临床表现：①轻度：眩晕、多言、烦躁不安、定向力障碍或嗜睡等。②重度：肌肉震

颤、抽搐、心率加快、血压增高、意识丧失等。③极重度:全身抑制、心率减慢、心律失常、血压下降、呼吸缓慢,甚至呼吸、心跳停止。

(3) 预防方法:①麻醉前使用巴比妥类药、地西泮、抗组胺类药;②限量使用,一次用量不超过最大剂量;③注药前回抽活塞,防止将局麻药注入血管;④局麻药中适量加入0.1%肾上腺素,能使局部血管收缩,延缓药物吸收,加快起效时间,增强麻醉效果,延长作用时间,减轻局麻药的毒性反应;并能消除普鲁卡因和利多卡因扩张血管的作用,减少创面出血。但在手指、足趾、阴茎等处应禁忌应用肾上腺素,防组织坏死。老年人及甲亢、高血压、心脏病病人慎用。

(4) 处理方法:一旦出现立即采取以下处理方法:①立即停用局麻药,尽早吸氧,加强通气。②轻度病人地西泮 0.1 mg/kg 或咪达唑仑 0.1~0.5 mg/kg 静脉注射;抽搐、惊厥病人硫喷妥钠 1~2 mg/kg 静脉注射;血压降低病人使用升压药,如麻黄碱或间羟胺等;心率缓慢者阿托品静脉注射。③呼吸衰竭病人进行气管内插管、人工呼吸;如发现呼吸、心跳停止,立即进行心肺复苏。

2. 过敏反应 较少见。

(1) 临床表现:使用少量局麻药后出现荨麻疹、咽喉水肿、支气管痉挛、血管神经性水肿以及低血压等。

(2) 预防方法:通过详细询问过敏史、做好皮肤过敏试验等措施加以预防。

(3) 处理方法:一旦出现立即进行对症和抗过敏治疗。

(三) 麻醉后护理

无需特殊护理,住院病人直接送回病房;门诊病人休息片刻,无不适便可离去,但需告之病人,若有不适,立即就诊。

五、术后镇痛管理与护理

术后疼痛是人体在麻醉药物作用消失后,对手术伤害刺激后的一种反应,是术后并发症和死亡率增加的重要原因之一。术后镇痛越来越被人们重视。有效的术后镇痛能促使病人早期活动,增强病人的安全感,早期恢复呼吸、循环、胃肠道功能,提高生活质量。

(一) 镇痛药物

术后镇痛最常用的药物如下。

1. 阿片类药 如哌替啶、吗啡、芬太尼。

2. 非阿片类药 如曲马多等。

3. 硬膜外镇痛药 常选用布比卡因,作用时间长,且浓度<0.2%,对运动神经的阻滞较弱,比较安全。

(二) 镇痛方法

1. 传统镇痛方法 传统镇痛方法是指遵医嘱按处方在病人手术后疼痛时,肌肉注射吗啡或哌替啶等阿片类药镇痛。其缺点是:①不能及时止痛;②不能根据个体差异合理用药;③有效镇痛时间短,镇痛效果不够充分,需多次重复注射,病人容易产生依赖性;④重复肌肉注射造成注射部位疼痛,对病人产生不良的心理影响。故目前应用较少。

2. 现代镇痛方法 现代镇痛方法是指根据术前访探结果,综合病人各项检查指标、手术的部位及大小等因素，因人而异配置镇痛药液，力求以最小有效剂量和最低有效浓度达到有效镇痛与镇静的效果，使病人既感觉不到疼痛，又没有嗜睡的表现。常用方法如下。

(1) 硬膜外镇痛：又称持续镇痛。在手术结束时，经硬膜外导管给药。常选用吗啡，成人用量为 2～3 mg/次，30 min 后起效，持续 6～24 h，可留置导管，再次疼痛时重复给药。

(2) 病人自控镇痛(PCA)：指在持续镇痛的基础上，允许病人根据自身对疼痛的感受，触发释放一定量的药物。为防止药物过量，该系统在预先设定的时间内，对病人的第二次要求不作出任何反应。其优点包括镇痛效果明确、操作简单、血药浓度较稳定、可根据病人个体差异合理用药。故目前病人自控镇痛在临床上最常用。其常用方法如下。

①病人自控静脉镇痛(PCIA)：以阿片类药物为主，如吗啡、芬太尼等。

②病人自控硬膜外镇痛(PCEA)：以局麻药为主，低浓度的布比卡因和罗哌卡因，并加入少量芬太尼。

3. 其他 物理疗法、神经电刺激、心理疗法等。

【护理评估】

1. 镇痛前评估 参见“麻醉前评估”相关内容。

2. 镇痛后评估 评估术中情况，包括麻醉方式、麻醉药的用量、术中失血量及其他异常情况；评估病人康复情况，包括意识状态、生命体征、基本反射及有无麻醉并发症。根据这些综合指标调整疼痛的治疗方案。

【常见护理诊断/问题】

1. 疼痛 与镇痛不全有关。

2. 潜在并发症：恶心呕吐，呼吸抑制、皮肤瘙痒等。

3. 知识缺乏 缺乏对镇痛泵使用的知识。

【护理措施】

(一) 一般护理

根据手术和麻醉方式取合适体位，注意休息，防止镇痛泵脱落。

(二) 心理护理

多与病人沟通，了解术后的病情，讲解麻醉后常见的并发症、临床表现及预防措施，并针对焦虑问题作出耐心解释，缓解其心理压力。给予精神上的支持和鼓励，为病人营造一个良好的休息和治疗环境，使其能更好地配合治疗。

(三) 病情观察

(1) 监测记录病人的生命体征变化。

(2) 评价镇痛效果 密切观察并记录应用镇痛药物后的效果，为调整剂量提供依据。

(3) 异常情况的观察和处理 如发现管道脱落、断裂、阻塞等异常情况，应立即与麻醉师联系、协助处理。

(四) 对症护理

镇痛不全或病人需要更为复杂的剂量调整时，应及时与麻醉科人员联系。遇到呼吸、心跳骤停的紧急情况，立即就地抢救，同时请麻醉科人员会诊参与急救。

(五) 并发症的防治及护理

积极防治并发症，一旦发现异常情况应立即停用止痛泵，报告医师并做好急救准备。

1. 恶心呕吐

(1) 主要原因：受术前、术中、术后镇痛用药及手术种类和部位、空腹与否等因素的影响。

(2) 防治措施：①避免长时间禁食、缺氧；②适当使用止吐药；③补充血容量。

2. 呼吸抑制

(1) 主要原因：阿片类药物能降低正常人的呼吸频率和幅度。

(2) 防治措施：①加强生命体征的监测，尤其应监测 SPO_2。②帮助病人选择最合适的体位，保持气道畅通，同时增加供氧。③观察病情：如意识状态、皮肤颜色、气道通畅与否、肌力大小、是否有共济失调等。④紧急处理：进行人工呼吸，以纳洛酮 0.2～0.4 mg 静脉注射。

3. 皮肤瘙痒 避免搔抓，严重者可用纳洛酮对抗。

4. 内脏运动减弱 ①早期下床活动可预防其发生；②留置导尿管，预防尿潴留；③严重者进行药物治疗，如使用灭吐灵能促进胃肠运动，在减轻恶心、呕吐症状的同时缓解胃潴留。

（六）健康教育

(1) 向病人讲解术后镇痛的有关知识，告知病人或家属镇痛泵的正确使用及自我管理的方法，防止活动时管道脱落、折叠、扭曲等。

(2) 指导病人参与镇痛方法的选择，提高病人术后生活质量。

(3) 对带自控镇痛泵出院的病人，除告知病人或家属镇痛泵的自我管理方法外，还应让其掌握复诊就医的指征。

能力检测

（金松洋）

第三节 手术室管理与护理

案例导入

病人，女性，52 岁，吃油腻食物后突发右上腹疼痛 4 h，B 超提示为胆囊炎、胆石症，需急诊行胆囊切除术，护士长安排你配合此台手术。

工作任务：

1. 应将王女士安排在哪种类型的手术间？
2. 你作为器械护士，需要履行哪些职责？

手术室(operating room)是医院为病人进行手术诊断、治疗和抢救的重要场所。合理的布局与建筑结构、科学的管理制度和操作规程是手术顺利进行的必要条件。手术室护理具有业务面广、技术性强、无菌操作严格等特点。其基本职能就是保证病人安全、顺利地通过手术。因此，要求手术室护士具有科学的管理能力、严谨的工作作风、敏锐的观察与反应能力，具备默契配合麻醉和手术的技能，以保障手术安全顺利进行。

一、手术室设置与管理

（一）手术室的位置及结构要求

1. 基本要求 手术室应设计在医院内空气相对洁净、安静、靠近手术科室、方便接送病人，并与监护室、放射科、血库、病理科、化验室等接近的地方，以争取时间得到支援，有利于术中、术后及时诊断和处理。楼层以东西方向延伸为好，主要手术间应建在北侧，以避免阳光直射。

2. 区域划分 手术室分为三区，以保证手术的洁净和安全要求。

(1) 洁净区 又称限制区或无菌区，设在整体布局的内侧，非手术人员或非在岗人员禁止入内。洁净区包括手术间、洗手间、手术间洁净走廊（内走廊）、无菌物品存放间、药品室、麻醉准备室等。在此区域内需严格遵守无菌原则。

(2) 准洁净区 又称半限制区或清洁区，设在整体布局的中间，包括器械室、敷料室、消毒室、麻醉恢复室、手术间清洁走廊（外走廊）等。此区域不可大声喧哗，已经手臂消毒或穿无菌手术衣者不可进入此区域。

(3) 非洁净区 又称非限制区或污染区，设在整体布局的最外侧，包括办公室、会议室、值班室、电视教学室、更衣室、更鞋区、医务人员休息室、接受病人区、手术病人家属等候区等。

（二）手术间的设计要求

1. 手术间数量 手术间数量与手术科室的病床数量比例为1∶(20～25)。

2. 手术间大小 手术间大小与医院规模、手术大小有关。普通手术间大小一般为30～40 m^2，体外循环和脏器移植手术间，因设备多，大小需要60 m^2，并配有暗室，供眼科和内镜手术用。

3. 手术间分类 可分为无菌手术间、污染手术间、感染手术间。

4. 地面、墙壁、天花板和走廊要求 地面应防滑、易清洁、耐消毒液。墙壁和天花板应光滑、无缝隙、耐湿，便于清洁。墙角及墙与地面交界处成弧形，有隔音及层流装置。走廊宽度不小于2.5 m，便于运送病人及器材。

5. 门窗要求 门要宽大，双向合叶门自控开闭为宜，便于平车运送病人及来往人员走动。每间手术间有两个门，一个接送病人通向外走道，一个通向洗手间等清洁区。窗口要大，关闭严密，外层有纱窗，以防蚊虫进入。

（三）手术室的配备

1. 手术室配备 护士站、手术间、洗手间、无菌物品存放室、麻醉办公室及准备间、麻醉恢复室、手术病人接待室，男女更衣室、仪器间、物品准备室、值班室、卫生间、家属休息室等。

2. 手术间配备 万能手术床、无影灯、器械台、托盘、麻醉机、麻醉台、药品柜、氧气筒、吸引器、观片灯、高频电刀、空调、吊塔、输液架、踏脚凳等。条件好的医院配备中心供氧、中心吸引系统，以及中央空调、显微手术设备、腔镜手术设备、体外循环手术设备、心电监护仪、电视录像转播装置、空气净化装置等。

(四) 手术室的管理

1. 手术室的一般规则

(1) 与手术无关人员不能擅自进入手术间。医务人员有皮肤病、创伤、上呼吸道感染的不能参加手术。

(2) 进入手术室的人员必须更换手术室专用的衣、裤、口罩、鞋、帽,使用后应放在指定位置。外出时更换外出衣和鞋。

(3) 手术室内应保持肃静,禁止吸烟和高声谈笑。门要轻开轻关,手术进行时勿走正门。尽量减少不必要的活动。

(4) 严格执行无菌管理,术中严格执行无菌操作规程,工作人员有互相监督的职责。凡有违反无菌管理之处,一经指出,必须立即纠正。施行感染手术的医务人员,术毕不得到其他手术间参观走动。

(5) 手术室工作人员应熟悉手术室内各种物件的固定放置位置和使用方法,用后放回原处。急救药品、器材必须由专人管理,随时备用,定期检查,及时补充及维修。所有器械、物品,未经护士长同意,不得擅自带出或外借。

(6) 手术完毕,及时送供应室酶洗(用安必洁快速多酶等浸泡)、清洁、消毒处理器械和物品,整理备用。特异性感染手术或经血传播疾病病原学诊断阳性者用过的器械、物品,双消毒后再处理,病理标本按隔离要求处理,手术间严格终末消毒。

知识链接

安必洁快速多酶

安必洁快速多酶可迅速有效地分解蛋白,如人体血液、各种分泌物、组织、粘多糖、黏膜、唾液、脂肪等。

安必洁快速多酶清洗液加超声波机超洗是对回收后各种医疗器械及穿刺针进行洗涤的方法,使清洗后的器械表面清洁、光亮、无残存黏液及肉眼可见污痕。与过去使用的洗涤方法相比,该清洗效果最好,尤其对那些不易清洗的多纹路、多沟槽的器械,清洗效果更佳。

(7) 值班人员应坚守岗位,随时准备接受急症手术或紧急手术。

(8) 择期手术通知单应在前一天按规定时间送手术室,急症手术或紧急手术可先行电话通知手术室,并尽快补送手术通知单。需特殊器械或有特殊要求的,应在手术通知单上注明。

(9) 因故暂停或更改手术,应预先通知联系。重大手术或新开展手术,有关手术人员应参加术前讨论,做好充分准备。

(10) 无菌手术间与有菌手术间应严格分开。无条件者应先做无菌手术,后做污染和感染手术,优先安排急症手术。

(11) 按时接手术病人进入手术间。危重、急症病人应由经管医师陪送,协助手术室工作人员处理。参加手术人员应按时进行外科手消毒,准时手术。

2. 手术室参观制度

(1) 参观者最好在教学参观室观看闭路电视,无条件者根据手术间的面积严格限定参观人数,30 m^2手术间不超过 4 人,40 m^2手术间不超过 6 人。参观者必需遵守手术室的各项规章制度。进手术室前必须更换手术室所备衣、裤、口罩和鞋帽。

(2) 凡本院医师、进修医师、实习医师或外来参观者,必须凭手术参观牌或医务科或护理部的介绍信,方可进手术室参观。

(3) 参观者应严格遵守无菌原则,接受手术室医护人员的指导,距离无菌区 30 cm 以上,手术人员的背部对参观者来说应视为无菌区,要避免接触而污染。

(4) 参观者只能参观指定的手术,不得任意出入其他手术间或无菌储物间。参观后离开手术间前应将参观时所用物品放在指定的位置。

(5) 凡系直系亲属手术,一律不准观看。

3. 接送病人制度

(1) 接送病人时必须用手术室的专用平车,手术科室平车将病人送到手术室非限制区,由手术室的专用平车接入,送进手术间。

(2) 提前 30 min 至 1 h 将病人接到指定手术间的手术台上。必须严格查对科别、病室号、住院号、床号、姓名、性别、年龄、诊断信息、手术名称及部位、麻醉方法,做到准确无误,万无一失。

(3) 检查术前准备是否完善,如术前用药、禁食、禁水、备血、备皮、灌肠、插胃管、插导尿管、更换衣服、手术和麻醉同意书签字等,注意不带贵重物品入手术室。病情允许时应嘱咐病人排空大小便。

(4) 病人进入手术室应戴清洁帽,换鞋;巡回护士要核查手术所需用物,如病历、配血单、特殊药物、X 光片、CT 片等,并与病房护士交接清楚后带入手术间。

(5) 手术结束后,待病人生命体征平稳,由手术医师、麻醉医师、手术室护士共同将病人送回病房。在护理过程中密切观察病情,保持输液、输血、吸氧等管道通畅,防止引流管等脱落。与此同时,将随同病人带来的一切用物送回病房,与病室当班护士床边交接病情、当面交清物品。

(6) 接送病人时注意安全,尤其是特殊病人,如神志不清、严重外伤、休克等随时有病情变化的病人应有一名医师陪同护送至手术室,以保证病人安全。

(7) 若病人的术前准备不完善,手术室可拒绝接病人,待完善术前准备后由病房医护人员护送至手术室。

4. 物品管理制度

(1) 物品配备:手术间内物品为手术专用,整齐有序地放置在固定位置,用后放回原处,做好清洁消毒保养工作。手术室内要准备各种急救物品和急救药品。急救仪器定期检测、及时维修,完好率达 100%;急救药品必须由专人管理,及时补充,处于完好的应急状态;无菌物品定期检查消毒,按消毒日期顺序摆放和使用,无论使用与否,超过消毒期限的必须重新灭菌。一切器械、物品,未经护士长同意,不得擅自外借。

(2) 物品清点制度:为了杜绝手术后异物残留在病人体内,必须严格执行物品清点制度。清点项目包括器械、纱布、有尾巾、缝针、缝线等。手术开始前,器械护士与巡回护士共同清点并记录手术台上的所有物品;关闭体腔前,按要求共同清点所有物品,核对物品数量与术前相同，准确无误后才能关闭体腔；体腔关闭后，再次共同清点所有物品，核对数量准确无误后签字，并做好登记工作。

(3) 标本管理制度　手术取出的组织器官(标本)要妥善保管。根据标本大小放置在适当的容器内，注明科别、住院号、床号、姓名，保持标本与填写的标本单一致。建立标本登记制度，由专人及时送病理检查。

5. 手术室清洁消毒隔离制度

(1) 严格划分洁净区与非洁净区，二者之间需设置缓冲区，遵循洁污分开，医务人员、伤病员、手术污染物品分流的原则。

(2) 手术间应分洁净手术间、污染手术间和感染手术间。洁净手术应安排在污染手术前做，感染手术必须在指定的感染手术间做，并严格按感染手术常规消毒手术器械、物品、手术间地面和空气。

(3) 凡进入手术室的工作人员必须按规定统一穿手术专用衣，戴手术帽、口罩，换鞋；外出时必须更衣、换鞋或穿鞋套。严重呼吸道感染者，禁止进入手术室，必要时戴双层口罩，方可入内。如患有上呼吸道感染、皮肤病、手部外伤的医护人员不宜参加手术。

(4) 参加手术的工作人员必须按照标准预防措施做好个人防护，防止医源性感染，以保证职业安全。

(5) 做好清洁消毒工作，保持手术间内所有的物品洁净无尘，防止交叉感染。每次手术后撤出污染布类及污物，用消毒液擦拭手术床、器械台、无影灯等，擦净地板，更换手术床单，然后进行空气消毒。特异性感染手术后，应先用多酶及消毒液清洗和全浸泡消毒，处理接触病人血液体液的物品，消毒后再进行清洁处理。

(6) 手术后所有的废弃物，必须按照医疗废物管理办法的规定收集、转运和最终处置，禁止与生活垃圾混放，避免流入社会，危害他人健康。

(7) 每周末彻底大扫除，包括刷洗洗手间及手术间地面、门窗、墙壁、手术床等，清洁后对手术间及无菌室进行熏蒸消毒，定时用空气消毒机或多功能电子灭菌灯或紫外线等消毒空气。室内所有容器进行灭菌处理，并定期更换消毒液。有条件者使用层流洁净系统，高效率过滤后的层流式手术室，适宜做高洁净的无菌手术。

(8) 每月定期和不定期对手术间或物品表面、医护人员的手、消毒剂作微生物监测；定期做室内空气细菌培养、并保存好检测记录。

(9) 破伤风和气性坏疽等特异性感染手术的处理应采取严格隔离管理，术后进行严密消毒处理。①手术间挂隔离手术牌，拒绝参观。②巡回护士设两名，分别负责手术间内巡回工作和手术间外物品供应工作。③手术间内所有医护人员的皮肤不得有破损，应穿隔离衣裤，穿高筒靴，戴口罩、帽子、双层厚质手套。④手术用品准备齐全，尽可能用一次性敷料、床单等物品。手术间外应准备手消毒液，洁净的洗手衣裤及拖鞋，收集污染敷料及床单的医用废物袋，术后手术间空气消毒剂，接病人的平车铺包裹病人用的大单。⑤手术完毕污染敷料等用专用黄色包装袋双层包装，手术刀、注射器等损伤性废物用黄色锐器盒包装，及时密封；手术切除的坏死组织、肢体等置黄色双层塑料袋中；所有医疗废物用明显标识注明科室、特殊感染疾病名称，密闭运送，及时从污染通道送出手术间，送指定地方焚烧。手术器械及物品双消毒后再处理。⑥手术人员将隔离衣裤、靴、口罩、帽子、手套脱于手术间，消毒手后才可离去。⑦手术间用40%的甲醛 2 mL/m^3，加高锰酸钾 1 g 或 3 g/m^3 过氧乙酸进行空气消毒,密闭12 h后开窗通风,彻底打扫手术间卫生,并做物体表面和空气的细菌培养,符合消毒灭菌要求。

(10) 艾滋病及HIV感染者手术的处理 ①参加手术人员必须戴防护眼镜及双层厚质手套,穿防水手术衣。②被污染的物品表面及医护人员的手,可用75%乙醇或0.5%碘伏消毒。其余措施同破伤风和气性坏疽等特殊感染手术的处理。③HIV对紫外线不敏感,禁用紫外线消毒手术间空气和物体表面。④如被污染的锐器损伤,立即挤出损伤处血液,禁止进行伤口局部挤压,再用肥皂液和流动的清水冲洗被污染的局部,用75%乙醇或0.5%碘伏或2.5%的碘酊消毒局部,并包扎伤口。并及时上报医院感染管理办公室,根据暴露级别确定是否用药及实施预防用药方案,定期进行HIV抗体追踪检测。

二、常用外科手术器械和物品的使用及管理

(一) 常用手术器械名称及用途

外科手术器械是完成手术操作的工具,熟悉手术器械名称、用途及使用方法是手术室护士必不可少的重要工作内容。手术器械包括基本器械和特殊器械两大类。基本器械是各种手术的基本工具,特殊器械则为某一专科需要而特制的器械。

1. 基本手术器械

(1) 手术刀:由刀柄(3号、4号、7号)和刀片(圆头、尖头、弯头)两部分组成,用于切割和分离组织,偶用刀柄钝性分离组织。刀柄和刀片根据需要选配不同型号(图2-3-1)。使用前左手拿刀柄,右手用持针器夹持刀片前端,安装于刀柄上(图2-3-2)。使用后左手拿刀柄,右手用持针器夹持刀片尾端背部稍向前推,取下刀片(图2-3-3)。

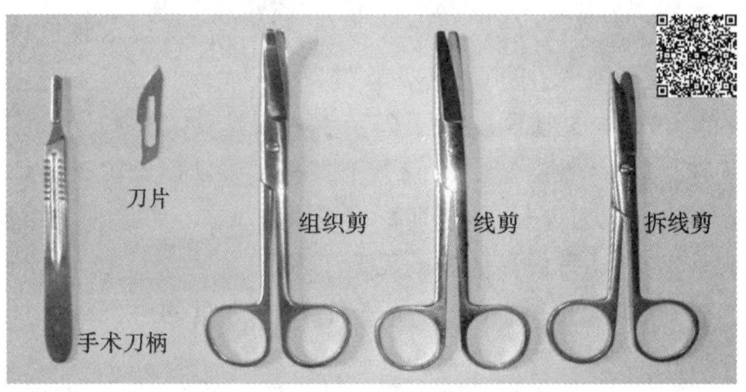

图2-3-1 手术刀与手术剪

(2) 手术剪:分组织剪、线剪两类。组织剪有直弯两种,头圆而窄,刃薄、锐利。浅部组织用短柄剪,深部组织用长柄剪剪开、分离组织。线剪多为钝头直剪,用于剪断缝线、引流管和敷料(图2-3-1)。

(3) 止血钳:又称血管钳,分弯、直,大(长)、中、小号、蚊氏钳及有钩、无钩等不同型号。无钩止血钳用于止血、分离组织等(图2-3-4(a)、(b))。有钩直钳(又称可可钳)用于夹持较丰厚而易滑脱的组织,固定牢固。

(4) 持针器:又称持针钳,头粗短而直,夹持力强,咬合面有纵横交错的沟槽。用于夹持缝针缝合、持钳打结及安装、卸下刀片(图2-3-4(c))。

(5) 组织钳:又称鼠齿钳或Allis钳,头端有一排细齿,夹持组织不容易滑脱(图2-3-4(d))。

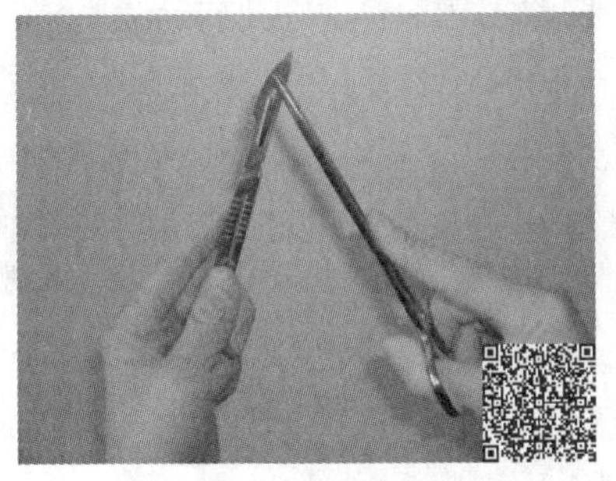

图 2-3-2 安装刀片

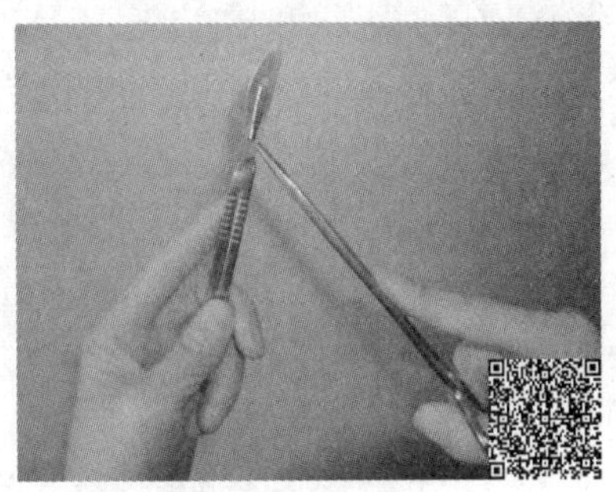

图 2-3-3 取下刀片

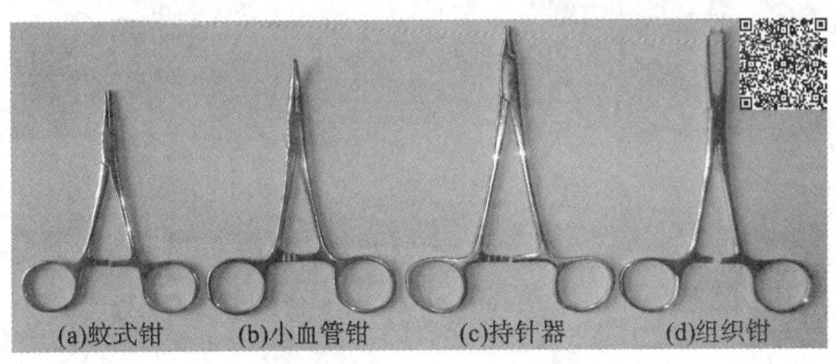

图 2-3-4 手术钳和持针钳

(6) 环钳:分有齿、无齿两种,各有弯直之分。无齿环钳又称卵圆钳或海绵钳,用于夹持和牵拉脏器;有齿环钳用于夹持纱球或纱块消毒皮肤(称消毒钳),或传递器械、敷料、引流物等(称传物钳)(图 2-3-5(a))。

(7) 布巾钳:用于固定手术野周围的小治疗巾(图 2-3-5(b))。

(8) 手术镊:分有钩(齿)、无钩两种,长度不等,用于夹持和提起组织,以利于解剖及缝合,也可夹持敷料等。浅部操作时用短镊,深部操作时用长镊,有齿镊用于夹持皮肤、肌腱等较丰厚的组织。无齿镊用于夹持肠管、黏膜、血管、神经等较脆弱的组织(图 2-3-5(c)、(d))。

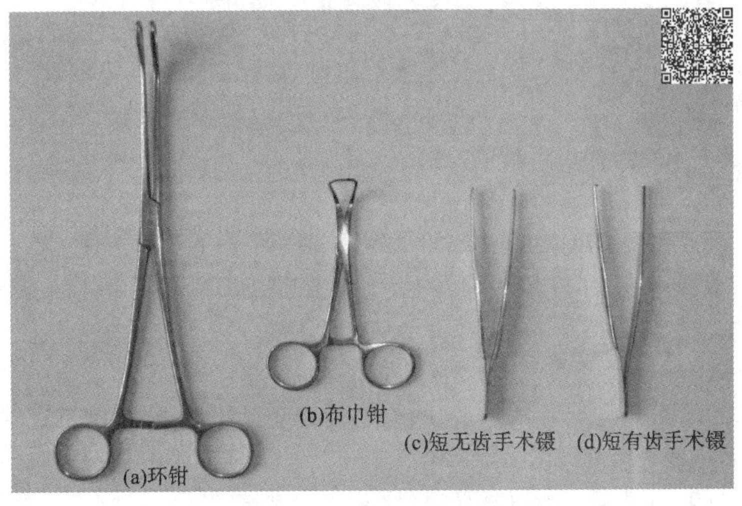

图 2-3-5 手术钳及手术镊

(9) 拉钩:又称牵开器或撑开器,有大小、深浅、有爪无爪之分,自动手动之别。用于牵开手术区周围的组织和器官，充分暴露手术野。“S”形拉钩用于牵引腹腔脏器，直角拉钩用于牵开腹壁，爪形拉钩用于牵开四肢、躯干、头皮等组织，自动拉钩用于暴露胸腹腔(图 2-3-6)。

(10) 吸引器头：用于吸手术野渗血、渗液、脓液及空腔脏器漏出物等，便于显露手术野及减少污染。多采用金属管，也有一次性硬塑料管等，使用时将吸引器头和导管及中心吸引接头或吸引器连接(图 2-3-6)。

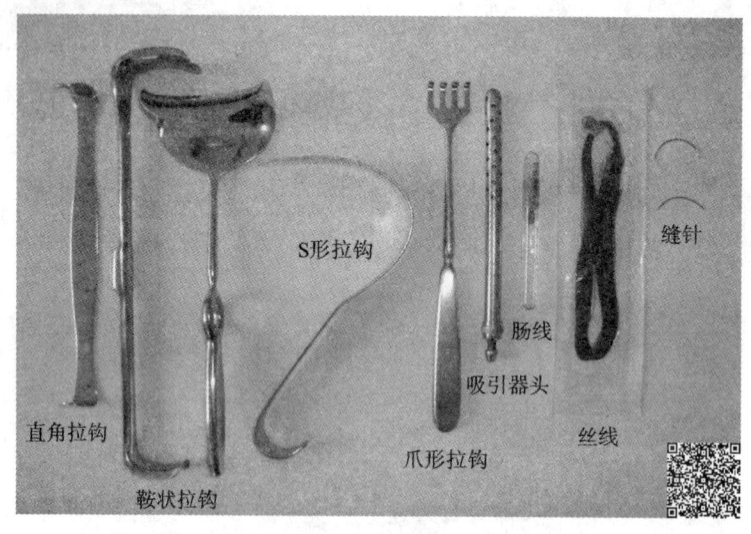

图 2-3-6 拉钩等手术器械

(11) 缝合针：分圆针、三角针、无损伤缝合针、直针四种，有大小不同的型号和弧度不同的规格。圆针尖及针体的截面均为圆形，用于缝合器官、血管、肌肉、神经等组织。三角针尖截面呈三角形，背面是平的，针体的截面近似方形或圆形，锐利，用于缝合皮肤、软骨等坚韧的组织。无损伤缝合针(线)，针线相连，用于显微外科血管的吻合与修补，以及眼科、美容等手术的缝合(图 2-3-6)。

(12) 缝线：有可吸收线、不可吸收线两大类。常用的有丝线、肠线、合成纤维线、金属线等(图 2-3-6)。可吸收线有肠线、合成纤维线。不可吸收线有丝线、尼龙线、聚酯缝线、不锈钢缝线。肠线有普通肠线(7 天左右可吸收)和络制肠线(2 周左右吸收)两种，用前需在无菌生理盐水中软化拉直后再用于胃肠道、膀胱、尿道、输尿管、子宫等内层缝合。丝线多用于结扎止血、缝合组织。聚酯缝线多用于心脏瓣膜置换、矫形外科及显微血管吻合等。线的粗细用编号表示，数字越大线越粗，数字越小线越细，应根据手术需要而选择。不锈钢缝线分粗、中、细三种，主要用于骨折固定、缝合胸骨等。临床已经使用特殊缝合材料，如医用黏合剂缝合器、外科拉链、皮肤对合器等。

2. 特殊器械

(1) 内镜类：腹腔手术镜、电视胸腔手术镜、纤维导光膀胱镜、纤维支气管镜、纤维结肠镜、纤维胆道镜、内窥镜电视图像显示系统等。

(2) 吻合类：血管、食管、胃、直肠等吻合器。

(3) 精密仪器：激光刀、双人双目手术显微镜、简易手术显微镜、C 臂机、高频电刀、超声止血刀等。

(4) 普通专科器械:如取皮机、电锯、电钻、骨牵引器械、鼻镜、窥阴器、取石钳等。

(二) 引流物

(1) 管状引流管:由橡皮管或硅胶管制成,用于腹腔内引流。可以接引流袋、引流瓶,或者作负压引流。管状引流管包括普通引流管、双腔或三腔引流套管、胸腔引流管、T 形引流管、蕈状引流管等。

(2) 乳胶片引流条:又称橡皮片,用于浅层切口或少量渗液的引流,如甲状腺手术引流等,但不作腹腔引流。

(3) 烟卷引流:由乳胶和干纱布制成,可以作腹腔或深部组织引流,估计渗漏可能性不大,或者不多时使用。一般在术后 2～3 天拔除,放置过久易继发感染,必要时可以换成引流管。

(4) 纱布引流:干纱布吸收力强不仅用于腹壁脓肿、髂窝脓肿等切开后引流,还可以制止切缘创面的出血,而且可以利用纱布的微管吸收作用将残余脓液吸出。但术中放置干纱布易与创面粘住,第一次换药时疼痛,且容易出血。一般脓肿的切开引流,第一次更换敷料时可以使用凡士林纱布作为引流物,纱带头应留于伤口外。

知识链接

多功能腹腔引流管手术时放入腹腔,使用时连接负压引流器;持续吸引时,开启进气阀,并连接空气过滤网;堵塞时在连接器中间拧开,轻抽内管,清理后再放回拧紧。该内管能在放射线下显影。

(三) 布单及敷料

1. 布类用品

(1) 手术衣:分大、中、小号,纯棉布类双层手术衣和无纺纸质(布)一次性手术衣,开放式与封闭式等种类,用于遮盖手术人员的衣着和手臂。开放式手术衣穿上后能遮至膝下,前襟至腰部为双层,以防止手术时血水渗透,袖口是松紧口,便于手套盖于袖口上,背部有开口。封闭式手术衣与开放式手术衣的不同之处在于背部是封闭的,更符合无菌要求,更适应现代手术发展的需要。

(2) 手术单:包括大单、中单、治疗巾、剖腹单、包布等,均有不同的尺寸和折叠方法,并根据不同的手术需要包成各种手术包。临床已应用无纺布治疗巾、中单、孔巾等一次性用品,节约了清洁、消毒、折叠、灭菌所需的人力、物力和时间,也可防止传染性手术后布敷料处理不彻底引起交叉感染。手术单使用方便,价格便宜。

2. 敷料类 采用吸水性强的脱脂纱布、脱脂棉花制作,用于术中止血、拭血及压迫、包扎等,有不同规格及制作方法。

(1) 纱布类:有不同大小、尺寸的纱布垫、纱布块、纱布球及纱布条。手术中干纱布块或纱布垫用于切开皮肤、皮下组织时压迫止血、拭血和覆盖切口;盐水纱布块或纱布垫(有尾巾)用于保护显露的内脏,防止损伤和干燥及拭血;纱布球用于分离组织;纱布条多用于耳、鼻、喉科手术。目前临床已使用 X 光可检测钡线(片)纱布块或有尾巾,显影纱布由医用纱布和显影线组成,当医师手术完成,清点纱布数目与手术前不符时,可以通过透视或拍片从图像中明显准确地判断纱布是否在病人体内，避免由此引起医疗事故。显影纱布结构简单、使用方便、成本低廉。

知识链接

（1）止血材料：目前已经开发出许多种类的创面止血材料，主要有纤维蛋白胶、胶原蛋白、壳聚糖、多微孔类无机材料（如沸石（zeolite）、羧甲基纤维素（可溶性止血纱布）、α-氰基丙烯酸酯类（cyanoacrylate）组织胶等）。止血敷料可有效止住 30 s 内 300 mL 的伤口出血量，主要用于四肢出血，在一定程度上可替代止血带。骨蜡用于骨质面的止血。

（2）碘仿纱条：主要用于耳鼻喉科、口腔科手术中的窦、腔填塞等。碘仿纱条质地柔软，可任意卷曲，能紧贴创面，不损伤皮肤黏膜，具有消毒防腐、压迫止血、引流分泌物、促进伤口愈合的作用。

（2）棉花类：有棉垫、带线棉片、棉球及棉签。棉垫用于烧伤包扎疗法及胸、腹部等大手术后覆盖切口。带线棉片用于颅脑和脊柱手术。棉球用于洗涤伤口、涂拭药物；棉签用于涂擦药物和采集标本。

（四）手术器械的保养及管理

手术器械由专人负责，严格按操作规程处理。所有器械用后必须及时酶洗、清洁、烤干、涂抹液状石蜡，然后分类存放于器械柜内，并定期检查、保养和维修。手术前根据手术需要选择器械，打包后进行高压蒸汽灭菌。特殊器械要根据其制作材料选用不同的消毒方法，对接触或跨越手术野的部件必须进行灭菌处理，可用环氧乙烷、甲醛等进行灭菌。对于手术显微镜等术中需要调节的部位，可套上无菌布套，便于手术人员借助无菌布套操作。

三、手术人员准备

（一）手术人员术前准备

1. 一般准备 进手术室前剪短指甲，除去甲缘下积垢；手部皮肤无破损，不戴戒指、手镯等饰物。进手术室需更换手术室的专用鞋和洗手衣、裤，洗手衣下端应塞在裤腰里，衣袖卷至肘上 15 cm；戴好口罩及手术帽，口罩要盖住口鼻，帽子要盖住全部头发，露出眉毛和耳朵。

2. 外科手消毒 包括清洁与消毒两个步骤，常用方法如下。

（1）免冲洗法消毒：①彻底清洁：用肥皂液或洗手液按照“七步洗手法”彻底清洁双手、前臂、上臂下 1/3（肘上 10 cm），用流动水冲洗干净，共 3 min。②擦手：取无菌小毛巾擦干双手。③消毒：先取适量手消毒液，按“七步洗手法”顺序揉搓双手至肘上 10 cm，使消毒液涂抹均匀。再取适量消毒液，揉搓指甲、指缝、手指、手掌、手背、腕部及前臂。消毒时间为 6 min。④待干：抬起双手，保持双手高于肘部，并远离身体，待其干燥。

（2）刷洗法：此方法目前不建议常规使用。先用肥皂液或洗手液彻底清洁，再用无菌毛刷取适量外科消毒液刷洗，常用刷洗方法如下。

①灭菌王刷手法：灭菌王是不含碘的高效复合型消毒液。其操作流程是清水洗双手（用

肥皂洗手后彻底冲净)、前臂至肘上 10 cm,用无菌刷蘸灭菌王 5 mL 左右,从指尖开始刷洗双手至肘上 10 cm,左右手分段交替进行,时间共 3 min。刷完后手高肘低,流水冲净;用无菌小毛巾或纱布垫拭干手掌的水后,折叠成三角形,整齐边向上臂,分别从左、右手指尖到肘上部擦干;再用浸足灭菌王的纱布球或海绵涂擦手和前臂,双手手指交叉对掌,手高肘低屈臂于胸前。待灭菌王蒸发干后穿手术衣、戴手套。临床应用的诗乐氏消毒液其操作方法与灭菌王刷手法基本相同。

②醇类手消毒剂手消毒法:流水清洗手臂,取含抗菌剂的皂液搓擦或涮洗手上臂下 1/3 处,流水冲净。取含抗菌剂的皂液按七步洗手法搓擦双手 1 min,流水冲净。无菌毛巾擦干双手及臂。取醇类手消毒剂搓擦双手及前臂,再取醇类手消毒剂按七步洗手法搓擦双手 3 min。待手臂自然干燥后穿手术衣、戴手套。醇类手消毒剂是临床上受欢迎、依从性较高的手消毒剂。

③碘伏刷手法:参加手术者先用肥皂洗手后,再用无菌毛刷蘸消毒肥皂液刷洗双手至肘上 10 cm 处,两手臂交替刷洗约 3 min,特别注意甲缘、甲沟、指蹼等处的清洁。刷完后手高肘低,流水冲净手臂上的肥皂水,用无菌毛巾从手到肘部擦干手臂。再用浸透 0.5%碘伏的纱布球或海绵涂擦手和前臂两遍。待碘伏蒸发干后穿手术衣、戴手套。目前临床应用的碘类消毒液品种很多,如碘尔康、活力碘等,使用方法基本相同。

知识链接

临床应用的手消毒液种类很多,不仅消毒作用快速持久,而且对皮肤刺激小或具有护肤作用,增加院内洗手依从性。

(1) 洁芙柔消毒凝胶:流程简便,操作时间短,经济实惠;对皮肤刺激小,消毒效果好。

(2) 爱护佳免洗手消毒液:操作迅速,流程简便,消毒作用快速持久;对皮肤损伤小,具有护肤作用。

(3) 紧急手术手消毒:在紧急情况下,可用 2.5%碘酊涂擦手及前臂,再用 70%的酒精脱碘后先戴手套,再穿手术衣,袖口压在手套外面,然后再戴一双手套。

无论采用哪种手臂消毒法,一旦双手消毒后,要保持拱手姿势待干,双手不能下垂,也不能接触非无菌物品,否则需重新进行手臂消毒。

3. 穿无菌手术衣

穿无菌手术衣可防止身体直接接触污染伤口及无菌区,减少由身体脱落的尘埃及细菌污染手术野,以防止术后感染;同时避免医护人员被血液、体液等污染。

穿无菌手术衣包括穿开放式无菌手术衣和封闭式无菌手术衣两种。

(1) 穿传统对开式(开放式)无菌手术衣:手术人员消毒手后进手术间,待手臂上的消毒液蒸发干后从无菌包内取出无菌手术衣,在宽敞的地方,提起衣领两端,将手术衣展开,使正面朝前,将其轻轻向上抛起。双手顺势插入衣袖内,两手臂前伸,巡回护士在背后提拉手术衣的内面,系好领口、背部系带。穿衣者双手臂交叉提起腰带向后传递,仍由巡回护士在身后将带系紧。穿好手术衣后双手置于肩以下、腰以上的无菌区域内,保持拱手姿势,准备戴手套,避免触碰周围的人或物。手术人员的背部对自己而言是非无菌区,对参观者则是相对无菌区，要避免接触(图 2-3-7)。

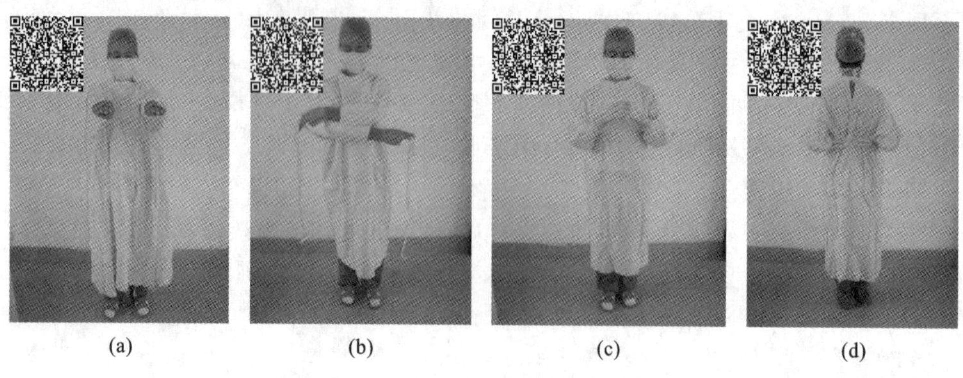

(a) (b) (c) (d)

图 2-3-7　穿对开式无菌手术衣

(2) 穿全遮盖式(封闭式)无菌手术衣：又称包背式无菌手术衣，与开放式无菌手术衣的不同点是：巡回护士在背后系好领口、背部系带后，手术人员戴无菌手套，解开胸前系带，左手将左侧系带递给巡回护士，巡回护士用无菌持物钳将系带从其背部绕到前面，或同台手术人员戴无菌手套后传递腰带(注意两人间保持适当距离，避免污染)，穿衣者接带后在胸前左侧系带。带子要保持无菌，使穿衣者背侧全部由无菌手术衣遮盖。这种新式手术衣保持了手术人员背部的相对无菌区，使手术人员进行深部手术或高、精、尖手术时侧身、转身等无菌活动范围增大，更有利于手术人员的操作，更符合现代手术发展的需要，可推广使用(图 2-3-8)。

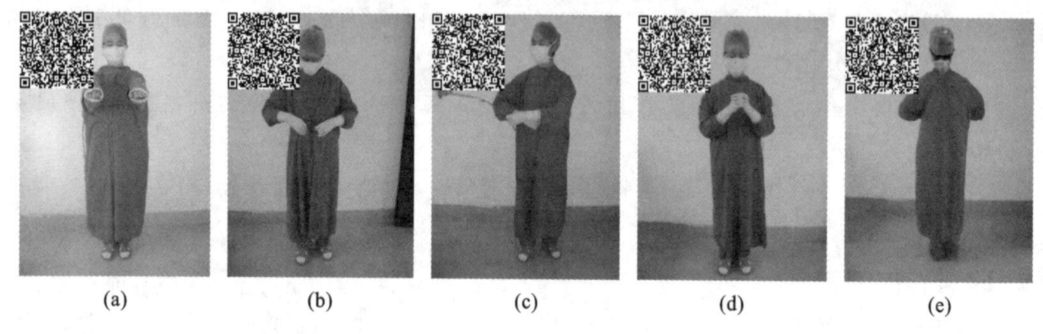

(a) (b) (c) (d) (e)

图 2-3-8　穿全遮盖式无菌手术衣

4. 戴无菌手套

手术人员穿无菌手术衣后戴无菌手套，可保持操作过程的无菌性，防止术后感染。具体方法是手术护士穿好无菌手术衣后，要巡回护士提供与自己手尺码相一致的手套，然后两手同时拉开袋口，捏住手套口翻折部从袋中取出(高温高压灭菌手套，先取出无菌滑石粉包，轻轻地涂抹双手，使之干燥光滑)，左手(也可右手)五指并拢插入手套内，对准手套五指戴上，勿触及手套外面；再用已戴好手套手的四指并拢插入对侧手套的翻折部，协助右手插入手套内对好指位后，左手食指和小指向右手背侧撑开反折面，向上垂直用力戴好手套。已戴手套的手不可碰触手部皮肤。将手套翻折部翻回套住手术衣袖口。用无菌生理盐水冲净手套外面的滑石粉，并检查有无破损，手套完好无损才能参加手术。操作过程中要遵循戴无菌手套的原则：没戴无菌手套的手，不能碰到手套外面；已戴无菌手套的手，不能接触手套里面。目前，医院多使用一次性灭菌橡胶医用手套或经高压蒸汽灭菌的手套(图 2-3-9)。

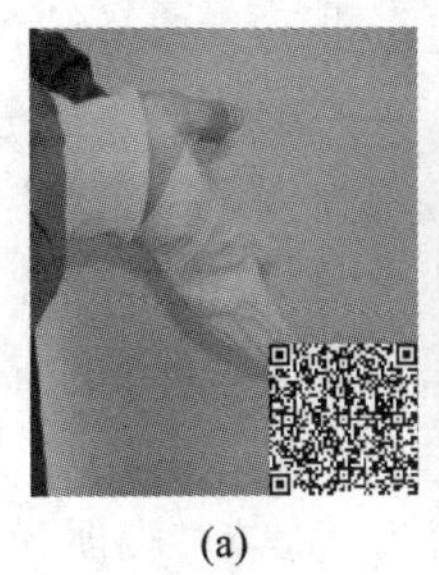
(a)
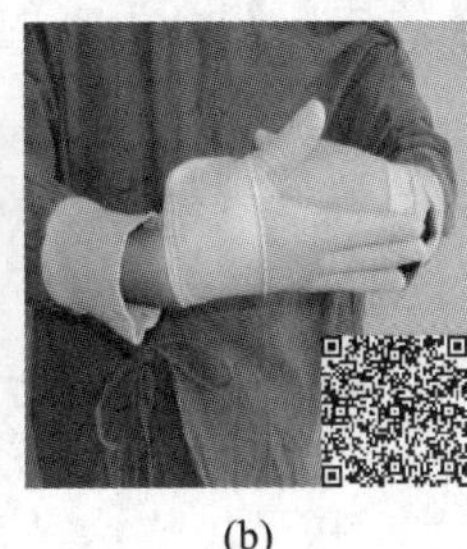
(b)
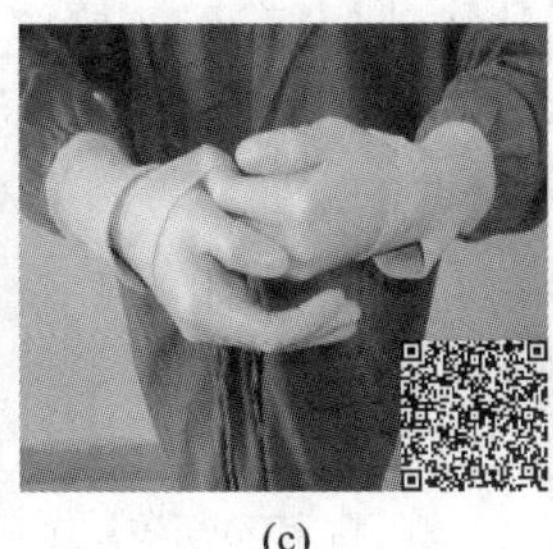
(c)
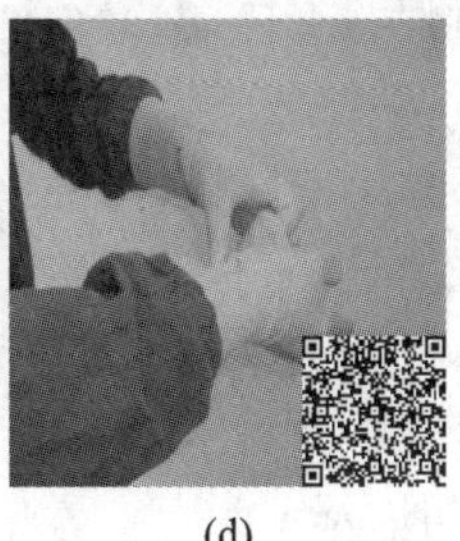
(d)

图 2-3-9 戴无菌手套

（二）连台手术更换手术衣和手套法

手术结束后，如需进行另一台手术，必须更换手术衣和手套。先洗净手套上的血迹，在巡回护士的协助下先脱手术衣，后脱手套。

1. 脱手术衣 包括由他人帮助脱衣法和个人脱衣法两种。

（1）由他人帮助脱衣法：自己双手抱肘，由巡回护士将手术衣肩部向肘部翻转，然后再向手的方向扯脱，这样手套的腕部就随着翻转于手上，再脱下手术衣扔于污衣车或污衣袋中。

（2）个人脱衣法：左手抓住右肩或右手抓左肩手术衣，自上拉下，使衣袖向外翻。同法拉下对侧手术衣脱下，使衣里外翻，保护手臂及洗手衣裤不被手术衣外面污染。

2. 脱手套 在脱手术衣的基础上进行操作，先用戴手套的手提取另一手的手套外面脱至手掌部，露出拇指后，将已脱手套的拇指伸入另一戴手套的手掌部以下，并用其他各指协助，提起手套翻转脱下。手部皮肤不接触手套的外面，手套放入医疗废物桶后清洁双手。

知识链接

手套具有不可见渗透，其中橡胶手套有3%～52%的不可见渗透，薄膜手套4%～63%的不可见渗透，提示手套不能完全阻断病原微生物污染手部。故不能充分防止交叉感染，也不能充分保护医护人员。因此，必须进行外科手消毒后戴无菌手套，才能参加手术；手术完毕，脱手套后应清洁手。

如果前一台无菌性手术完毕后，连续施行另一台手术时，手套无破损，脱手套可不重新刷手，直接取适量消毒剂涂抹双手及前臂，搓揉至干燥后再穿无菌手术衣和戴手套。若前一台手术为污染手术，则接连下台手术前应重新消毒手。

四、手术病人准备

（一）一般准备

手术病人在医护人员的护送下提前到手术室，手术室护士要热情接待，并按手术安排表认真核对病人的手腕带等相关信息，确保手术部位准确无误，点收所带药品和物品，同时加强对手术病人的心理护理，减轻其焦虑、恐惧等心理反应，以配合手术的顺利进行。

（二）手术体位

手术体位由巡回护士根据手术的需求合理安置，利用手术床的转动（手动、遥控板调控）

和附件的支持，应用软垫、沙袋、固定带等保持病人的体位符合手术的需求。安置体位的要求是：①保证呼吸和血液循环通畅，避免神经受压，最大限度地保证病人的安全与舒适；②充分暴露手术区域，但避免不必要的裸露；③肢体、关节、骨隆突处托垫必须稳妥，不能悬空，并妥善固定；④便于麻醉和病情监测。常用的手术体位如图 2-3-10 所示，具体介绍如下。

1. 水平仰卧位 为最常用的手术体位，适用于胸壁、腹部、颌面部、颈部及乳腺、骨盆、四肢等腹侧面手术。病人仰卧于平置的手术床上、头部垫软枕，双臂用中单固定在身体两侧，如果在手臂实施静脉输液，则将其固定在臂托上。膝下垫软枕，使膝部放松，腹肌松弛，用宽带固定膝部。足跟部用软垫保护。对肝、胆、脾、胰腺手术者，则将手术台腰桥对准胸骨剑突平面，手术时摇起腰桥，充分暴露手术野，便于手术；关闭体腔时腰桥复位，以减小张力，便于缝合腹壁。

2. 上肢外展仰卧位 适用于上肢、乳房手术。将病人上肢外展置于臂托上，外展不超过 90°，余同“水平仰卧位”。

3. 垂头仰卧位 适用于颈部手术。病人需在双肩胛下垫肩垫，抬高肩部 20°，头后仰。颈下垫圆枕防悬空，头两侧用沙袋固定。手术床背板抬高 10°～20°，余同“水平仰卧位”。

4. 胸部手术侧卧位 适用于胸腔手术（心脏手术多取仰卧位）。正侧卧位：病人侧卧，手术侧在上，两肩连线与手术台面成 90°角，腋下垫枕，两手臂固定在双层托手架上，用骨盆固定器（套软垫）在臀部、下腹部固定骨盆，两腿间接触处垫枕，上腿屈曲，下腿伸直，于双臂、髂部、膝部用带固定。半侧卧位：适于胸腹联合切口手术，病人仰卧，手术侧在上，在其背、腰、臀、膝部置枕，向非手术侧转 30°～50°，手臂屈曲用中单或大治疗巾包裹后固定在头架或手支架上。为保持半侧卧位稳定，应用约束带固定臀部和膝部。

5. 肾手术侧卧位 适用于肾脏手术。病人侧卧，手术侧在上，两肩连线与手术台面呈 90°，腋下垫枕，两手臂固定在双层托手架上，用骨盆固定器（套软垫）在臀部、下腹部固定骨盆，上腿伸直，下腿屈曲，两腿间接触处垫枕，屈膝成 60°～70°角，并将其肾区对准腰桥并摇高桥架，然后于双臂、髂部、膝部用带固定。

6. 俯卧位 主要用于背面各部手术。病人俯卧、头偏向一侧，双上肢屈肘于头部或置上肢支持架。用两个长软垫置于胸部、髋部两侧，或用俯卧位手术专用垫，减轻胸部压力，维持良好的呼吸循环功能。两腿胫前横置一个长软枕，膝部自然弯曲，约束带固定腘窝部。

7. 腰椎手术俯卧位 在病人胸腹部垫一弧形拱桥，腿板摇低，以使腰椎间隙拉开，充分暴露手术野。

8. 截石位 适于会阴部、肛门、尿道手术。此体位是在仰卧位的基础上，身体下移，骶尾部超出手术台座板下缘少许，上肢放体侧，双下肢更换裤套后外展分别放于搁腿架上，使膝关节屈曲，腘窝及臀部垫枕，并固定膝关节，下垂手术台腿板，充分显露会阴部。

9. 半侧卧位 适于胸腹联合切口手术，病人仰卧，手术侧在上，在其背、腰、臀、膝部置枕，向非手术侧转 30°～50°，手臂屈曲用中单或大治疗巾包裹后固定在头架或手支架上。为保持半侧卧位稳定，应用约束带固定臀部和膝部。

常用手术体位如图 2-3-10 所示。

（三）手术区皮肤消毒

1. 消毒目的 安置好病人的手术体位后，进行皮肤消毒。其目的是消灭切口及周围皮肤上的病原微生物，预防切口感染。消毒前需检查切口清洁情况，有无破损及感染。

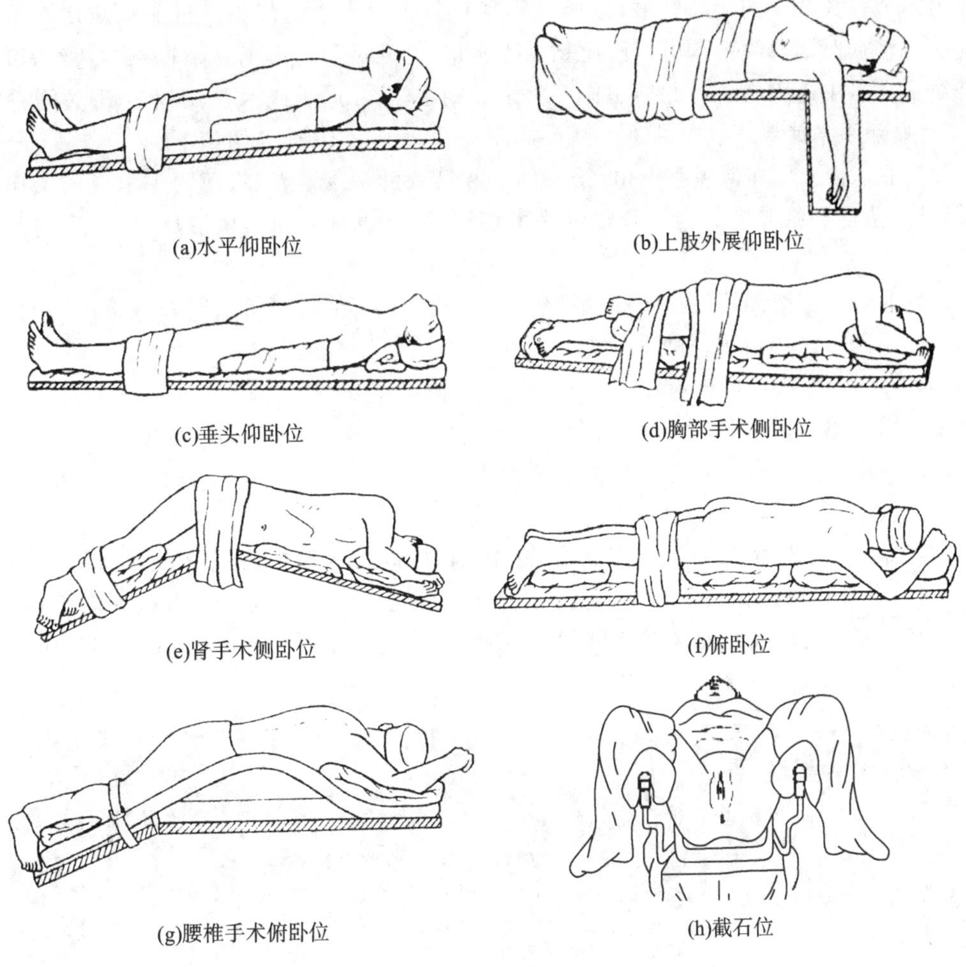

图 2-3-10 常用手术体位

2. 消毒剂 国内普遍使用碘伏，可直接用于皮肤、黏膜、切口消毒。

3. 消毒方法 ①用卵圆钳夹持碘伏消毒液纱球或纱块消毒 1 次，更换消毒钳后再消毒 1 次。②婴儿、面部皮肤、口鼻腔黏膜、会阴部的消毒可用刺激性小的消毒液，如 0.5%安尔碘。③供皮区皮肤用 75%酒精纱球或纱块消毒 2～3 次。

4. 注意事项

(1) 消毒前清洁皮肤。

(2) 消毒皮肤应由手术区中心向四周涂擦。如为感染伤口或肛门、会阴部手术，则应从手术区的外周向中央处涂擦。已经接触污染部位的消毒液纱球或纱块不能再涂擦清洁处。

(3) 皮肤消毒范围包括手术切口周围 15～20 cm 的区域。如手术有延长切口的可能，则应事先扩大消毒范围。

(4) 腹部手术，特别是腔镜手术消毒时，要在脐窝中滴加适量消毒剂，将皮肤消毒后再擦净。

(5) 消毒区内不留空白或漏消毒区。

(四) 手术区铺单法

1. 目的 手术区消毒后铺无菌单，其目的是遮盖手术切口以外的部位，使手术周围环

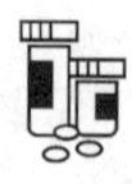

境成为一个较大范围的无菌区域，以避免和尽量减少手术中的污染。目前临床多在手术区的皮肤上增加医用薄膜手术巾或医用粘贴手术巾，切开后手术巾仍黏附在伤口边缘，可防止各种病菌在术中进入伤口。此项工作多由第一助手、第二助手或术者、手术护士共同完成。

2. 腹部手术铺单法 腹部手术铺单如图 2-3-11 所示，具体介绍如下。

(1) 手术护士传递薄膜手术巾，第一助手和第二助手或术者，将薄膜手术巾放于切口一侧，撕开一头防粘纸并向对侧拉开敷于手术切口部位（也可先铺 4 块治疗巾后，再铺薄膜手术巾）。

(2) 手术护士把无菌治疗巾折边 1/4，第一、二、三块治疗巾折边向外传给第一助手，第四块折边向着自己传给第一助手。

(3) 第一助手接过折边治疗巾，按顺序铺于切口下方、对侧或上方，第四块铺近侧。用布巾钳夹固定治疗巾，铺巾者再用消毒剂涂擦手臂后，穿灭菌手术衣、戴灭菌手套。

(4) 器械护士和第二助手或术者铺两块无菌大治疗巾和中单于切口的上下方，托盘上铺一块无菌治疗巾。

(5) 器械护士与第二助手或术者合作，将剖腹单（手术洞巾）的孔对准切口，短端向头部、长端向下肢，寻找到上、下两角，拇指在剖腹单外，其余 4 指卷在单内，从上向下展开，避免展开时污染手。注意短端覆盖麻醉架，长端覆盖托盘和病人足端，两侧及足端部应垂下超过手术台边缘 30 cm。

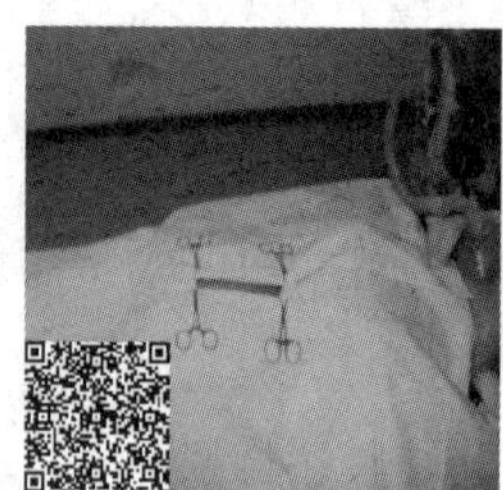
(a)布巾钳固定治疗巾

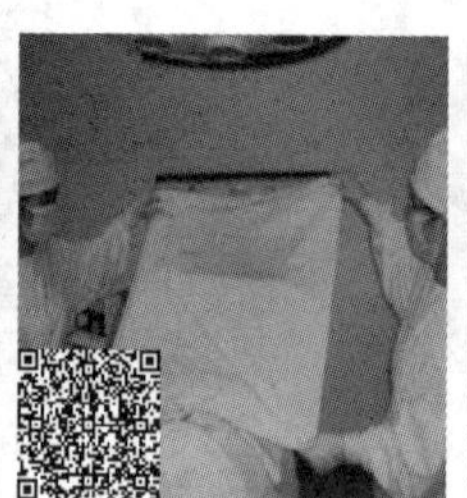
(b)铺大治疗巾

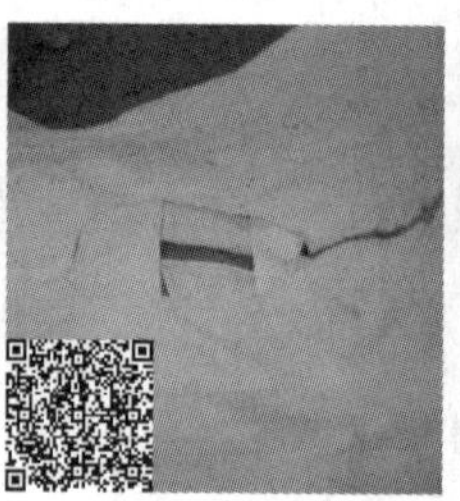
(c)两侧及足端部垂下超过手术台边缘30 cm

图 2-3-11 腹部手术铺单

知识链接

一次性手术单（无纺布手术衣、中单和手术洞巾等）质地好，使用简单方便，透气性好，不容易渗透，具有阻挡微生物侵入手术伤口和保护医护人员的双向作用。根据不同手术特点设置了一些功能性装置，如器械袋等，比较适用。但由于价格高，尚未广泛应用。对特异性感染手术，性病、传染病手术用一次性手术单为佳，因其不易渗透性可防止医源性污染，保护医护人员；术后及时焚烧处理，省掉洗涤、消毒过程，也避免了交叉感染的可能性。

五、手术室无菌操作原则

(1) 使用无菌物品前查看灭菌日期，包装是否完整、干燥，消毒指示胶带、指示卡的指示色块达到或深于标准色表示符合无菌条件，否则不能使用。

(2) 手术室人员洗手、穿无菌衣和戴手套之后,双手在胸前,腰以上至肩以下,以及手至肘上 10 cm 为无菌区,不能碰触非无菌区。等待手术时,可将双手插入胸袋站在手术台侧方,避开其他忙于工作的人员。

(3) 手术台和器械台的台面为无菌区,边缘及台下视为非无菌区,坠落到手术台边以外的器械、物品已被污染,不可再用。

(4) 手术开始,手术人员应正面对向手术台,但要避免面向无菌区交谈、咳嗽、打喷嚏。传递器械只能在胸前平递,不可过低或过高,更不可从背后传递。手术过程中,同侧手术人员如需调换位置时,应一人先退后一步转身,与另一人背对背移到另一位位置。

(5) 切开及缝合皮肤之前,需用酒精或碘伏再次消毒皮肤,或先用薄膜手术巾覆盖局部,经薄膜切开皮肤,以保护切口不被污染。

(6) 术中如手套破损应立即更换;如手臂碰触有菌区,应立即更换无菌手术衣或加戴无菌袖套,如手术野或器械台无菌布单浸湿,要立即加盖无菌布单。

(7) 手术中医师流汗时,应将头转离无菌区,请巡回护士擦拭,巡回护士要避免与医师的无菌区接触。

(8) 手术台下人员向台上传递器械等无菌物品时,必须用无菌持物钳。如无菌物品一次未取完,应及时包好,写上开包时间,并限于 8～12 h 内使用。物品一经取出,即使没用,也不能再放回无菌包或容器中。

(9) 手术中已用过的器械要及时擦净污迹,以减少细菌污染和繁殖。接触感染伤口、恶性肿瘤的器械或被空腔脏器污染的器械,应另放于容器内,不再使用。

(10) 切开胃、肠等空腔脏器前,先用纱布垫保护周围组织,并及时抽吸干净腔内液体后再消毒局部,以防止和减少污染。

(11) 手术时关闭门窗,尽量减少人员走动,手术参观者要与术者保持 30 cm 以上的距离。

(12) 一旦发现手术人员的手术衣、手套或物品受到污染,必须立即更换。

(13) 已铺置未用的无菌车或无菌台、托盘等可保留 4 h。

(14) 无菌溶液一经打开,其液体一次用完为佳,尽量不保留。

(15) 手术中巡回护士未经消毒的衣袖不能跨越无菌台传递物品。

六、无菌器械台的使用与术中配合

手术护士做好器械、敷料等物品准备,及时、准确传递器械,与医师默契配合,有利于手术顺利进行。

(一) 备好无菌器械台

(1) 巡回护士查看无菌包的灭菌日期,包布是否完整、干燥,消毒指示胶带的指示色块达到或深于标准色后,用手接触包布的外面,打开第一层包布。器械护士穿无菌手术衣、戴无菌手套,冲洗手套上的滑石粉,并检查手套无破损后打开第二层包布或无菌单(也可由巡回护士双手持钳打开第二层包布,手臂尽量避免跨越无菌区)。无菌单下垂于器械台或车缘不少于 30 cm。

(2) 器械护士将器械按使用顺序分类排列整齐;用无菌生理盐水清洗纱块、有尾巾、缝针、缝线、刀片后,安装刀片、穿针引线备用。

（二）手术护士配合

手术护士又称洗手护士或器械护士，在手术中起着重要作用，其主要工作是管理手术器械，主动、准确地传递器械，默契地配合手术及监督无菌技术操作流程。

1. 手术前准备

(1) 手术前一天到病房访视病人，了解病情及手术方式，做到心中有数。协助同事备齐手术器械及敷料等，术晨核对病人科别、住院号、床号、姓名、性别、年龄、诊断、手术名称与部位、麻醉方法及用药情况等，并注意核对手腕带上的信息。

(2) 手术前 15 min 进行手臂的刷洗与消毒、穿无菌手术衣、戴无菌手套，冲洗手套上的滑石粉，并检查手套无破损才能操作。将器械按使用顺序分类排列于器械台和升降托盘或升降器械台上；协助第一助手和术者做手术区皮肤消毒、铺单，固定好吸引器、高频电刀等；手术开始前与巡回护士仔细清点器械、纱布、盐水垫、缝针、缝线等物品，并由巡回护士记录。

2. 手术中配合

(1) 密切观察手术进度，根据手术需要穿针引线、迅速、准确传递器械等物品，与医师默契配合。当皮肤切开后，应立即将手术刀与擦拭过皮下血迹的纱布块或垫收回不再使用，换以清洁的刀片及湿纱布垫。并做到快传递快收回，保持手术区域、器械台的无菌和整洁干燥。

(2) 手术中监督和纠正手术人员的无菌操作。手套破损立即更换；肘部或上肢接触了有菌区应戴袖套或更换手术衣；术中被感染病灶或肿瘤污染的器械物品应单独存放，不可再用；胃肠等空腔脏器切开前传递纱布垫，并及时抽吸干净，再传递消毒液纱球消毒局部，以防止污染等。

(3) 妥善保存切下的标本或组织器官。

(4) 关闭体腔或切口前与巡回护士认真核对手术器械等，其数字与登记本上的数字完全相符才可关闭体腔，并由巡回护士记录。

(5) 关闭体腔或切口后再次清点手术器械等，核对数字准确无误后在登记表上签字；必须严格执行核对制度，避免差错，造成事故。

(6) 手术完毕协助擦净手术区域的血迹，覆盖切口。

(7) 器械交供应室进行酶洗、清洁、消毒等处理。

3. 手术后工作

(1) 标本应让病人家属过目；需做病理检查者将标本放入注明科别、住院号、床号、姓名的容器内用甲醛或乙醇固定，防止遗失或腐败变质。

(2) 特殊感染手术器械等物品的处理，见手术室清洁消毒隔离制度。

（三）巡回护士工作

巡回护士负责配合麻醉和手术中护理；密切观察病情，准确执行医嘱，配合抢救病人，供应手术中所需物品及与相关部门联系等工作，并监督和指导手术间内各级人员的无菌操作。

1. 术前准备

(1) 术前一天：①巡回护士仔细阅读病历，了解病人的一般情况、病史、术前诊断、手术名称、部位及入院后的各项检查结果。根据病情的轻重、麻醉方式设计出个性化的护理方案。并做好手术前的心理护理，减轻病人的不安和恐惧心理，有利于手术的顺利进行。②备齐手术间的器械、用物及药品，根据需要准备性能完好的高频电刀、腔镜等手术仪器。

(2) 手术当天:①调节手术间的温、湿度。②热情迎接病人入手术室,详细核对病人科别、住院号、床号、姓名、性别、年龄、血型、过敏史、诊断、手术名称、部位、麻醉方法及用药,以及配血报告等,并注意核对手腕带上的信息;检查义齿、贵重物品、饰品是否取下;清点病人带入的物品,检查皮肤准备和禁食、禁水是否符合要求,以及膀胱排空的情况等。③协助麻醉,按医嘱给药,建立静脉通道。④安置手术体位,适当固定。既能充分显露手术野,又不影响呼吸和循环等功能,保证病人的安全。⑤放好头架、托盘、脚凳。⑥协助手术人员穿无菌手术衣、戴无菌手套、展开无菌器械台,做手术区皮肤消毒,提供无菌物品。⑦与手术护士共同清点器械、纱布、盐水垫、缝针、缝线等物品,并记录。⑧根据需要连接吸引器、高频电刀等仪器。

2. 术中配合

(1) 密切观察病情,配合抢救病人。准确执行输液、输血、用药等医嘱,保持液体输入通畅,用药前口头重复医嘱,严格执行三查七对制度,并与下达医嘱的麻醉医师核对。

(2) 注意观察手术进展,随时调整灯光。主动供应物品,及时填写护理记录。

(3) 做好危重病人的抢救配合工作,保证病人术中安全。

(4) 监督手术人员和参观者遵守无菌原则,保持手术间的整洁、安静。如有违反,立即纠正。

(5) 注意观察吸引器瓶内液量、引流尿量等,并及时处理。

(6) 关闭体腔前和关闭体腔后再次与手术护士清点器械等物品,核对其数字与术前完全相符才可关闭体腔,并在登记表上记录,签字。

3. 手术后配合

(1) 协助包扎伤口,连接无菌引流袋或瓶,并妥善固定。

(2) 填写粘贴标本容器的标签,注明科别、住院号、床号、姓名,妥善放置,以便送病理检查。

(3) 清点病人带来的物品,并与麻醉师一起护送病人回麻醉恢复室或病房,交接病情并交还物品。

(4) 整理手术间:各种仪器整理、登记后放回原处;清理、补充手术间内物品;督促检查术后手术间的卫生和空气消毒情况,对特异性感染手术应特殊处理。详见手术室清洁消毒隔离制度相关内容。

(5) 认真填写术中护理记录单,并护送病人回病房。

(6) 术后回访病人情况。

七、病人手术时安全护理

手术室安全护理是护理质量的重要组成部分,为了防止在护理操作中出现缺陷、差错、事故等问题,应健全和完善科室管理制度,加强责任心和防范措施,为病人的生命安全保驾护航。

1. 病人手术时可能出现的安全隐患

(1) 接错病人:如责任心不强,未严格执行查对制度,可能接错病人或放错手术间。

(2) 安置手术体位时左、右侧出错,导致手术错误。

(3) 局部受压及约束带过紧导致压疮,或上肢过度外展造成神经受损。

(4) 物品清点有误:术前、关闭体腔前或关闭体腔后,器械、敷料、缝针等清点有误差。

自动撑开器螺丝松脱或忽略检查，心中无数，致异物残留体腔。

（5）准备仪器时未进行常规试机而出现故障，影响手术；电刀负极板粘贴不当引起灼伤。

（6）用药、输血、输液查对有误伤害病人。

（7）接送病人时护送不当，发生撞伤或各种管道脱落等。

2. 病人手术时安全防范措施

（1）完善规章制度：这是防止差错事故，提高护理质量的保证。因此，认真落实手术室的相关规则、接送病人制度、物品管理等制度，以及各类人员岗位责任制及奖惩措施。

（2）防止接错病人：手术室人员接病人时，根据手术通知单应做到十查三核对：接病人查科别或病区、床号、姓名、性别、年龄、住院号、诊断、手术名称、手术部位、术前准备情况是否符合要求；病人进入手术间核对，麻醉前核对，皮肤消毒前再次核对；对意识清醒的病人要与其核对疾病名称、手术部位，杜绝患侧病变、健侧手术的事故发生，以确保病人安全手术。

（3）防止异物残留体腔：巡回护士和手术护士必须严格执行物品清点制度。手术前共同清点器械台上的手术器械、纱块、缝针、刀片等数字并记录；手术中临时增加的针、线等准确记录；关闭体腔或切口前认真核对手术器械等，其数字与登记本上的数字完全相符才可关闭体腔，并由巡回护士记录；关闭体腔或切口后再次清点手术器械等，核对数字准确无误后在登记表上签字；以防异物遗留体内，避免造成医疗事故。

（4）防止用药、输血、输液错误：巡回护士要准确执行输液、输血、用药等医嘱，用药前口头重复医嘱，严格执行三查七对制度，并与下达医嘱的麻醉医师核对，确保万无一失。

（5）防止病人发生意外伤害：①接送病人时由专人保护病人的头部、肢体和各种管道，给予适当固定，防止病人撞伤或管道脱落；②使用高频电刀时，电极板应平坦、安放位置正确、紧贴臀部肌肉丰满处，防止电灼伤；③定期检查维修仪器，术前常规试机，性能良好方可用于手术；④安置体位时，软枕衬垫受压部位，约束带松紧适宜，防止局部受压导致压疮；注意勿过度外展上肢，以免造成神经损伤。

能力检测

（金松洋）

第四节　手术前后病人的护理

案例导入

病人，男性，48岁，患十二指肠溃疡8年，经内科保守治疗无效而入院，准备手术治疗，医嘱在硬膜外麻醉下行“胃大部切除术”。

工作任务：

1. 对该病人术前需做哪些准备工作？
2. 对该病人术后应怎样护理？

一、概述

手术是治疗外科疾病的重要手段，然而，手术创伤、麻醉及疾病本身的刺激可通过一系列神经-内分泌反应，引起人体生理功能的紊乱和导致不同程度的心理压力，从而削弱机体的防御能力和对手术的耐受力，直接影响手术预后，故围手术期护理极为重要。

知识链接

手术的分类：根据病人病情轻重缓急程度的不同，按手术时限将手术分为急症手术、限期手术和择期手术三类。

（1）急症手术，病情紧迫，不立即手术就可影响病人生命安全，或可能遗留严重后遗症的手术。如窒息时立即行气管切开，急性大出血时即刻行手术止血等。

（2）限期手术，手术时间可以选择，但不能延误治疗时机，一旦延误会影响疗效和预后的手术。应在尽可能短的时间内做好术前准备。如肿瘤根治术等。

（3）择期手术，指实施手术的迟早不影响治疗效果。应做好充分的术前准备。如疝修补术，体表良性肿瘤切除术等。

围手术期(perioperative period)包括三个阶段，即手术前、手术中及手术后期，每一个阶段都有各自不同的护理内容。

（1）手术前期是从病人决定接受手术到将病人送至手术台。

（2）手术期是从病人被送上手术台到病人手术后被送入恢复室(观察室)或外科病房。

（3）手术后期是从病人被送到恢复室或外科病房至病人出院或继续追踪。

围手术期护理旨在加强术前至术后整个诊治期间病人的身心护理，通过全面评估，充分做好术前准备，采取有效措施维护机体功能，提高手术的安全性，减少术后并发症，促进病人康复。

二、手术前护理

从病人决定手术治疗到进入手术室这一时期的护理叫手术前护理。其重点是调节病人的身心状况，给予有关疾病和手术的健康指导，使病人在最佳状态下接受手术，避免或减少并发症的发生。使病人早日康复，回归家庭和社会。

【护理评估】

（一）健康史

1. 一般资料 了解病人的姓名、性别、年龄、民族、文化程度、职业背景和宗教信仰等。

2. 现病史 本次发病的时间、原因或诱因、发病过程、症状体征以及相关检查等。

3. 既往史 病人是否患有慢性病，如高血压、心脏病、肝炎、糖尿病、贫血等引起相关脏器功能减退或代谢紊乱，使病人对手术麻醉的耐受力下降；药物治疗史，手术史、过敏史、个人史、家族史，女性病人了解月经史、婚育史。

（二）身体状况

重点评估心、肺、肝、肾、脑等重要脏器功能，以了解病人是否伴有其他疾病，判断病人对手术和麻醉的耐受力。通过耐受力评估，对手术的危险性作出估计，一般可将病人分为两类。第一类耐受良好，病人身体素质较好，重要脏器无器质性病变，能耐受手术的创伤，仅需作一般性的术前准备；第二类耐受不良，病人身体素质较差，伴有心、肺、肝、肾等重要脏器的器质性病变，以及糖尿病、高血压病等，尤其是重要脏器功能处于失代偿状态时，即使小手术也有危及生命的可能，因此，为降低手术的危险性，需要在术前做针对性的特殊准备方可进行手术。

1. 心血管功能 高血压及心脏疾病病人，在麻醉和手术应激下可并发脑血管意外等，增加了手术的危险性。应评估病人的脉搏、血压、心率、心律及四肢末梢循环状况，做常规心电图检查，必要时做动态心电图监测。

2. 呼吸系统功能 肺气肿、支气管扩张等疾病影响肺部氧和二氧化碳的交换能力，易发生肺部感染。要评估病人有无烟酒嗜好，有无哮喘、咳嗽、咳痰等，进行肺功能检查。

3. 肝功能 长期吸烟饮酒、肝炎等可导致病人的肝功能低下，而影响伤口愈合。要评估病人有无酒精中毒、黄疸、腹水、肝掌、蜘蛛痣，应做肝功能检查。

4. 肾功能 肾小球肾炎等肾功能下降，对水电解质、酸碱平衡的调节能力相对较差，影响病人对手术的耐受力。应评估病人有无尿频、尿急、排尿困难，做肾功能检查、尿常规检查。

5. 水、电解质及酸碱平衡情况 评估病人有无失血、呕吐、腹泻、高热等，有无脱水症状，常规监测血电解质水平。

6. 凝血功能 如凝血功能异常，将引起术中术后出血。应评估病人有无出血倾向，是否正在使用抗凝药，及有无引起凝血因子障碍的疾病；常规检查出、凝血时间。

7. 感染 感染的存在可导致手术时间的延迟（急诊例外），故要评估病人有无感冒、皮肤感染及其他感染病灶。

8. 经血传播疾病病原学检查 诊断阳性者，在手术通知单上注明感染情况，严格隔离管理。术中注意职业防护，术后严格消毒处理。既能及时治疗病人，又可防止医源性感染。

（三）心理-社会状况

手术对每个人而言都会产生不同程度的心理压力，出现焦虑、恐惧、忧郁等，其表现为烦躁不安、失眠、多梦、食欲下降等。压力降低机体的抵抗力，降低病人对手术的耐受力。而且病人的亲属能否给病人精神和物质上的支持，以及家庭经济承受能力都会影响病人的心理状况。因此，术前要全面了解病人的思想、生活和相关的社会状况，及时纠正不良心理反应，给予最大的同情心和关怀，保证医疗措施顺利实施。

（四）辅助检查

1. 实验室检查 血、尿、大便常规和血液生化检查，包括肝肾功能、电解质、血糖检查。

2. 影像学检查 心电图、X线摄片、B超、CT、MRI检查等。

3. 出、凝血功能检查 包括出、凝血时间及凝血酶原时间等检查。

4. 其他检查 各种专科疾病相关检查，经血传播疾病病原学检查。

【常见护理诊断/问题】

1. 焦虑/恐惧 与不了解疾病性质及手术知识，担心疾病预后和手术及麻醉风险有关。

2. 营养失调：低于机体需要量 与疾病消耗、营养摄入不足、机体分解代谢增加有关。

3. 知识缺乏 与缺乏疾病的防治知识及手术有关知识等有关。

4. 体液不足 与频繁呕吐、腹泻、出血和液体摄入不足有关。

5. 潜在并发症：出血、肺部感染、切口感染或裂开。

【护理措施】

（一）心理护理

热情接待病人和亲属，用通俗的语言讲解疾病相关知识，说明手术的必要性、重要性，介绍手术前、术中、术后的注意事项；讲解常用医疗和护理措施的目的及可能的感受，指导病人如何与医护人员配合；邀请病友介绍经验和体会，现身说法，帮助病人树立战胜疾病的信心。

（二）提高病人手术耐受力的护理

1. 配合医师及时完成术前检查与治疗，观察结果与疗效 ①纠正代谢失衡及营养不良，纠正水电解质紊乱和酸碱失衡。如对脱水病人遵医嘱补充液体，记录 24 h 出入液量，纠正低钾、低镁及酸中毒。②低蛋白血症者，给予高蛋白、高热量、高维生素饮食，如血清白蛋白低于 30 g/L，则遵医嘱输注血浆、人血白蛋白，加强营养支持。对于重度贫血病人，术前可适当输入全血或红细胞悬液。③改善心、肺、肝、肾功能：术前器官功能检查时，如发现有心血管疾病、呼吸功能障碍和肝肾疾病或糖尿病等，均应暂停或延期手术（急症手术例外），进行相应的特殊处理，待改善或控制病情之后才可手术。

2. 饮食护理 手术病人分解代谢增强，营养物质需要量增加。因此，要正确指导病人膳食，以保证营养需要，补充的方式首选口服；进食困难或不能进食者给予管饲饮食或肠外营养。对维生素有特殊需要的病人（如阻塞性黄胆病人），术前应补充维生素 K，以利于凝血功能的改善。

3. 保证睡眠与休息 为病人提供安静、舒适、温度适宜的病房环境，避免强光刺激，必要时应用镇静剂。

（三）手术前常规护理

1. 呼吸道准备 ①戒烟：吸烟者术前戒烟两周，以免呼吸道黏膜受尼古丁刺激分泌物过多而阻塞气道。②深呼吸：指导胸部手术病人学会腹式呼吸的方法，腹部手术病人学会胸式呼吸的方法。③有效咳嗽：根据病情指导病人进行有效咳嗽和排痰的练习。④抗感染：对呼吸道感染者使用抗生素，痰液黏稠者应用抗生素、α-糜蛋白酶和地塞米松雾化吸入，2～3 次/天，雾化后给病人拍背，协助排痰。

知识链接

呼吸功能锻炼方法

腹式呼吸的方法：先用鼻深吸气，使腹部隆起，维持 3～5 s，呼气时缩唇，气体由口缓慢呼出。

胸式呼吸的方法：先用鼻深吸气，使胸部隆起，略微停顿，然后由口呼出气体。

有效咳嗽:病人取坐位或半坐卧,咳嗽时双手交叉,手掌根部放于切口两侧,向切口方向按压,以保护切口,先轻轻咳嗽几次,使痰液松动,再深吸气后用力咳嗽,排出痰液。

2. 胃肠道准备 择期手术病人术前禁食 8～12 h,禁水 4 h,以防因麻醉和手术引起呕吐而窒息、吸入性肺炎和术后腹胀。腹部手术病人术前晚灌肠或口服甘露醇、番泻叶导泻达到清洁肠道,防止麻醉后肛门括约肌松弛排出粪便增加手术污染机会的目的。肠道手术病人术前 1～3 天进流质饮食,并口服肠道不吸收抗生素,于术前晚及术晨进行清洁灌肠或口服导泻药达到清洁肠道,防止术后并发症的发生。胃肠道手术病人术晨留置胃肠减压管;幽门梗阻的病人于术前 3 天每晚用温生理盐水洗胃,以减轻胃黏膜水肿。

3. 适应性训练 使病人进行适应术后变化的训练。①向病人宣教术后早活动可促进肺换气,减少肺部并发症;改善血液循环,促进切口愈合。指导病人翻身和由床上坐起的方法。对于术后较长时间卧床的病人,应教会病人缩舒肌肉、活动关节的方法,防止肌肉萎缩、关节僵硬。②有的手术术后需卧床休息 1～3 天或更长时间,要练习在床上大小便,减少术后发生尿潴留和便秘的可能。

4. 手术区皮肤准备 即术前备皮,目的是清除皮肤上的毛发和微生物,清洁皮肤,预防切口感染。如切口周围毛发不影响手术操作,可不必剃毛,因剃毛可引起肉眼看不到的皮肤损伤,成为感染源。如影响手术操作,应剃除毛发,尤应注意皮肤皱褶处、脐部及会阴部的清洁。术前一日协助病人修剪指(趾)甲,沐浴、洗头、更换清洁的院服。备皮时,应避免使病人受凉,防止损伤皮肤。手术区皮肤如有感染病灶,则应延期手术。

(1) 备皮范围:如图 2-4-1 所示,具体介绍如下。

①颅脑手术:剃尽头发及项部毛发,保留眉毛。

②颈部手术:上起下唇,下至胸骨角,两侧至斜方肌前缘。

③胸部手术:上起锁骨上部,下至脐水平,前至对侧锁骨中线,后至对侧肩胛下角。

④腹部手术:上腹部手术上至乳头,下至耻骨联合,两侧至腋中线;下腹部手术上至剑突,下至大腿上 1/3,两侧至腋中线。

⑤腹股沟及阴囊手术:上起脐水平线,下至大腿上 1/3,两侧至腋后线。

⑥肾区手术:上起乳头连线,下至耻骨联合,前后过中线。

⑦会阴及肛周手术:上平髂前上棘连线,下至大腿上 1/3 的皮肤,包括臀部。腹股沟及阴囊部手术上至肚脐线,下至大腿上 1/3,两侧至腋中线。

⑧四肢手术:以切口为中心上下 20 cm 以上,一般上下各超过一个关节或病人整个肢体。

⑨乳腺癌根治术:上起锁骨上窝,下至脐水平,患侧至腋后线,对侧至锁骨中线。包括患侧上臂、肩部和腋窝部。

(2) 备皮方法:

①查对医嘱,评估病情和手术区域有无感染及皮肤病。

②准备用物:治疗盘内盛一次性剃毛刀或电动剃毛器及推剪等,以及弯盘、纱布、一次性治疗巾或橡胶单及治疗巾、治疗碗内盛 20%肥皂液和软毛刷、碘伏或 70%酒精、棉签、脸盆盛热水放毛巾、手电筒。骨科手术另备无菌巾、绷带。

③操作方法:向病人解释备皮目的、范围,将病人接至备皮室,如在病房备皮须用屏风遮

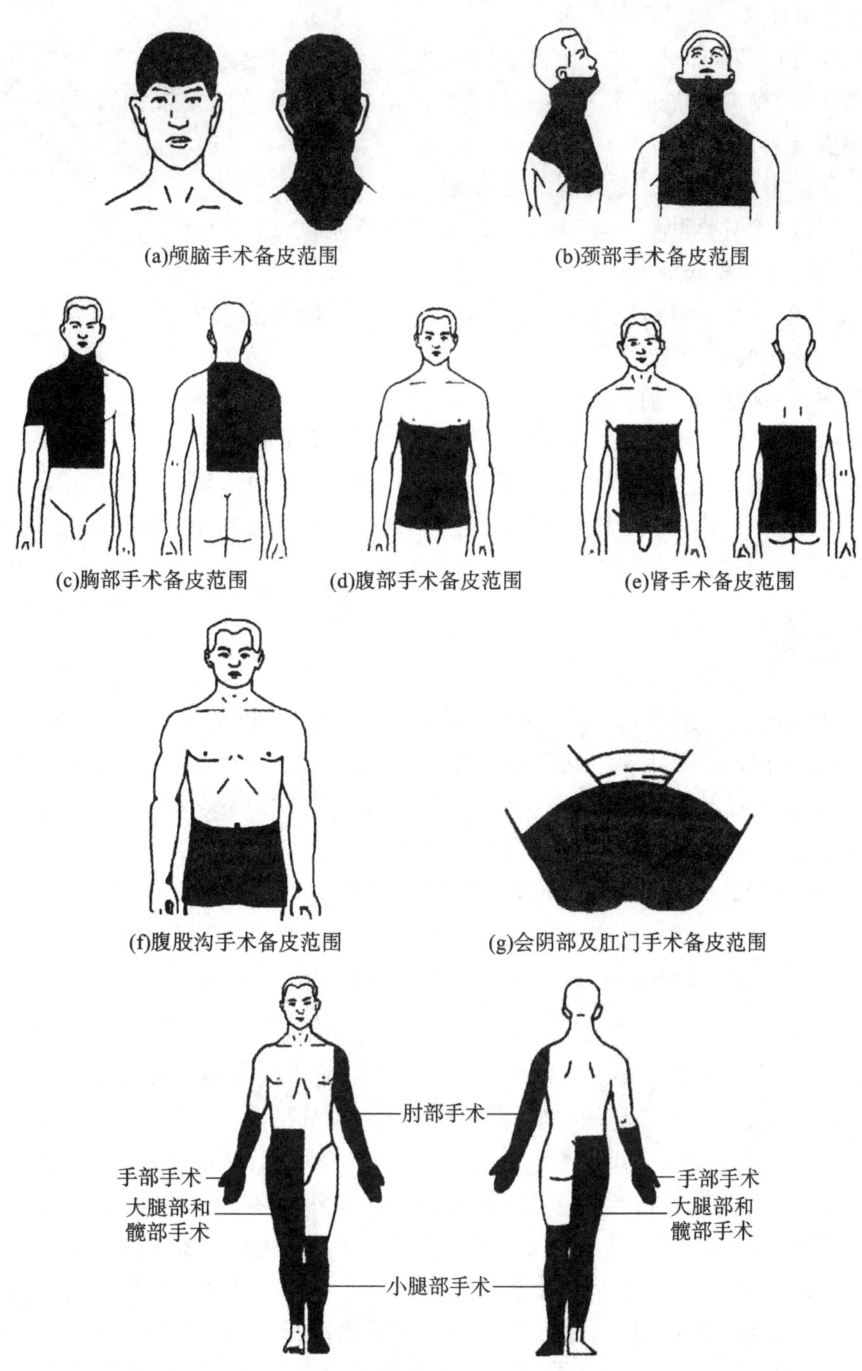

(a)颅脑手术备皮范围 (b)颈部手术备皮范围

(c)胸部手术备皮范围 (d)腹部手术备皮范围 (e)肾手术备皮范围

(f)腹股沟手术备皮范围 (g)会阴部及肛门手术备皮范围

(h)四肢手术备皮范围

图 2-4-1 常见各种手术备皮范围

挡，注意保暖；铺橡胶单和治疗巾以保护床单位，暴露手术部位；用软毛刷蘸肥皂液涂局部，一手用纱布绷紧皮肤，另一手持剃毛刀分区剃净毛发；用手电筒照射，检查毛发是否剃尽及有无皮肤刮伤；用毛巾浸热水洗净局部毛发及皂液；腹部手术应用棉签蘸碘伏或70%酒精清洁脐窝部污垢，妥善安置病人；整理用物，清洁双手、记录。

(3) 注意事项：

①操作中要遮挡病人，以保护隐私；注意保暖，避免病人受凉。

②绷紧皮肤，剃刀与皮肤成 35°～45°，按顺序从上至下顺着毛发生长的方向剃除毛发，以免损伤毛囊及表皮。

③随时清除刀内毛发，以免影响刀片锋利。

④动作轻柔，尤其是肿瘤部位不能挤压，避免医源性肿瘤扩散。

(4) 特殊部位的皮肤准备：

①颅脑手术：术前 3 天剪短头发，每日洗头一次，术前 2 h 剃发为宜(夜班人力不足时，临床多在头一天剃发)，戴清洁帽子。

②面部手术：尽量保留眉毛。

③骨、关节、肌腱无菌手术：术前第 2 天和第 3 天每日用肥皂洗净，70%酒精消毒，无菌巾包扎；术前一天剃净毛发，70%酒精消毒，无菌巾包扎；术晨再次消毒后无菌巾包扎。

④阴囊、阴茎部手术：每日温水坐浴，肥皂液洗净，术前一天剃净毛。

⑤小儿手术：只做皮肤清洁处理。

知识链接

不剃毛备皮法。①脱毛剂备皮法：方便、安全、有效，但成本较高，有的病人可能出现对脱毛剂过敏现象；②推毛备皮法：通过剪短毛发而达到备皮效果，不损伤皮肤；③消毒剂备皮法：用 2%～5%伏碘或碘伏乙醇凝胶(PGA，5%碘伏、62%乙醇)消毒皮肤，该法优于剃毛备皮法，但目前国内尚未达成共识。

李玲利等通过对大量国内外文献的检索、归纳、分析，明确了术前备皮的发展趋势，碘伏或 PGA 消毒皮肤，推广一次性刀具推毛备皮，备皮时间尽可能在术前 2 h 内进行，在不妨碍手术操作的前提下尽量保留术野周围的毛发。

5. 其他准备 对可能需要输血的中、大手术，做好血型鉴定和交叉配血试验，准备好血源；根据医嘱进行普鲁卡因等药敏试验，并将结果记录在病历上，及时向医师反馈皮试结果；术前需向病人、家属或单位交代手术的必要性、重要性及可能出现的并发症等风险，并签好手术同意书；对有较高风险的诊治方法，如麻醉、输血、各种穿刺等，应向病人说明目的、意义、风险后，请病人或家属签字，以表明同意与否的态度及承担相应的义务。

6. 手术当日清晨护理 常规测量病人的生命体征，如病人体温、血压升高、感冒或女性月经来潮，及时通知医师，必要时延期手术；进行胃肠道准备，按要求灌肠、留置胃管；根据医嘱用术前药；交代病人将活动义齿、眼镜、首饰、钱包等交家属或护士长保管，除去唇膏、指甲油，排空大小便；备齐术中需要物；根据医嘱给予麻醉前用药，护送病人入手术室，并准备好病人回病房所需的急救物品、监护装置及床单位。

(四) 急诊手术病人的术前准备

急诊手术病情急，病人随时可能出现生命危险。因此，要迅速评估病情，在急救处理的同时进行必要术前准备，联系相关科室做好手术、供血等准备工作，以赢得手术治疗的时间和机会。如对内出血引起休克的病人立即建立两条静脉通路，迅速补充血容量、供给氧气等；尽快地进行必要术前准备：备血、禁食、禁饮、给术前药等，护送到手术室。必要时边抗休克、边手术。

（五）特殊准备

特殊准备是针对病人的特殊情况配合医师进行相应准备。

1. 心血管疾病 对血压过高者给予降压药，将血压控制在180/100 mmHg以下较为安全；心脏病病人应积极改善心功能，纠正水电解质及酸碱失衡，急性心肌梗死者6个月内不做择期手术，心力衰竭者需在心力衰竭控制3～4周后才可手术。

2. 肝疾病 严重肝功能损害者应加强护肝措施，输注葡萄糖等以增加肝糖原储备；必要时补充人体白蛋白、少量多次新鲜血，以改善营养状况和凝血功能。

3. 肾疾病 合理控制蛋白质和盐的摄入，密切观察出入液量；严重肾功能损害需透析者经有效的透析，最大限度地改善肾功能。

4. 糖尿病 手术耐受力差、易发生感染。术前应积极治疗、严密监测血糖，使血糖稳定在5.6～11.2 mmol/L、尿糖（＋～＋＋）较为适宜，以防止因手术导致胰岛素过多引起低血糖、过少发生酸中毒。

5. 老年人 老年人的重要生命器官逐渐出现退行性变，代偿和应激能力较差，消化和吸收功能日益减弱。另外，老年人常伴慢性心血管疾病和肺气肿等，对手术的耐受力相应较弱。术前应该特别注意改善心、肺功能，加强营养，纠正贫血，最大限度地增加手术的安全性。

【健康教育】

（1）介绍疾病相关知识，术前准备的内容、方法及意义，使其主动配合手术治疗和护理。

（2）说明适应性训练内容、方法及意义，教会病人进行自我训练（具体内容见护理措施）。

（3）进行安全告知，以免摔倒。

三、手术后病人的护理

手术后病人的护理是指病人从手术后返回病房或恢复室直至出院或后续跟踪这一阶段的护理。其护理重点是评估麻醉及手术对病人生理活动的影响程度，根据病情变化，确定护理问题，给予相应的治疗和有效的护理措施，减轻病人疼痛，预防和及时处理并发症，促使病人早日康复。

【护理评估】

（一）术中情况

了解病人麻醉、手术情况，术中出血、输液、输血等相关信息。判断手术大小及对机体的影响。

（二）身体状况

1. 全身情况 了解病人麻醉恢复情况，包括意识、口唇颜色、体温、脉搏、呼吸、血压，语言能力、肢体活动情况、尿量等。

2. 局部情况 切口敷料包扎情况，包括：是否干洁、有无感染征象；输液、吸氧管等固定是否牢固、通畅；各种引流管的部位、种类、固定是否牢固、通畅，引流液的颜色、量、性状等，胸腔引流要注意观察负压水柱波动的情况。

3. 术后不适及疼痛、潜在并发症的评估 用视觉模拟评分法、口述分级评分法等评估伤口疼痛的性质、程度、持续时间；了解有无恶心、呕吐、腹胀，饮食及睡眠情况；了解有无尿潴留，观察尿液的颜色、量、性状等；评估肠蠕动恢复情况，有无肛门排气，有无便秘等。

4. 了解肢体感觉情况和四肢活动度、皮肤温度和颜色。

5. 辅助检查 血、尿、大便常规检查，生化检查及血气分析等，了解脏器功能恢复的情况。

（三）心理、社会状况

了解病人及家属对手术导致正常生理结构和功能改变的心理反应，对疾病预后的期望值，以及家庭经济和情感支持情况。

【常见护理诊断/问题】

1. 疼痛 与手术对组织的破坏有关。

2. 舒适的改变：疼痛、腹胀、尿潴留 与手术后卧床、留置各类导管等有关。

3. 有体液不足的危险 与手术导致失血、体液丢失、禁食禁饮、体液量补充不足有关。

4. 营养失调：低于机体需要量 与手术创伤、术后禁食等有关。

5. 活动无耐力 与手术创伤、疲乏、体质虚弱有关。

6. 焦虑/恐惧 与担心疾病预后和术后不适有关。

7. 潜在并发症：术后出血、切口感染、肺部感染、泌尿系统感染、深静脉血栓形成等。

【护理措施】

（一）一般护理

1. 接待病人 与麻醉师和手术室护士做好床旁交接；搬移病人时动作轻柔、协调一致；注意固定各种管道，保持输液、吸氧及引流的通畅。

2. 安置体位 根据手术部位、麻醉方式安置恰当体位：全麻未清醒病人，去枕平卧，头偏向一侧，以避免口腔内分泌物、呕吐物吸入气管，引起呼吸困难和窒息；蛛网膜下腔麻醉病人去枕平卧 6～8 h，防止脑脊液外渗导致头痛；硬膜外阻滞麻醉病人平卧 4～6 h，因交感神经阻滞后可能引起血压变化，这种体位可防止体位性低血压；休克病人下肢抬高 15°～20°，头部躯干抬高 20°～30°的体位；颅脑手术后，如无休克或昏迷可取健侧卧位或 15°～30°头高脚低斜坡卧位，避免切口受压；颈、胸部手术后多采用高半坐卧位，利于呼吸和有效引流；腹部手术后多取低半坐卧位，以减少腹壁张力；四肢手术要抬高患肢，利于血液回流，减轻或预防肿胀；脊柱或臀部手术可采用俯卧或仰卧位。

3. 饮食护理

(1) 非腹部手术：局麻下手术、体表或肢体手术，全身反应轻，术后即可随意进食；腰麻和硬膜外阻滞麻醉，术后 3～6 h 可根据病人需要提供饮食；全麻病人清醒，恶心、呕吐反应消失后，视病情提供适当饮食。

(2) 腹部手术：尤其是胃肠道手术，待肠道功能恢复、肛门排气后开始进水、进少量流质饮食，逐步过渡到半流质、普食。禁食及进流质饮食期间，应静脉补充水、电解质和营养液；如禁食时间较长，应行静脉高价营养液，以免内源性能量和蛋白质过度消耗，影响康复。

（二）严密观察病情，维持呼吸循环功能

1. 神志 对长时间嗜睡或意识不清者要适时唤醒，以防不测。

2. 血压和脉搏 对大手术、全麻及危重病人每 15～30 min 监测血压、脉搏一次，直至病情平稳后改 1 h 一次，或遵医嘱定时测量；中、小手术当日每小时测一次或遵医嘱；有条件者应用多功能监测仪进行连续监测，发现异常及时报告医师，并协助处理。

3. 呼吸 评估呼吸频率、节律、深浅度、血氧饱和度等，如呼吸困难、血氧饱和度降低应给予吸氧；对清理呼吸道能力低下或无效者根据情况实施翻身、拍背、雾化吸入，协助排痰和吸痰，鼓励病人深呼吸和有效咳嗽。

4. 体温 术后 3 天内出现低热，但一般不超过 38 ℃，是机体对组织损伤后分解产物和渗血、渗液吸收引起的吸收热，故称外科吸收热或外科手术热。可逐渐恢复正常，不需特殊处理；若体温过高则表示感染，应及时报告医师查找原因，协助处理。

5. 尿量 可反映肾功能、血容量、补液是否合理等，故要注意观察。

（三）用药护理

准确执行医嘱，按要求补液、输血，应用抗生素等药物，注意观察输液反应、药物效果和不良反应，发现问题要分析原因，及时与医师联系，及时处理。

（四）切口及引流管的护理

1. 切口 有无渗血、渗液及感染征象；敷料有无污染或松脱。少量渗血，可加压包扎，敷料污染或松脱，应及时更换，以防切口感染；大量出血及切口感染，应报告医师，并协助处理。

2. 引流 引流管应妥善固定，保持通畅，观察和记录引流液的性状和量，发现异常报告医师并协助处理；按时更换引流袋；适时协助拔管。

（五）指导功能锻炼

如无禁忌，向病人讲明功能锻炼的必要性，示范锻炼方法。鼓励病人每小时深呼吸运动 5～10 次，每 2 h 进行有效咳嗽；鼓励病人早期进行床上活动，争取在短期内起床训练。以主动活动为主，循序渐进。早期活动可增加肺通气量，有利于排出分泌物，减少肺部并发症；促进全身血液循环，有利于切口愈合，防止压疮和深静脉血栓形成；促进肠蠕动，增进食欲，防止腹胀和肠粘连；有利于膀胱功能恢复，减少尿潴留的发生。

（六）术后不适的护理

1. 疼痛 一般术后 24 h 疼痛剧烈，2～3 天后逐渐减轻。需根据疼痛程度遵医嘱用止痛药，也可针对手术情况选用病人自控镇痛(PCA)法，教会病人根据自己对疼痛的感受使用镇痛泵，止痛效果好，病人乐意接受；同时，指导病人咳嗽、翻身或活动肢体时用手按压切口部位，以减少切口张力刺激引起的疼痛；情况异常时要查看伤口是否包扎过紧，有无切口感染或血肿。

2. 恶心、呕吐 多见于全麻后病人，应鼓励病人深呼吸，以抑制呕吐反射；协助病人取合适体位，头偏向一侧，防止发生吸入性肺炎和窒息，及时清理呕吐物，清洁口腔；遵医嘱使用镇吐药，并注意观察呕吐次数、量、颜色及性状。

3. 腹胀 早期腹胀多因胃肠道功能受抑制，肠内气体不能排出所致，一般 2 天左右肠蠕动功能恢复，肛门排气后腹胀逐渐消失。应鼓励病人早期下床活动，不进食含糖高的食物和奶制品，以防止腹胀的发生。严重腹胀可使膈肌抬高，影响呼吸功能和血液回流，影响胃肠吻合口及腹壁切口的愈合，可实施持续性胃肠减压、肛管排气、高渗溶液低压灌肠等措施。

如腹胀伴阵发性绞痛，肠鸣音亢进，甚至有金属音，警惕机械性肠梗阻。经非手术治疗无效者，完善术前准备后再次手术治疗。

4. 尿潴留 较多见。由麻醉后排尿反射受抑制、切口疼痛引起膀胱和后尿道括约肌反射性痉挛以及病人不习惯床上排尿引起。处理：稳定病人情绪，协助病人坐于床沿或立起排尿；下腹部热敷、轻柔按摩、听流水声、用止痛药解除切口疼痛，也可用卡巴胆碱刺激膀胱逼尿肌收缩，使病人自行排尿。必要时可行导尿术，如导出的尿量在500 mL以上，应留导尿管1～2天，有利于逼尿肌功能的恢复。

5. 呃逆 多为暂时性，有时可为顽固性，因神经中枢或膈肌受刺激引起。处理：术后早期发生者，可压迫眶上缘，抽吸胃内积气、积液，给以镇静解痉药或针刺足三里，短时间吸入二氧化碳等缓解。如为上腹部手术后出现顽固性呃逆，要警惕膈下感染的可能，做超声检查可明确病原，及时处理。

（七）术后并发症的预防及护理

1. 发热 手术后3～6天持续发热，要警惕感染的可能。尿路感染、切口感染和肺部感染是主要原因。术后发热的护理：分析发热的原因，加强监测，包括血常规、胸部X线摄片、伤口分泌物培养、血培养、尿液检查等，为医师明确诊断提供依据并对症处理。高热者物理降温，必要时使用解热镇痛药；保证病人摄入足够的液体，及时更换汗湿的衣被等。

2. 出血 术后出血的原因有止血不完善、大创面渗血、结扎线脱落、原痉挛的小血管舒张及凝血机制障碍等。多发生在术后1～2天，可发生在切口或体腔，因此，应观察有无内外出血征象。护理：对外出血，及时更换敷料、加压包扎；对内出血要注意观察全身情况和引流液的颜色、量、性状，发现异常及时报告医师，如出血量大，应迅速输液、输血抗休克，并做好手术止血准备。预防：手术时严格止血、牢固打结，关闭体腔前确认术野无活动性出血，术中渗血较多者，术后应用止血药。

3. 切口感染 感染的原因有外源性或内源性污染。缝合技术缺陷、止血不严密，形成切口内死腔、血肿，削弱局部抵抗力；营养不良、糖尿病、使用免疫抑制剂等，使全身抵抗力降低。表现：多发生在术后3～4天，早期切口红、肿、热、压痛，晚期可形成脓肿，严重者伴体温升高。处理：严格无菌操作，增强病人的抗病能力，局部理疗，有效抗生素的应用；早发现、早处理，在脓肿形成之前，用碘伏或酒精湿敷，间断拆线，可减少脓肿发生的可能性；一旦脓肿形成，应拆除缝线，敞开切口引流，加强换药，行二期缝合。针对原因预防。

4. 切口裂开 切口裂开多发生在术后7天左右，多见于腹部及肢体临近关节处，与拆线后护理不当有关。病人咳嗽、用力大小便等各种原因导致腹内压突然升高，或关节过渡伸展时病人感觉剧痛和松开感。见淡红色液体流出，有的肠管或网膜脱出。应安慰病人，嘱其卧床，报告医师，并协助医师立即用生理盐水纱布覆盖切口，治疗碗覆盖创面，腹带固定，送手术室重新清创缝合。部分切口裂开者皮肤缝线完整，而深层组织裂开，可有少量淡红色液体渗出，皮肤缝线下可见肠管或网膜。根据具体情况给予相应处理。切口裂开的主要原因是营养不良，缝合技术缺陷，如缝线过松、组织对合不良等。预防：术前加强营养支持；术后腹带包扎，采取延期拆线、间断拆线的方法，以减轻腹壁张力；对张力大的切口用减张缝合；及时处理咳嗽、便秘、腹胀等增高负压的因素。

5. 肺不张、肺炎 肺不张和肺炎常发生于胸、腹部大手术后，多见于老年人、长期吸烟和急慢性呼吸道感染者、气管插管全麻者。主要原因是伤口疼痛不敢用力咳嗽排痰或身体状况差、无力排痰等，呼吸道分泌物积聚阻塞支气管，继发感染。预防及护理：①手术前：劝吸烟者戒烟，指导病人进行深呼吸、有效咳嗽排痰练习；对急、慢性呼吸道感染者，给予积极治疗。②手术中注意保暖，防止受凉；全麻拔管前吸尽支气管内分泌物。③手术后：防止呕吐物和口腔分泌物误吸；鼓励病人深呼吸、有效咳嗽排痰，进行吹气球练习；切口疼痛影响咳嗽时可使用止痛剂；咳嗽无力者吸尽痰液；痰液黏稠给予雾化吸入；定时翻身、拍背；保证摄入足够水分，遵医嘱使用抗生素。

6. 尿路感染 尿路感染的原因有术后尿潴留、长期留置导尿管、反复多次插尿管等引起膀胱炎或肾盂肾炎。前者主要表现为尿频、尿急、尿痛、排尿困难，尿常规检查有较多红细胞、脓细胞，一般无全身症状；后者多见于女性，表现为发冷、发热、肾区疼痛、尿检查结果有大量白细胞与细菌，细菌培养可明确菌种。预防及护理：及时处理尿潴留，潴留量超过 500 mL 时，应留置尿管作持续引流；鼓励多饮水，指导病人尽量自主排尿，保持每天尿量在 1500 mL 以上；放置尿管和膀胱冲洗时，严格无菌操作；遵医嘱给予有效抗生素。

7. 深静脉血栓形成 血栓形成的原因有卧床过久、活动少使血流缓慢，以及血管内膜因反复穿刺置管、输注高渗液体或刺激性药物受到损伤等。其主要表现为小腿、腹股沟区疼痛、压痛，继之出现凹陷性水肿，腓肠肌挤压试验或足背屈曲试验阳性。预防：术后早期在床上进行肢体舒缩运动，并尽早下床活动。对高凝状态者，给予小剂量阿司匹林、复方丹参片等。护理：应停止患肢静脉输液，抬高患肢、制动，局部用 50%硫酸镁湿热敷，配合医师进行抗凝、溶栓治疗，加强出凝血时间和凝血酶原时间的监测；严禁按摩患肢，以防血栓脱落。

【健康教育】

(1) 针对不同的心理状态给予相应的护理，帮助病人做好出院的心理准备。

(2) 解释术后恢复过程中可能出现的不适和应对方法。

(3) 说明放置各种引流管的意义及注意事项。

(4) 鼓励病人合理饮食，适时活动，教会和督促病人进行功能锻炼和自我保健(具体方法见术后不适和并发症的预防及护理)，以提高自理能力。

(5) 教会病人正确用药的方法及出院后继续用药的注意事项，会观察用药反应，发现异常及时就诊，并按时到医院复查。

能力检测

(金松洋)

第五节 外科营养支持病人的护理

案例导入

李先生，男性 43 岁，身高 175 cm，体重 60 kg，患小肠克罗恩病入院，1 周前行小肠切除手术，术后并发肠瘘，医嘱予以保守治疗。

工作任务：

1. 该病人目前应选择哪种营养支持方法？为什么？

2. 对该病人应怎样进行护理？

一、概述

良好的营养状态和机体正常的代谢是维持生命活动的基本条件。临床上营养支持(nutritional support，NS)已经成为救治外科危重病人不可缺少的重要措施，包括肠内和肠外营养两种方式。

（一）外科病人的代谢特点

严重创伤、手术、感染等可使机体处于应激状态，此时病人的代谢特点是：①静息能量消耗增加；②高血糖，伴有胰岛素抵抗；③蛋白质分解增加，出现负氮平衡；④脂肪分解明显增加；⑤水电解质、酸碱平衡失调，微量元素、维生素代谢紊乱。

（二）营养物质需要量

人体所需营养素有碳水化合物、脂肪、蛋白质、维生素、矿物质及微量元素，其中碳水化合物、脂肪、蛋白质是生命活动的重要供能物质，85%左右的能量消耗由碳水化合物和脂肪提供，15%左右的能量消耗由蛋白质提供。

1. 能量需要量

(1) 公式估算法

①基础能量消耗(BEE)：健康成年人常用 Harris-Benedict 公式估算。

男性：BEE(kcal)＝66.5＋13.7W＋5H－6.8A

女性：BEE(kcal)＝655.1＋9.56W＋1.85H－4.68A

式中，W 表示体重(kg)；H 表示身高(cm)；A 表示年龄(岁)。

②实际能量消耗(AEE)：AEE＝BEE×AF×IF×TF

AF：活动因子(正常活动时为 1.3；卧床加活动时为 1.2；完全卧床时为 1.1)。

IF：手术、损伤因素(腹膜炎为 1.4；脓毒血症为 1.3；中等手术为 1.1)。

TF：发热因素(正常体温为 1.0；体温每升高 1 ℃，系数增加 0.1)。

(2) 简易估算法

①非应激状态。男性：25～30 kcal/(kg · d)；女性：20～25 kcal/(kg · d)。

②应激状态。男性：30～35 kcal/(kg · d)；女性：25～30 kcal/(kg · d)。

2. 营养素中能量物质需要量

营养素中的能源物质包括蛋白质、脂肪、碳水化合物。

(1) 正常状态供能　碳水化合物占 60%，脂肪占 25%，蛋白质主要作为人体合成代谢原料，提供能量仅占 15%。

(2) 应激状态　蛋白质占 25%，碳水化合物占 45%，脂肪占 30%。因此应增加蛋白质的供给。

（三）营养状况评估

1. 人体测量

(1) 体重：综合反映蛋白质或能量的摄入、利用和储备情况。短期出现体重变化可受水钠潴留或脱水的影响，因此需根据病人患病前3～6个月的体重变化来判断。3个月内体重下降＞5%，或者6个月内体重下降＞10%，可存在有营养不良。

(2) 体质指数(BMI)：衡量人体胖瘦程度以及是否存在蛋白质-能量营养不良的可靠指标。BMI＝体重(kg)/身高^2(m)，正常值为18.5～23.5 kg/m^2，小于18.5 kg/m^{2}为消瘦，大于或等于24 kg/m^{2}为超重。

(3) 握力测定：反应肌肉的有效指标，正常男性握力≥35 kg，女性握力≥23 kg。

(4) 三头肌皮皱厚度(TSF)：体脂储备的指标，正常参考值：男性11.3～13.7 mm；女性14.9～18.1 mm。通常取上臂背侧肩峰与鹰嘴间距的中点，用卡钳夹住皮皱3 s后读数并重复3次取平均值。上述测定值若较正常值降低10%，则提示存在营养不良。

(5) 臂肌围(AMC)：判断体内蛋白质营养状况的指标之一(主要判断骨骼肌)。计算公式如下。

AMC(cm)＝上臂中点周长(cm)—3.14×TSF(cm)。

男性正常值为22.8～27.8 cm，女性正常值为20.9～25.5 cm。

2. 实验室指标

(1) 血浆蛋白测定：营养评定的重要指标。包括血清白蛋白、转铁蛋白及前白蛋白，其正常范围为：白蛋白35 g/L；转铁蛋白2.0～2.5 g/L；前白蛋白180 mg/L。病人营养不良时，检验值都有不同程度的下降。而后两者更能反映短期内营养不良情况。

(2) 免疫状态的测试：营养不良时多以免疫系统受损为主。目前临床测定有两种方法。①免疫皮肤试验：病人营养不良，可见皮肤反应低下；②周围血淋巴细胞计数＜1.5×10^9/L。

(3) 氮平衡测试：用于初步判断体内蛋白质合成与分解情况。病人营养不良时，则24 h氮的排出量大于氮的摄入量，呈持续负氮平衡状态。

(4) 整体蛋白更新率：更精确地判断机体内蛋白合成或分解状态的方法。因需用核素标记测试，故临床较少应用。

二、营养支持方法

(一) 肠内营养

肠内营养(enteral nutrition，EN)是指经消化道提供全面的营养素的营养支持方法。凡具有肠道功能者应首选肠内营养。

1. 优点 ①营养吸收符合生理需要；②有助于维持肠黏膜结构和屏障功能的完整性；③严重代谢并发症少，安全、经济。

2. 适应证与禁忌证

(1) 适应证：①意识障碍或昏迷者；②咀嚼困难或吞咽困难者；③严重感染、手术、创伤、大面积烧伤等高分解代谢状态病人；④慢性消耗性疾病病人；⑤胃肠道功能不良(消化道瘘、短肠综合征、急性坏死性胰腺炎)病人等，此类病人需要先经肠外营养致病情稳定时，逐步增加或过渡到肠内营养。

(2) 禁忌证：①各种类型肠梗阻病人；②严重肠道感染、严重腹泻或吸收不良病人；③消化道活动性出血病人；④休克。

3. 肠内营养制剂

(1) 非要素制剂：以整蛋白为主，适用于胃肠功能正常和基本正常者。

(2) 要素饮食:以蛋白水解产物(或氨基酸)为主,不需经过消化过程,可直接被肠道吸收,且营养价值高,适用于胃肠道消化、吸收功能部分受损者。

(3) 组件制剂:以某种或某类营养素为主,如蛋白组件、脂肪组件、糖组件等,适应病人的特殊需要。

(4) 疾病专用型制剂:根据不同疾病特征设计的特殊治疗的制剂。如糖尿病、肝病、肾病、肿瘤、创伤等专用制剂。

4. 营养支持途径的选择原则

(1) 消化道功能基本正常者,如无禁忌,应以经口食为主。必要时可经肠外(静脉途径)补充部分热量、水分和电解质。

(2) 对不能摄食和拒绝摄食且胃肠功能尚好的病人,可经管饲代替口服。常根据管饲预期时间的长短、病情需要等选择不同管饲方式。管饲途径包括以下几种:①经鼻胃管:适用于短期肠内营养支持以及胃肠功能良好的病人。②经鼻肠管:适用于胃功能不良,消化道手术后须胃肠减压且需长期营养支持的病人;误吸危险性较大的病人。③经胃造瘘:适用于长时间肠内营养支持的病人。④经空肠造瘘:适用于误吸危险性较大,或胃切除而又长时间需营养支持的病人。

5. 营养剂的输注方式 可根据病人实际情况采用分次推注、分次输注或连续输注方式。

6. 并发症及防治

(1) 误吸:如病人年老体弱、昏迷或存在胃潴留,当通过鼻胃管输入营养液时,可因呃逆后误吸而致吸入性肺炎。这是较严重的并发症。预防措施是让病人半卧位,输营养液后停输 30 min,若回抽液量大于 150 mL,提示有胃潴留存在,应暂停鼻胃管灌输,可改用鼻肠管输入。

(2) 腹胀、腹泻:发生率为 3%~5%,与输入速度与浓度有关,与渗透压也相关。其主要原因是输注太快,故因强调缓慢输入。因渗透压过高导致症状,可酌情给予阿片酊等药物以减慢肠蠕动。

(二) 肠外营养

肠外营养(parenteral nutrition,PN)是指通过静脉途径提供人体代谢所需的营养素的方法。如果病人所需的合理配制的各种营养素完全由肠外途径供给,称为全肠外营养(total parenteral nutrition,TPN)。凡胃肠功能障碍不能充分吸收营养时可采用此类方法。

1. 适应证 ①无法从胃肠道正常摄食者:如高位肠瘘、食管瘘、短肠综合征、癌肿放疗化疗期间严重胃肠道反应等。②肠道炎性疾病:如溃疡性结肠炎、克罗恩病、长期腹泻等。③高代谢状态者:如大面积烧伤、复杂性多发性创伤、严重感染、复杂手术(特别是腹部大手术)后及营养不良病人手术前后等。④其他特殊病例,如急性坏死性胰腺炎、急性肾衰竭、肝功障碍等。

2. 禁忌证 ①严重水、电解质及酸碱失衡;②休克;③出血、凝血功能障碍者。

3. 常用营养制剂

(1) 葡萄糖:常用浓度为 25%、50%,是肠外营养的主要能源物质。每天供给总量为3~3.5 g/(kg·d),约占总能量的 50%。注意:高渗葡萄糖因渗透压高,不宜从周围静脉输注;

输注过多或过快时，可导致代谢紊乱，甚至脂肪肝，要强调糖和脂肪的双能量来源；为促进合成代谢和葡萄糖的利用，可按比例添加胰岛素。

(2) 脂肪乳剂：常用浓度为10%、20%、30%，是肠外营养的另一种能源物质。因渗透压与血液相似，可从周围静脉输注。

(3) 复方氨基酸：肠外营养唯一的氮源。摄入量为1.2～1.5 g/(kg·d)，严重应激、创伤时可增至1.5～2.0 g/(kg·d)。常用制剂有2种：①平衡型氨基酸溶液：是符合人体营养需要的合理制剂，含有8种必需氨基酸、8～12种非必需氨基酸，且相互比例适当，含氮量能满足病人的需要。②特殊型氨基酸溶液：可适应不同疾病治疗的需要，如适用于肝病的含较大量支链氨基酸，用于肾病的主要是含必需氨基酸，创伤等危重病人所用的有大量支链氨基酸和谷氨酰胺。

(4) 其他营养素制剂：有复方维生素制剂、复方微量元素制剂及氯化钠、氯化钾、硫酸镁、葡萄糖酸钙等各种无机盐溶液。

4. 营养支持途径的选择原则

(1) 周围静脉途径：一般估计全胃肠外营养支持不超过2周时可采用。

(2) 中心静脉途径：包括经锁骨下静脉或颈内静脉穿刺置管入上腔静脉途径、经外周置入中心静脉导管(PICC)，适用长期用全胃肠外营养支持者。

5. 营养液输注方式

(1) 全营养混合液(TNA)方式：将每天所需要的各种营养物质，在无菌条件下按次序混合后置入由聚合材料制成的输液袋或玻璃容器后再输入。临床上多采用此类方式，因混合后输注有利于体内代谢的平衡，高渗性糖溶液稀释后可减轻对血管的刺激，也避免或减轻了单独输入糖或脂肪乳剂时的不良反应或并发症。

(2) 单瓶输注：因各种营养素非同步输入而造成某些营养素的浪费，故在无条件以TNA方式输注时才采用。

6. 肠外营养治疗并发症

(1) 静脉置管引起的并发症：与中心静脉(锁骨下静脉穿刺)导管放置操作及留置不当有关。①气胸：置管时病人体位不恰当、针头穿刺方向不正确，以致刺破肺组织而发生气胸；②血胸或液胸：如果导管穿破静脉及胸膜，血液可流入胸腔或营养液输注胸腔引起血胸或液胸；③空气栓塞：穿刺操作不当、液体输空或导管接头脱开，空气逸入静脉即发生空气栓塞；④血栓性浅静脉炎：同一部位反复穿刺易损伤血管；导管错位、移位；高渗营养液得不到及时稀释，化学性损伤血管内皮，引起血栓性浅静脉炎等。

(2) 感染性并发症：置管时操作污染、导管长期留置、营养液污染、病人本身存在感染灶等，都易导致导管性脓毒症。病人出现寒战、高热，重者可发生感染性休克。

(3) 代谢性并发症：补充不足可致血清电解质紊乱、微量元素缺乏、必需脂肪酸缺乏；营养液输注速度、浓度不当，或突然停输等因素，可致糖代谢紊乱，易发生低血糖或高血糖，甚至导致高渗性非酮症昏迷。肝负担加重致肝功能损害；长期肠外营养使消化道缺乏食物刺激、肝胆功能紊乱、肠黏膜萎缩、肠屏障功能减退等。可发生胆汁淤积及肝酶谱升高、胆囊内胆泥和结石形成；因长期禁食，肠黏膜结构和屏障功能受损、通透性增强致肠内细菌移位引发肠源性感染等。

三、营养支持病人的护理

【护理评估】

（一）健康史

1. 代谢性疾病的病史 如大面积烧伤、大手术前后、多发性损伤、严重感染等。

2. 胃肠功能障碍性疾病病史 如肠梗阻、坏死性胰腺炎、短肠综合征等。

3. 慢性消耗性疾病的病史 如恶性肿瘤、肝肾衰竭、消化道瘘。

（二）身体状况

1. 消瘦 体重变化虽可反映营养状态，体重比标准体重低15%，提示存在营养不良，但应排除缺水或水肿等影响因素。

2. 贫血表现 皮肤黏膜苍白、胃肠功能紊乱、疲乏无力、严重时可发生心力衰竭。

3. 水肿表现 早期出现眼睑等部位水肿，中期出现全身软组织明显水肿，严重时出现胸水和腹水。

4. 其他测量 参见本章“概述”相关内容。

（三）心理、社会状况

病人及家属对营养支持重要性和必要性的认知程度，对营养支持的态度、看法。家庭经济状况对治疗费用承受能力等。

【常见护理诊断/问题】

1. 营养失调:低于机体需要量 与营养物质摄入不足或体内营养过度消耗等因素有关。

2. 有感染的危险 与中心静脉置管、胃肠造口术、病人营养不良抵抗力下降和肠黏膜屏障受损有关。

3. 肠内营养的潜在并发症:腹痛腹泻、反流误吸、血电解质紊乱、血糖紊乱等。

4. 肠外营养的潜在并发症:①损伤性并发症:气胸、血胸、液胸、空气栓塞。②感染性并发症:导管性脓毒症。③代谢性并发症:血清电解质紊乱，糖代谢紊乱，高渗性非酮症昏迷，肝功能损害等。

【护理措施】

（一）肠内营养支持病人的护理

(1) 妥善保存营养液:要素饮食每天在无菌环境下配制，放于冰箱中4 ℃以下暂存，并于24 h内用完，严禁加热使用。

(2) 正确输注:营养液一般由小剂量、低浓度、低速度开始输入胃肠道，使病人在3～4天内逐渐适应;保持营养液温度适宜(38～40 ℃);以防止胃肠功能紊乱引起腹泻。浓度由12%逐渐增至25%，注入速度原则上从25～50 mL/h开始，如病人稳定，可增至100～150 mL/h。注入时应根据病人排便状态进行调节。用量由每天800 mL可递增至每天2500～3000 mL;出现胃肠道症状如恶心、呕吐、腹痛、腹胀、腹泻等应减慢滴注速度、降低浓度，或停止滴注12～24 h，一般可缓解不良反应。同时注意高钠、高氯、氮质血症、高血糖及高渗性非酮症昏迷并发症的发生，应密切观察。

(3) 采用鼻胃管管饲者，喂食时应将病人头部抬高30°～45°;喂食前回抽胃液，确定导管在胃内方可注入食物；行气管切开的病人，注食前宜将气囊充气 2～5 mL，喂食 1 h 内尽量少搬动病人，以免流质食物反流引起误吸。

(4) 保持口腔、鼻腔或胃肠造口处清洁。盛营养液的容器及滴注管应每日更换。每天管饲营养前后应冲洗导管，保持畅通。

(5) 准确记录出入液量；观察尿量、尿比重变化及生命体征；定期测体重；定期作血糖、尿糖、血尿素氮、血浆蛋白、血清电解质等实验室检查，及时评估病人全身情况的改变。

（二）肠外营养支持病人的护理

1. 营养液的配制 每天在无菌环境下配制，储存于 4 ℃冰箱内备用。如存放超过 24 h，则不宜使用。每天可取残余营养液 3 mL 作细菌学检查。严禁加热使用。

2. 做好静脉导管的护理

(1) 保持管道通畅：在 TPN 导管内严禁输入其他液体、药物及输血，也不可在此处采血标本或测中心静脉压，以免导管堵塞或污染。输液结束用肝素稀释液封管，以防导管内血栓形成，避免导管受压、扭曲或滑脱，以保持管道通畅。

(2) 预防感染：每隔 12～24 h 在无菌操作下更换与静脉导管相接的输液管及输液瓶 1 次；每天消毒静脉穿刺部位、更换敷料；深静脉穿刺管可用无菌纱块或一次性透明敷料覆盖，要定时更换，保持局部清洁干燥。注意观察局部皮肤有无红肿、渗液等感染征象。

(3) 预防空气栓塞：输液装置各连接部分应紧接牢固，用碘酊及乙醇消毒后包裹无菌纱布；输液瓶进气孔应有空气过滤装置以过滤空气。保持 24 h 持续点滴，注意防止液体中断、走空或接管脱落，否则可能造成空气栓塞。

3. 控制输液速度 根据年龄及耐受情况按医嘱调整速度，一般首日滴速 60 mL/h，次日 80 mL/h，第 3 日 100 mL/h，防止过快和过慢。过快可出现高糖高渗性酮性昏迷、高渗性利尿，过慢则不能按时将全天的液量输入，达不到病人每天热量的要求，开始宜用较低浓度的营养液(15%～20%葡萄糖)，在 2～3 天内逐渐增加浓度，以便机体适应。也可在开始时每 10 g 葡萄糖加胰岛素 1 U，后改为每 15 g 葡萄糖加胰岛素 1 U，在 1 周内逐渐减少胰岛素用量，直至最后不用胰岛素。

4. 做好肠外营养的监测 ①记录每天液体出入量、摄入热量及各种营养成分含量；②每6 h 测 1 次体温、脉搏、呼吸、血压，注意有无脱水、水肿、发热、黄疸等全身症状；③肠外营养起初每天测定血清电解质、血糖及进行血气分析，3 天后视稳定情况每周测 1～2 次；④肝、肾功能每 1～2 周检测 1 次；⑤营养指标变化每 1～2 周查 1 次，包括体重、血淋巴细胞计数、血浆蛋白等。

5. 密切注视各种并发症的发生 病人情况一旦出现异常反应，迅速与医师联系，配合及时处理。①静脉穿刺插管后，重点注意呼吸、循环、中枢神经系统表现，以防发生气胸、血胸、水胸、局部血肿、空气栓塞等并发症的危险。②留置导管行营养支持期间，注意细菌性或真菌性脓毒症发生，一切护理操作必须严格执行无菌操作原则。③代谢性并发症如高血糖、低血糖、电解质紊乱等较常见，重点是控制滴注速度和浓度；初期遵医嘱正确加用胰岛素；TPN 过程中，避免突然减慢滴速或突然停止滴注，如需停用 TPN 时，应在 2～3 天内逐渐减量。

【健康教育】

(1) 给病人讲解营养不良对机体的危害，使病人正确认识合理营养支持的意义。

(2) 鼓励病人尽可能经口进食，并让病人充分认识肠内营养对维护肠道结构及功能、避免肠源性感染的重要性。

(3) 指导病人逐步恢复经口饮食，并在今后的康复过程中保持均衡饮食。

能力检测

（金松洋）

第六节 肿瘤病人的护理

案例导入

男性，68岁，因进行性黄疸、腹痛40天入院。病人诉40天来皮肤发黄，持续腹痛，并放射至右侧腰背部，病人不敢平卧，夜不能寐，痛苦难忍。查体：营养不良、消瘦，体重45 kg，面容憔悴，精神萎靡，表情痛苦，皮肤黏膜黄染。

工作任务：

1. 对该病人应做哪些检查？

2. 针对该类病人如何护理？

知识链接

肿瘤根据其生长特性和对人体的危害程度可分为以下三类。

1. 良性肿瘤　一般称为“瘤”，肿瘤细胞分化程度高，呈膨胀性生长，薄膜完整，发展缓慢，不发生转移，对人体的健康影响较小，但长在重要部位的肿瘤可危及生命。部分良性肿瘤也有恶变的可能。

2. 临界性肿瘤　在形态上属于良性，但常呈浸润性生长，切除后易复发，多次复发有的可出现转移，从生物行为上显示为良性与恶性之间的类型，故称交界性或临界性肿瘤。

3. 恶性肿瘤　恶性肿瘤包括来源于上皮组织的“癌”，来源于间叶组织的“肉瘤”和母细胞瘤（胚胎性肿瘤）。细胞分化程度低，呈浸润性破坏性生长，多无薄膜或薄膜不完整，边界不清楚，发展快，易转移和复发，对人体的健康危害大，死亡率高。

肿瘤（tumor）是人体中正常细胞在不同的始动与促进因素长期作用下，引起细胞遗传物质基因表达失常，细胞异常增殖而形成的新生物。新生物一旦形成后，不因病因消除而停止增生；不受机体生理调控；破坏正常组织与器官。

恶性肿瘤对人类的威胁日益突出，随着疾病谱的改变，恶性肿瘤占男性死因第二位、女性死因第三位，恶性肿瘤已经成为目前病人死亡的常见原因之一。

（一）病因

恶性肿瘤的病因迄今尚未完全明了，目前认为其发生是由外源性因素和基因的相互作用所引起，是多种因素长期协同作用的结果。80%以上的恶性肿瘤与环境因素相关，但必须与基因相互作用才能导致其最终发病，因此，在同一环境并不是所有的人产生肿瘤，基因改变是肿瘤在分子水平上最直接的病因。

1. 外源性因素

(1) 环境因素　包括物理、化学、生物等因素。

①物理因素：如电离辐射可致白血病、皮肤癌；紫外线可致皮肤癌；矿物纤维（如石棉）可增高肺癌、恶性间质皮瘤发病率。

②化学因素：人类生活环境中最重要的致癌因素，氮芥、联苯胺、石棉、砷、铬和镍已被确定为肯定致癌物；亚硝酸胺与食管癌、胃癌有关，肺癌与大气污染和吸烟产生的3,4-苯并芘有关，肝癌与霉变的发生、玉米中的黄曲霉素有关，均为可能致癌物。

③生物因素：病毒是生物致癌因素中最重要的因素，如子宫颈癌与单纯疱疹Ⅱ型病毒有关，鼻咽癌与EB病毒有关，与肿瘤有关的细菌主要是幽门螺杆菌，与胃癌发病有关，研究表明幽门螺杆菌感染发生胃癌的危险率为非感染者的2～4倍。

(2) 不良生活方式　我国患消化系统癌症者占总癌症发病率的60%以上，与饮食习惯尤其是进食霉变、腌制、烟熏、油炸食物以及高脂肪、低纤维、低维生素等饮食有密切的关系；食管癌与长期进食过快及进食过硬、过热食物有关。长期吸烟和大量饮酒也是某些癌症发病的相关因素。

(3) 慢性刺激与炎症　经久不愈的窦道和溃疡可因长期刺激而发生癌变，如慢性胃溃疡可发生癌变，长期宫颈糜烂可发生癌变。

(4) 微量元素　硒、锌等元素与癌的发生有相关性，土壤中硒、锌含量多的地区癌症的发生率较高。

2. 内源性因素　多为使机体抗肿瘤能力降低或各种有利于致癌因素起作用的人体的内在条件，如遗传因素、内分泌因素、免疫因素、心理社会因素。

（二）病理生理

1. 肿瘤发展阶段　恶性肿瘤的发生、发展过程分为癌前期、原位癌、浸润癌三个阶段。

(1) 癌前期：表现为上皮增生明显，并伴有不典型的增生。

(2) 原位癌：指癌变细胞仅限于上皮层内，未突破基底膜的早期癌。

(3) 浸润癌：癌细胞突破基底膜，并向周围组织浸润、发展、破坏周围正常组织结构。

2. 细胞分化程度　恶性肿瘤细胞可分为高分化、中分化、低分化（或未分化）三类，又称Ⅰ、Ⅱ、Ⅲ级。

①高分化（Ⅰ级）：细胞接近正常，恶性程度低。

②中分化（Ⅱ级）：恶性程度介于高分化和低分化之间。

③低分化或未分化（Ⅲ级）：细胞分裂多，恶性程度高，预后差。

3. 生长特点　呈浸润性生长，生长速度快，病程短，若合并出血、感染，短期内迅速增大。局部切除后极易复发。

4. 转移方式

(1) 直接蔓延:肿瘤细胞向与原发灶相连续的组织扩散生长,如直肠癌、子宫颈癌,侵及骨盆壁。

(2) 淋巴道转移:有多种形式的转移,多数为邻近区域淋巴结转移,但也可以出现“跳跃式”,不经区域淋巴结而转移至“第二、第三站”淋巴结,此外还可以发生皮肤真皮淋巴管的转移。

(3) 血行转移:肿瘤细胞进入血管内,随血流转移至远隔部位,比较常见的转移部位为肺、肝、骨、脑,如腹部肿瘤可经门脉系统转移到肝,四肢肉瘤可经体循环静脉系统转移到肺,肺癌可随动脉系统至全身扩散到骨、脑。在临床上还可以见到肺部无转移的髂骨转移灶,如癌的锥体转移、甲状腺癌的颅骨转移、前列腺癌的盆骨转移。

(4) 种植转移:为肿瘤细胞脱落后在体腔或空腔器官内发生的转移,最多见的为胃癌种植到盆腔。

5. 肿瘤分期

国际抗癌联盟(UICC)提出 TNM 分期方法。①T 指原发肿瘤、N 代表淋巴结、M 为远处转移。②数字 0～4 代表肿瘤的发展程度:0 代表无肿瘤;1 代表肿瘤小;4 代表肿瘤大。③M_1 为有远处转移,M_0 为无远处转移。④TX 代表临床无法判断肿瘤体积。临床分为Ⅰ、Ⅱ、Ⅲ、Ⅳ期,各类肿瘤 TNM 分类的具体标准由各专业会议协定。

【护理评估】

(一) 健康史

应全面询问病人病史,包括年龄、生活环境、职业、既往史、饮食嗜好、致癌物质接触史和家族史等。对已发现肿块者应详细询问发现肿块的部位、性质、时间、生长速度和伴随症状等。

(二) 身心状况

1. 症状 肿瘤的身体状况取决于肿瘤的性质、发生的组织、所在的部位以及发展程度。

(1) 全身表现:良性及早期恶性肿瘤,多无明显的全身症状,或仅有非特异性的全身症状,如贫血、低热、消瘦、乏力等。如肿瘤影响营养摄入(如消化道梗阻)或并发感染出血等,则可出现明显的全身症状。恶病质常是恶性肿瘤晚期全身衰竭的表现;不同部位肿瘤,恶病质出现迟早不一,消化道可较早。

(2) 局部表现:

①肿块:常是体表或浅在的肿瘤的最早表现,有的在局部皮肤可见扩张或增粗的静脉;位于深部或内脏的肿块不易触及,但可出现周围组织受压或空腔脏器梗阻的等症状。良性者,形状规则,表面光滑,活动度好,生长缓慢;恶性者,一般表面不平,边界不清楚,活动度差,甚至固定,生长较快。

②疼痛:良性肿瘤除直接压迫神经干外,一般无疼痛。恶性肿瘤晚期,疼痛多比较明显,可出现局部刺痛、跳痛、隐痛、烧灼痛或放射痛,常难以忍受,尤以夜间为重。

③梗阻:若肿瘤引起中空性器官梗阻,可发生绞痛及相应的梗阻表现。胃癌伴幽门梗阻可致呕吐;大肠癌可致肠梗阻;胰头癌可压迫胆总管而出现黄疸;支气管癌可引起肺不张等。

④溃疡:体表或中空性器官的恶性肿瘤若生长迅速,可因供血不足而继发坏死,肿块表

面出现溃疡，可有恶臭及血性分泌物。

⑤出血：恶性肿瘤生长过程中发生组织破溃或血管破裂可有出血。上消化道肿瘤可有呕血或黑便；下消化道肿瘤可有血便或黏液血便；泌尿道肿瘤可见血尿；肺癌可有咯血或血痰；子宫颈癌可有血性白带或阴道出血；肝癌破裂可致腹腔内出血。

⑥转移症状：当肿瘤转移至淋巴结，可有区域淋巴结肿大。若发生其他脏器转移可有相应表现，如骨转移可有疼痛、病理性骨折等；肺转移可有咳嗽、胸痛等。

2. 辅助检查

(1) 实验室检查：血、尿、大便检查的阳性结果并不是恶性肿瘤的特异指标，但可提供诊断线索。血清学检查是用生化方法测定人体中肿瘤细胞产生的分布在血液、分泌物、排泄物当中的肿瘤标记物质，如某些酶、激素，但由于特异性不强，主要用于辅助诊断。具有特异性与灵敏性的免疫学检查主要用于对恶性肿瘤的筛查、诊断和预后判断，有重要意义的免疫学检查指标有癌胚抗原(CEA)、甲胎蛋白(AFP)等相关抗原。

(2) 影像学检查：采用X线、超声波、各种造影、核素、CT、核磁共振等各种方法所得成像检查可明确有无肿块及其所在的部位、阴影的形态及大小等性状，有助于肿瘤的诊断及其性质的判断。

(3) 内镜检查：可直接观察空腔脏器、胸腹腔及纵隔等部位病变，还可取细胞或组织进行病理学检查，具有重要价值，并可做小病变的摘除治疗。如食管镜、胃镜、肠镜、气管镜腹腔镜等。

(4) 病理形态学检查：包括组织学及细胞学两部分，是目前明确肿瘤的一种直接可靠的检查方法。

(三) 心理、社会状况

癌症病人由于病前性格、文化修养、病情轻重不同，表现为多样化的心理障碍。病人有焦虑、抑郁，大部分病人希望生存下去，表现为求生心切，而当病情出现反复和恶化时，又会出现悲观甚至绝望的心理，严重者产生消极厌世情绪或自杀行为。

【常见护理诊断/问题】

1. 焦虑、恐惧 与害怕麻醉和手术的危险、害怕器官功能丧失、预后莫测等有关。

2. 疼痛 与癌细胞快速增殖造成的病理损害有关。

3. 营养失调：低于机体需要量 与食欲不振、消化道梗阻、治疗引起的消化道反应有关。

4. 知识缺乏 缺乏肿瘤预防、术后康复、放疗化疗反应等知识。

5. 潜在并发症：感染、出血、皮肤和黏膜受损、静脉炎、器官功能受损等。

【护理措施】

一、治疗原则

良性肿瘤、临界性肿瘤以完整手术切除为主；恶性肿瘤采用手术治疗为主，配合放射线治疗、化学药物治疗、生物治疗、内分泌治疗等综合方法。

1. 手术治疗 手术切除实体肿瘤是目前最有效的治疗方法。其手术方式包括根治手术(适用早、中期)和姑息手术(适用部分晚期病人)。

2. 化疗 是利用特殊的化学药物杀灭恶性肿瘤细胞和组织的治疗方法。是治疗中晚期恶性肿瘤的重要手段之一,对预防和消除肿瘤远处转移有一定疗效。适用于大多数中晚期肿瘤病人。

3. 放疗 是利用放射线的电离辐射作用,破坏和杀灭肿瘤细胞,从而达到治疗的目的。是治疗恶性肿瘤的主要手段之一。常用放射源有深度 X 线、γ 射线、^{60}Co、粒子加速器等。

二、非手术治疗护理/术前护理

(一)一般护理

1. 饮食护理 肿瘤病人多伴体重下降、食欲不振,导致营养不良。故给予高蛋白、高维生素、高碳水化合物、清淡易消化的饮食;鼓励病人多饮水。改善进食环境,不能进食及进食不足者可给静脉补充营养、白蛋白等。

2. 疼痛护理 ①对伴有明显疼痛的病人,护理人员应观察疼痛的部位、性质、特点、持续时间。②给予病人舒适的体位,保持病室的安静,鼓励病人适当参与娱乐活动,分散注意力。③指导病人采用不同的方法控制疼痛,必要的时候使用止痛剂。

知识链接

1. 三级阶梯镇痛方案

一级镇痛法:疼痛较轻,用非阿片类解热消炎镇痛药,如阿司匹林。

二级镇痛法:中度持续性疼痛者,用弱阿片类药,如可待因、曲马多等。

三级镇痛法:剧烈疼痛或晚期癌症病人,用强阿片类药,如吗啡、哌替啶。

2. 癌性疼痛给药要点 口服、按时(非按需)、按阶梯、个体化给药。

(二)心理护理

情绪乐观的病人生存期长、复发率低,而消极悲观者可加重疾病的恶化,甚至导致死亡,因此做好心理护理工作显得特别重要。要加强肿瘤知识的宣传和心理的疏导,引导病人积极面对现实和配合治疗,在肿瘤病人整个住院治疗期间,护士应具有高度的同情心和责任感,以自己的饱满情绪来感染病人,以美好的语言和仔细的护理为病人创造良好的治疗环境,提供让病人满意的身心照顾,从而消除病人精神上的痛苦,增加病人对医护人员的信任,同时护士应密切观察病人的心理反应,并据此给以支持和疏导。

(三)病情观察

对手术治疗的病人,术后严密监测生命体征,观察引流管的情况,以及有无并发症出现;对放疗、化疗的病人要严密观测有没有出现放疗或化疗的副作用。

(四)对症护理

对高热病人给予降温护理,对出现消化道反应的病人应给予相应的处理。

(五)术前准备

1. 呼吸道准备 戒烟、保持口腔清洁、预防上呼吸道感染、训练病人做深呼吸运动和有效咳嗽等。

2. 胃肠道准备 具体内容见“手术前后病人护理”。

3. 做好相关的检查及其他方面的准备工作 具体内容见“手术前后病人护理”。

三、术后护理

(1) 病情观察:①术后严密观测呼吸、脉搏、血压等生命体征的变化;②注意观察伤口有无渗血、渗液,有渗血、渗液及时更换敷料。

(2) 术后鼓励病人深呼吸、并教会其有效咳嗽、排痰,保持呼吸道通畅,避免肺部感染。

(3) 引流管护理:术后留置的各种不同引流管应妥善固定、保持通畅,观察并记录引流液颜色、性质和量。

(4) 鼓励病人早期活动;加强营养的补充,保持口腔的清洁卫生,预防并发症的发生。

四、放疗病人的护理

放疗病人在放疗期间会出现头晕、头痛、疲乏、食欲差、恶心、呕吐等不良反应,还会并发放疗部位的皮炎,白细胞、血小板的减少等多种不良反应。故对放疗的病人要严密观察病情,加强营养;对出现消化道反应的病人,应给予止吐、静脉营养等处理,加强口腔黏膜的清洁护理,保持局部皮肤的清洁干燥,预防感染,避免局部的刺激;对出现并发症的病人应积极治疗,同时指导病人掌握相关的知识。

在放疗过程中,由于放疗对肿瘤及其周围组织的损伤,有时可出现一些急性放疗并发症,常见的急性放疗并发症有以下几种。

1. 鼻咽大出血 护理措施:①病人立即取平卧位头偏向一侧。②稳定病人情绪,适当给予镇静安定药物如地西泮(安定)、苯巴比妥。③迅速建立静脉通道补液及给予止血药物。④前鼻孔和后鼻孔用1%麻黄碱或1%肾上腺素棉球填塞。⑤根据出血情况是否考虑输血来补充血容量。

2. 大咯血 常见于肺及上呼吸道肿瘤行放疗的病人,护理措施:①病人取平卧位头偏向一侧,禁止搬运病人。②镇静安定,禁用吗啡,以免呼吸抑制。③镇咳。④床旁备气管切开包,如发生窒息,可行气管切开术。⑤密切观察生命体征变化。

3. 喉头水肿窒息 护理措施:①病人取半坐卧位。②快速高流量吸氧。③在严密观察下静脉滴注激素及抗生素,地塞米松或氢化可的松加入10%葡萄糖注射液静脉输液。④静脉输注脱水剂,如50%葡萄糖或20%甘露醇。⑤及时行气管切开。

4. 颅内高压性昏迷 常见于颅内肿瘤放疗的病人。护理措施:①严密观察生命体征变化,观察瞳孔的大小和对光反应。②保持呼吸道通畅,清理呼吸道分泌物,及时吸痰。③防止泌尿系统感染,保持会阴部清洁,留置导尿管者每天膀胱冲洗2次。④鼻饲高热量、易消化的饮食。⑤脱水治疗,20%甘露醇250 mL,每天4次静滴,速尿10～20 mg肌注或加入甘露醇中同用,注意补钾,以防电解质紊乱。

5. 放射性癫痫 护理措施:①严密观察病情,床旁用床档或由专人护理,防止意外事故的发生。②解痉治疗,苯巴比妥钠及水合氯醛等控制痉挛,注意呼吸抑制情况。③保持呼吸道通畅,及时处理高热、酸中毒、失水、脑缺氧、水肿等。

6. 放射性肺炎 护理措施:①停止放疗。②卧床休息,给予高热量、高蛋白、易消化饮食。③高热病人给予物理或药物降温。④剧烈咳嗽者可用止咳药,必要时选用可待因口服。

⑤给予抗生素、激素、维生素治疗，可选用青霉素 400 万 U，地塞米松 10～15 mg。

五、化疗病人的护理

化疗病人在化疗期间伴有恶心、呕吐等消化道反应，口腔黏膜炎、白细胞减少、血小板减少、皮肤毒性等不良反应。对消化道反应病人应予以止吐，给予清淡饮食，少量多餐，改善进餐环境，在化疗期间注意观察病人血象变化，对白细胞计数低的病人进行保护性隔离。操作时严格遵循无菌操作，预防并发症和压疮的发生。对于血小板计数低的病人，要防止身体的受伤，同时注意观察病人的变化，如果出现发热、出血等，立即通知医师进行检查处理。对于脱发病人，告诉病人脱发只是一种暂时现象，治疗结束后头发会重新生长。对于注射化疗药物出现由于局部的刺激或药物的外渗而产生皮肤毒性的病人，应加强局部皮肤的护理，同时注射时应注意选择好的静脉，有条件的可行深静脉穿刺植管给药。

化疗期间主要的并发症包括以下几种。

1. 感染 病人在化疗过程由于骨髓及免疫抑制，发生感染是较常见的并发症之一。如果出现感染征象，应立即作血、尿、痰及体液检查并进行细菌培养，并迅速应用广谱抗生素，根据培养结果随时调整使用。白细胞计数下降明显时应注意对皮肤、口腔、胃肠道和会阴等处采取预防措施。注意食物消毒，口服肠道不吸收的抗生素。必要时输入新鲜血。使用扶正中药以提高细胞免疫能力及保持肾上腺皮质的功能。

2. 出血 由于抗肿瘤药物对血小板和其他凝血因素的影响，病人易出现出血倾向。有时需输入血小板以控制出血。对恶性肿瘤侵犯骨髓必须治疗。泼尼松（强的松）可能对缓解血小板减少有效。及时停用任何诱发出血的药物，同时必须采取各种止血措施，包括输全血或浓缩红细胞和血浆扩容以维持生命。

3. 血栓形成 肿瘤病人的血液有高凝现象，具有弥散性血管内凝血（DIC），表现为凝血异常，因此要注意观察及时发现，同时嘱病人注意休息，抬高下肢，一旦发现血栓形成，应及时应用肝素、抗血小板和溶解血栓的药物，如潘生丁、尿激酶、丹参等。对严重的大栓子还需行栓子切除术。

4. 穿孔与梗阻 位于或侵犯空腔脏器的肿瘤，如小肠恶性淋巴瘤等，在化疗过程中可出现穿孔、出血。护理人员要注意观察和发现穿孔出血迹象，及时处理，其预防措施是适当地减慢给药。特别是 1～2 次联合化疗后即出现明显效果者，更应注意。同时应采取积极的对症处理措施。

六、健康教育

（1）帮助人们建立文明健康的生活方式，即合理的膳食、适量运动、戒烟限酒、心理平衡。

（2）普及三级预防知识，提高识癌、防癌意识，做到早发现、早诊断、早治疗。

（3）告诉病人治疗方法，使其正确对待手术及化疗、放疗的副反应，学会缓解心理压力的技巧，提高配合治疗的能力，注意增强营养和体质，预防并发症。

（4）告诉病人有关康复知识，使其具有自我监控能力，保持情绪稳定，了解肿瘤复发的表现，坚定生存信心。

（5）告诉病人定期复查的必要性及具体时间要求。

能力检测

（金松洋）

本章小结

1. 水、电解质及酸碱平衡失调常常是某一原发病的伴发现象或结果，最常见为水钠代谢失衡。控制和消除病因是治疗的根本措施，亦是预防体液失衡的关键；最基本的治疗方法是液体疗法。因此，在治疗过程中，应该密切观察病情的变化，及时调节用药种类、输液速度和输液总量。

2. 麻醉病人护理包括全身麻醉、椎管内麻醉、局部麻醉三种不同的方法，麻醉前做好充分准备，麻醉后做好全面护理，方可保证麻醉的顺利进行，同时应密切观察麻醉后的病情变化和并发症的发生，并积极配合医师及时处理。

3. 手术中护理在手术室进行。手术室的基本职能是保证病人安全、顺利地通过手术。参加手术的医护人员必须遵守无菌原则，穿戴手术室的衣裤等方可参加手术。手术护士的主要职责是管理器械台，迅速、准确地传递器械，默契地配合手术。巡回护士的主要职责是负责术中病人的病情观察、准确执行医嘱，供应手术中所需物品及与相关部门联系等。其护理质量的高低直接影响到病人的安全、预后和转归。因此，手术室护士应具有高度的责任心和娴熟的护理技能，才能保障病人安全返回病房。

4. 手术前护理的重点是评估和纠正增加手术危险性的生理和心理问题；进行充分的术前准备和相关的健康指导，使病人以最佳状态接受手术。

5. 手术后护理的重点是密切观察病情，最大限度地减轻病人的痛苦和不适，矫正麻醉和手术引起的生理紊乱，鼓励病人进行功能锻炼和自我保健，积极预防和处理并发症的发生。使病人早日回归社会。

第三章
外科危重症病人的护理

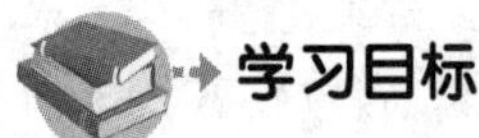

学习目标

识记 1. 能复述休克的概念、病因与分类、症状与体征、治疗原则。
　　 2. 能复述 MODS、ARF、ARDS 的概念、症状与体征、治疗原则。
理解 1. 能简述休克的病理生理过程。
　　 2. 能简述 MODS 的发病机制。
运用 1. 能对休克病人、MODS 病人进行护理评估。
　　 2. 能运用相关知识参与休克病人的抢救。
　　 3. 能运用护理程序对休克病人、MODS 病人实施整体护理。

危重症是指病情不稳定或潜在不稳定、已经或潜在危及生命的疾病或综合征，是医学研究的重大课题。随着经济、旅游、交通事业的发展，各种突发事件和自然灾害频发，威胁人们的生命，导致危重症病人占住院人数的比例不断增加。重症监护病房(ICU)作为危重症医学的临床基地，集中了医院内的危重症病人。

随着医学理论的发展、科技水平的进步和临床医疗的迫切需求，危重症医学在世界范围内呈蓬勃发展的趋势。外科危重症医学主要研究外科危重症的发生、发展规律、临床表现、治疗、预防和护理。

第一节　休克病人的护理

案例导入

病人，男性，35 岁，车祸致左上腹闭合性损伤 1 h 入院，查体：病人表情淡漠、面色苍白、四肢冰冷、脉搏细弱，120 次/分，血压 80/60 mmHg，尿少。

工作任务：

1. 该病人发生了什么情况？

2. 该病人目前存在哪些护理诊断/问题?

3. 对该病人目前存在的护理问题应采取哪些护理措施?

一、休克概述

【概述】

休克(shock)是机体受到强烈有害因素侵袭后出现的以有效循环血容量锐减为基本病理改变的一种临床危急综合征。由于有效循环血容量锐减,引起微循环障碍,导致机体组织器官灌注不足、细胞缺氧、代谢紊乱及器官功能障碍。休克病人常表现为神志淡漠、血压下降、脉搏细速、呼吸浅促和尿量减少等,发病急、病情重、进展快,若未能及时发现和治疗,可造成不可逆的病理改变而威胁病人的生命。

知识链接

有效循环血量:单位时间内在心血管系统中循环的血量,维持有效循环血量需要充足的血容量、良好的心功能和适宜的血管张力,上述任何一项被干扰都可能导致有效循环血量减少。

微循环:是介于微动脉和微静脉之间毛细血管网状结构之间的血液循环。血液流经微循环时可有三条途径,即直捷通路、动-静脉短路和毛细血管网(营养通路)。正常情况下,微循环毛细血管网(营养通路)处在交替开放状态,满足组织灌流的需要。

休克病理分期:根据休克发展不同阶段的病理生理特点可将微循环障碍分为微循环收缩期、微循环扩张期和微循环衰竭期。

【病因】

休克常见的病因主要有大量失血失液、大面积烧伤、严重创伤、心脏和大血管病变、严重感染、严重过敏、剧烈疼痛等。根据不同病因可将休克分为以下五类。

1. 低血容量性休克 低血容量性休克(oliguric hypovolemic shock)系由失血、失液和创伤导致血容量不足。手术失血、胃十二指肠溃疡急性大出血、肝脾破裂出血等大量失血可致失血性休克;大面积烧伤、急性肠梗阻等引起严重体液不足可致失液性休克;严重损伤(如骨折、挤压综合征等)引起失血、剧痛及组织坏死产物的释放与吸收可致以失血为主的复合型休克。

2. 感染性休克 感染性休克(septic shock)主要由细菌或毒素导致血管的收缩功能异常、重要脏器损害引起,常继发于严重胆道感染、弥漫性腹膜炎、绞窄性肠梗阻和脓毒症等。

3. 心源性休克 心源性休克(cardiogenic shock)主要由心功能不全所致心输出量不足引起,常见于大面积急性心肌梗死、急性心肌炎、心包填塞等。

4. 神经源性休克 神经源性休克(neurogenic shock)常由调节循环功能的神经受到刺激或破坏,周围血管扩张、回心血量减少所致,常见于剧烈疼痛、高位脊髓麻醉或脊髓损伤等引起。

5. 过敏性休克 过敏性休克(anaphylactic shock)常因严重过敏致外周血管扩张,体内血容量分布异常所致，常见于接触油漆、进食鱼虾海鲜、注射某些药物或血清制剂等引起。

其中，外科最常见的休克是低血容量性休克和感染性休克。

【病理生理】

各类原因引起的休克其病理生理基础都是有效循环血量锐减，引起微循环障碍，导致组织灌注不足和炎症介质释放，继而发生代谢改变及内脏器官继发性损害。

（一）微循环障碍

1. 微循环收缩期 由于有效循环血量急剧减少，一方面刺激主动脉弓和颈动脉窦压力感受器引起延髓心血管中枢兴奋致心跳加快、以代偿心搏出量的减少，使心排出量增加；另一方面交感-肾上腺轴兴奋，导致大量儿茶酚胺释放以及肾素-血管紧张素分泌增加，使微循环的毛细血管前括约肌收缩，真毛细血管网内血流减少，动静脉短路和直捷通路开放，血液经动静脉短路和直捷通路回心，使回心血量增加，以保证心、脑等重要器官的血液灌注。故此期也称为休克代偿期。

2. 微循环扩张期 若休克继续进展，原有的组织灌注不足持续存在，组织细胞因严重缺氧处于无氧代谢状态，体内葡萄糖以无氧酵解产生的丙酮酸和乳酸生成增多及舒血管介质（如组胺、缓激肽等）的释放。这些介质可引起毛细血管前括约肌舒张，而后括约肌由于对其敏感性低仍处于收缩状态。结果大量血液淤滞于毛细血管，导致毛细血管网内静水压升高、管壁通透性增强，引起血浆外渗、血液浓缩和血液黏稠度增加，使回心血量进一步减少，心排出量继续下降，心、脑等重要器官灌注不足。

3. 微循环衰竭期 由于微循环内血液浓缩、血液黏稠度增加及酸性环境中血液的高凝状态等，使红细胞与血小板易发生聚集，在血管内形成微血栓，甚至引起弥散性血管内凝血。随着凝血的发生各种凝血因子消耗及凝血激活纤维蛋白溶解系统，可出现出血倾向。因此组织的血液灌注严重不足，细胞处于严重缺氧和缺乏能量状态，加之酸性代谢产物和内毒素的作用，使细胞内的溶酶体膜破裂，释放多种水解酶，引起组织细胞自溶和死亡，导致广泛的组织损害，甚至多器官功能受损。

（二）体液代谢变化

休克时，组织灌注不足、细胞缺氧，体内葡萄糖无氧酵解产生的丙酮酸和乳酸生成增多，出现代谢性酸中毒；蛋白质分解加速，使血尿素氮、肌酐、尿酸含量增加。

（三）内脏器官继发损害

休克时，内脏器官处于持续缺血、缺氧状态，可发生组织细胞坏死，导致器官功能障碍甚至衰竭。

1. 肺 低灌注导致的缺氧可使肺毛细血管的内皮细胞和肺泡上皮细胞损伤。内皮细胞损伤可致毛细血管壁通透性增加而引起肺间质水肿；肺泡上皮细胞损伤可使表面活性物质生成减少，继发肺泡萎缩、肺不张，氧弥散障碍，肺内分流和死腔样通气增加，通气/血流比例失调，出现进行性呼吸困难和缺氧，即急性呼吸窘迫综合征（acute respiratory distress syndrome，ARDS）。

2. 肾 低灌注引起肾血管收缩，肾血流量减少和肾小球滤过率降低，尿量减少。肾皮质血流锐减，肾小管上皮细胞缺血坏死，可引起急性肾衰竭（acute renal failure，ARF）。

3. 心 低灌注可使冠状动脉灌流量减少，心肌细胞因缺血缺氧而受损，可引起局灶性心肌坏死和心力衰竭。此外,缺血、再灌注损伤、酸中毒以及高血钾等均可加重心肌功能的损害,导致急性心力衰竭(acute heart failure,AHF)。

4. 脑 休克早期,由于机体血液的重新分布,脑的血供基本能得以满足。但随着持续性的血压下降,脑灌注压和血流量下降,可出现脑缺血。缺氧、二氧化碳潴留和酸中毒会引起脑细胞肿胀、血管壁通透性升高和血浆外渗,出现继发性脑水肿和颅内压增高(intracranial hypertension),甚至出现脑疝。

5. 肝 肝脏灌流障碍可使肝脏的解毒及代谢能力减弱,易发生内毒素血症,加重代谢紊乱及酸中毒。严重者表现为肝性脑病(hepatic encephalopathy,HE)。

6. 胃肠道 低灌注使胃肠道黏膜缺血、缺氧导致黏膜上皮细胞屏障功能受损,引起急性糜烂出血性胃炎或溃疡形成,还可引起肠道内的细菌或毒素经淋巴或门静脉途径侵害机体,发生细菌易位或内毒素易位,形成肠源性感染。

【护理评估】

一、健康史

了解有无可能引起休克的疾病,如严重损伤或疾病出血、急性感染、心力衰竭、食物或药物过敏等。

二、身体状况

(一) 症状与体征

按照休克的病程演变,其临床表现分为休克代偿期(休克早期)和休克抑制(休克期)期两个阶段(表 3-1-1)。

1. 休克代偿期 由于机体对有效循环血容量减少的早期有相应的代偿能力,病人的中枢神经系统兴奋性提高,交感-肾上腺轴兴奋。表现为精神紧张、兴奋或烦躁不安,口渴,皮肤苍白、四肢湿冷,呼吸急促、脉率增快,脉压小,尿量减少等。此期病人如处理及时、得当,休克可较快得到纠正。否则,病情继续发展,进入休克抑制期。

2. 休克抑制期 此期机体失去代偿能力。表现为:病人神志淡漠、反应迟钝,甚至出现意识模糊或昏迷;口唇肢端发绀、四肢冰凉;呼吸浅促、脉搏细速、血压进行性下降。严重者全身皮肤、黏膜明显发绀,四肢厥冷,脉搏摸不清、血压测不出,尿少甚至无尿。若皮肤、黏膜出现淤斑或出现鼻腔、牙龈、消化道出血,提示并发弥散性血管内凝血(DIC);若出现进行性呼吸困难、烦躁、发绀,一般吸氧不能改善呼吸状态,提示急性呼吸窘迫综合征(ARDS)。此时,病人常继发多器官功能障碍或衰竭而死亡。

表 3-1-1 休克不同时期的临床表现

分期	程度	神志	口渴	皮肤黏膜		脉搏	血压	体表血管	尿量	估计失血量*
				色泽	温度					
休克代偿期	轻度	清楚,伴痛苦表情,精神紧张	口渴	开始苍白	正常或发冷	100 次/分以下,尚有力	收缩压正常或略高,舒张压升高,脉压缩小	正常	正常	20%以下(800 mL以下)

续表

分期	程度	神志	口渴	皮肤黏膜		脉搏	血压	体表血管	尿量	估计失血量*
				色泽	温度					
休克抑制期	中度	尚清楚，表情淡漠	很口渴	苍白	发冷	100～120 次/分	收缩压 90～70 mmHg，脉压小	表浅静脉塌陷，毛细血管充盈迟缓	尿少	20%～40%（800～1600 mL）
	重度	意识模糊，甚至昏迷	非常口渴，但可能无主诉	显著苍白，肢端青紫	厥冷（肢端更明显）	细速或摸不清	收缩压在 70 mmHg 以下或测不到	表浅静脉塌陷，毛细血管充盈非常迟缓	尿少或无尿	40%以上（1600 mL 以上）

注：* 成人的低血容量性休克。

（二）辅助检查

通过各项实验室检查、影像学检查、血流动力学监测等，可以判断休克的严重程度及有无继发重要器官功能损害等。

1. 实验室检查

(1) 血、尿、大便常规检查：红细胞计数、血红蛋白含量、血细胞比容降低提示失血；血细胞比容增高提示血浆丢失；白细胞计数及中性粒细胞比例增高或出现中毒颗粒提示感染；尿比重增高提示血液浓缩或血容量不足；黑便或大便隐血试验阳性提示消化系统出血。

(2) 血生化检查：动脉血乳酸盐浓度、血糖、血电解质、血尿素氮和肌酐等，可了解病人是否存在细胞缺氧及是否合并 MODS 等。

(3) 动脉血气分析：有助于了解病人酸碱平衡失调的程度。休克时可有动脉血 pH 值降低、氧分压(PaO_2)降低、二氧化碳分压($PaCO_2$)升高等。若 PaO_2 低于 60 mmHg，吸入纯氧后仍无改善，提示 ARDS；若 $PaCO_2$ 超过 45 mmHg 且通气良好，提示严重肺功能不全。

(4) 凝血功能检查：血小板、出凝血时间、纤维蛋白原、凝血酶原时间及其他凝血因子等。当血小板计数$<80\times10^9/L$，纤维蛋白原<1.5 g/L 或呈进行性下降，凝血酶原时间较正常延长 3 s 以上时，提示发生 DIC。

2. 血流动力学监测

(1) 中心静脉压(CVP)：代表胸腔段腔静脉及右心房的压力，可反映血容量与右心功能。临床常通过连续监测，动态观察 CVP 的变化趋势以准确反映右心前负荷的情况。CVP 正常值是 5～12 cmH_2O。CVP$<$5 cmH_2O，提示血容量不足；CVP$>$15 cmH_2O，提示心功能不全、静脉血管过度收缩或血容量增加；CVP$>$20 cmH_2O，提示存在充血性心力衰竭。

(2) 肺毛细血管楔压(PCWP)：应用 Swan-Ganz 漂浮导管测量，反映肺静脉、左心房和左心室的功能状态。临床还可在作 PCWP 时获得血标本进行混合静脉血气分析，以判断预后。PCWP 正常值是 6～15 mmHg。低于正常值反映血容量不足(较 CVP 敏感)；增高提示肺循环阻力增加，如急性肺水肿。因此，临床上当 PCWP 增高时，即使 CVP 尚属正常，也应限制输液量以免发生或加重肺水肿。

(3) 心排血量(CO)和心脏指数(CI)：CO＝心率×每搏心排出量，正常值为 4～6 L/min；CI 为单位体表面积上的 CO，正常值为 2.5～3.5 L/(min·m^2)。

3. 影像学检查 对创伤病人应做相应部位的影像学检查，以尽早发现骨骼、内脏或颅脑损伤；感染病人可通过 B 超发现深部感染病灶，并判断感染原因。

4. 后穹隆穿刺 育龄妇女有月经过期史者作后穹隆穿刺，若抽出不凝血，考虑异位妊娠破裂出血。

三、心理、社会状况

休克起病急、病情重、发展快，加之抢救中使用的监测和治疗仪器较多，易使病人及家属产生遭受死亡威胁的感觉，出现不同程度的紧张、焦虑或恐惧心理。应评估病人及家属心理承受能力及对治疗和预后的知晓程度。

【常见护理诊断/问题】

1. 体液不足 与大量失血失液有关。

2. 组织灌注量改变 与有效循环血量不足、微循环障碍等有关。

3. 气体交换受损 与微循环障碍、缺氧和呼吸型态改变有关。

4. 有体温失调的危险 与感染中毒程度及体表灌注减少等有关。

5. 有感染的危险 与机体免疫力降低、各种侵入性诊疗检查等有关。

6. 有受伤的危险 与烦躁不安、意识模糊等有关。

7. 潜在并发症：MODS/MOSF。

【护理措施】

一、迅速补充血容量

1. 建立静脉通路 尽快建立静脉通路，快速补充血容量是抗休克的关键措施。必要时建立 2 条以上静脉输液通路，一路用于各种药物滴入，一路用于大量快速扩容(心源性休克除外)。若周围血管萎缩或肥胖病人静脉穿刺困难时，应立即行中心静脉置管，可同时监测 CVP。

2. 合理补液 休克病人一般先快速输入扩容作用迅速的晶体溶液，如平衡盐溶液(首选)、生理盐水、葡萄糖氯化钠溶液等，以增加回心血量和心搏出量；后根据情况补充扩容作用持久的胶体溶液，如全血、血浆、白蛋白等，以减少晶体液渗入血管外第二间隙。休克时由于输液量大，为保证心肺安全，应根据中心静脉压和血压监测结果调整补液量和速度(表 3-1-2)。

表 3-1-2 中心静脉压、血压与补液的关系

中心静脉压	血压	原因	处理原则
低	低	血容量严重不足	充分补液
低	正常	血容量不足	适当补液

续表

中心静脉压	血压	原因	处理原则
高	低	心功能不全或血容量超负荷	减慢补液速度，限制补液量，加用强心药
高	正常	容量血管过度收缩	舒张血管
正常	低	心功能不全或血容量不足	补液试验*

*补液试验：取等渗盐水 250 mL，于 5～10 min 内经静脉滴入，若中心静脉压升高而血压不变则提示心功能不全；若中心静脉压不变而血压升高，提示血容量不足。

3. 准确记录出入量 输液时，尤其在抢救过程中，应准确记录病人输液的种类、数量、时间、速度等，并详细记录病人 24 h 出入量以作为后续治疗的依据。

4. 观察病情变化

(1) 生命体征 定时监测体温、脉搏、呼吸、血压及 CVP 的变化。血压是最常用的监测指标，收缩压<90 mmHg，脉压<20 mmHg，提示休克；脉搏增快出现在血压下降之前，是休克早期的诊断指标；根据脉率/收缩压(mmHg)计算休克指数，正常值为 0.58，休克指数为 1.0 提示休克，休克指数>2.0 提示有严重休克，估计失血量>50%。休克病人呼吸浅快，当呼吸增至 30 次/分以上或降至 8 次/分以下，提示病情危重。休克病人大多体温偏低，感染性休克病人出现高热；如体温突升 40 ℃以上或骤降 36 ℃以下，提示病情危重。

(2) 意识与表情 观察病人的意识、面唇色泽、肢端皮肤颜色及温度；意识是反映休克最敏感的指标。

(3) 尿量 动态监测尿量及尿比重，了解肾灌流的情况。若病人从烦躁转为平静，淡漠迟钝转为对答自如，口唇红润、肢端转暖；尿量大于 30 mL/h，提示休克好转。

二、改善组织灌注

1. 取合适体位 将病人安置于去枕平卧位或将病人头和躯干抬高 20°～30°，下肢抬高 15°～20°，有利于膈肌下降，促进肺复张；增加肢体回心血量，改善重要脏器血供。

2. 使用抗休克裤 抗休克裤充气后通过对腹部和下肢施加可测量和可控制的压力，不仅可以控制腹部和下肢出血，还可以促进血液回流，使体内有限的血液实现最优分配，迅速改善心、脑的血供。休克纠正后，为避免放气过快引起低血压，应由腹部开始缓慢放气，每 15 min 测量血压 1 次，若发现血压下降超过 5 mmHg，应停止放气并重新充气。

3. 用药护理

(1) 遵医嘱应用血管活性药物：常用的血管收缩剂有去甲肾上腺素、间羟胺、多巴胺、异丙肾上腺素等；常用的血管扩张剂有酚妥拉明、阿托品、硝普钠等。使用血管活性药物时，应注意以下问题：①使用时应从低浓度、慢速度开始，并根据血压调整药物浓度和泵注速度。严密监测血压，每 5～10 min 测量 1 次血压，血压平稳后每 15～30 min 测 1 次。血压平稳后应逐渐降低药物浓度、减慢速度后撤除，以防血压骤升或骤降。②扩血管药物只有在血容量补足的情况下方可使用，以防导致血压进一步下降。③使用缩血管药物时，若病人出现脉搏细速、四肢厥冷、出冷汗、尿量减少，应停止用药，以防因血管收缩而加重器官功能损害。④严防药液外渗，若注射部位出现红肿、疼痛，应立即更换滴注部位，患处可用 0.25%普鲁卡因封闭，以免皮下组织坏死。

(2) 有心功能不全的病人，遵医嘱给予毛花苷丙等增强心肌功能的药物。在用药过程中，注意观察病人的心率、心律及药物副作用。

(3) 遵医嘱配合医师进行休克病因的治疗及处理。如失血性休克有效止血，过敏性休克抗过敏治疗等。

(4) 其他：遵医嘱使用三磷酸腺苷-氯化镁、肝素、抗纤维蛋白溶解药（如氨甲苯酸）、抗血小板黏附和聚集药物（如低分子右旋糖酐）、糖皮质激素、抗菌药物等。

三、维持有效的气体交换

1. 保持呼吸道通畅 昏迷病人头偏向一侧或置入通气导管，以防舌后坠。严重呼吸困难者协助医师进行气管插管或气管切开，必要时使用呼吸机辅助呼吸。密切观察病人的呼吸音变化，若发现肺部湿啰音或喉头痰鸣音，应及时清除呼吸道分泌物。

2. 改善缺氧 经鼻导管给氧，氧浓度40%～50%，氧流量为6～8 L/min，以提高动脉血氧浓度。

3. 监测呼吸功能 密切观察病人的呼吸频率、节律、深浅度及面唇色泽变化，动态监测血气分析，了解病人缺氧程度及呼吸功能。若病人出现进行性呼吸困难、发绀、PaO_2低于60 mmHg，吸入纯氧后仍无改善，提示出现呼吸衰竭或ARDS，应立即报告医师，积极做好抢救准备并协助抢救。

四、维持正常体温

1. 保暖 采用加盖棉被和调节室温等措施进行保暖。切忌用热水袋、电热毯等进行体表加温，以防烫伤及皮肤血管扩张，皮肤血流加速增加局部组织耗氧量而加重组织缺氧，引起重要内脏器官血流灌注进一步减少。

2. 降温 高热病人予以物理降温，必要时遵医嘱应用药物降温。及时更换被汗液浸湿的衣、被等。

3. 库存血的复温 失血性休克的病人常需快速大量输血，但若直接输入低温保存的库存血易使其体温降低。故输血前应将库存血置于常温下复温后再输入。

五、观察和防治感染

严格按照无菌技术原则执行各项护理操作；避免误吸所致肺部感染；加强留置尿管的护理，预防泌尿系统感染；有创面或伤口者，注意观察，及时更换敷料，保持创面或伤口清洁干燥；遵医嘱合理使用抗生素。

六、防止皮肤受损和意外受伤

对于烦躁或神志不清的病人，应加床栏以防坠床；输液肢体用夹板固定，必要时，四肢以约束带约束。病情许可时，协助病人每 2 h 翻身、拍背 1 次，按摩受压部位皮肤以预防压疮。

七、心理护理

安慰病人及家属，做好必要的解释工作，使其能安心地接受治疗和护理。在抢救过程中做到严肃认真、细心沉稳、忙而不乱、快而有序，通过各种规范的护理行为使病人和家属产生信任感和安全感，减轻焦虑和恐惧心理，树立战胜疾病的信心。

八、健康教育

1. 疾病预防 指导病人及家属加强自我防护，避免受伤。

2. 疾病知识 向病人及家属讲解各项治疗、护理的必要性及疾病的转归过程，讲解意外损伤后的初步处理和自救知识。

3. 疾病康复 指导病人康复期加强营养。若发生高热或感染应及时就诊。

二、常见外科休克病人的护理

（一）低血容量性休克

【概述】

低血容量性休克主要由各种原因引起短时间内大量出血或体液积聚在组织间隙，使有效循环血量减少所致。根据原因可分为失血性休克和创伤性休克。

【病因】

失血性休克多见于大血管破裂、腹部损伤引起的实质性内脏器官（肝、脾）破裂、消化性溃疡出血，门静脉高压所致食管、胃底静脉曲张破裂出血，宫外孕出血，手术创面广泛渗血或手术所致大血管或脏器损伤、动脉瘤或肿瘤自发破裂出血等。通常在迅速失血、达到总血量的 20%时，即可发生休克。

创伤性休克多见于严重外伤，如大面积撕脱伤、烧伤、挤压伤、全身多发性骨折或大手术等。创伤性休克病人不仅存在大量血液和（或）血浆丢失，创伤处还有炎性肿胀和体液渗出。另外，受伤组织产生的血管活性物质可致微血管扩张和通透性增高，进一步降低有效循环血量；创伤刺激引起剧痛和神经-内分泌反应，影响心血管功能；有些部位的创伤则直接影响心血管功能，如胸部损伤可直接累及心肺，颅脑外伤可致血压下降等。

【护理评估】

一、健康史

了解病人有无大量失血、失液、失血浆，如肝脾破裂、消化道大出血、急性腹膜炎、肠梗阻、挤压伤、大面积烧伤等。

二、身体状况

参见“休克概述”相关内容。

三、心理、社会状况

参见“休克概述”相关内容。

四、辅助检查

参见“休克概述”相关内容。

【护理措施】

（一）补充血容量

补充血容量是救治低血容量性休克的重要环节。应迅速建立 2 条以上的静脉通路，快速补充平衡盐溶液，改善组织灌注。

（二）止血

尽快止血是治疗失血性休克的根本措施。一般表浅伤口出血或四肢血管出血，可先采用压迫止血或止血带止血的方法以暂时止血，待休克初步纠正后，再进行根本止血措施；如胸、腹部损伤伴大血管破裂或肝、脾破裂，可在快速扩容的同时积极进行手术止血。

（三）妥善固定

对于骨折病人，在现场急救中简单而有效的固定骨折部位可以缓解疼痛，避免血管、神经的进一步损伤。

（四）镇痛护理

剧烈疼痛可加重休克，故对于剧烈疼痛病人应及时予以止痛。由于休克病人外周循环较差，肌内注射止痛药效果不理想，因此可考虑经静脉注射。若病人存在呼吸衰竭，则禁用吗啡。

（五）监测血糖

创伤性休克后部分病人因胰岛素抵抗而表现出高血糖症，从而导致严重的感染、多发性神经损伤、MODS，甚至死亡。因此，应严密监测病人的血糖变化，遵医嘱及时应用胰岛素降低血糖。

其余护理措施参见“休克概述”相关内容。

（二）感染性休克

【概述】

感染性休克又称中毒性休克，是指由病原微生物及其毒素在人体内引起的一种微循环障碍，致组织缺氧、代谢紊乱和细胞损害。根据血流动力学改变感染性休克有低阻力型和高阻力型两种。前者外周血管扩张、阻力降低，病人皮肤温暖、干燥，称暖休克；后者外周血管收缩，微循环淤滞，皮肤湿冷，称冷休克。

【病因】

感染性休克常见于急性腹膜炎、急性化脓性阑尾炎、急性梗阻性化脓性胆管炎、绞窄性肠梗阻、泌尿系统感染、败血症等。其中以革兰氏阴性杆菌感染引起的内毒素性休克常见。

【护理评估】

一、健康史

了解病人有无腹膜、肠道、胆道、泌尿道、呼吸道等严重感染或大面积烧伤。了解有无感染的诱因，如婴幼儿、老年人、免疫系统的慢性疾病、使用免疫抑制剂或皮质类固醇等药物。

二、身体状况

（一）症状与体征

1. 暖休克（低阻力型） 病人神志清醒，面色潮红，皮肤温暖、干燥，毛细血管充盈时间基本正常，脉搏慢而有力，血压下降、脉压＞4 kPa，尿量＞30 mL/h。

2. 冷休克（高阻力型） 病人烦躁不安、淡漠或嗜睡，面色苍白、发绀或花斑样，皮肤湿冷，体温下降，毛细血管充盈时间延长，脉搏细速，血压下降、脉压<4 kPa，尿量<25 mL/h。病情加重时暖休克可转为冷休克。

（二）辅助检查

参见“休克概述”相关内容。

三、心理、社会状况

参见“休克概述”相关内容。

【护理措施】

除按休克概述部分治疗护理外，感染性休克在休克未纠正以前应着重抗休克，同时治疗感染；在休克纠正以后，则应着重治疗感染。

（一）补充血容量

首选平衡盐溶液，配合适当的胶体液、血浆或全血，恢复足够的循环血量。感染性休克病人，常有心肌和肾脏受损，也应根据中心静脉压监测结果，调节输液量和输液速度，防止输液过多导致不良后果。

（二）控制感染

遵医嘱大剂量使用抗菌药物，处理原发感染灶。必要时采集标本进行细菌培养，并做药物敏感试验。

（三）应用血管活性药物

暖休克可使用缩血管药物，冷休克需用扩血管药物。但临床上感染性休克的病情较复杂，血管活性药物应根据具体情况酌情使用。

（四）减轻细胞损害

感染性休克应用肾上腺皮质激素治疗，可稳定血压和改善一般情况，但应遵循早期、大剂量和短程的原则。

其余护理措施参见“休克概述”相关内容。

能力检测

第二节　多器官功能障碍综合征病人的护理

案例导入

病人，男性，20岁，因右侧大腿受枪击伤后，出现右下肢肿胀、疼痛1周，伴全身水肿，少尿4日，无尿1日入院。查体：T 37.5 ℃，BP 160/90 mmHg，心、肺未见异常，腹部水肿，右侧大腿内侧皮肤有 1 cm×0.5 cm 破损，明显肿胀、压痛，有红色分泌物，尿呈茶色。血 BUN 41.5 mmol/L，Cr 510.0 μmol/L。

工作任务：

1. 根据病历资料，你认为该病人可能的临床诊断是什么？

2. 应对该病人提供哪些护理措施？

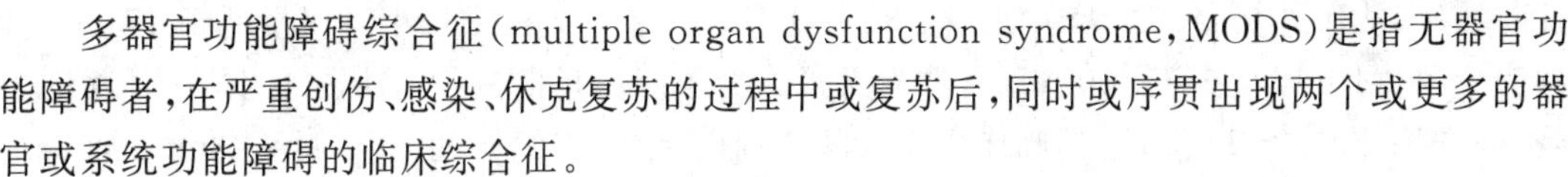

多器官功能障碍综合征（multiple organ dysfunction syndrome，MODS）是指无器官功能障碍者，在严重创伤、感染、休克复苏的过程中或复苏后，同时或序贯出现两个或更多的器官或系统功能障碍的临床综合征。

感染是 MODS 最主要的原因，严重创伤、大手术、大面积烧伤、休克等也是导致 MODS 的常见病因。在 ICU 中，MODS 的发病率可达 15%，一旦发生 MODS，病死率可高达 60%，四个以上器官受损的病人几乎 100%死亡。MODS 的发病机制至今尚未完全清楚，但有关 MODS 发病机制探索较多，有“缺血-再灌注损伤”“微循环障碍”“炎症失控”“胃肠道损伤”等假说，本节主要介绍急性肾衰竭和急性呼吸窘迫综合征。

一、急性肾衰竭病人的护理

【概述】

急性肾衰竭（acute renal failure，ARF）是指由肾脏本身或肾外因素引起的肾实质破坏、肾功能急剧下降的临床综合征，病人常以急性少尿或无尿、氮质血症以及水电解质和酸碱平衡紊乱为特征，并由此产生一系列呼吸、循环、神经、消化、内分泌、代谢等功能障碍。近年来有另一种尿量正常或尿量较多的急性肾衰竭，但氮质血症逐日加重乃至发展为尿毒症，称为非少尿型急性肾衰竭。急性肾衰竭发病中心环节是肾微循环障碍，肾缺血和弥漫性肾血管内凝血，主要病理改变是肾小管坏死。与慢性肾衰竭相比，大多数急性肾衰竭属于可逆过程，如能早期诊断和及时治疗，多数可逆转。

【病因】

1. 肾前性急性肾衰竭 各种原因引起的体液丧失、出血、心排出量减少、休克及严重的充血性心力衰竭等所致的血容量不足，均可引起肾血流灌注不足，不能维持正常肾小球滤过率而引起少尿。早期尚属于功能性改变，肾脏本身无结构损害，但若不及时处理，可发展为肾实质损害而导致肾性急性肾衰竭。

2. 肾性急性肾衰竭 由各种肾实质性疾病或肾前性急性肾衰竭发展而来。如各种类型的肾小球肾炎、严重挤压伤、重金属化合物（如汞）中毒、有机化合物（如 DDT、敌敌畏）中毒、生物毒物中毒（如蛇毒或毒蕈等）或大量应用肾毒性抗生素、血型不合的输血等所致的肾实质病变。

3. 肾后性急性肾衰竭 多由各种原因引起的急性尿路梗阻所致。梗阻导致肾盂内压力升高，压迫、损害肾实质导致衰竭。最常见的病因有输尿管结石、肾乳头坏死组织堵塞等。

【护理评估】

一、健康史

了解病人既往有无泌尿系统基础疾病，有无明显诱因，患病经过、治疗及用药情况，近期健康状况，目前主要不适及症状特点，有无伴随症状及并发症。

二、身体状况

（一）症状与体征

急性肾衰竭可分为少尿或无尿期、多尿期和恢复期三个阶段。

1. 少尿或无尿期 致病因素持续存在导致肾实质的损害，主要是肾小管上皮细胞的变性与坏死，从而进入少尿或无尿期。凡 24 h 尿量少于 400 mL 或每小时尿量低于 17 mL 者称为少尿；24 h 尿量少于 100 mL 者称为无尿。少尿期尿量的减少可突然发生，亦可逐渐出现。此期一般持续 1～2 周，但临床也有长达 4 周以上者，持续时间越长，肾损害越严重。本期的主要表现如下。

(1) 水钠潴留：病人可出现全身水肿、高血压，严重出现肺水肿、脑水肿和心力衰竭，心力衰竭是本病的主要死亡原因。

(2) 电解质紊乱：常见高钾、高镁、高磷、低钠、低钙和低氯血症。严重高钾血症可诱发各种心律失常，重者心室颤动、心跳骤停，高钾血症是急性肾衰竭最严重的并发症，也是急性肾衰竭起病第一周死因最常见的原因。

(3) 代谢性酸中毒：表现为恶心、呕吐、乏力、嗜睡、呼吸深快、食欲减退，甚至昏迷。

(4) 尿毒症：急性肾衰竭时体内蛋白质分解代谢旺盛，代谢产物不能从肾脏排泄，使各种毒性物质在体内积聚，引起全身各系统中毒症状，其严重程度与血中尿素氮及肌酐增高的浓度相关。轻度者无显著临床症状；中度者恶心、呕吐，进而出现腹胀、腹泻等消化道症状；重者嗜睡、昏迷乃至死亡。

(5) 出血倾向：急性肾衰竭时由于血小板的缺陷、毛细血管脆性增加、凝血酶原的生成受到抑制等，可有明显的出血倾向，可表现为鼻衄、皮下淤斑、口腔齿龈及消化道等出血。

(6) 贫血：几乎所有病例都有进行性贫血现象。产生贫血的原因，一方面是由于创伤、出血、溶血等造成红细胞的过多损失和破坏；另一方面是由于尿毒症的毒性物质抑制了骨髓红细胞的生成。

2. 多尿期 病人如能得到及时、正确的治疗而安全度过少尿期，肾功能可逐渐恢复，在少尿或无尿后 24 h 尿量超过 400 mL 时即进入多尿期，提示肾实质开始修复。此期可持续 1～3 周。在多尿期初始，因肾小管功能尚未完全恢复，虽尿量增加，但高钾血症和血尿素氮、肌酐等体内代谢产物的蓄积仍然存在。4～5 天后，随着肾功能的逐渐好转、尿量大幅度增加后，血尿素氮、肌酐等开始下降，病情开始好转。但可出现低钾血症、低钠血症、低钙血症等水电解质失衡状态。此期，病人抵抗力仍然很弱，可因感染、低钾血症等原因死亡。多尿期尿量的增加可以是突然增加、逐渐增加和缓慢增加。若尿量增加一段时间后停滞不变，提示肾功能损害难以完全恢复，预后差。

3. 恢复期 此期可持续 3 个月或 1 年左右。随着肾功能的逐渐恢复，尿量恢复至正常水平，代谢紊乱得到纠正，病人情况日见好转。但由于病程中的消耗，仍有虚弱无力、消瘦、营养不良、贫血和免疫功能低下等。

（二）辅助检查

1. 实验室检查

(1) 尿液检查：尿比重低于 1.015，可有蛋白，镜检有红细胞、颗粒或红细胞管型，尿钠含量增高，尿素及肌酐浓度降低。

(2) 血液检查：可有贫血和出血倾向，血清肌酐及尿素氮逐日增高，血气分析提示代谢性酸中毒，血清钠、钙偏低，血清钾、磷可逐渐增高。

2. 影像学检查 通过B超、X线及肾血管造影等均可发现肾及输尿管的形态学变化。

3. 肾活检 诊断有疑问时，有确诊意义。

三、心理、社会状况

突发的严重疾病导致ARF常使病人情绪低落，担心预后不佳，治疗费用又较昂贵，病人及其家属心理压力大，容易出现各种情绪反应，如抑郁、恐惧、绝望等。

【常见护理诊断/问题】

1. 体液过多 与肾衰竭尿少、水中毒有关。

2. 营养失调：低于机体的需要量 与病人食欲下降、限制饮食、原发疾病等因素有关。

3. 潜在并发症：脑水肿、肺水肿及心律失常等。

4. 有感染的危险 与分解代谢增强、机体抵抗力下降有关。

5. 焦虑、恐惧 与意外伤害或病情严重有关。

【护理措施】

(一) 治疗指导

1. 少尿或无尿期

(1) 维持体液平衡 应遵循“量出为入”的原则控制液体的摄入量。每天补液量＝显性失水量＋非显性失水量－内生水量。衡量补液适量的指征有：①皮下无脱水和水肿现象；②每天体重不增加，若体重增加超过0.5 kg或以上，提示补液过多；③血钠、中心静脉压正常且无循环衰竭、肺水肿及脑水肿的表现。

(2) 纠正电解质、酸碱平衡紊乱 ①防治高钾血症，高钾血症是少尿期病人最主要的死亡原因。预防高钾血症首先需要严格控制钾的摄入，不输库存血。其次，减少诱发血钾增高的因素，如纠正酸中毒、控制感染、清除体内坏死组织。(详见“体液失衡病人的护理”相关内容)；②稀释性低钠血症者限制水分摄入即可；③低钙血症引起抽搐症状者应及时补钙，一般可用10%葡萄糖酸钙10 mL加入10%葡萄糖20 mL静脉缓慢推注或加入葡萄糖中静脉滴注；④高镁血症引起症状者，可用钙剂、胆碱酯酶抑制剂等对抗镁离子的作用；⑤代谢性酸中毒者，可应用碳酸氢钠溶液或乳酸钠溶液补碱，纠正酸中毒。

(3) 控制感染 尽早选用氨苄青霉素、羧苄青霉素、氯霉素、红霉素、青霉素等无肾毒性或肾毒性低的抗生素，并根据肌酐清除率调整剂量。磺胺药、四环素类、链霉素、卡那霉素、多黏菌素等能产生肾毒性或增加肾脏负担的药物应禁用或慎用。

(4) 氮质血症及尿毒症的防治 ①供给足够的热量，每天供给热量不少于2 kcal，其中葡萄糖应在150 g以上，适当控制蛋白质的摄入；②使用促进蛋白质合成代谢的药物，如丙酸睾酮及苯丙酸诺龙等；③血尿素氮高于100 mg/dL或每天升高7 mmol/L者，应采用透析疗法。

(5) 血液净化 目前提倡早期进行预防性血液净化。所谓预防性是指在急性肾衰竭早期即采取合适的血液净化技术，以防止严重并发症(如高钾血症、肺水肿、消化道出血、败血症等)的发生和发展。血液净化技术包括血液透析、腹膜透析和连续性肾替代治疗。应根据肾功能、氮质血症好转的情况决定停止血液净化的时间。

2. 多尿期 此期的重点仍然是维持水、电解质和酸碱平衡，控制氮质血症，防治各种并发症。已进行透析的病人应继续透析。多尿1周左右可见血肌酐和尿素氮水平逐渐降至正常水平，饮食中可逐渐增加优质蛋白的摄入，并逐渐减少透析次数，直至停止透析。

3. 恢复期 积极补充营养，给予高蛋白、高热量、高维生素的易消化饮食；逐步增加活动量，以促进全身各器官功能的恢复；避免一切加重肾脏损害的可能，如疲劳、感染等。

（二）一般护理

1. 休息 少尿期和多尿期病人均应卧床休息以减轻肾脏负担，降低代谢率，减少蛋白质分解代谢，从而减轻氮质血症。恢复期病人可逐渐增加活动量。

2. 饮食与营养 ARF病人处于高分解状态，水和蛋白质摄入受限、代谢及内环境紊乱，应选择高热量、低蛋白、富含维生素、易消化的食物。少尿期病人适当限制摄入蛋白质及含钾丰富的食物，多尿期需补充优质蛋白。不能进食者通过管饲或静脉补充葡萄糖、氨基酸、脂肪乳等。

3. 加强心理护理 做好病人及家属的心理疏导，稳定情绪，解释病情及治疗方案，以减轻病人及家属的不安情绪和恐惧感。

4. 病情观察 观察尿量、尿比重及尿成分的变化，血肌酐、尿素氮的情况等。急性肾衰竭常以心力衰竭、心律失常、感染、惊厥为主要死亡原因，注意体温、呼吸、脉搏、心率、心律、血压等变化。及时发现相应的早期表现，并随时与医师联系。

（三）透析护理

1. 透析前护理 向病人及家属说明透析的目的、过程及可能出现的情况，每次透析前监测体重与生命体征，并做好周围环境消毒等准备工作。

2. 透析期间的观察 密切关注病人有无生命体征变化，尤其是血压；有无过敏反应等现象；血液和透析液的颜色是否正常，有无血液分层或凝血现象；及时采集血标本，观察各项生化指标有无改善。

3. 透析后护理 透析结束后做好留置管道的维护与固定，用肝素液封管，并用敷料包扎，观察敷料有无渗血、渗液，并及时更换敷料。

（四）健康教育

1. 预防指导 慎用氨基糖苷类等肾毒性药物，尽量避免使用大剂量造影剂的X线检查，尤其是老年人及肾血流灌注不良者。加强劳动保护，避免接触工业毒物等。

2. 保健指导 加强营养，适当锻炼，避免过度疲劳；注意个人卫生，注意保暖，防止受凉；避免妊娠、外伤、手术等；强调监测肾功能、尿量的重要性，并教会病人测量和记录尿量的方法，嘱其定期随访。

二、急性呼吸窘迫综合征病人的护理

【概述】

急性呼吸窘迫综合征(ARDS)是指在创伤、感染、休克及大手术等严重疾病后病人继发的以进行性呼吸困难和难以纠正的低氧血症为特征的异常呼吸综合征，属于急性肺损伤(acute lung injury，ALI)的严重阶段或类型。

【病因】

1. 损伤

(1) 肺内损伤:肺挫伤、肺冲击伤、误吸胃内容物、呼吸道烧伤、淹溺,呼吸机纯氧或吸入高浓度氧等。

(2) 肺外损伤:大面积烧伤或创伤,骨折后并发脂肪栓塞,心肺转流术(体外循环)、大血管手术、重大手术后等。

2. 感染

(1) 肺部感染:各种肺炎、粟粒性肺结核肺。

(2) 肺外感染:败血症、急性坏死性胰腺炎、急性梗阻性化脓性胆管炎等。

3. 休克和 DIC 见于中毒性、出血性、心源性、过敏性休克等。

4. 其他 吸入有害气体,服用海洛因、美沙酮、丙氧酚(镇痛剂),应用乙氯戊烯炔醇(安眠剂)、噻嗪类、秋水仙碱、水杨酸盐、巴比妥类等药物,大量输血,癫痫,空气或羊水栓塞等。

尽管 ARDS 的病因各异,但其发病基础相同,即由通气功能障碍、通气血流比例失调、气体弥散障碍所致。

【护理评估】

一、健康史

了解病人近期健康状况,现阶段有无严重创伤、烧伤或失血、缺水等各种原因引起的休克,有无急性坏死性胰腺炎、重症胆管炎等各种外科严重感染,有无心跳、呼吸骤停复苏后又引起再灌注损伤等;了解既往有无心肺疾病史。

二、身体状况

(一) 症状与体征

根据病情进展,急性呼吸窘迫综合征可分以下阶段。

1. 初期 在肺刚受损的数小时内,病人可无呼吸系统症状。随后呼吸频率不断加快,气促逐渐加重,一般吸氧不能缓解。肺部体征一般无异常发现或可听到吸气时细小湿啰音。

2. 进展期 随着病情进展,病人吸气费力且呈现明显呼吸困难、发绀,胸部紧束感,常伴有烦躁、焦虑不安或意识障碍。

3. 末期 如上述病情继续恶化,呼吸窘迫和发绀继续加重,病人可出现深昏迷、心律失常。

(二) 辅助检查

1. 血气分析 $PaO_2 < 60$ mmHg,伴或不伴 $PaCO_2 > 50$ mmHg。当 PaO_2 降至 25 mmHg(3.33 kPa)、$PaCO_2$ 升至 55 mmHg(7.33 kPa),提示已达临终状态。

2. 影响学检查

(1) X 线检查:初期 X 线、胸片显示清晰肺野或仅有肺纹理增多模糊,提示血管周围液体聚集;进展期 X 线、胸片显示两肺广泛间质浸润;末期胸片示肺部大片融合浸润阴影,乃至发展成“白肺”。

(2) 放射性核素肺:通气/灌流扫描显示肺部通气/灌流情况,协助分析出现 ARDS 的原因。

三、心理、社会状况

病人及家属都会因病人出现呼吸困难威胁生命而感到极度恐惧，病情严重时病人可出现绝望、濒死感等心理变化。

【常见护理诊断/问题】

1. 低效性呼吸型态 与肺水肿、肺不张等病理改变有关。

2. 气体交换受损 与急性肺损伤有关。

3. 有感染的危险 与缺氧、营养失调、机体抵抗力低下有关。

4. 焦虑、恐惧或预感性悲哀 与意外伤害或病情严重有关。

【护理措施】

（一）治疗指导

ARDS治疗的关键是呼吸支持治疗，及时纠正严重缺氧，从而赢得治疗、处理原发病的时机，如处理创伤、控制炎症反应造成肺损伤等。

1. 呼吸支持治疗 氧疗纠正缺氧刻不容缓，需借助机械通气吸入氧气。应用呼吸机行呼气末正压通气（PEEP）或持续气道正压（CPAP）通气为主的综合治疗。通过呼气末正压使陷闭的支气管和闭合的肺泡张开，随着陷闭的肺泡复张，肺内静动血分流降低，通气/血流比例和弥散功能亦得到改善。PaO_2和SaO_2随PEEP的增加不断提高，但PEEP过高可导致气压伤和影响循环功能、减少心输出量等。

知识链接

ARDS的特殊治疗方法

1. 体外膜氧合（ECMO）与静脉内膜氧合器 当严重的ARDS对常用的呼吸治疗无效时，可考虑使用体外膜氧合治疗，即静脉血经重力作用从股静脉引流至小的贮存器内，再通过膜氧合器后经滚动泵泵回到颈内静脉。静脉内氧合作用是经外科手术暴露右侧股静脉，膜氧合器插入大的腔静脉内运转，当血液经过各个微渗性中空纤维时因分压梯度的原理，达到血液氧合和去碳酸基的作用。

2. 高频通气（HFV） 此通气技术通过一个套管（注入套管）直接引入到气管插管的管腔内，喷射的气体通过注入套管进入开放性气管插管的管腔内，通气频率为110～600次/分，从而使氧气在肺泡内充分弥散且避免气压伤的危险。

2. 维持适宜的血容量，防治肺水肿 创伤出血过多者，必须输血。输血切忌过量，滴速不宜过快，最好输入新鲜血。库存1周以上血液含微型颗粒，可引起微栓塞，损害肺毛细血管内皮细胞，必须加用微过滤器。在保证血容量、稳定血压前提下，要求出入液量轻度负平衡（－1000～－500 mL/d）。

3. 肾上腺皮质激素 早期可以应用激素，以抗炎和促使肺间质液吸收，缓解支气管痉挛，还可抑制后期肺纤维化。常用地塞米松每天60～80 mg或氢化可的松每天1000～2000 mg，每6小时1次，连用2天，有效者继续使用1～2天停药，无效者停用。

4. 抗感染治疗 脓毒症是ARDS的常见病因，也是其高病死率的主要原因。ARDS发生后又可并发肺部感染，因此抗感染疗法是必要的。及时选用有效抗生素。必要时可预防性口服或口咽部局部应用非吸收性抗生素。

（二）一般护理

1. 休息 将病人安置于单间病房，保持空气新鲜，重视病房消毒，备好各种抢救物品及药品，如呼吸机、吸引器、气切包、插管包等。

2. 保持呼吸道通畅 定时翻身、拍背、吸痰等，气管切开者做好气道护理；使用呼吸机通气者，做好相关护理。

3. 饮食与营养 ARDS病人处于高代谢状态，应尽早给予强有力的营养支持，供给足够的热量，以减少组织蛋白的分解。不能进食者通过管饲或静脉补充葡萄糖、氨基酸、脂肪乳等。

（三）心理护理

做好病人及家属的心理疏导、稳定情绪，解释病情及治疗方案，以减轻病人及家属的不安情绪和恐惧感。

（四）密切观察病情变化

动态监测动脉血氧饱和度，注意血气变化，及早发现各种酸碱紊乱；密切观察病人的神志、瞳孔、呼吸频率与节律、有无发绀，注意体温、脉搏、心率、心律、血压等变化，观察氧疗效果。

（五）健康教育

1. 疾病知识指导 向病人及家属讲解疾病的发生、发展与转归，使病人理解康复保健的目的和意义。

2. 呼吸锻炼指导 教会病人有效咳嗽、咳痰和有效呼吸的方法，如缩唇呼吸、腹式呼吸、体位引流等，提高病人的自我护理能力。

3. 休息与活动 指导病人根据病情制订合理的休息与活动计划，避免进行耗氧量大的活动。

4. 增强体质、避免诱因 指导病人合理安排膳食，加强营养，避免劳累、情绪激动等不良刺激，避免与呼吸道感染者接触。

5. 指导就医 若出现气急、发绀加重等变化，应尽早就医。

能力检测

（张　晶）

本章小结

外科休克、多器官功能障碍综合征应重在预防，必须尽早治疗和去除病因，控制触发因子，如积极有效地抗休克、改善微循环、控制感染等，同时重视营养支持，维持机体内环境平衡,增强免疫力,在防治并发症的前提下进行综合治疗,最大限度地保护各器官系统功能,切断可能存在的恶性循环。如一旦发生 MODS,除针对原发病采取一般的治疗措施外,还应针对不同器官功能障碍采取不同的治疗措施。

通过此项目的学习,使学生能熟练掌握危重症病人的抢救与监护技术;掌握此类病人的护理措施;提高学生的观察能力和特殊情况的应对能力;以及抢救危重症病人的综合能力。

第四章
外科感染病人的护理

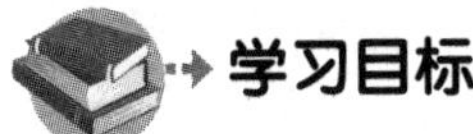

识记　1. 能说出外科感染的类型与特点。

　　　2. 能复述外科感染、各类浅部软组织感染的概念、临床表现、治疗原则。

　　　3. 能复述全身感染的概念、临床表现、治疗原则。

理解　1. 能比较非特异性感染与特异性感染的特点。

　　　2. 能比较破伤风与气性坏疽的临床特点。

运用　能运用多学知识对外科感染病人实施整体护理。

第一节　局部感染病人的护理

案例导入

病人，女性，65岁，糖尿病史18年。左大腿局部皮肤硬肿，色暗红，疼痛，表面可见数个脓点，腹股沟淋巴结肿大，发热。

工作任务：

1. 该病人发生了什么情况？
2. 该病人目前存在哪些护理诊断/问题？
3. 对该病人目前存在的护理问题应采取哪些护理措施？

一、外科感染概述

【概述】

感染(infection)是指病原体侵入机体引起的局部和(或)全身炎症反应。病原体包括细菌、真菌、病毒与寄生虫等。外科感染(surgical infection)一般是指需要外科治疗的感染，包括发生在组织损伤、空腔脏器梗阻和手术、器械检查、留置导管后的感染等。

外科感染一般具有以下特点:①大部分是由多种细菌引起的混合感染。②多数有明显突出的局部症状。③病变常集中在某个局部,发展后常引起化脓、坏死等,使组织遭到破坏,愈合后形成瘢痕组织,并影响功能。

【分类】

1. 按致病菌种类和病变性质不同分类

(1) 非特异性感染(nonspecific infection):又称化脓性感染或一般感染,是临床最常见的一种感染,常见致病菌有葡萄球菌、链球菌、大肠埃希菌等,常见疾病有疖、痈、丹毒、急性乳腺炎、急性阑尾炎等。

(2) 特异性感染(specific infection):是指由一些特殊的病菌引起的感染,如结核病、破伤风、气性坏疽等。因致病菌不同,可有独特的病程演变和临床表现,因此,其防治方法也与非特异性感染不同。

2. 按病程分类

根据病程长短可将感染分为急性、亚急性和慢性三种。病程在3周以内的称为急性感染,超过2个月的为慢性感染,介于两者之间者称为亚急性感染。

3. 其他分类

(1) 按病原菌来源:分为外源性感染和内源性感染。

(2) 按病原菌入侵时间:分为原发性感染和继发性感染。

(3) 按感染发生的条件:分为条件性(机会性)感染、二重感染(菌群交替)和医院内感染等。

【病因】

外科感染的发生与致病菌的种类、数量、毒力,局部及全身抵抗力,及时和正确的治疗等因素密切相关。

(一) 外科感染常见致病菌

1. 金黄色葡萄球菌 革兰氏染色阳性,能产生溶血素、杀白细胞素和血浆凝固酶,多引起疖、痈等。脓液稠厚、黄色、无臭味。

2. 化脓性链球菌A群(乙型或溶血性链球菌) 革兰氏染色阳性,能产生溶血素、透明质酸酶和链激酶等,易引起急性蜂窝织炎、淋巴管炎和败血症等。脓液稀薄、量大、淡红色。

3. 大肠埃希菌(大肠杆菌) 革兰氏染色阴性,单纯大肠埃希菌感染脓液无臭味,但多与厌氧菌混合感染,引起阑尾炎和腹膜炎等,脓液稠厚、有臭味。

4. 铜绿假单胞菌(绿脓杆菌) 革兰氏染色阴性,常存在于肠道内,对大多数抗菌药不敏感,是继发性感染的主要致病菌,如烧伤创面感染和败血症等。脓液淡绿色,有特殊的甜腥臭味。

5. 脆弱拟杆菌 革兰氏染色阴性厌氧菌,普通培养无细菌生长,多存在于肠道内,为阑尾炎穿孔所致的腹膜炎和胃肠道术后感染的常见致病菌,一般为混合感染,脓液恶臭。

6. 变形杆菌 革兰氏染色阴性,存在于肠道和尿道内,为急性腹膜炎、尿路感染和烧伤创面感染的病菌之一,对常用的抗生素有耐药性。脓液恶臭。

(二) 致病菌的致病因素

1. 黏附因子及荚膜 致病菌侵入人体后,产生黏附因子附着于人体组织细胞并入侵。

部分致病菌有荚膜或微荚膜。可对抗吞噬细胞的吞噬或杀灭作用而在体内繁殖，导致组织细胞损伤。

2. 病菌毒素 多种致病菌可释放胞外酶、外毒素和内毒素，统称病菌毒素。这些毒素可导致感染扩散、组织结构破坏、细胞功能损害和代谢障碍等，是引起临床症状和体征的重要因素。

3. 致病菌的数量与增殖速度 侵入人体组织的致病菌数量越多、增殖速度越快，导致感染的概率越高。

（三）机体的易感性

1. 局部因素 皮肤黏膜破损、管腔阻塞、组织缺血、其他炎症病变等可促使感染发生。

2. 全身因素 凡能引起全身抗感染能力下降的因素均可能促使感染发生，如严重的损伤或休克、慢性消耗性疾病、化疗、营养不良、免疫缺陷等。

【病理生理】

1. 炎症反应

在致病菌进入人体组织处发生炎症反应，细菌的毒素、细胞和血浆蛋白释放出来的组织胺和激肽等的作用，使毛细血管和微静脉内血流缓慢、压力增加，并发生扩张，血管通透性和血浆蛋白渗出增加；白细胞黏附在受损的血管内皮细胞上，并从内皮细胞连接处游出到达血管外组织处。在渗出的血浆蛋白中有抗体、补体等。抗体和细菌表面的抗原相结合，形成抗原抗体复合物，使补体激活，引起一系列的酶反应，释放趋化因子，改变细菌的表面性质，使它们容易被中性粒细胞和大单核细胞所吞噬。在感染的早期，渗出的白细胞以中性粒细胞为主，以后单核细胞逐渐增多。吞噬作用是人体最重要的防御功能，主要通过血液中的中性粒细胞、单核细胞和分布于肝、脾、肺和淋巴结等器官内的网状内皮系统来完成。如果吞噬作用能很快将入侵的细菌消灭，则炎症停止发展，组织逐渐修复，可无明显的临床感染出现。如果入侵的细菌量大、毒性强，则炎症反应剧烈，出现红、肿、热、痛等临床感染的表现。

2. 感染结局

(1)炎症消退：当人体抵抗力较强，治疗及时有效时，炎症消退，感染痊愈。

(2)炎症局限化：当人体抵抗力占优势，感染局限形成脓肿。经过有效治疗，小的脓肿可自行吸收；较大脓肿经手术切开排脓引流后感染好转，病变区逐渐长出肉芽组织，形成瘢痕而愈。

(3) 炎症扩散：致病菌毒性大、数目多，在人体抵抗力差的情况下，感染可迅速向四周扩散或进入淋巴系统、血液循环系统，引起严重的全身性感染。

(4) 转为慢性炎症：机体抵抗力与致病菌毒力处于相持状态时，感染病灶被局限，形成溃疡、瘘窦或硬结，由瘢痕纤维组织包围，不易愈合。病灶内仍有致病菌。在人体抵抗力降低时，感染可以重新急性发作。

【护理评估】

一、健康史

了解病人的外伤史、营养状况、其他既往疾病史以及近期用药情况等。

二、身体状况

（一）症状与体征

1. 局部症状 红、肿、热、痛和功能障碍是化脓性感染的典型症状。浅表化脓性感染者上述局部症状突出，还可出现肿块或硬结；脓肿形成后，触之有波动感。深部组织感染者，局部症状可不明显。

2. 全身症状 轻微感染可无全身症状；较重感染者常有发热、头痛、全身不适、乏力、食欲减退等。严重感染时，因代谢紊乱，可引起水、电解质和酸碱平衡失调，甚至发生感染性休克。病程较长时，因营养消耗，可出现营养不良、贫血或水肿等。

3. 特殊表现 特异性感染的症状独特，如破伤风病人有强直性肌痉挛；气性坏疽等产气菌感染可出现皮下捻发音等。

（二）辅助检查

1. 实验室检查

（1）血常规检查：血白细胞计数、中性粒细胞比例增加。感染严重时，白细胞计数降低，出现核左移和中毒颗粒。

（2）细菌培养：血、尿、痰、分泌物、渗出物、脓液或穿刺液进行涂片检查、细菌培养及药物敏感试验，可明确致病菌的种类，还可依据药敏试验结果合理地选择抗菌药物。

2. 影像学检查 B超、X线、CT和MRI等检查可用于深部感染的定位。

三、心理、社会状况

感染严重或病程较长的病人，除疼痛等造成精神折磨外，因感染导致的容貌及功能受损，可使病人出现心理及情绪方面的改变，如烦躁易怒、焦虑、恐惧、失眠等。

【常见护理诊断/问题】

1. 体温过高 与感染或组织坏死所致的炎症反应有关。

2. 疼痛 与炎症介质释放、局部渗出压迫有关。

3. 焦虑 与担心疾病、身体不适有关。

4. 潜在并发症：脓毒血症、感染性休克等。

5. 知识缺乏 缺乏外科感染的相关知识。

【护理措施】

（一）治疗指导

1. 局部治疗护理

（1）保护感染部位 患部抬高、制动，避免受压，必要时可用夹板或石膏夹板固定。不仅可减轻疼痛，而且有利于炎症局限化和消肿。

（2）物理疗法 包括局部热敷、超短波或红外线照射患处等，可促进局部血液循环，有利于炎症的吸收或消散。

（3）用药护理 外用药有改善局部血液循环、散淤消肿、加速感染局限化，以及促使肉芽生长等作用，大多适用于浅部感染，但有时也用于深部感染。具体药物及使用方法如下：①新鲜蒲公英、紫花地丁、马齿苋、败酱草等捣烂外敷，在浅部感染初期有效。②50%硫酸镁溶液湿热敷，可用于蜂窝织炎、淋巴结炎等。③金黄散、玉露散、双柏散等用醋调外敷，适用于浅部或稍深的感染初、中期。④鲫鱼膏、千捶膏或鱼石脂软膏等，适用于疖、痈等较小的感染中期。⑤感染创面破溃后，可用八二丹、生肌玉红膏、红油膏等。

(4) 手术治疗护理　包括清创去除感染坏死组织、脓肿的切开引流和炎症脏器的切除等，注意保持引流通畅，按时换药，保持敷料清洁、干燥。

2. 全身治疗护理

(1) 监测体温：发热时可给予物理降温，必要时遵医嘱给予药物降温。

(2) 减轻疼痛：抬高患肢减轻肿胀，必要时遵医嘱给予镇痛药物。

(3) 遵医嘱合理应用抗生素：感染较重、范围较大或有扩展趋势时，需根据感染部位、脓液特点、细菌培养和药敏试验等选择合理的抗生素，并注意观察用药效果。

(4) 做好生活护理：保持环境安静，嘱病人卧床休息，抬高患肢，对于长期卧床病人，应协助其被动活动和定时翻身；指导病人进食高热量、易消化、营养丰富的饮食，以改善病人的全身情况，增强抵抗力，促进恢复。

(二) 病情观察

密切观察伤口情况、引流情况等，监测病人的生命体征，观察药物疗效及副作用，如有异常，及时通知医师。

(三) 心理护理

评估病人的心理状态，加强沟通，给予鼓励和支持，消除病人身体上的不适和精神上的紧张焦虑情绪，使其更好地配合检查与治疗。

(四) 健康教育

(1) 加强个人卫生和环境卫生，减少感染来源；及时治疗各种皮肤病，以防体表化脓性感染的发生。

(2) 做好劳动保护工作，预防组织损伤。

(3) 及时处理原发疾病，预防感染发生。

(4) 加强营养和锻炼身体，提高机体的抵抗力。

(5) 指导病人及时、正确地处理伤口，适时地进行功能锻炼。

二、浅部软组织化脓性感染

浅部软组织化脓性感染是指发生于皮肤、皮下组织、淋巴管、淋巴结、肌间隙及其周围疏松结缔组织等处的化脓性感染。常见的浅部软组织化脓性感染有疖、痈、急性蜂窝织炎、急性淋巴管炎和急性淋巴结炎、脓肿等。

疖

【概述】

疖(furuncle)是单个毛囊及其周围组织的急性化脓性感染，致病菌主要是金黄色葡萄球菌，好发于毛囊及皮脂腺丰富的部位，如头、面、颈、背等处。身体不同部位同时或反复发生疖，称为疖病。疖病常见于免疫力较低的糖尿病病人或小儿。

【病因】

疖的发生常与皮肤不洁、局部擦伤、环境温度高及机体抵抗力降低有关。

【护理评估】

一、健康史

了解病人的相关病史、既往疾病史，尤其注意导致病人免疫力下降的疾病，如糖尿病病史等。

二、身体状况

（一）症状与体征

感染初期局部出现红、肿、痛的小结节，逐渐增大呈锥形隆起，数日后中央组织坏死、软化，出现黄白色小脓栓，红、肿、痛范围扩大。脓栓脱落后脓液排出，逐渐愈合。疖一般无全身症状，但全身抵抗力下降时，可出现不适、畏寒、发热、头痛等。

面部上唇周围和鼻部“危险三角区”处的疖，如被挤压或挑刺，致病菌可沿内眦静脉和眼静脉进入颅内的海绵状静脉窦，引起颅内化脓性海绵状静脉窦炎，表现为眼部及周围组织进行性肿痛，可伴头痛、寒战、高热、呕吐甚至昏迷，可危及生命。

（二）辅助检查

1. 血常规检查　白细胞计数升高、中性粒细胞比例增加。

2. 细菌培养　取脓液或病灶渗出液鉴定致病菌。

三、心理、社会状况

病人常因局部红肿、疼痛出现情绪低落，烦躁不安，尤其是女性病人，可因面部受影响而出现焦虑等心理变化。

【常见护理诊断/问题】

1. 疼痛　与感染有关。

2. 有感染扩散的危险　与机体抵抗力低下有关。

3. 潜在并发症：颅内化脓性海绵状静脉窦炎。

【护理措施】

1. 一般护理　保持疖周围皮肤清洁，防感染扩散，避免挤压未成熟的疖，禁止挤压“危险三角区”的疖。伴有全身症状者，应注意休息，加强营养。

2. 控制感染　早期可热敷、理疗、外敷药物，有脓头时可在顶部点石炭酸或碘酊；有波动感时应尽早切开引流。有全身症状的面部疖和疖病应给予抗生素。

3. 病情观察　密切观察疖的局部变化，如发现感染扩散趋势，应及时处理；注意观察有无寒战、发热、头痛及意识障碍等颅内感染症状，若发现异常，及时报告医师。

4. 健康教育

（1）注意个人卫生，保持皮肤清洁。

（2）糖尿病病人应有效控制血糖。

（3）及时治疗疖，防止感染扩散。

痈

【概述】

痈(carbuncle)是多个相邻的毛囊及其周围组织急性化脓性感染,也可由多个疖融合而成,中医称为"疽"。常发生在项、背等皮肤厚韧部位,中年以上人群,糖尿病及免疫力低下者好发,致病菌多为金黄色葡萄球菌。

【病因】

痈的发生与皮肤不洁、局部擦伤及机体抵抗能力降低有关。

【护理评估】

一、健康史

了解病人有无皮肤破损史,有无导致免疫力下降的疾病,如糖尿病病史等。

二、身体状况

(一) 症状与体征

1. 局部症状 初起为小片皮肤暗红色硬肿,表面有数个凸出点或脓点,界限不清,疼痛较轻。随着病情发展,皮肤硬肿范围增大,脓点增多增大,中央部破溃呈蜂窝状,后逐渐坏死、溶解、塌陷,周围呈现浸润性水肿,同"火山口"状,内含脓液和大量坏死组织。

2. 全身症状 病人多有寒战、发热、食欲减退等全身症状,且易并发全身化脓性感染。

(二) 辅助检查

1. 血常规检查 白细胞计数升高、中性粒细胞比例增加,病情严重时白细胞计数降低。

2. 细菌培养 取脓液或病灶渗出液鉴定致病菌。

三、心理、社会状况

病人尤其是糖尿病病人常因担心感染进一步加重、创面难以愈合而产生焦虑、恐惧情绪。

【常见护理诊断/问题】

1. 体温过高 与炎症刺激有关。

2. 疼痛 与局部炎性浸润及组织肿胀有关。

3. 潜在并发症:脓毒症。

【护理措施】

(一) 一般护理

注意休息,加强营养,鼓励病人摄入含丰富蛋白质、维生素的饮食,以提高机体抵抗力。

(二) 控制感染

(1) 感染初期仅有红肿时,指导病人在患处外敷鱼石脂软膏、金黄膏等;局部组织肿胀明显者可用50%硫酸镁溶液湿热敷以促进炎症消退或局限化。

(2) 出现多个脓点、表面紫褐色或已破溃流脓时,应及时切开引流。协助医师在麻醉下行"+"形或"++"形切口切开引流,切口线应超过病变范围少许,去除坏死组织;切口内用生理盐水或凡士林纱布填塞,外用干纱布绷带包扎(图 4-1-1)。注意保持敷料清洁、干燥,渗血、渗液过多时应及时更换敷料。24 h 后可酌情选用依沙吖啶、呋喃西林溶液等药物湿纱布外敷,每天更换敷料,促进伤口愈合。

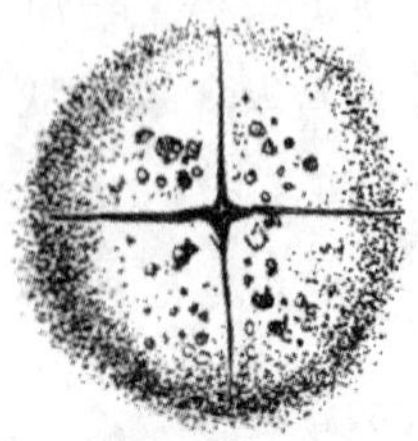

(a) “+” 形切口

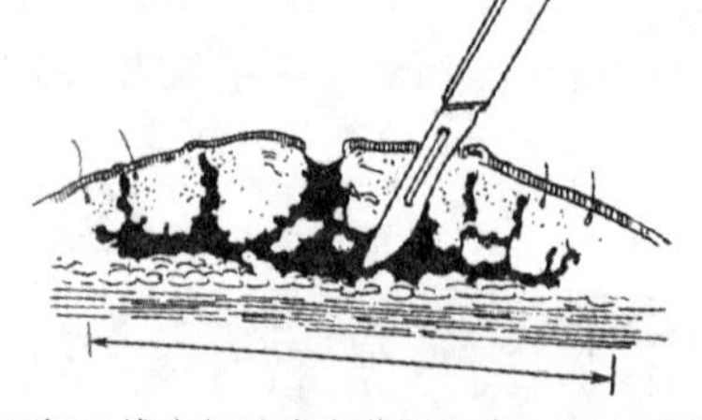

(b)切口线应超过病变范围少许,深达筋膜

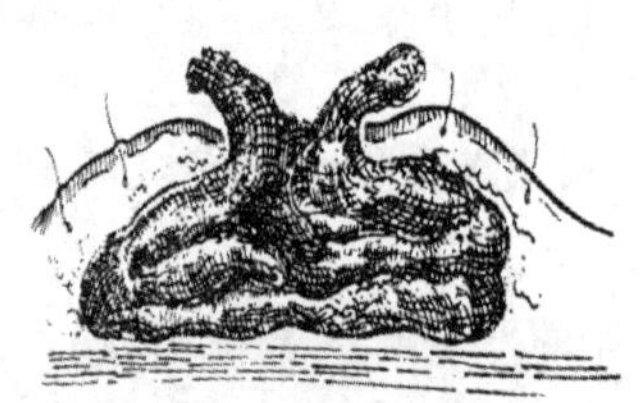

(c)切口内填塞纱布条

图 4-1-1 痈的切开引流

(3) 遵医嘱及时、合理应用抗生素。

(4) 维持正常体温:高热病人予以物理降温,必要时遵医嘱给予退热药物。

(三) 病情观察

(1) 观察并记录痈的范围、局部皮肤颜色及脓液性状等。

(2) 注意病人有无突发寒战、高热、头痛、意识障碍等全身性感染症状,发现异常,及时报告医师并配合治疗。

(四) 心理护理

注意病人的心理变化,告知疾病相关信息,耐心开导病人,缓解病人紧张、焦虑情绪。

(五) 健康教育

(1) 注意个人卫生,保持皮肤清洁,勤洗澡,勤换衣。

(2) 糖尿病病人应有效控制血糖。

(3) 免疫力低下的老年人及小儿应做好防护,加强营养,增强抵抗力。

急性蜂窝织炎

【概述】

急性蜂窝织炎(acute cellulitis)是指发生在皮下、筋膜下、肌间隙或深部蜂窝组织的急性弥漫性感染。致病菌主要是乙型溶血性链球菌,其次是金黄色葡萄球菌,大肠埃希菌或其他型链球菌。

【病因】

常因皮肤、黏膜损伤或皮下疏松结缔组织受感染引起。

【护理评估】

一、健康史

了解病人有无外伤史,有无局部感染病史。

二、身体状况

(一) 症状与体征

1. 一般皮下蜂窝织炎 局部明显红肿、疼痛,扩展迅速,与正常皮肤无明显界限。病变严重者，皮肤呈褐色，局部可有水疱，破溃后流出水样液。深部感染者，局部红肿多不明显，表面组织水肿和深压痛，全身症状明显。

2. 产气皮下蜂窝织炎 致病菌以厌氧菌为主，下腹与会阴部多见，常在皮肤受损伤且污染较重的情况下发生。病变主要局限于皮下结缔组织，不侵犯肌层。初期表现类似一般性蜂窝织炎，但病变进展快且可触及皮下捻发音，破溃后脓液恶臭，全身症状恶化较快。

3. 口底、颌下、颈部的急性蜂窝织炎 小儿多见，感染起源于口腔或面部，可引起喉头水肿和气管受压，导致呼吸困难，甚至窒息。

4. 新生儿皮下坏疽 多发生于背部、臀部等经常受压处。初期局部皮肤发红、变硬。后中心部分变软变暗，皮肤与皮下组织分离，触之有浮动感。患儿全身状况差，可出现体温升高、拒绝吃奶，烦躁不安甚至昏迷等。

（二）辅助检查

1. 实验室检查

(1) 血常规检查：白细胞计数升高、中性粒细胞比例增加，病情严重时白细胞计数降低。

(2) 细菌培养：取脓液或病灶渗出液鉴定致病菌。

2. 影像学检查 B超、X线、CT检查等有助于了解深部组织的感染情况。

三、心理、社会状况

病人常因担心感染进一步加重、创面难以愈合而产生紧张、焦虑情绪；严重的口底、颌下、颈部的急性蜂窝织炎病人可因呼吸困难、窒息而产生恐惧，甚至出现濒死感。

【常见护理诊断/问题】

1. 体温过高 与炎症刺激有关。

2. 疼痛 与局部炎性浸润及组织肿胀有关。

3. 潜在并发症：窒息。

【护理措施】

（一）一般护理

患处制动，注意休息，加强营养。摄入含丰富蛋白质、维生素及高热量的食物。

（二）控制感染

1. 局部处理 ①一般皮下蜂窝织炎可用50%硫酸镁溶液湿热敷或外敷鱼石脂软膏、金黄膏等；若脓肿形成，应及时切开引流。②产气皮下蜂窝织炎，可用3%过氧化氢溶液冲洗和湿敷伤口。③口底、颌下和颈部的急性蜂窝织炎则应尽早切开减压，以防喉头水肿、压迫气管。④各型皮下蜂窝织炎均可在病变处做多个小切口，以浸有药液的湿纱布条引流，保持引流通畅，及时更换敷料，促进切口愈合。

2. 全身治疗 ①遵医嘱及时、合理地应用有效抗生素。②对体温较高者，给予物理降温，鼓励病人多饮水。③加强营养支持，增强机体抵抗力。

（三）病情观察

(1) 监测体温，密切观察创面，注意有无感染扩散、脓肿形成等变化。

(2) 口底、颌下和颈部蜂窝织炎可影响病人呼吸，应严密观察病人的呼吸情况，注意有无呼吸困难甚至窒息等症状。做好气管插管等急救准备。

（四）健康教育

（1）做好日常防护，避免皮肤损伤。

（2）皮肤受伤后及时、适当地进行处理。

（3）有感染病灶应及时医治，以免感染扩散引起蜂窝织炎。

急性淋巴管炎和急性淋巴结炎

【概述】

急性淋巴管炎(acute lymphangitis)是指致病菌从破损的皮肤、黏膜或从其他感染病灶蔓延至邻近淋巴管内，所引起淋巴管及其周围组织的急性炎症。急性淋巴管炎波及所属淋巴结，即可引起急性淋巴结炎(acute lymphadenitis)。其致病菌主要有乙型溶血性链球菌、金黄色葡萄球菌等。

【病因】

感染多由口咽部炎症、足癣以及各种皮肤、皮下化脓性感染灶等引起。

【护理评估】

一、健康史

了解病人有无口咽炎症、足癣、皮肤损伤以及各种皮肤、皮下化脓性感染病史。

二、身体状况

（一）症状与体征

1. 急性淋巴管炎 分为网状淋巴管炎和管状淋巴管炎。

（1）网状淋巴管炎：又称丹毒(erysipelas)，是皮肤网状淋巴管受乙型溶血性链球菌侵袭感染所致的急性炎症。好发于下肢和面部。丹毒起病急，开始即可出现头痛、畏寒、发热、全身不适等症状。局部表现为片状红疹，略隆起，颜色鲜红，中央较淡，周围色深，边界清楚。轻压可使红色消退，压力去除后，很快恢复。随病情发展，红肿向四周蔓延，中央的红色消退、脱屑，转为棕黄。局部有烧灼样痛，部分病人红肿区可有水疱。附近淋巴结常肿大，触之疼痛。足癣或血丝虫感染可引起下肢丹毒的反复发作，可导致淋巴水肿，甚至发展为象皮肿。

（2）管状淋巴管炎：常见于四肢，以下肢为多见，因其常并发于足癣。管状淋巴管炎可分为深、浅两种。浅层淋巴管炎表现为伤口近侧一条或多条“红线”，硬而有压痛。深层淋巴管炎无“红线”，但患肢出现肿胀，有条形压痛区。两种淋巴管炎都可导致全身不适、畏寒、发热、头痛、食欲减退等症状。

2. 急性淋巴结炎 轻者仅有局部淋巴结肿大和略有压痛，并常能自愈。较重者局部有红、肿、痛、热，并伴有全身症状。炎症扩展至淋巴结周围，多个淋巴结融合形成肿块，也可以发展成脓肿，疼痛加剧，局部皮肤变暗红，出现水肿，压痛明显。

（二）辅助检查

1. 血常规检查 白细胞计数升高、中性粒细胞比例增多，病情严重时白细胞计数降低。

2. 细菌培养 形成脓肿时，穿刺抽得脓液作细菌培养及药物敏感试验。

三、心理、社会状况

病人常因疼痛或担心感染进一步加重、创面难以愈合而产生紧张、焦虑情绪。

【常见护理诊断/问题】

1. 体温过高 与炎症刺激有关。

2. 疼痛 与局部炎性浸润及组织肿胀有关。

3. 潜在并发症: 血栓性静脉炎、全身化脓性感染。

【护理措施】

(一) 一般护理

卧床休息,抬高患肢,加强营养,提高机体免疫力。

(二) 控制感染

(1) 主要是对原发病灶的处理,局部用50%硫酸镁湿热敷或用黄金散等外敷。还应防止接触性传染,急性淋巴结炎脓肿形成时,应切开引流,保持引流通畅,及时更换敷料,促进切口愈合。

(2) 全身应用抗生素,并在全身和局部症状消失后仍继续应用3～5天,以免复发。

(3) 对体温较高者,给予物理降温,鼓励病人多饮水。

(三) 病情观察

观察病人病情变化,注意有无寒战、高热、头痛、意识障碍等全身化脓性感染症状。发现异常及时报告医师。

(四) 健康教育

(1) 注意个人卫生,防止皮肤破损。

(2) 积极预防和治疗原发病灶,如足癣、口腔溃疡等。

(3) 指导病人卧床休息期间翻身和四肢活动,预防血栓性静脉炎。

脓肿

【概述】

脓肿是指急性感染后组织或器官内的病变组织坏死、液化,形成局限性脓液积聚,其周围有一完整脓腔壁。

【病因】

致病菌多为金黄色葡萄球菌,常因各种化脓性感染继发引起,也可从远处感染灶经血流转移而形成。

【护理评估】

一、健康史

了解病人既往有无局部化脓性感染病史,询问有无发热等病史。

二、身体状况

(一) 症状与体征

1. 浅表脓肿 局部隆起,红、肿、热、痛明显,与周围组织界限清楚,压之剧痛,有波动感。

2. 深部脓肿 红肿不明显，多无波动感，但有疼痛、压痛及凹陷性水肿，常有较明显的全身症状。

（二）辅助检查

1. 血常规检查 白细胞计数升高、中性粒细胞比例增多，病情严重时白细胞计数降低。

2. 细菌培养 穿刺抽得脓液做细菌培养及药物敏感试验。

3. 影像学检查 B超可帮助确定深部脓肿所在部位。

三、心理、社会状况

病人常因疼痛或担心感染进一步加重、创面难以愈合而产生紧张、焦虑情绪。

【常见护理诊断/问题】

1. 体温过高 与炎症刺激有关。

2. 疼痛 与局部炎性浸润及组织肿胀有关。

3. 营养失调:低于机体需要量 与消耗增加有关。

【护理措施】

（一）一般护理

感染较重或肢体感染者，应卧床休息，患肢制动抬高。加强营养，鼓励病人进食高蛋白、高热量、富含维生素的食物，多饮水。

（二）控制感染

消除感染病因，加强全身支持疗法，有脓肿形成者及时切开引流，保持引流通畅，及时更换敷料，促进切口愈合。必要时遵医嘱全身应用抗生素。体温较高者，给予物理降温，鼓励病人饮水。

（三）病情观察

(1) 密切观察病人的局部和全身症状，及时发现脓肿波动征。

(2) 监测体温变化，必要时监测 24 h 液体出入量。

（四）健康教育

(1) 注意个人卫生，保持皮肤清洁，防止软组织的急性化脓性感染。

(2) 正确、及时处理皮肤伤口；如有感染，应及时就医诊治，以免扩散。

(3) 指导病人进行患肢功能锻炼，恢复患肢功能。

三、手部化脓性感染

手部化脓性感染多由手部轻微外伤，如擦伤、刺伤、剪指甲过深和逆剥倒刺等引起，包括甲沟炎、指头炎、腱鞘炎、滑囊炎和掌深间隙感染。致病菌常为存在于皮肤表面的金黄色葡萄球菌。

甲沟炎和脓性指头炎

【概述】

甲沟为指甲与皮肤相连处，皮肤沿指甲两侧伸延而形成。甲沟炎(paronychia)是指手部损伤后发生在甲沟及其周围的感染。脓性指头炎(felon)是指手指末节掌面皮下组织的化脓性感染。

【病因】

致病菌常为金黄色葡萄球菌。甲沟炎常因手指的轻微外伤,如微小刺伤、逆剥倒刺、剪指甲过深等引起;脓性指头炎常发生在指尖受损后,也可由甲沟炎发展而成。

【护理评估】

一、健康史

主要了解病人有无手指的外伤史,如轻微的刺伤、擦伤、剪指甲过深、逆剥倒刺等。

二、身体状况

(一)症状与体征

1. 甲沟炎 常先发生在一侧甲沟皮下,先为局部红、肿、痛,炎症可自行或经治疗后消退,也可迅速化脓。化脓时甲沟皮下出现白色脓点,有波动感,但不易破溃。如不切开引流,脓液自甲沟一侧蔓延到甲根部的皮下及对侧甲沟,形成半环形脓肿;脓肿可向甲下蔓延,成为甲下脓肿,在指甲下可见到黄白色脓液,导致病变处指甲与甲床分离。甲下脓肿亦可因异物直接刺伤指甲或指甲下的外伤性血肿感染引起。如不及时处理,可发展成为慢性甲沟炎或慢性指骨骨髓炎。慢性甲沟炎时,甲沟旁有一小脓窦口,有肉芽组织向外突出。慢性甲沟炎有时可继发真菌感染。甲沟炎多无全身症状。

2. 脓性指头炎 初起表现为指头发红、肿胀、刺痛,继而指头肿胀加重,压力增高,疼痛剧烈。指动脉受压时,疼痛转为搏动性跳痛,患肢下垂时加重。剧痛常使病人烦躁不安,彻夜不眠。指头红肿并不明显,有时皮肤反呈黄白色,但张力显著增高,轻触指尖即产生剧痛。此时多伴有全身症状,如发热、全身不适、白细胞计数升高等。严重者可发生组织缺血坏死,神经末梢因受压和营养障碍而麻痹,疼痛反而减轻。脓性指头炎如不及时治疗,常可引起指骨缺血性坏死,形成慢性骨髓炎,伤口经久不愈。

(二)辅助检查

1. 实验室检查 血常规示白细胞计数和中性粒细胞比例升高。脓性指头炎者可采集脓液检测致病菌种类。

2. X线 可明确有无指骨坏死。

三、心理、社会状况

病人常因剧烈疼痛影响睡眠而产生烦躁焦虑情绪。

【常见护理诊断/问题】

1. 疼痛 与炎症刺激、局部组织肿胀有关。

2. 体温过高 与感染有关。

3. 潜在并发症:指骨坏死、骨髓炎。

【护理措施】

(一)一般护理

患部制动并抬高,以促进静脉和淋巴回流,减轻局部水肿和缓解疼痛,必要时可遵医嘱给予镇痛剂。

（二）局部处理

1. 甲沟炎 早期热敷、理疗，浸泡在70%酒精或50%硫酸镁溶液中，外用碘酊、鱼石脂软膏或三黄散等。重者加用抗菌药物。已有脓液积聚形成甲周围脓肿者，在两侧甲沟作纵行切口；如已形成甲下脓肿则应拔去指甲，注意勿损伤甲床，以免新生指甲发生畸形。切口或创面置凡士林纱布或乳胶片引流（图 4-1-2 和图 4-1-3）。

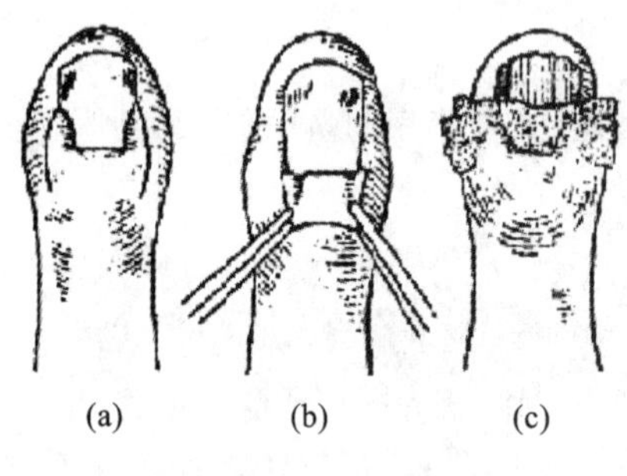

图 4-1-2 甲沟炎手术

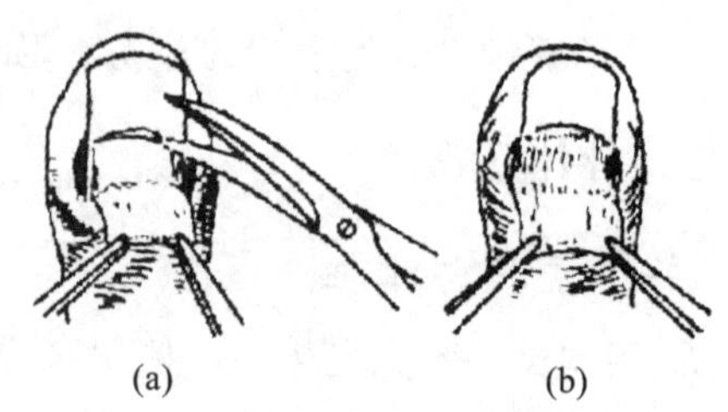

图 4-1-3 甲下脓肿切开引流术

2. 脓性指头炎 当指尖发生疼痛，检查发现肿胀并不明显时，可用药外敷（参见甲沟炎的局部处理）。酌情应用青霉素等抗菌药物。经上述处理后，炎症常可消退。一旦出现跳痛，指头的张力显著增高时，应立即切开减压、引流，降低指头密闭腔的压力，减少痛苦和并发症。

（三）病情观察

(1) 密切注意病人疼痛情况，如疼痛加重，尤其是出现搏动性疼痛，及时报告医师。

(2) 密切观察病人的局部症状，注意有无指头疼痛突然减轻、皮色由红转白等指骨坏死征象。

(3) 严密监测病人体温，观察体温变化。

（四）心理护理

耐心介绍病情，缓解病人的心理压力，改善病人的焦虑情绪。

（五）健康教育

(1) 保持手部清洁，剪指甲不宜过短。

(2) 加强保护，预防手部损伤。

(3) 重视手部的任何微小损伤，伤后应局部消毒，以防发生感染。

(4) 手部轻度感染应及早就诊。

急性化脓性腱鞘炎、滑囊炎和手掌深部间隙感染

【概述】

化脓性腱鞘炎（tenovaginitis）、滑囊炎（bursitis）和手掌深部间隙感染均为手掌深部的化脓性感染。

【病因】

常见致病菌为金黄色葡萄球菌。急性化脓性腱鞘炎主要指屈指肌腱鞘炎，多因手指掌面刺伤或邻近组织感染蔓延所致，手背部的伸直肌腱鞘炎少见。手部腱鞘、滑囊与筋膜间隙

互相沟通(图 4-1-4),滑囊炎、急性手掌深部间隙的感染均可由腱鞘炎蔓延而来,也可因手掌刺伤引起。

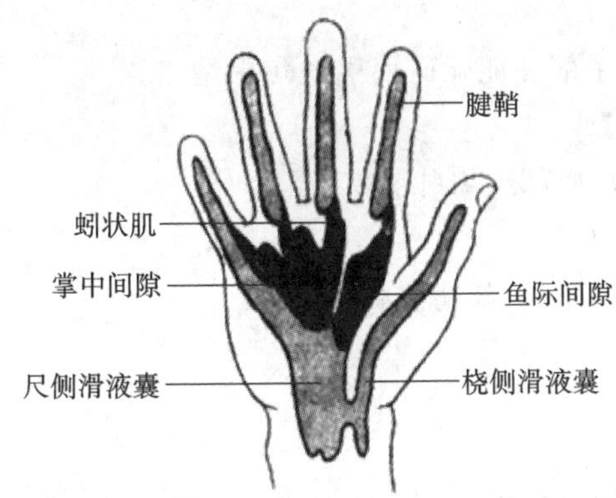

图 4-1-4 手屈指肌腱鞘、滑液囊和手掌深部间隙的解剖位置示意图

【护理评估】

一、健康史

了解病人有无手部外伤史,有无身体其他部位的感染。

二、身体状况

(一) 症状与体征

病情发展迅速,24 h 后即可出现明显的局部与全身症状。

1. 局部症状

(1) 化脓性腱鞘炎:患指除末节外,呈明显的均匀性肿胀,皮肤极度紧张。患指各关节轻度弯曲,感染腱鞘压痛,因腱鞘坚韧,故不出现波动感,但任何微小的被动伸指运动均能引起剧烈疼痛。由于拇指与小指腱鞘分别与桡、尺侧滑囊相通,因此,此两处化脓性腱鞘炎可迅速发展为桡、尺侧化脓性滑囊炎,再向上蔓延可引起前臂肌间隙脓肿。感染也可蔓延到掌侧深部,导致肌腱坏死而丧失手指功能。

(2) 化脓性滑囊炎:尺侧滑囊炎表现为小鱼际和小指腱鞘区肿胀、压痛。小指和无名指呈半屈曲状,被动伸直时剧痛。桡侧滑囊炎表现为大鱼际和拇指腱鞘区肿胀、压痛。拇指肿胀、微屈、不能外展和伸直。

(3) 掌深间隙感染:包括掌中间隙感染和鱼际间隙感染。①掌中间隙感染:掌心凹陷消失,呈脓肿、隆起状。皮肤紧张、发白,压痛明显;手背和指蹼明显水肿;中指、环指和小指处于半屈位。②鱼际间隙感染:掌心凹陷存在,大鱼际和“虎口”明显肿痛和压痛;示指与拇指微屈、活动受限,拇指不能对掌;被动伸指可致剧痛。

2. 全身症状 病人常伴有寒战、发热、头痛、食欲减退、全身不适等全身症状。

(二) 辅助检查

1. 实验室检查 血常规示白细胞计数和中性粒细胞比例升高。可采集脓液检测致病菌种类。

2. 超声波检查 可显示肿胀的腱鞘和积液。

三、心理、社会状况

病人常因剧烈疼痛及手部功能障碍而引发焦虑情绪。

【常见护理诊断/问题】

1. 疼痛 与炎症刺激、局部组织肿胀有关。

2. 体温过高 与感染有关。

3. 潜在并发症:肌腱坏死、手部功能障碍。

【护理措施】

(一) 一般护理

患部制动并抬高,以促进静脉和淋巴回流,减轻局部水肿和缓解疼痛,必要时可遵医嘱给予镇痛剂。

(二) 控制感染

早期局部外敷鱼石脂及金黄散等,可用红外线、超短波等理疗。感染严重者,尽早切开引流,并积极应用抗生素。体温较高者,给予物理降温,鼓励病人饮水。

(三) 病情观察

密切观察病人患部的局部肿胀、疼痛和肤色有无改变。对正处于炎症进展期疼痛反而减轻者,应警惕腱鞘组织坏死或感染扩散的发生,需及时报告医师。

(四) 心理护理

耐心向病人解释病情,鼓励病人积极配合治疗。

(五) 局部功能锻炼

手部感染控制后,指导病人进行手部功能锻炼,以防止肌肉萎缩、腱鞘粘连、关节僵硬等手部功能改变,促进手部功能尽早恢复。

(六) 健康教育

(1) 保持手部清洁,加强保护,预防手部损伤。

(2) 重视手部的微小损伤,伤后应局部消毒,以防发生感染。

(3) 手部轻度感染征兆应及早就诊。

(4) 手部感染控制后指导病人加强手部功能锻炼,避免局部粘连影响手部功能。

能力检测

第二节 全身感染病人的护理

案例导入

陈先生，50 岁，农民，糖尿病史 5 年。背部痈 10 余天，家中自行处理。今日突发寒战、高热入院。体格检查：T 39.6 ℃、头痛、头晕、面色潮红，烦躁不安。血常规检查：白细胞计数 21×10^9/L、中性粒细胞达 90%，并有核左移。

工作任务：

1. 该病人目前的主要护理诊断/问题有哪些？
2. 对该病人目前存在的护理问题应采取哪些护理措施？

【概述】

全身性外科感染是指病原菌侵入人体血液循环，并在其内生长繁殖、产生毒素，引起严重的全身感染症状。国际上常用脓毒症和菌血症来描述全身性外科感染。

脓毒症(sepsis)是指因致病菌因素引起的全身性炎症反应，体温、循环、呼吸、神志等发生了明显改变。菌血症(bacteremia)是脓毒症的一种，即细菌侵入血液循环，血培养检出病原菌者。

知识链接

全身性感染对机体的损害不仅由致病菌引起，而且还可因内毒素、外毒素等毒性产物及其介导的多种炎症介质所致。

毒血症：致病菌产生的大量毒素及组织破坏的分解产物进入血液循环所引起的全身中毒反应，而致病菌并不侵入血液循环。

败血症：又称菌血症，致病菌侵入血液循环，持续存在，迅速繁殖，产生大量毒素，引起严重的全身症状。

【病因】

全身性外科感染通常继发于严重创伤后的感染或各种化脓性感染，如大面积烧伤感染、开放性骨折创面感染、弥漫性腹膜炎、胆道或尿路感染等。

感染的发生与致病菌数量多、毒力强和(或)机体抗感染能力弱有关。常见的致病菌包括革兰氏阴性杆菌、革兰氏阳性球菌、无芽孢厌氧菌、真菌等。

常见的引起脓毒症的危险因素有：①糖尿病、尿毒症、长期应用糖皮质激素或化疗药物者；②长期中心静脉置管引起的静脉导管感染；③局部病灶处理不当，如脓肿未及时引流或引流不畅，清创不彻底，伤口存有异物或无效腔等；④抗生素滥用者；⑤机体抵抗力低下，如年老、体弱、幼儿、营养不良者。

【护理评估】

一、健康史

了解病人有无严重创伤感染、深静脉置管、浅表软组织感染和慢性消耗性疾病史；是否长期应用抗生素、免疫抑制剂、激素或抗肿瘤药物；评估病人的营养状况。

二、身体状况

（一）症状与体征

(1) 骤起寒战、高热，体温可达 40～41 ℃或体温不升。

(2) 头痛、头晕、恶心、呕吐、腹胀、腹泻，面色潮红或苍白，出冷汗。

(3) 神志淡漠或烦躁、谵妄甚至昏迷。

(4) 心率加快、脉搏细速、呼吸急促，严重者呼吸困难。

(5) 肝、脾肿大，严重者可出现黄疸和皮下淤斑。

如病情发展，感染未能及时控制，可出现感染性休克，甚至发展为多器官功能障碍乃至衰竭。

（二）辅助检查

1. 血常规检查 白细胞计数升高，可达$(20\sim30)\times10^9/L$，中性粒细胞比例升高；严重者白细胞计数降低，中性粒细胞核左移，幼稚型粒细胞增多，出现中毒颗粒。

2. 尿常规检查 可见蛋白、红细胞、酮体或管型等。

3. 血生化检查 可有不同程度的酸中毒、代谢失衡和肝、肾功能受损征象。

4. 血细菌或真菌培养 病人寒战、发热时采血可提高阳性率。

三、心理、社会状况

全身性感染的病人起病急，病情重，发展快，症状明显，容易出现焦虑、恐惧等心理。

【常见护理诊断/问题】

1. 体温过高 与致病菌、坏死组织和炎性介质作用有关。

2. 体液不足 与高热、进食不足及体液失衡有关。

3. 焦虑 与病情急、重而担心预后有关。

4. 潜在并发症:感染性休克、MODS。

【护理措施】

（一）治疗护理

1. 协助医师积极处理原发病灶 彻底清除坏死组织和异物，消除无效死腔，充分引流脓肿，静脉导管感染者首先拔出导管。

2. 遵医嘱合理使用抗菌药物 应早期、大剂量地使用抗菌药物。细菌培养结果未出来之前，可先根据原发感染灶的性质选用有效的两种抗菌药物联合应用。细菌培养阳性者，要及时做抗菌药物敏感试验，以指导抗菌药物的选用。对真菌性败血症，应尽可能停止原用的广谱抗生素或换用对原来化脓性感染有效的窄谱抗生素，并开始全身应用抗真菌的药物。

3. 维持正常体温 观察体温、脉搏的变化，寒战、高热发作时正确采集血标本，做细菌和真菌培养，高热病人给予物理降温或遵医嘱应用降温药。

4. 加强营养支持 给予高蛋白、高热量、高维生素、易消化饮食，鼓励病人多喝水。必要时输清蛋白、血浆，感染严重者可输新鲜血、免疫球蛋白，提高病人体抗力。

（二）一般护理

保持病室安静、通风良好、空气新鲜，床单、被套等生活用品经常更换，营造一个舒适的环境，以保证病人充分的休息和睡眠；指导病人进食高维生素、高蛋白、高热量、易消化饮食；协助病人做好口腔、皮肤等生活护理。

（三）病情观察

（1）密切监测病人的生命体征，尤其是体温变化，如病人其他症状较重而体温不升反而下降，考虑病情加重，应及时报告医师。

（2）监测血电解质变化：注意观察病人有无口渴、尿量减少等水、电解质紊乱表现。

（3）密切观察病人是否出现感染性休克迹象。

（四）心理护理

关心体贴病人，多与病人和家属交流，对病人和家属担心的问题给予恰当的解释和安慰，缓解其焦虑情绪。

（五）健康教育

（1）发现局部感染灶或受伤后应尽快就诊，以防感染扩散。

（2）积极治疗糖尿病、肝硬化、尿毒症等疾病。

（3）加强营养，锻炼身体，提高机体抵抗力。

能力检测

第三节 特异性感染病人的护理

一、破伤风

案例导入

李先生，40 岁，3 日前不慎被铁钉扎伤左足底，伤口较深，曾在当地诊所简单包扎伤口，今日出现乏力、周身酸胀不适、张口困难等症状而入院。

工作任务：

1. 该病人出现了什么情况？
2. 该病人目前存在哪些护理诊断/问题？
3. 对该病人目前存在的护理问题应采取哪些护理措施？有哪些预防措施？

【概述】

破伤风(tetanus)是由破伤风梭菌侵入人体伤口,在缺氧的环境下生长繁殖,产生毒素所引起的以阵发性肌肉痉挛为特征的急性特异性感染。

【病因】

破伤风梭菌属革兰氏染色阳性厌氧性芽孢杆菌,广泛存在于泥土和人畜粪便中。破伤风梭菌不能侵入正常皮肤和黏膜,其发病需具备三个条件:致病菌经伤口侵入人体、伤口缺氧环境、病人抵抗力低下。因此,一旦发生开放性损伤,如开放性骨折、火器伤、烧伤、锈钉刺伤等,均有可能感染破伤风,尤其是伤口窄而深、异物存留、填塞过紧、引流不畅、局部缺血、组织坏死或同时混有其他需氧菌感染等导致伤口缺氧,当机体抵抗力弱时,更容易发生破伤风。除此之外,该病还可发生于新生儿未经消毒的脐带残端和消毒不严的人工流产。

知识链接

破伤风梭菌的主要致病菌为外毒素,包括痉挛毒素和溶血毒素。痉挛毒素是引起症状的主要毒素,对神经有特殊的亲和力,可进入血液循环和淋巴系统,附着在血清球蛋白上到达脊髓前角灰质或脑干的运动神经核,与灰质中神经细胞的突触相结合,使其不能释放抑制性递质(甘氨酸或 γ-氨基丁酸),从而导致运动神经系统失去正常的抑制性,引起特征性的全身横纹肌紧张性收缩或阵发性痉挛;同时还可阻断脊髓对交感神经的抑制,导致交感神经过度兴奋,出现体温过高、心率加快、血压升高、大汗等症状。溶血毒素则能引起组织局部坏死和心肌损害。

【护理评估】

（一）健康史

了解病人有无开放性损伤史、伤后的伤口处理情况,若病人为新生儿,应向其父母了解出生过程、脐带残端是否严格消毒等。

（二）身体状况

1. 症状与体征

(1) 根据临床表现可分为潜伏期、前驱期和发作期三期。

①潜伏期:一般为 6～12 日,少数病人可在伤后 1～2 日就发病,也有伤后数月或数年发病者。潜伏期越短,预后越差。新生儿破伤风一般在断脐后 7 日左右发病,故俗称“七日风”。

②前驱期:全身乏力、头痛、头晕、多汗、咀嚼无力、张口不便、烦躁不安,局部肌肉发紧、酸痛、反射亢进等,以张口不便为主要特征,一般持续 12～24 h。

③发作期:典型的表现是在肌紧张性收缩的基础上,呈阵发性的强直痉挛。通常最早受累的肌群是咀嚼肌,然后依次为面部表情肌、颈项肌、背腹肌、四肢肌、膈肌。相应的表现为咀嚼不便、张口困难(牙关紧闭)、苦笑面容,颈项强直、角弓反张或侧弓反张;四肢肌收缩时,因屈肌比伸肌有力,肢体可出现屈膝、屈肘、半握拳等姿态;膈肌受影响后,病人可出现呼吸困难甚至呼吸暂停。在持续紧张收缩的基础上,任何轻微刺激(如光线、声响、震动或触碰病人身体)均能诱发全身肌群的痉挛和抽搐。每次发作持续数秒至数分钟,病人意识清楚,面

色发绀，呼吸急促，口吐白沫，流涎，磨牙，头频频后仰，四肢抽搐不止，全身大汗淋漓，非常痛苦。病程一般为 3～4 周。第 2 周起，肌紧张和反射亢进等症状逐渐减轻。

(2) 并发症：强烈的肌痉挛，有时可使肌腱断裂，甚至发生骨折。膀胱括约肌痉挛可引起尿潴留。持续性呼吸肌群和膈肌痉挛，可以造成呼吸停止，甚至窒息。肌痉挛及大量出汗可导致病人水、电解质及酸碱平衡失调，严重者可发生心力衰竭。病人死亡的主要原因是窒息、心力衰竭或肺部感染。

2. 辅助检查 实验室检查：伤口渗出液涂片检查可发现破伤风梭菌。

（三）心理、社会状况

病人神志清楚，常因反复经历痉挛、呼吸困难或窒息而产生恐惧感、濒死感。隔离治疗又容易使病人产生孤独无助感和悲伤感。

【常见护理诊断/问题】

1. 有窒息的危险 与持续性的膈肌、肋间肌和喉头痉挛及气道堵塞有关。

2. 有受伤的危险 与肌肉强直痉挛有关。

3. 营养失调：低于机体需要量 与能量消耗增加和摄入不足有关。

4. 恐惧 与病情危急、反复发作，担心预后有关。

5. 潜在并发症：肺部感染、尿潴留、肌腱断裂、骨折、心力衰竭等。

【护理措施】

（一）治疗原则

1. 清除毒素来源 彻底清除坏死组织及异物，用 3%过氧化氢溶液冲洗伤口，并将伤口敞开，充分引流，减少厌氧菌的生长繁殖及其他细菌的感染。对于伤口愈合者，应仔细检查痂下窦道或死腔。

2. 中和游离毒素 早期应用破伤风抗毒素(TAT)，因其只能中和血液中的游离毒素，而不能中和已与神经组织结合的毒素，常用方法为：TAT 1 万～6 万 U 分别由肌内注射和静脉滴入，静脉滴入应用 5%葡萄糖溶液 500～1000 mL 稀释后缓慢滴注。使用前做过敏试验。连续应用或加大剂量并无意义，且易致过敏反应和血清病。目前推荐应用人破伤风免疫球蛋白(TIG)，早期应用有效，常用剂量为 3000～6000 U，深部肌内注射，一般只用 1 次。

知识链接

TAT 脱敏法注射是针对 TAT 过敏者，将 1 mL 抗毒素用等渗盐水稀释 10 倍，分为 1 mL、2 mL、3 mL、4 mL，每半小时依次皮下注射一次。每次注射后，注意观察病人有无反应。如病人出现面色苍白、软弱、荨麻疹或皮肤痛痒、打喷嚏、咳嗽、关节疼痛甚至休克，应立即皮下注射麻黄碱 30 mg 或肾上腺素 1 mg(成人剂量)，并停止注射 TAT。

3. 控制和解除痉挛 给予镇静、解痉药物，病情较轻者，可肌内注射地西泮、苯巴比妥钠或水合氯醛口服或灌肠等；病情较重者，采用冬眠疗法，常用冬眠Ⅰ号合剂(5%葡萄糖溶液 250 mL 中加入氯丙嗪 50 mg、异丙嗪 50 mg、哌替啶 100 mg)缓慢静脉滴注，低血压病人禁用；痉挛发作频繁不易控制者，可在气管切开控制呼吸的条件下使用硫喷妥钠和肌肉松弛剂。

4. 保持呼吸道通畅 及时清除呼吸道分泌物和痰液；痉挛发作频繁、药物不能控制者，尽早做气管切开，必要时进行人工辅助呼吸；积极预防肺部感染。

5. 应用抗菌药物 使用大剂量青霉素，既可抑制破伤风杆菌的繁殖体，又能控制其他需氧菌的感染；也可给予甲硝唑。

（二）一般护理

1. 环境要求 将病人安置在单人隔离病房，病室内急救药品和物品准备齐全。保持室内安静、避光，避免一切刺激，减少探视，尽量避免搬动病人。医护人员入室内应做到语声低、操作轻稳，使用器具无噪声，各项治疗、护理操作尽量集中在使用镇静剂后 30 min 内进行，以免刺激病人引起抽搐。

2. 严格执行消毒隔离制度 严格执行无菌操作；医护人员进入病房时穿隔离衣、戴口罩；尽可能使用一次性材料；病人的用品和排泄物应严格消毒；伤口处更换的敷料应立即焚毁。

3. 加强营养 给予高蛋白、高热量、高维生素、易消化的饮食。不能进食者，在控制痉挛后给予鼻饲或肠外营养，避免误吸。

4. 保护病人，防止受伤 设置专人看护。应用牙垫防止抽搐发作时舌咬伤；使用床挡，必要时加用约束带，防止痉挛发作时病人坠床和自我伤害；关节部位放置软垫保护，防止肌腱断裂和骨折。

（三）气道护理

保持呼吸道通畅，及时清除呼吸道分泌物。备好气管切开包和氧气吸入装置，常规给予低流量吸氧，对频繁抽搐不易控制、无法吸痰或有窒息危险者，协助医师尽早行气管切开，以便改善通气，必要时使用呼吸机辅助呼吸。气管切开的病人应注意做好呼吸道的管理，包括气道雾化、湿化等。病人进食时注意避免呛咳、误吸，频繁抽搐者，禁止经口进食。

（四）用药护理

遵医嘱及时、正确应用 TAT、TIG、镇静解痉药物、抗菌药物、降温药等，补充水和电解质，纠正病人体液失衡。保持输液通畅，在每次抽搐发作后应检查静脉管道，防止因抽搐引起的输液管堵塞或脱落而影响治疗。用药过程中密切关注病人病情变化、疗效和不良反应，并做好各项记录。

（五）病情观察

监测生命体征，尤其是呼吸状况，如出现呼吸困难甚至窒息，应立即报告医师，紧急抢救。观察病人痉挛、抽搐发作次数、持续时间并做好记录。观察病人有无水、电解质紊乱及酸碱失衡，记录 24 h 液体出入量。

（六）心理护理

关心体贴病人，了解病人及家属的心理和情绪变化，安慰病人，减轻或缓解其紧张焦虑情绪，增强战胜疾病的信心。

（七）健康教育

(1) 宣传劳动保护注意事项，加强自我保护意识，避免受伤；普及科学接生。

(2) 受伤后及时、正确地处理伤口，出现以下情况应及时到医院注射 TAT：①任何深而窄的外伤伤口，如锈钉、木刺刺伤；②伤口虽浅，但沾染人畜粪便；③未经消毒处理的急产或流产。

(3) 宣传通过主动或被动免疫预防破伤风。

①主动免疫：注射破伤风类毒素。

知识链接

临床上破伤风类毒素的注射方法为：破伤风类毒素 0.5 mL，皮下注射 3 次，第一次皮下注射后，间隔 4～8 周，再进行第 2 次注射，即可获得“基础免疫力”；隔 0.5～1 年后进行第 3 次注射，可获得较稳定的免疫力，能保持 10 年以上；如以后每 5 年追加注射一次(0.5 mL)，便能保持足够的免疫力。

②被动免疫：临床常用，注射破伤风抗毒素或人破伤风免疫球蛋白。

二、气性坏疽

【概述】

气性坏疽(gas gangrene)是指由梭状芽孢杆菌所引起的一种以肌坏死或肌炎为特征的严重急性特异性感染。其感染发展迅速，预后差。

【病因】

梭状芽孢杆菌属革兰染色阳性厌氧性芽孢杆菌，广泛存在于泥土和人畜粪便中，易进入伤口，但并不一定致病。引起本病的主要有产气荚膜梭菌、水肿杆菌、腐败杆菌和溶组织杆菌等。气性坏疽的发生还取决于机体抵抗力是否低下和伤口是否存在缺氧因素。在人体抵抗力低下时，发生创伤致大片组织坏死、深层肌肉损毁，尤其是大腿和臀部损伤，弹片存留、开放性骨折或伴有主要血管损伤，使用止血带时间过长等情况，容易继发气性坏疽。

【护理评估】

一、健康史

了解病人有无开放性损伤，伤口的污染程度、深度、大小等，伤口局部有无缺氧因素，如局部组织广泛挤压伤、重要血管损伤、止血带使用时间过长或石膏包扎过紧等；评估病人的抵抗力。

二、身体状况

（一）症状与体征

1. 局部 早期病人自觉患部沉重，有包扎过紧感或疼痛感。随后出现患部胀裂样剧痛，一般止痛剂不能缓解。患部肿胀明显，压痛剧烈。伤口周围皮肤水肿、紧张、苍白、发亮，很快变为紫红色，进而变为紫黑色，并出现大小不等的水疱。轻压患部可有捻发感，有气泡从伤口逸出，并有稀薄、恶臭的浆液性或血性分泌物流出。伤口内肌肉坏死后呈暗红色或土灰色，失去弹性，刀割时不收缩，也不出血，犹如煮熟的肉。

2. 全身 早期病人可出现表情淡漠，头晕、头痛、恶心、呕吐、出冷汗、烦躁不安、高热、脉快，呼吸迫促，并有进行性贫血。晚期可出现严重中毒症状，如黄疸、休克、昏迷等。

（二）辅助检查

1. 细菌学检查 伤口渗出物涂片，可见革兰氏阳性粗大杆菌。同时可做渗出物细菌培养。

2. X线检查 常显示软组织间有积气。

三、心理、社会状况

病人因创伤的刺激，伤肢疼痛剧烈，加之病情严重、发展快，需隔离治疗，甚至需要截肢，心理打击很大，常出现极度悲伤和恐惧感。

【常见护理诊断/问题】

1. 疼痛 与创伤、感染和组织肿胀有关。

2. 组织完整性受损 与组织感染坏死有关。

3. 自我形象紊乱 与失去部分组织和肢体有关。

4. 恐惧 与病情严重、对病情不了解有关。

5. 潜在并发症：感染性休克。

【护理措施】

（一）治疗原则

1. 彻底清创 积极抗休克和防治严重并发症的同时彻底清创。清创范围达正常组织，用大量3%过氧化氢溶液冲洗伤口，伤口彻底敞开，不予缝合。肢体广泛坏死者应行截肢术，以挽救生命。

2. 应用抗菌药物 及时、准确、合理应用抗生素，首选大剂量青霉素，每日1000万～2000万U。大环内酯类和硝基咪唑类也有一定的疗效。

3. 高压氧治疗 提高组织和血液的含氧量，抑制梭状芽孢杆菌的生长繁殖。

4. 全身支持治疗 输液、输血、营养支持和对症处理等，以改善机体的抵抗力。

（二）消毒隔离

严格执行消毒隔离制度：病人住隔离室，严格执行无菌操作，医护人员进入病房穿隔离衣、戴口罩；身体有伤口者不能进入室内工作；尽可能使用一次性材料，病人的用品和排泄物应严格隔离消毒，伤口处更换的敷料应立即焚毁。

（三）对症护理

1. 缓解疼痛 做好心理护理并应用非药物镇痛技巧减轻疼痛；对疼痛剧烈者，遵医嘱给予镇痛药物；对截肢后出现幻肢痛者，应耐心解释相关问题，消除其幻觉。

2. 控制感染 遵医嘱及时、准确、合理应用抗生素。

3. 维持正常体温 高热病人可给予物理降温，遵医嘱给予退热药物。

（四）病情观察

专人护理，密切观察病人生命体征、局部组织肿胀、皮肤色泽、伤口分泌物情况及全身情况，并做好准确的记录。

（五）心理护理

关心体贴病人，加强与病人及家属的沟通，耐心解释各种治疗必要性，帮助病人适应身体变化，接受并配合治疗。特别是帮助截肢病人正确理解并接受截肢术，鼓励病人正确看待肢体残障，增强其逐渐适应自身形体和日常生活变化的信心。

（六）健康教育

（1）加强社区预防宣教，注意劳动保护，避免创伤，及时正确地处理伤口，必要时尽快就诊。

（2）指导病人进行患肢按摩及锻炼，尽快恢复患肢功能。

（3）指导病人正确使用义肢，帮助其制订出院后的康复计划，使其尽快适应新生活。

能力检测

（张　晶）

本章小结

（1）外科感染病种复杂，对护士的护理工作要求极高。

（2）全身感染发展快、病情严重，如不及时处理，随时有生命危险。

（3）破伤风病人主要表现为全身肌肉痉挛，严重者可因喉痉挛而致窒息死亡。对破伤风病人要早期应用 TAT，及早正确处理伤口；预防是非常重要的措施。

（4）通过本章的学习，使学生能够掌握常见外科感染病人的整体护理，培养学生主动分析问题、解决问题的能力，为以后的临床实践工作打下坚实的基础。

第五章
外科损伤病人的护理

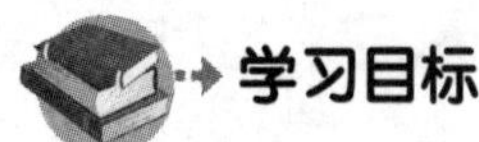

学习目标

识记 1. 能简述创伤的分类、修复过程、临床表现、处理原则。
　　 2. 能简述烧伤病人现场的抢救措施与处理原则。
理解 1. 能列举创伤愈合的影响因素。
　　 2. 能分析大面积烧伤的病理生理。
　　 3. 能说出毒蛇咬伤的特点。
运用 1. 能正确评估烧伤面积、烧伤深度和烧伤严重程度。
　　 2. 能运用所学知识对烧伤病人实施整体护理。
　　 3. 能对毒蛇咬伤病人实施正确的急救。

第一节　创伤病人的护理

案例导入

王先生，男性，48 岁，2015 年 10 月 20 日以“外伤后头痛、头晕伴有腰背部疼痛 1 天”为主诉入院。病人 1 天前在煤矿井下工作被砸伤。以“背部挤压伤，全身多处软组织伤”收住入院救治。

工作任务：

1. 该病人应该应做哪些辅助检查？
2. 病人目前存在哪些护理诊断/问题？
3. 对该病人目前存在的护理问题应采取哪些护理措施？

【概述】

损伤(injury)是指各种致伤因素作用于人体所造成的组织结构完整性破坏或功能障碍

及其所引起的局部和全身反应。常见损伤因素有:①机械性因素(如锐器切割、钝器撞击、重物挤压、火器等);②物理性因素(如高温、寒冷、电流、放射线、激光、声波等);③化学性因素(如强酸、强碱、毒气等);④生物性因素(如昆虫、毒蛇、犬、猫等蜇伤或咬伤)。由一种致伤因素同时引发多部位或脏器的损伤称为多发伤;由两种以上性质不同的因素同时或相继作用于同一个体所致的损伤称为复合伤。

创伤(trauma)是指机械性致伤因素作用于人体所造成的组织结构完整性的破坏或功能障碍。多见于工伤事故、交通意外、自然灾害、战伤等导致的皮肤、软组织破损、出血、脏器破裂、骨折、关节脱位等。手术创伤也是一种特殊性创伤,创伤是临床最多见的一种损伤。

【分类】

(1) 按伤后皮肤完整性分类:可分为闭合性创伤和开放性创伤。皮肤完整无破损为闭合性创伤(closed injury),如挫伤、扭伤、挤压伤、震荡伤、关节脱位和半脱位、闭合性骨折及闭合性内脏伤等。有皮肤破损者为开放性创伤(open injury),如擦伤、刺伤、切割伤及撕裂伤等。在开放性创伤中,又可根据伤道类型再分为贯通伤(既有入口又有出口)和盲管伤(只有入口没有出口)。一般而言,开放性创伤易并发伤口感染,但某些闭合性创伤如肠破裂也可造成严重的感染。

(2) 按受伤部位分类:可分为颅脑、颌面部、颈部、胸(背)部、腹(腰)部、骨盆、脊柱脊髓、四肢伤和多发伤等。诊治时需要进一步明确受伤的组织和器官,如软组织损伤、骨折、脱位或内脏破裂等。

(3) 按伤情轻重分类:可分为轻度、中度、重度三度伤。①轻度:主要伤及局部软组织,无生命危险,只需局部处理或小手术治疗。②中度:主要是广泛软组织损伤、四肢长骨骨折、肢体挤压伤及一般的腹腔脏器损伤等,需手术治疗,但一般无生命危险。③重度:主要指危及生命或治愈后有严重残疾者。

(4) 按致伤因素分类:可分为烧伤、冻伤、挤压伤、刃器伤、火器伤、冲击伤等。

【病理生理】

创伤可导致机体出现一系列局部和全身性防御性反应,其目的是维持机体内环境的稳定。

(一) 局部反应

创伤后局部主要表现为创伤性炎症反应,与一般急性炎症反应基本相同。创伤后组织破坏释放各种炎症介质,引起毛细血管壁通透性增高,血浆成分外渗;白细胞等趋化因子迅速聚集于伤处吞噬和清除病原微生物或异物,并出现疼痛、发热等炎症表现。一般3～5日后趋于消退。

(二) 全身反应

1. 神经-内分泌系统反应 下丘脑-垂体-肾上腺皮质轴和交感神经-肾上腺髓质轴分泌大量儿茶酚胺、肾上腺皮质激素、抗利尿激素、生长激素和胰高血糖素;肾素-血管紧张素-醛固酮系统也被激活。共同调节全身各器官功能和代谢,动员机体的代谢能力,对抗致伤因素的损害作用,保证重要脏器的灌注。

2. 体温变化 创伤后释放大量的炎症介质如肿瘤坏死因子、白细胞介素等,作用于下丘脑体温调节中枢引起机体发热。

3. 代谢变化 创伤后,由于神经内分泌的作用,机体分解代谢增强,主要表现为基础代谢率增高，能量消耗增加，糖、蛋白质、脂肪分解加速，糖异生增加，水、电解质代谢紊乱。

4. 免疫反应 严重创伤后，中性粒细胞、单核-巨噬细胞吞噬和杀菌能力减弱；淋巴细胞数量减少、功能下降；免疫球蛋白含量降低；补体系统过度耗竭等因素综合作用导致机体免疫防御能力下降，对感染的易感性增加。

（三）组织修复和创伤愈合

1. 组织修复的方式

（1）基本方式：由伤后增生的细胞和细胞间质再生增殖、充填、连接或代替缺损组织。

（2）理想修复方式：完全由原来性质的组织细胞修复缺损组织，恢复其原有的结构和功能，又称为完全修复。

由于人体各种组织细胞固有的再生增殖能力不同，大多数组织伤后不能由原来性质的细胞修复而是由其他性质的细胞（多为纤维细胞）增生替代完成。

2. 创伤的修复过程

（1）炎症期：即纤维蛋白充填期。损伤后立即发生，常持续 3～5 日。主要是血管和细胞反应、免疫应答、血液凝固和纤维蛋白的溶解，目的在于清除坏死组织，为组织再生和修复奠定基础。

（2）组织增生和肉芽形成期：局部炎症开始不久，即可有新生细胞出现。成纤维细胞、内皮细胞增殖、分化、迁移，分别合成、分泌胶原等组织基质和逐渐形成新生毛细血管，并共同构成肉芽组织，充填伤口，形成瘢痕愈合。

（3）组织塑形期：主要是胶原纤维交联增加、强度增加；多余的胶原纤维被胶原蛋白酶降解；过度丰富的毛细血管网消退，伤口黏蛋白和水分减少，最终达到受伤部位外观和功能的改善。

3. 创伤愈合的类型

（1）一期愈合：组织修复以原来细胞为主，仅含少量纤维组织，局部无感染、血肿及坏死组织，伤口边缘整齐、严密、呈线状，组织结构和功能修复良好。多见于创伤程度轻、范围小、无感染的伤口和创面。

（2）二期愈合：以纤维组织修复为主，修复较慢，瘢痕明显，愈合后对局部结构和功能有不同程度的影响。多见于损伤程度重、范围大、坏死组织多及伴有感染的伤口。

4. 伤口愈合的影响因素

（1）局部因素：①伤口感染：是最常见的影响因素。②其他因素：如创伤范围大、坏死组织多、异物存留，局部血液循环障碍、伤口引流不畅、伤口位于关节处、局部制动不足、包扎或缝合过紧等也不利于伤口愈合。

（2）全身因素：①高龄：老年人血液循环差、合成能力减弱，愈合速度较慢。②营养不良：蛋白质、维生素及铁、铜、锌等微量元素缺乏或代谢异常。③药物：大量使用细胞增生抑制剂（如皮质激素等）。④疾病：合并有糖尿病、结核、肿瘤免疫功能低下等慢性疾病及出现全身严重并发症（如多器官功能不全）等也常影响伤口的愈合。

知识链接

创伤后应激障碍（PTSD）是指个体经历、目睹或遭遇到一个或多个涉及自身或他人的实际死亡，或受到死亡的威胁，或严重的受伤，或躯体完整性受到威胁后，所导致的个体延迟出现和持续存在的精神障碍。PTSD的发病率报道不一，女性比男性更易发展为PTSD。

【护理评估】

一、健康史

1. 一般情况 了解病人的一般资料，如姓名、性别、年龄、职业、家庭住址等。

2. 受伤史 询问受伤原因、时间、地点、暴力的强弱和作用方向、受伤姿势，初步预测潜在的重大伤害。应向第一目击者、现场救护者或向伤者本人采集病史。了解病人接受过何种处理以及处理的时间。

3. 既往史 了解有无高血压、糖尿病等慢性病史。

二、身体状况

（一）症状及体征

1. 局部表现

（1）疼痛：疼痛的程度与创伤程度、部位、性质、范围、炎症反应强弱及个人耐受力等有关。疼痛于活动时加剧，制动后减轻，常在受伤2～3日后逐渐缓解。

（2）肿胀：由局部出血及液体渗出所致，常伴有皮肤青紫、淤斑、血肿，伤后2～3日达到高峰。严重肿胀可致局部或远端肢体血供障碍。

（3）功能障碍：由局部组织结构破坏、疼痛、肿胀或神经系统损伤等原因所致。

（4）伤口和出血：开放性创伤多有伤口和出血。因创伤原因不同，其伤口特点不同：擦伤的伤口多较浅；刺伤的伤口小而深；切割伤的伤口较整齐；撕裂伤的伤口多不规则。受伤的程度和部位不同，其出血量不同。若有小动脉破裂，可出现喷射性出血。

2. 全身表现

（1）体温升高：中、重度创伤病人常有发热，体温一般不超过38.5℃，并发感染时可有高热，颅脑损伤致中枢性高热体温可高达40℃。

（2）全身炎症反应综合征：创伤后释放的炎性介质、疼痛、精神紧张和血容量减少等因素引起体温、心血管、呼吸和血细胞等方面的异常。主要表现为体温升高或过低，意识障碍，呼吸急促或困难，脉搏微弱，脉率过快或心律不齐，收缩压或脉压过低，面色苍白或口唇、肢端发绀。

（二）创伤并发症

1. 感染 开放性创伤一般都有污染，如果污染严重，处理不及时或不当，加之免疫功能降低，很容易发生感染。闭合性创伤如累及消化道或呼吸道，也容易发生感染。初期可为局部感染，重者可迅速扩散致全身感染。特别是广泛软组织损伤，伤口较深，并有大量坏死组织存在且污染较重者，还应注意发生厌氧菌（破伤风或气性坏疽）感染的可能。

2. 休克 早期常为失血性休克，晚期由于感染发生可导致脓毒症甚至脓毒性休克。

3. 脂肪栓塞综合征 常见于多发性骨折，主要病变部位是肺，可造成肺通气功能障碍甚至呼吸功能不全。

4. 应激性溃疡 发生率较高，多见于胃、十二指肠，小肠和食管也可发生。溃疡可为多发性，有的面积较大，且深至浆膜层，可发生大出血或穿孔。

5. 凝血功能障碍 主要是由于凝血物质消耗、缺乏，抗凝系统活跃，低体温和酸中毒等，常表现为出血倾向。凝血功能障碍、低体温和酸中毒被称为“死亡三联征”，是重症创伤死亡的重要原因之一。

6. 器官功能障碍 与一般的外科疾病相比，创伤多伴有组织的严重损伤，存在大量的坏死组织、可造成机体严重而持久的炎症反应，加之休克、应激、免疫功能紊乱及全身因素的作用，容易并发急性肾衰竭、急性呼吸窘迫综合征等严重内脏并发症。此外，由于缺血缺氧、毒性产物、炎症介质和细胞因子的作用，还可发生心脏和肝脏功能损害。

（三）辅助检查

1. 实验室检查 首先是常规检查。血常规和血细胞比容可判断失血或感染情况；尿常规可提示泌尿系统损伤和糖尿病。电解质检查可以分析水、电解质和酸碱平衡紊乱的情况。对疑有肾脏损伤者，可进行肾功能检查；疑有胰腺损伤时，应作血或尿淀粉酶测定。

2. 影像学检查 X线检查可了解有无骨折、脱位、胸腹腔有无积液和积气、伤处异常情况等。B超、CT和MRI检查有助于实质性器官损伤及脊髓、颅底、骨盆底部等处损伤的诊断。

3. 诊断性穿刺和导管检查 胸腔穿刺可明确血胸或气胸；腹腔穿刺或灌洗可明确内脏破裂、出血；心包穿刺可证实心包积液或积血。放置导尿管或膀胱灌洗可诊断尿道或膀胱损伤，留置中心静脉导管可监测中心静脉压，辅助判断血容量和心功能。

（四）心理社会支持状况

评估病人有无因突发伤害而受到惊吓，有无因伤情严重使病人及家属焦虑不安、恐慌、悲观等。

【常见护理诊断/问题】

1. 体液不足 与出血、体液丢失或补充不足等有关。

2. 疼痛 与局部创伤及创伤反应性炎症有关。

3. 组织完整性受损 与致伤因子导致皮肤组织结构破坏有关。

4. 潜在并发症：休克、感染、挤压综合征等。

【护理措施】

（一）急救护理

妥善的现场救护是挽救各种类型创伤病人生命的重要保证，为进一步救治奠定基础。处理原则为：将抢救伤员生命放在首位；尽可能保存或修复损伤的组织与器官，并恢复其功能；积极防治全身与局部各种并发症。必须优先抢救的急症主要包括呼吸、心搏骤停，以及窒息、大出血、张力性气胸、休克等。在现场进行简单评估，立即就地救护。

1. 心肺复苏 心跳、呼吸骤停时，应立即行体外心脏按压及口对口人工呼吸；有条件时用呼吸面罩及手法加压给氧或行气管插管接呼吸机支持呼吸；在心电监测下电除颤，紧急时可开胸心脏按压；药物除颤，并兼顾脑复苏。

2. 保持呼吸道通畅 呼吸道发生阻塞可在很短时间内使伤员窒息死亡，故抢救时必须争分夺秒地解除各种阻塞原因，立即解开病人衣领，清理口鼻腔，置通气导管，保持呼吸道通畅。

3. 止血包扎 采用手指压迫、加压包扎、扎止血带等迅速控制伤口大出血。用无菌敷料或清洁布料包扎，如有腹腔内脏脱出，应先用干净器皿保护后再包扎，勿轻易还纳，以防污染。

4. 迅速补充血容量 立即开放静脉通路，输入平衡盐液或血浆代用品。收缩压低于 90 mmHg 的伤员，可使用抗休克裤。

5. 有效固定 肢体骨折或脱位可使用夹板或就地取材，也可利用自身肢体、躯干进行固定，以减轻疼痛，防止再损伤，方便搬运。较严重的软组织损伤应局部固定制动。

6. 搬运 经过现场初步处理后迅速、安全、平稳地转送伤员。多用担架或徒手搬运。搬运脊柱损伤者应保持伤处稳定，勿弯曲或扭动，以免加重损伤；搬运昏迷病人应将头偏向一侧，或采取半卧位或侧卧位，以保持呼吸道通畅。

（二）治疗指导

1. 防治感染 应尽早对伤口实行清创缝合处理，促进伤口愈合。根据伤情选用合适的抗菌药物，尽早使用以达到预防和控制感染的目的。有开放性创伤者 12 h 内应给予破伤风抗毒素。

2. 缓解疼痛 肢体受伤时应用绷带、夹板、石膏、支架等维持有效固定和制动姿势，避免因活动而加重疼痛。疼痛严重者遵医嘱使用镇静、镇痛药物。未确诊前慎用，防止掩盖病情。

3. 迅速建立静脉输液通道 对于大失血等原因造成循环血量不足的病人，有效止血后，迅速建立 2～3 条静脉输液通道，给予输液、输血或应用血管活性药物等，以尽快恢复有效循环血量并维持循环的稳定。髂静脉或下肢静脉损伤及腹膜后血肿者，禁止经下肢静脉输液、输血，以免加重出血。

4. 创面处理

(1) 开放性损伤：根据伤口情况选择不同处理方法。

①清洁伤口：消毒后可以直接缝合。

②污染伤口：指有细菌污染而尚未构成感染的伤口。开放性创伤早期为污染伤口，采用清创术，对伤口进行清洗、扩创、缝合等处理，目的是将污染伤口变为清洁伤口，为组织愈合创造良好的条件。清创时间越早越好，伤后 6～8 h 是最佳时间，此时清创一般可达到一期愈合。若伤口污染较重或超过 8 h 后处理，清创后伤口放置引流条并行延期缝合。清创术后伤肢抬高制动，注意观察伤口有无出血、感染征象，引流是否通畅，肢端循环情况；定时更换伤口敷料。遵医嘱应用破伤风抗毒素及抗生素。

③感染伤口：开放性伤口污染严重或较长时间未得到处理，已发生感染，此时要先引流，再行更换敷料（又称换药），是处理感染伤口的基本措施。其目的是清除伤口的分泌物、坏死组织和脓液，保持引流通畅，控制感染；改善肉芽组织状态，减少瘢痕形成。

(2) 闭合性损伤：软组织损伤，抬高或平放受伤肢体；12 h 内予以局部冷敷和加压包扎，以减少局部组织的出血和肿胀。12 h 之后改用热敷、理疗、药物外敷等，以促进血肿和炎症的吸收。注意观察皮下出血及血肿的变化情况。伤情稳定后鼓励病人早期活动，指导病人进行功能锻炼。

（三）一般护理

1. 体位 患肢抬高并制动。

2. 饮食护理 给予病人高热量、高蛋白、高维生素饮食，不能经口进食者，酌情选用肠内或肠外营养支持。需急诊手术的病人应禁食、胃肠减压。

（四）病情观察

对严重创伤病人应密切监测生命体征、神志、瞳孔、尿量等的变化，尤其是呼吸、血压、脉搏等指标，应每 5～15 min 监测一次，观察生命体征是否平稳，血压有无波动；监测胸部损伤病人有无呼吸急促及呼吸困难，警惕气胸或血胸的发生；腹部损伤病人有无腹部胀痛、腹膜刺激征等，警惕腹腔内脏器破裂或出血；对肢体损伤严重者，注意末梢循环、肤色及温度、应定时测量肢体周径。

（五）心理护理

创伤有突发、危急和难以预测的特点。对于突发性的意外创伤，不论伤情轻重，伤员都需要不同程度的心理支持。从伤员的眼神、表情、呻吟和交谈中能够了解其焦虑、痛苦的程度，要加强与伤员进行直接或间接的交流，减轻心理上的痛苦，尽快渡过突然性的精神打击。在传递信息时，要注意语气、选用词汇得当，并注意对方的情绪反应。另外，适时地通知家属和亲友也是必需的工作。

（六）并发症的观察和护理

1. 休克 严重损伤及大出血病人易发生休克，随时有生命危险，故对此类病人应严密观察，并及时处理。

(1) 观察敷料渗血情况及引流液的性质和量。

(2) 观察病人的生命体征，有无面色苍白、肢端温度发凉、脉搏细速等表现。若发现异常应及时报告医师并立即建立静脉通路，做好交叉配血试验，及时补充血容量。

2. 感染 多见于开放性损伤的病人。

(1) 观察发现：若伤口出现红、肿、热或已减轻的疼痛加重，体温升高、脉速，白细胞计数明显升高等，提示伤口已发生感染，应及时报告医师并协助处理。

(2) 及时处理：①早期：遵医嘱局部理疗和应用有效抗菌药物促进炎症吸收；②脓肿形成：应协助医师做好脓肿切开引流术的准备，并协助留取脓液作细菌培养和药敏试验。

3. 挤压综合征 凡四肢或躯干肌肉丰富的部位受到重物长时间挤压致肌肉组织缺血性坏死，继而引起肌红蛋白症、肌红蛋白尿、高血钾和急性肾衰竭为特点的全身性改变，称为挤压综合征，又称为 Bywaters 综合征。好发在四肢或躯干肌肉丰富部位，当局部压力解除后，出现肢体肿胀、压痛、肢体主动活动及被动牵拉活动引起疼痛、皮肤温度下降、感觉异常、弹性减弱，在 24 h 内出现茶褐色或血尿等改变时，提示可能发生挤压综合征，应及时报告医师配合处理：①早期禁止抬高患肢，以免降低局部血压，影响血液循环；早期不可对患肢进行按摩和热敷，以免加重组织缺氧。②协助医师切开减压，清除坏死组织。③遵医嘱应用碳酸氢钠及利尿剂，防止肌红蛋白阻塞肾小管。④对行腹膜透析或血液透析治疗的肾衰竭病人做好相应护理。

（七）健康教育

(1) 加强劳动保护，改进生产技术和防护措施，避免创伤发生。

(2) 向病人讲解创伤治疗的必要性，受伤后及时到医院就诊。

(3) 鼓励其加强营养，以积极的心态配合治疗，促进组织器官功能修复。

(4) 宣传功能锻炼的重要性，加强功能锻炼，尽可能恢复其生理功能。

能力检测

（杨晓仙）

第二节　烧伤病人的护理

案例导入

病人，男性，40 岁，体重 60 kg，2 h 前不慎被沸水烫伤，被急送医院。

护理体检：神志清楚，烦躁，诉口渴。P120 次/分，BP94/62 mmHg。除头、面、颈外均被烫伤，胸、腹部、双前臂、双手布满大水疱，剧痛；双小腿水疱较小，有拔毛痛，双足呈蜡白色、可见树枝状静脉栓塞网。

工作任务：

1. 怎样估计病人的烧伤面积？
2. 该病人目前存在哪些护理诊断/问题？
3. 该病人入院后的首要治疗及护理措施是什么？

【概述】

烧伤(burn)泛指由热力、电流、化学物质、激光、放射线等所造成的组织损伤。电热烧伤(thermal injury)是指火焰、热液、蒸汽、热固体等引起的组织损伤。通常所称的或狭义的烧伤，一般指热力所造成的烧伤，占所有伤者中的 80%左右。烧伤主要伤及皮肤、肌肉和骨骼，严重者常危及生命，获救者多致残。

【临床分期】

根据烧伤病理生理特点，一般将烧伤临床发展过程分为四期，各期之间相互交错，烧伤越重，其关系越密切。

1. 体液渗出期　组织烧伤后立即发生的反应是体液渗出，体液渗出的速度，一般以伤后 6～12 h 内最快达到高峰，持续 24～48 h，以后渐趋稳定并开始回吸收。此期由于体液的大量渗出和血管活性物质的释放，容易发生低血容量性休克，临床上又称为休克期。

2. 急性感染期　继休克后或休克的同时，感染是对烧伤病人的另一严重威胁。严重烧伤易发生全身性感染的原因主要如下。①皮肤、黏膜屏障功能受损，为细菌入侵打开了门户。②机体免疫功能受抑制：烧伤后尤其是早期，体内与抗感染有关的免疫系统各组分均受不同程度的损害，免疫蛋白和补体丢失或被消耗。③机体抵抗力降低：烧伤后3～10天，正值水肿回吸收期，病人在遭受休克打击后，内脏及各系统功能尚未调整和恢复，局部肉芽屏障未完全形成，伤后渗出使大量营养物质丢失，以及回吸收过程中带入的"毒素"（细菌、内毒素或其他）等，使人体抵抗力处于低潮。④易感性增加：早期缺血缺氧损害是机体易发生全身性感染的重要因素。烧伤感染可来自创面、肠道、呼吸道或静脉导管等。防治感染是此期的关键。

3. 创面修复期 烧伤后组织修复在炎症反应的同时即已开始。创面的修复与烧伤的深度、面积及感染的程度密切相关。浅度烧伤多能自行修复，无瘢痕形成。深Ⅱ度烧伤靠残存的上皮岛融合修复，如无感染，3～4周逐渐修复，留有瘢痕；Ⅲ度烧伤形成瘢痕或挛缩，可导致肢体畸形和功能障碍，需要皮肤移植修复。

4. 康复期 深度创面愈合后形成的瘢痕，严重者影响外观和功能，需要锻炼、工疗、体疗和整形以期恢复；某些器官功能损害及心理异常也需要一个恢复过程；深Ⅱ度和Ⅲ度创面愈合后，常有瘙痒或疼痛、反复出现水疱，甚至破溃，并发感染，形成"残余创面"，这种现象的终止往往需要较长时间；严重大面积深度烧伤愈合后，由于大部分汗腺被毁，机体散热调节体温能力下降，在盛暑季节，这类伤员多感全身不适，常需2～3年调整适应过程。

知识链接

烧伤小常识

发生烧烫伤后的首要措施是局部降温，自来水冲洗是最切实、最可行的方法。冲洗的时间越早越好，即使烧烫伤当时即已造成表皮脱落，也同样应以自来水冲洗，不要担心创面感染而不敢冲洗。冲洗时间一般持续15～20 min，以脱离冷源后疼痛已显著减轻为准。如采取的冷疗措施得当，可显著减轻局部渗出，挽救未完全毁损的组织细胞，若在到达医院之后再采取这一冷疗措施，已丧失了冷疗的最佳时机。

【护理评估】

（一）健康史

1. 一般情况 了解病人的姓名、年龄、性别、职业、饮食及睡眠等。

2. 受伤史 了解病人烧伤的原因及受伤时的情况、了解热源种类、温度、受热时间。评估有无吸入性损伤，有无合并危及生命的损伤，如头、颈、胸及全身复合伤，现场采取的急救措施和效果，以及途中运送情况。

3. 既往史 了解病人既往健康状况，如营养不良、有无呼吸系统疾病、是否长期应用激素或接受化疗及放疗，有无吸烟及饮酒史等。

（二）身体状况

1. 症状及体征

评估烧伤面积、烧伤深度、烧伤严重程度及病程分期；有无伴发呼吸道烧伤，颜面部、手、生殖器或关节等处烧伤；了解有无合并骨折，颅内、胸腹腔内脏器官的损伤。

(1) 烧伤面积的估计：皮肤烧伤区域占全身体表面积的百分数。估计方法有多种，目前国内多采用中国新九分法和手掌法。

①中国新九分法：将人体体表面积划分为11个9%和1个1%，构成100%，即头颈部为9%(1个9%)、双上肢为18%(2个9%)、躯干(包括会阴)为27%(3个9%)、双下肢(包括臀部)为46%(5个9%+1%)，具体见表5-2-1，图5-2-1。

儿童头较大，下肢相对短小，可按下式计算：头颈部面积=[9+(12-年龄)]%，双下肢面积=[46-(12-年龄)]%。

表5-2-1 中国新九分法

部位	占成人体表面积/(%)	占儿童体表面积/(%)
头颈	9×1=9(发部3;面部3;颈部3)	9+(12-年龄)
双上肢	9×2=18(双上臂7;双前臂6;双手5)	9×2
躯干	9×3=27(躯干前13;躯干后13;会阴1)	9×3
双下肢	9×5+1=46(双臀5;双大腿21;双小腿13;双足7)	9×5+1-(12-年龄)
全身合计	9×11+1	9×11+1

注：此表数据以成年男性为标准，成年女性的臀部和双足各占6%。

②手掌法：以病人自己的一个手掌(五指并拢)测量其烧伤面积，占全身体表面积的1%来估计。此法不论年龄大小与性别，用于小面积的烧伤估计或作为中国新九分法的补充(图5-2-2)。

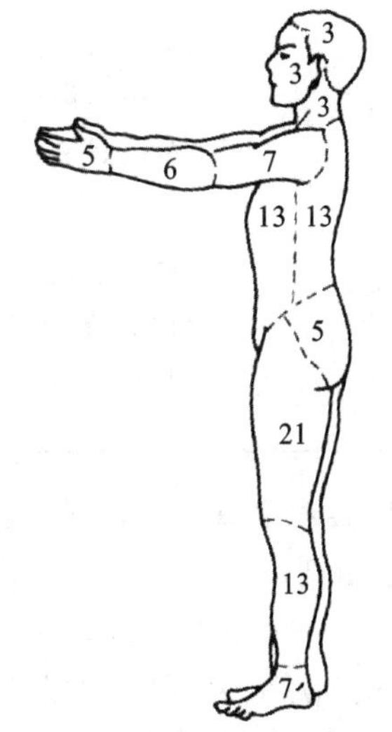

图5-2-1 成人体表各部位所占百分比示意图

(2) 烧伤深度的判断：通常采用三度四分法来判断烧伤深度，即分为Ⅰ度、Ⅱ度(又分为浅Ⅱ度和深Ⅱ度)、Ⅲ度烧伤(图5-2-3)。临床上习惯将Ⅰ度、浅Ⅱ度称为浅度烧伤；深Ⅱ度、Ⅲ度为深度烧伤(表5-2-2)。

(3) 烧伤严重程度的判断：为了对烧伤严重程度有一基本估计，作为设计治疗方案的参考，我国常用下列分度法。

①轻度烧伤：Ⅱ度烧伤总面积在10%以下。

②中度烧伤：Ⅱ度烧伤总面积为11%～30%，或Ⅲ度烧伤面积在10%以下。

③重度烧伤：烧伤总面积为31%～50%，或Ⅲ度烧伤面积为11%～20%；或总面积、Ⅲ度烧伤面积虽未达到上述范围，但已发生休克、吸入性损伤或有较重复合伤者。

④特重烧伤：烧伤总面积在50%以上；或Ⅲ度烧伤面积在20%以上。

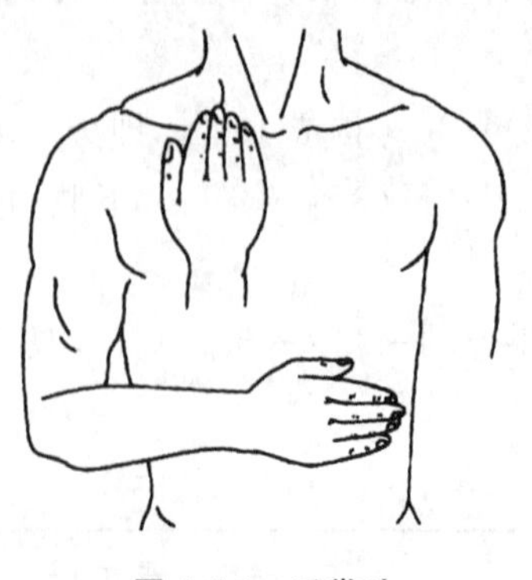
图 5-2-2 手掌法

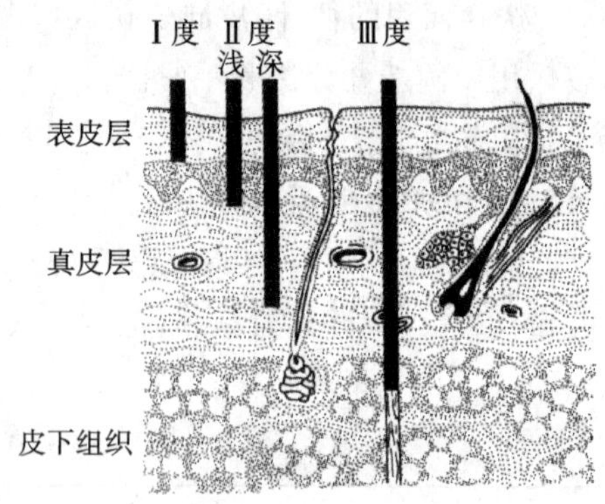

图 5-2-3 热烧伤深度分度示意图

表 5-2-2 烧伤局部临床特点

深度	组织学损伤	临床特点	病人感觉	创面预后
Ⅰ度（红斑型）	表皮浅层	皮肤表面红斑，干燥、无水疱	灼烧感、疼痛感	3～7 天脱屑痊愈，不留斑痕，短期内可有色素沉着
浅Ⅱ度（大水疱型）	表皮全层和真皮浅层（真皮乳头层）	局部红肿明显，有大小不一的水疱形成，疱壁薄，去疱皮后创面基底潮红	剧痛、感觉过敏	如无感染，1～2 周内愈合，多有色素沉着，不留斑痕
深Ⅱ度（小水疱型）	真皮深层（乳头层以下），尚残留部分网状层	水肿明显，水疱小，疱壁较厚，创面基底发白或红白相间	疼痛剧烈，感觉稍迟钝	如无严重感染，3～4 周痊愈，常遗留有斑痕
Ⅲ度（焦痂型）	皮肤全层，皮下、肌肉甚至骨骼、内脏器官	创面无水疱，干燥如皮革样坚硬，呈蜡白或焦黄色甚至炭化，形成焦痂，痂下可见树枝状栓塞的血管	疼痛消失、感觉迟钝	2～4 周后焦痂自然脱落，愈合后遗留有斑痕或畸形

2. 全身表现 小面积、浅度烧伤无全身症状，大面积、重度烧伤病人伤后 48 h 内易发生低血容量性休克，主要表现为口渴、脉搏细速、血压下降、皮肤湿冷、尿量减少、烦躁不安等。感染发生后可出现体温骤升或骤降，呼吸急促、心率加快、创面骤变，白细胞计数骤升或骤降；其他如尿素氮、肌酐清除率、血糖、血气分析都可能变化。

3. 吸入性损伤表现 吸入性损伤又称呼吸道烧伤，是指吸入火焰、蒸汽或化学性烟尘、气体等所引起的呼吸系统损伤。其致伤因素为热力或燃烧时烟雾的化学物质，如一氧化碳、氰化物等，这些化学物质能引起局部腐蚀和全身中毒。吸入性损伤多见于头面部烧伤病人，面、颈、口鼻周围常有深度烧伤创面，鼻毛烧毁，口鼻有黑色分泌物；有呼吸道刺激症状，咳炭末样痰，呼吸困难，声音嘶哑，肺部可闻及哮鸣音；多死于吸入性窒息。

4. 辅助检查

(1) 实验室检查 严重烧伤可出现血红蛋白尿，尿量减少。感染时白细胞计数及中性粒细胞比例明显增高。

(2) 其他检查 血肌酐、尿素氮检查,可了解肾功能情况;血气分析可了解体内酸碱平衡情况等。

(三) 心理社会支持状况

烧伤是意外事故,病人缺乏心理准备,多造成心理打击和压力。早期可表现恐惧性反应,后期可能因容貌损毁、躯体功能障碍而恐慌、焦虑,甚至悲观厌世。病人的情绪反应与其年龄、家庭角色、社会角色、医疗费负担等因素密切相关。

【常见护理诊断/问题】

1. 体液不足 与烧伤后大量体液渗出、血容量减少有关。

2. 有窒息的危险 与头面部、呼吸道或胸部等部位烧伤有关。

3. 皮肤完整性受损 与烧伤所致组织破坏有关。

4. 有感染的危险 与皮肤完整性受损有关。

5. 悲伤 与烧伤后毁容、肢残及躯体活动障碍有关。

【护理措施】

(一) 现场急救护理

正确施行现场急救,去除致伤原因,迅速处理危及病人生命的损伤,如窒息、大出血、开放性气胸、中毒等。若心跳、呼吸停止,立即就地实施心肺复苏术。

1. 迅速脱离热源 迅速采取有效措施尽快灭火、救人,消除致伤原因。热力致伤者,若有水源,可行创面冷却疗法,用清洁水(如自来水、河水、井水等)冷敷或浸泡创面,适用于中、小面积烧伤,特别是头、面部及四肢烧伤。

(1) 一般火焰的灭火:保持镇静,忌奔跑,防止风大加重燃烧。迅速脱去燃烧的衣服,或就地卧倒,缓慢打滚压灭火焰,或跳入附近水池、河沟内灭火。进行他救时,将伤员按倒,就地取材,如用棉被、雨衣、毯子、雪或砂土压灭火焰。

(2) 汽油燃烧的灭火:汽油爆炸时,即用雨衣或他物遮盖身体,待油滴落下后抛掉遮盖物,离开燃烧区。灭火时忌直接用手去扑打,可用湿布或砂土覆盖,或跳入水中,如有浓烟,用湿布掩盖口鼻保护呼吸道。

2. 保护创面和保暖 灭火后,可用各种现成的敷料作初期包扎或用清洁的衣服、被单等覆盖创面,目的是保护创面,避免二次污染或损伤。贴身的衣服应剪开,不可撕脱,以防止扯破被粘贴的创面皮肤。协助病人调整体位,避免创面受压。寒冷的环境,应特别注意增加被盖,防止伤员体温散失。

3. 保持呼吸道通畅 火焰烧伤后呼吸道受热力、烟雾等损伤,可引起呼吸困难、呼吸窘迫,应特别注意保持呼吸道通畅,必要时放置通气管、行气管插管或切开。如合并一氧化碳中毒,应移至通风处,给予高流量氧气或纯氧,有条件应积极采用高压氧治疗。一般用鼻导管或面罩给氧,氧浓度40%左右,氧流量4～5 L/min。

及时清除呼吸道分泌物,鼓励病人深呼吸、用力咳嗽、咳痰;对于气道分泌物多者,定时帮助其翻身、叩背、改变体位,以利于气道分泌物排出;必要时吸痰。密切观察呼吸情况,若病人出现刺激性咳嗽、咳炭末样痰、呼吸困难、呼吸频率增快,血氧饱和度下降、血氧分压下降等表现时,应积极做好气管插管或气管切开的术前准备,并加强术后护理。

4. 其他救治 应尽快建立静脉通道,给予补液治疗,避免过多饮水,以免发生呕吐及水中毒,可适量口服淡盐水或烧伤饮料。安慰和鼓励病人保持情绪稳定。疼痛剧烈可酌情使用镇静、镇痛药物。

(1) 轻度烧伤者：尽量避免喝白开水，病情稳定且口渴者，可给予口服淡盐水。

(2) 中重度烧伤者：①迅速建立2～3条能快速输液的静脉通道，以保证各种体液及时输入。②遵循“先晶后胶，先盐后糖，先快后慢”的输液原则合理安排输液种类和速度，以尽量恢复有效循环血量。③根据动脉血压、中心静脉压、心率、尿量、末梢循环、精神状态等判断液体复苏的效果。

5. 妥善转运 在现场急救后，轻者即可转送。烧伤面积较大者，如不能在伤后1～2 h内送到附近医院，应在原地积极进行抗休克治疗，待休克控制后再转送。转运途中应建立静脉输液通道，保持呼吸道通畅。

(二) 防治休克

严重烧伤特别是大面积烧伤病人，防治休克至关重要。静脉补液是防治休克的主要措施。

根据烧伤早期体液渗出的规律估计补液总量。国内通常按病人的烧伤面积和体重计算补液量。

1. 补液总量 我国目前常用的补液方案如下。

(1) 伤后第1个24 h：补液总量的一半应在伤后8 h内输入。每1%烧伤面积Ⅱ度、Ⅲ度，每千克体重应补充胶体和电解质液共1.5 mL(儿童为1.8 mL，婴儿为2 mL)，另加每日生理需要量2000 mL(儿童60～80 mL/kg，婴儿100 mL/kg)。即第1个24 h补液总量(mL)=烧伤总面积×体重(kg)×1.5 mL(儿童1.8 mL、婴儿2.0 mL)+2000 mL(儿童60～80 mL/kg，婴幼儿约100 mL/kg)。

(2) 伤后第2个24 h：电解质溶液和胶体溶液为第1个24 h的一半，再加每日生理需要量2000 mL。

2. 液体种类 胶体液和电解质溶液的比例为1∶2，大面积深度烧伤者与小儿烧伤，其比例可改为1∶1。胶体液首选血浆，紧急抢救时亦可使用低分子量的血浆代用品，但总量不宜超过1000 mL；Ⅲ度烧伤可适量输全血。电解质溶液首选平衡盐溶液，并适当补充碳酸氢钠溶液。生理需要量多用5%～10%葡萄糖溶液。

举例：一成年男性体重60 kg，Ⅱ度、Ⅲ度烧伤面积总共达60%，第1个24 h补液总量=(60×60×1.5+2000) mL=7400 mL，其中晶体溶液=60×60×0.75 mL=2700 mL，胶体液=60×60×0.75 mL=2700 mL，5%～10%葡萄糖溶液2000 mL。前8 h输入3700 mL，后16 h输入余下3700 mL。

3. 病情观察 以下指标提示补液量足够：①尿量保持30 mL/h以上，有血红蛋白尿的病人，尿量维持在50 mL/h以上。②脉搏100次/分以下。③收缩压在90 mmHg以上，脉压差在20 mmHg以上。④病人安静，外周静脉充盈良好，毛细血管充盈反应良好，四肢温暖。

(三) 创面护理

创面护理的主要目的是清洁保护创面，防治感染，促进创面愈合；减少瘢痕产生，最大限度恢复功能。

1. 初期清创 在休克得到基本控制、全身情况允许时,及早进行创面的清理。Ⅰ度烧伤创面不需要特殊处理,能自行消退。浅Ⅱ度创面的小水疱可不予处理,大水疱可用无菌注射器抽吸,疱皮破裂可用无菌油性敷料包扎。深度创面坏死表皮应去除。清创后创面根据烧伤部位、面积及医疗条件等选择采用包扎疗法和暴露疗法。

2. 包扎疗法 包扎可以保护创面、减少污染和及时引流创面渗液。适用于面积小或四肢的浅Ⅱ度烧伤。创面清创后用油性纱布覆盖创面,再用多层吸水性的干纱布包裹,包扎厚度为 2～3 cm,包扎范围应超过创面边缘 5 cm。其注意事项如下。①抬高肢体并保持各关节功能位。②保持敷料清洁和干燥,敷料潮湿时,立刻予以更换。③密切观察创面,及时发现感染征象,如发热、伤口异味、疼痛加剧、渗出液颜色改变等,需加强换药及抗感染治疗,必要时可改用暴露疗法。④包扎松紧适宜,压力均匀,达到要求的厚度和范围,为避免发生粘连或畸形,指(趾)之间要分开包扎,注意观察肢体末梢血液循环情况,如肢端动脉搏动、颜色及温度。

3. 暴露疗法 将病人暴露在清洁、温暖、干燥的空气中,使创面的渗液及坏死组织干燥成痂,以暂时保护创面。适用于头面、会阴部烧伤及大面积烧伤或创面严重感染者。创面可涂磺胺嘧啶银霜、碘伏等外用药物。其注意事项如下。①严格执行消毒隔离制度。保持病室清洁,空气流通,室内温度维持在 28～32 ℃,湿度适宜,每日空气消毒 2 次。床单、被套等均经高压蒸汽灭菌处理,其他室内物品每日用消毒液擦拭消毒,便器用消毒液浸泡;接触创面时要戴手套,接触另一烧伤病人创面时要更换手套或洗手,防止发生医院内交叉感染。②保持创面干燥,渗出期应定时用消毒敷料吸去创面过多的分泌物,表面涂以抗菌药物,以减少细菌繁殖,避免形成厚痂。若发现痂下有感染,应立即去痂引流,清除坏死组织。③定时翻身或使用翻身床,交替暴露受压创面,避免创面长时间受压而影响愈合。④创面已结痂时注意避免痂皮裂开引起出血或感染。极度烦躁或意识障碍者,适当应用约束带,防止抓伤。

4. 手术植皮护理 对深度烧伤创面,应及早采用积极的手术治疗,包括切痂(切除烧伤组织达深筋膜平面)或削痂(削除坏死组织至健康平面),并立即植皮。小面积深度烧伤者,可采用自体游离皮片移植、皮瓣移植等方法,以修复皮肤与组织的严重损伤,减轻功能障碍。大面积烧伤者,因自体供皮区不足,可采用大张异体皮开洞嵌植小块自体皮、异体皮下移植微粒自体皮、网状皮片移植等方法,以尽量覆盖创面,减少感染机会,减轻瘢痕挛缩,降低致残率。

(1) 术前准备:受皮区术前用生理盐水湿敷。取皮前 1 日剃除供皮区毛发,勿损伤皮肤;用肥皂、清水清洁皮肤。

(2) 术后护理:供皮区包扎或半暴露,2 周后换药,如有渗血、异味、剧烈疼痛应及时检查;受皮区包扎或暴露,保持清洁,防止受压;受皮区部分应适当固定制动,若需移动植皮肢体,应以手掌托起,切忌拉动;大腿根部受皮区要防止大小便污染。

(四) 预防感染的护理

烧伤感染来源包括外源性和内源性感染,常见致病菌为铜绿假单胞菌、金黄色葡萄球菌、大肠埃希菌、白色葡萄球菌等。

(1) 改善机体防御功能:积极地纠正休克,给予肠内或肠外营养,尽可能用肠内营养,因其接近生理,可促使肠黏膜屏障的修复,且并发症较少。

(2) 正确处理创面:是防治全身性感染的关键措施。特别是深度烧伤创面,是主要感染源,应早期切痂、削痂、植皮。中、重度烧伤需注射 TAT 预防破伤风。加强换药,并采取必要的消毒隔离措施,防止交叉感染。

(3) 合理应用抗生素:遵医嘱及早使用抗生素和破伤风抗毒素,观察全身情况及创面变化,若病人出现寒战、高热、脉搏加快,创面出现脓性分泌物、坏死或异物等应反复作细菌培养和药物敏感试验结果,掌握创面的菌群动态。

(4) 做好消毒隔离,病房用具应专用,工作人员出入病房要穿隔离衣、鞋、帽,接触病人前后要洗手,做好病房的终末消毒。

(5) 加强全身支持治疗,维持水、电解质代谢和酸碱平衡,提高免疫功能,防治休克。烧伤病人呈高代谢状态,极易造成负氮平衡。予以高蛋白、高热量、高维生素、清淡易消化饮食,少量多餐。

(五) 特殊烧伤部位的护理

1. 眼部烧伤 及时用无菌棉签清除眼部分泌物,局部涂烧伤膏或用烧伤纱布覆盖加以保护,以保持局部湿润。

2. 耳部烧伤 及时清除流出的分泌物,并在外耳道入口放置无菌干棉球并经常更换;耳周部烧伤应用无菌纱布铺垫,尽量避免侧卧,以免耳廓受压,防止发生中耳炎或耳软骨炎。

3. 鼻烧伤 及时清理鼻腔内分泌物及痂皮,鼻黏膜表面涂烧伤膏以保持局部湿润、预防出血;合并感染者用抗菌药液滴鼻。

4. 会阴部烧伤 多采用暴露疗法。及时清理创面分泌物,保持创面干燥、清洁;在严格无菌操作下留置导尿管,并每日行会阴抹洗 2～3 次,预防尿路及会阴部感染。

(六) 心理护理

加强沟通交流,同情安慰病人,稳定其情绪。帮助病人面对现实,尤其对于需多次植皮的病人,应耐心解释,消除疑虑和恐惧,鼓励其树立信心,配合治疗。重视心理的康复,应根据不同病人的心理状态,采取相应措施,使病人情绪稳定,积极配合医护人员进行康复治疗,增强病人康复的信心。

(七) 康复护理

(1) 加强肢体的功能锻炼,制订康复计划,调动病人的积极性。

(2) 烧伤早期注意维持各部位的功能位置,如颈部烧伤应取后伸位,四肢烧伤取伸直位,手部固定在半握拳的姿势且指间垫油纱以防粘连。

(3) 创面愈合后尽早下床活动,逐渐进行肢体和关节的锻炼,以恢复功能。

【健康教育】

(1) 普及防火、灭火、自救常识,预防烧伤事件的发生。

(2) 指导康复期病人进行训练,最大限度恢复机体的生理功能。

(3) 指导病人保护皮肤,穿纯棉内衣,防止紫外线、红外线的过多照射,避免使用刺激性大的肥皂或热水对瘢痕组织的机械刺激。

(4) 指导生活自理能力训练,鼓励病人参与一定的家庭和社会活动,重新适应生活环境，树立重返工作岗位的信心。

能力检测

（杨晓仙）

第三节　咬伤病人的护理

案例导入

病人，男性，汉族，51 岁，左手拇指不慎被毒蛇咬伤局部肿胀，疼痛 3 h，于今日上午 10 时步行入院。入院查体：T 36.7 ℃，P 70 次/分，R 20 次/分，BP 160/90 mmhg，急性面容，咽部不充血，扁桃体不充血，颈（一），双肺呼吸音清，腹（一），左手及手臂肿胀，左手拇指可见一个被毒蛇咬伤的牙痕口，牙痕口未见毒牙咬痕，伤口周围有数个小血疱，生理反射存在，病理反射未引出。

工作任务：

1. 对该病人怎样进行现场急救？

2. 该病人入院后如何进一步处理与护理？

自然界中的动物，如犬、猫、蛇、猪、毛虫、蝎、蜈蚣、蜂、毒蜘蛛等，常常利用其齿、爪、刺、角等对人类进行袭击，造成咬伤、蛰（刺）伤，严重者可致残或致死。最常见的是蛇咬伤和犬咬伤。

一、蛇咬伤病人护理

【概述】

蛇咬伤（snake bite）以南方多见，多发生在夏、秋季节。蛇分无毒蛇和有毒蛇两种。世界上毒蛇众多，以银环蛇、金环蛇、竹叶青蛇、五步蛇、蝮蛇、蝰蛇、眼镜蛇与眼镜王蛇等较为常见。

知识链接

有毒蛇与无毒蛇的区别

无毒蛇头部呈椭圆形，色彩斑纹不鲜艳，无毒牙，咬伤只在局部留下两排对称锯齿状细小齿痕，轻度刺痛，无碍生命。有毒蛇头部多呈三角形，色彩斑纹鲜艳，被咬处皮肤留下一对大而深的牙痕，其蛇毒可引起严重的全身中毒症状而危及生命。

【病因与病理】

蛇毒是含有多种毒性蛋白质、溶组织酶及多肽的复合物。蛇毒可分三类，即神经毒素、血液毒素和混合毒素。①神经毒素：主要作用于神经系统，对中枢神经和神经肌肉节点有选择性毒性作用，引起肌肉麻痹和呼吸麻痹，常见于金环蛇、银环蛇咬伤。②血液毒素：主要影响血液及循环系统，对血细胞、血管内皮细胞及组织有破坏作用，可引起出血、溶血、休克或心力衰竭等，见于五步蛇、竹叶青蛇咬伤。③混合毒素：兼有神经毒素和血液毒素的作用，如眼镜蛇、蝮蛇的毒素。

【护理评估】

（一）健康史

了解被蛇咬伤的原因、时间、部位及咬伤后处理经过。了解蛇的形态，判断毒蛇的种类。

（二）身体状况

1. 症状与体征

（1）局部表现：局部伤处疼痛，肿胀蔓延迅速，淋巴结肿大，皮肤出现血疱、淤斑，甚至局部组织坏死。

（2）全身表现：全身虚弱、口周感觉异常、肌肉震颤，或发热畏寒、烦躁不安、头晕目眩、言语不清、恶心呕吐、吞咽困难、肢体软瘫、腱反射消失、呼吸抑制，最后导致循环呼吸衰竭。部分病人伤后可因广泛的毛细血管渗漏引起肺水肿、低血压、心律失常；皮肤黏膜及伤口出血，血尿、尿少，出现肾功能不全以及多器官功能衰竭。

2. 辅助检查

主要检查凝血功能与肾功能，可见血小板减少，凝血因子Ⅰ减少，凝血酶原时间延长等；同时出现血肌酐增高，肌酐磷酸激酶增加，肌红蛋白尿等异常改变。

【常见护理诊断/问题】

1. 恐惧 与毒蛇咬伤、生命受到威胁及担忧预后有关。

2. 皮肤完整性受损 与毒蛇咬伤、组织结构破坏等有关。

3. 潜在并发症：呼吸衰竭、循环衰竭、急性肾衰竭，感染。

【护理措施】

（一）急救护理

急救原则：被毒蛇咬伤后必须就地急救，尽早自救或互救，阻止蛇毒吸收和使蛇毒从局部排出。伤者切勿奔跑，以免毒素加快吸收和扩散。

（1）伤肢缚扎：被毒蛇咬伤后立即就地取材，用比较柔软的绳索、布带或细橡皮管，距伤口近心端 5 cm 处环形缚扎。松紧度以能阻断浅静脉和淋巴回流即可，不要妨碍动脉血供。每隔 15～30 min 将缚扎处放松 1～2 min，以免静脉过度淤血使肢体受损。争取时间尽快处理伤口，经过排毒措施后即可解除缚扎。

（2）伤口排毒：以大量清水或者肥皂水冲洗伤口及其周围皮肤；挤出毒素。入院后用0.05%高锰酸钾或3%过氧化氢溶液反复冲洗伤口，清除残留的毒素。伤口较深者，消毒尖刀将咬痕处挑开，扩大创口使毒液外流，但需注意血液毒类毒蛇咬伤者禁忌多处切开，以防出血不止。此外，还可用吸奶器或拔火罐在伤口处用负压吸出毒液。病人经过上述急救后，送附近医院系统治疗。

(3) 局部冷敷:可以减轻疼痛,减慢毒素吸收,降低毒素中酶的活性。将伤肢浸入 4～7 ℃冷水中,3～4 h 后改用冰袋冷敷,持续 24～36 h。

(4) 破坏毒素 根据伤口局部反应大小,用胰蛋白酶 2000～5000 U 加入 0.05%普鲁卡因或注射用水 20 mL 做局部环形封闭,能够降解蛇毒。也可给予抗蛇毒药物外敷。

(二) 治疗指导

1. 局部处理 伤口上方绑扎,阻断毒素吸收;伤口局部抽吸、冲洗、清创,促进毒素的排出,伤口周围用胰蛋白酶局部封闭,破坏毒素。

2. 抗蛇毒药物治疗

(1) 解蛇毒的中成药:常用南通蛇药、上海蛇药等,可口服也可敷贴局部,有的还有注射剂。此外还有一部分新鲜草药也对毒蛇咬伤有疗效,如七叶一枝花、八角莲、半边莲、白花蛇舌草等。

(2) 抗蛇毒血清有单价和多价两种,对于已知蛇类咬伤可用针对性强的单价血清,否则使用多价血清。用前需作过敏试验,阳性者采用脱敏注射法。

(3) 其他疗法:

①使用破伤风抗毒素和抗生素防治感染。②快速、大量静脉输液,或用呋塞米或甘露醇等利尿药,加快蛇毒排出,减轻中毒症状。③积极抗休克、改善出血倾向,或治疗心、肺、肾等功能障碍。若病人出现血红蛋白尿,遵医嘱予 5%碳酸氢钠静脉输入,以碱化尿液。

(三) 一般护理

病人卧床休息,伤肢保持下垂,下垂肢体用低凳支持,防止伤肢近侧在床沿上受压而使神经受损。鼓励病人多饮水,遵医嘱快速输液或应用利尿剂,促进蛇毒从尿中排出,减轻肾脏损伤。

(四) 病情观察

注意病人生命体征变化,伤口情况,注意有无休克,昏迷,瘫痪和广泛出血现象。若发现病人出现血红蛋白尿,应根据医嘱静滴 5%碳酸氢钠,以碱化尿液,防止发生肾衰竭。

(五) 心理护理

病人入院时往往神经紧张,恐惧不安,应注意心理防护。解释治疗方案及治疗过程,帮助病人树立战胜疾病的信心和勇气,使其保持情绪稳定,积极配合治疗和护理。

(六) 营养支持

给予高热量、高蛋白、高维生素、易消化饮食,鼓励病人多喝水,忌饮酒、浓茶、咖啡等刺激性饮料,以免促进血液循环而加快毒素吸收。

(七) 健康教育

宣传毒蛇咬伤的有关知识,强化自我防范意识。在野外作业时,做好自我防护,如戴帽子、穿长衣裤、穿雨靴、戴橡胶手套等,随身携带解蛇毒药片,以备急用。

二、犬咬伤病人的护理

【概述】

犬咬伤(dog bite)时有发生,随着生活水平的不断提高,养宠物的人越来越多,被犬咬伤的发病率也相应增高。如果被咬伤的犬感染了狂犬病毒，则被咬伤者可患狂犬病。狂犬病是由狂犬病毒引起的一种以中枢神经系统为主的急性传染病，又称恐水症。

【病因病理】

狂犬病毒主要存在病畜的脑组织和脊髓中，在涎腺和涎液中也含有大量病毒，并且随涎液向体外不断排出。病毒主要通过咬伤的伤口、抓伤、舔伤的黏膜和皮肤而进入人体导致感染；少数可通过对病犬的屠杀、剥皮、切割的过程而被感染。狂犬病病毒对神经组织具有强大的亲和力，在伤口入侵处及其附近的组织细胞内停留 1～2 周，并生长繁殖，然后沿周围传入神经上行到达中枢神经系统，引起狂犬病发病。

【护理评估】

（一）健康史

(1) 询问被犬咬伤的时间、部位及伤口情况。

(2) 了解犬的特点，注意犬有无低头、垂耳、狂躁易怒、乱叫而声音嘶哑、尾向下拖等患狂犬病的表现。

(3) 评估感染者是否发病与潜伏期的长短。潜伏期短者约 10 天，平均 30～60 天，个别可达数月或数年。咬伤越深、接近头面部，其潜伏期越短、发病率越高。

（二）身体状况

1. 症状 起初伤口周围麻木、疼痛，逐渐出现扩散到整个肢体；继之出现低热、烦躁、乏力、恐水、怕风、咽喉痉挛；最后导致肌瘫痪、昏迷、循环衰竭甚至死亡。

2. 体征 可见深而窄的伤口及出血，伤口周围组织水肿等。

（三）心理及社会状况

受伤后情绪是否稳定，有无恐慌、惧怕、焦躁不安等。

【常见护理诊断/问题】

1. 有窒息危险 与咽喉肌痉挛发作有关。

2. 营养失调:低机体需要量 与咽喉肌痉挛发作，无法进食进水有关。

3. 有感染的危险 与犬咬伤、伤口污染严重有关。

【护理措施】

（一）治疗指导

1. 局部处理 咬伤后迅速彻底清洗伤口极为重要。伤口小而浅者，用 2%碘酊、75%酒精消毒。伤口大而深者，应彻底清创。具体方法是：用大量生理盐水、稀释碘伏冲洗伤口，再用 3%过氧化氢溶液或 0.1%苯扎溴铵溶液反复冲洗伤口，伤口开放引流，不予缝合和包扎。

2. 全身治疗

(1) 防治感染：及时应用抗生素及破伤风抗毒素，预防伤口感染及破伤风的发生。

(2) 免疫治疗：①狂犬病免疫球蛋白：伤口应以狂犬病免疫球蛋白(RIG)20 U/kg 作伤口周围浸润注射。使用动物源性 RIG，用药前应作过敏试验；如试验阳性，应在注射肾上腺素后在给予 RIG。人源的 RIG，则不必使用抗过敏药物。②狂犬病疫苗：伤后及早注射狂犬病疫苗，一般于咬伤后 1、3、7、14 和 28 日分别肌内注射疫苗 2 mL，共接种 5 次。如曾经接受过全程主动免疫，则咬伤后不需要被动免疫治疗，仅在伤后当天与第 3 天强化主动免疫各一次。

（二）一般护理

1. 加强病房管理 有条件安置病人住单间，并专人护理。保持病室安静，避免光、声、风的刺激，防止病人痉挛发作。狂躁型病人必要时适当约束肢体，以防受伤。

2. 合理安排操作 对各项护理操作有序进行，尽量集中或在应用镇静药物后进行，以减少痉挛发作。一旦发生痉挛，立即遵医嘱使用巴比妥类镇静药等控制。

3. 营养支持护理 发作期间病人不能进食进水，需静脉补液，补充能量，维持水电解质及酸碱平衡。在病情允许下，可通过鼻饲供给机体营养和水分。

（三）心理护理

病人入院时往往神经紧张、恐惧不安，应注意心理防护。解释治疗方案及治疗过程，帮助病人树立战胜疾病的信心和勇气，使其保持情绪稳定，积极配合治疗和护理。

（四）保持呼吸道通畅

及时清除病人口腔及呼吸道分泌物，保持呼吸道通畅，必要时行气管切开或插管。

（五）积极预防感染

(1) 遵医嘱及时应用抗生素并观察疗效。

(2) 注意观察伤口引流的情况，早期患肢下垂，保持伤口清洁及引流通畅。操作过程中严格执行无菌操作。

(3) 加强个人隔离防护：护理人员接触病人时应穿隔离衣、戴无菌口罩及手套，防止病人伤口内分泌物和唾液中病毒通过皮肤细小破损处侵入而引起感染。病人的分泌物及呕吐物须严格消毒。

（六）健康教育

(1) 提高自我防范意识，教育儿童不要接近、抚摸、挑逗犬类动物等，防止发生意外。

(2) 对家犬，要定期进行疫苗注射。

(3) 若被犬抓伤或被舔，或与病犬密切接触者，虽无明显伤痕，应尽早注射疫苗。

(4) 如被犬咬伤后，应尽早处理伤口及注射疫苗。

（杨晓仙）

第四节　清创术与更换敷料

开放性创伤受到不同程度的沾染，为了促进组织修复、伤口愈合，需要对各类伤口进行清创或换药。

创伤的局部处理应根据伤口的类型和有无污染而定。按伤口清洁度可分为三类：①清洁伤口：指未受细菌污染的伤口，通常指无菌手术切口，经消毒处理后直接缝合，可达到一期愈合。②污染伤口：指被异物或细菌沾染、但未发生感染的伤口，一般指伤后 8 h 以内经处理的伤口。对其处理的主要方法是应早期施行清创术，将污染伤口变为清洁伤口，使其达到一期愈合。③感染伤口：指损伤后时间较长，发生感染或化脓的伤口。应清除异物，引流换药，不缝合，控制感染，促使伤口达到二期愈合。

一、清创术

清创术(debridement)又称扩创术，是指在无菌操作下，彻底地清理污染伤口，使之变为清洁伤口，以减少感染机会，促进伤口一期愈合的手术。

1. 清创的目的 清除伤口内的污染组织，切除失活组织，除去伤口内异物，修复其有功能的组织，将污染伤口转变为清洁伤口，预防感染，促进创伤早日愈合。

2. 清创的时机 清创的最佳时机是伤后 6～8 h 以内，头面部损伤可适当延长至 12～24 h 以内。但时间并非绝对指标，还需考虑其他影响感染形成的因素，如果伤口污染轻、局部血液循环良好、气温低，清创时间即使超过 8 h 或更迟，也可获得良好的伤口愈合。反之，污染十分严重时，伤后 6～8 h 即可发生感染，已不宜按沾染伤口处理。

【清创前的准备】

(一) 病人准备

(1) 对伤员全身和局部作全面检查以及必要的辅助检查，以明确诊断和对伤情作出准确估计，订出初步处理方案。

(2) 对有休克或重要脏器伤的伤员，应优先处理休克和脏器损伤，待伤情稳定后尽早行清创术。

(3) 早期使用有效广谱抗生素，对未作破伤风预防注射者，给肌内注射破伤风抗毒素 1500～3000 IU。

(二) 用物准备

清创前应准备好无菌清创包、局部麻醉药品、消毒药品、无菌敷料及大量生理盐水、双氧水等。

(三) 工作人员准备

参加清创术的人员必须戴好口罩、帽子，无菌手套，门诊清创术只穿一般工作服，在手术室内对伤情严重病人进行清创术应穿无菌手术衣、戴无菌手套。

【清创中的配合】

(一) 病人体位

术前将病人摆放至舒适、易暴露伤口及便于伤口冲洗的体位。

(二) 麻醉方式

遵医嘱配置好相应浓度的局部麻醉药品。

(三) 清创术的步骤与方法

1. 清洗去污 清洗伤口周围组织，检查伤口。先用无菌纱布覆盖伤口，剃去伤口周围毛发，如有油污，可先用汽油或乙醚擦去。再用肥皂水刷洗，冲洗干净后擦干。然后取去覆盖伤口的纱布，先用双氧水反复多次蘸洗伤口，后用生理盐水冲洗，清除明显的异物、血块和脱落的坏死组织。经上述处理后，用碘酒、酒精按常规消毒皮肤和铺无菌手术巾，术者换手套准备进行伤口扩大和清创。

2. 伤口扩大和清创 麻醉成功后，对较深的伤口需扩大伤口，以便充分显露伤口深部。伤口延长的方向应与皮纹方向一致，在四肢一般可沿其纵轴切开，经过关节部位的切口应作

"S"形切开,以免疤痕挛缩影响功能。要尽可能彻底切除失去活力的组织,清除异物和血块。操作要由浅入深,先外后内,分片分层,有序进行,以免遗漏。要彻底止血。对离开伤道较远较小的金属异物,如取出有困难,可暂不取出,以免过多地损伤健康组织。在清创过程中伤口涉及皮肤全层即应缝合。

3. 伤口缝合

(1) 更换全部已用过的手术用品与器械,重新消毒。

(2) 等渗盐水反复冲洗伤口,进一步止血。彻底止血后,进行缝合。

(3) 缝合分类

①一期缝合或初期缝合:系指对已清创的伤口即时按组织层次缝合;对伤后 6～8 h 内得到彻底清创的伤口,可作一期缝合,并达到一期愈合。

②二期缝合又称延期缝合:是指对伤后时间较长、污染较重的伤口,清创术后不予缝合或只缝合深层组织,观察 2～3 天无感染征象后再缝合,也能获一期愈合。

(4) 清创术后的伤口内应酌情放置各种引流物,如引流条、引流管等。对创面大、渗血多、污染重、处理较晚的伤口,应置引流物 48 h。

4. 包扎 目的是保护伤口、减少污染、固定敷料和有助止血。伤口加盖敷料后即可予以包扎。包扎时应注意松紧适度,便于观察和妥善固定引流物。

【清创后的护理】

1. 维持适当体位 对有骨与关节损伤,血管、神经、肌腱修复术后和植皮术后,均应用石膏固定肢体,并抬高患肢,制动,以减少肿胀。保持有利于引流的体位,维持关节的功能位置。

2. 病情观察 观察伤口有无红肿,热,痛等感染征象;密切观察伤肢血液循环及伤口引流情况,注意预防伤口感染和继发性出血。伤口大量渗出、敷料潮湿,应及时更换外层敷料,一般不宜频繁地更换内层敷料。如出血过多应及时检查伤口或止血,通知医师,若已化脓应及时拆除缝线,敞开伤口换药。

3. 预防感染 应用有效的抗生素,预防和控制伤口感染;伤后 24 h 遵医嘱注射破伤风抗毒素 1500～3000 U。密切观察全身情况,预防及治疗并发症。

4. 饮食护理 给予病人高蛋白质、高热量、高维生素、易消化的饮食。

5. 功能锻炼 协助并鼓励病人进行早期活动,指导功能锻炼,促进功能恢复。

二、更换敷料

更换敷料(dressing exchange)又称换药(change dressing),是对创伤或手术后的各种伤口及其他伤口进行敷料更换并观察处理,保持伤口清洁,控制感染,促进伤口愈合和防止并发症的一项外科基本技术。其目的是观察伤口情况,清除或引流伤口分泌物,去除坏死组织,控制感染,促进伤口愈合或为植皮作好准备。

【操作前的准备】

1. 环境准备

(1) 换药地点 换药操作原则上应安排在换药室内进行,对于行动不便的病人可在病房进行,需准备屏风,以保护病人隐私。

(2) 换药时间 应安排在晨间护理半小时后进行。

2. 工作人员准备 换药者应按要求穿好工作服，戴工作帽及口罩，每次换药前后均须清洁洗手。在操作中严格遵循无菌操作原则，防止交叉感染。

3. 病人准备

(1) 向病人解释换药目的，给予支持，安慰及帮助。

(2) 安排换药顺序：清洁伤口→污染伤口→感染伤口；特殊感染如破伤风、气性坏疽伤口，应安排专人换药，用过的器械必须专人处理，先以消毒液浸泡，清洗后再高压灭菌，敷料一律焚毁。

(3) 安排换药次数：无菌手术一期缝合的伤口，术后 2～3 日换药 1 次，一般感染伤口，每日或隔日 1 次，有大量分泌物的伤口，须每日更换数次。以保持外层敷料干燥为准则。

(4) 准备换药体位：病人取舒适体位，充分暴露创面，便于操作。

4. 物品准备 根据病人伤口情况备好无菌换药包、消毒药品和无菌敷料等。一般每次换药应准备无菌治疗碗 2 只，无菌镊 2 把，酒精棉球和生理盐水棉球若干，纱布块若干。根据需要备引流物或湿敷药物纱布，血管钳、手术刀、手术剪及探针之类，另备胶布、绷带、棉签等物品。

【操作中配合】

(一) 换药步骤

1. 揭除污染敷料 由外向里揭开固定敷料的胶布，沿伤口纵轴方向，用手揭除外层敷料，用无菌镊子揭除内层敷料，如有血痂或脓性分泌物敷料粘贴于创面并干结，可用生理盐水浸湿后再行揭除，以免引起疼痛、创面出血或撕掉新生的上皮组织。

2. 清理伤口 用双手执镊操作法。即右手执镊接触伤口，左手执镊从换药碗中夹无菌物品，并传递给右手无齿镊，两镊不可相碰触。观察伤口后用酒精棉球消毒伤口周围皮肤，然后取生理盐水棉球清洗伤口，根据伤口情况作其他适当的处理。

3. 观察处理伤口 是换药的重要步骤。

(1) 缝合伤口：常见的异常情况如下。①切口感染：切口局部红肿、疼痛，或已形成脓肿，常伴体温升高，处理一般是通过清洁消毒，促进炎症消散，对形成脓肿应拆除局部缝线，敞开伤口彻底引流。②缝线反应：缝线未拆除前，针孔处红肿，一般用 70%酒精湿敷即可。③伤口愈合不良：切口周围组织发白，血运差，一般需延长拆线时间。

(2) 肉芽组织创面：健康肉芽组织鲜红，呈颗粒状，分泌物少，触之易出血。常见异常情况如下。①肉芽水肿：表现为色淡红，表面光滑，不易出血，应用无菌高渗盐水湿敷消肿。②肉芽生长过度：高出创缘者应予以剪除。

(3) 感染创面：伤口内有脓性分泌物，形成深浅不一的脓腔，换药时应清洗脓性分泌物，清除坏死组织，显露健康组织，放置引流。

4. 覆盖无菌敷料并包扎固定 伤口处理完毕后，用两层以上无菌敷料覆盖，用胶布或绷带固定。

(二) 缝线拆除

换药时对一般手术切口，术后 2～3 天揭除敷料，酒精棉球消毒伤口及周围皮肤后覆盖敷料并固定，其目的是观察切口情况，如无异常则到规定时间再拆线。

拆线时间：拆线的时间以切口部位、局部血液供应情况、病人的年龄而定。一般头面、颈部 4～5 日拆线，下腹部、会阴部 6～7 日拆线，胸部、上腹部、背部、臀部 7～9 日拆线，四肢10～12日拆线，减张缝口一般14日拆线，年老体弱或营养不良者，应适当推迟拆线时间。

（三）切口愈合记录

1. 切口分类记录 只限于初期完全缝合的伤口，可分三类。

(1) 清洁切口：用“Ⅰ”代表，是指缝合的无菌切口，如甲状腺大部切除术，疝修补术等。

(2) 可能污染切口：用“Ⅱ”代表，是指手术时可能污染的缝合切口，如胃大部切除术等。

(3) 污染切口：用“Ⅲ”代表，是指临近感染区或组织直接暴露于感染区的切口，如穿孔阑尾的切除术、胃十二指肠急性穿孔修补术等。

2. 愈合情况记录 切口愈合情况可分以下三级。

(1) 甲级愈合：用“甲”字代表，是指愈合优良、没有不良反应的一期愈合。

(2) 乙级愈合：用“乙”字代表，是指愈合欠佳，愈合处于炎症反应，如红肿，硬结，血肿，积液等，但未化脓。

(3) 丙级愈合：用“丙”字代表，是指切口已化脓，需要做切割引流。

手术后应密切观察切口愈合情况并作记录，如甲状腺大部分切除术切口愈合优良，则记录为“Ⅰ/甲”；穿孔阑尾的切除术后切口曾有化脓，作过切开引流，则记录为“Ⅲ/丙”等。

【操作后护理】

(1) 将病人恢复至正常体位，穿好衣物，盖好被子。

(2) 注意观察覆盖伤口的敷料是否松脱或被浸透以便及时换药。

(3) 对肢体上伤口要注意伤口远端末梢血运情况。

(4) 换药后应将所用物品及更换下来的污染敷料集于污物桶内，器械清洗后重新消毒灭菌，做好换药的记录。

（杨晓仙）

本章小结

随着交通的发达和机械化程度的提高，其发病率不断上升。由于创伤的死亡率极高，严重威胁人类的生存及健康。因此损伤后主要任务是快速判断伤情，以便早期诊断，迅速分类，并组织及时有序的救护。本章主要内容包括损伤的分类、伤口愈合类型、影响伤口愈合的因素，机械性损伤主要的临床特点，现场急救原则。烧伤病人的病理生理改变，烧伤面积计算方法，烧伤深浅度判断，烧伤急救原则，对烧伤病人休克期及创面如何护理。毒蛇咬伤后病人临床特点，现场的急救原则及护理措施。开放性损伤清创及换药的步骤及清创后的护理等。

通过对本章的学习，让学生掌握上述各种疾病的护理评估和护理措施，熟悉护理诊断和健康教育，培养学生分析问题、解决问题的能力。

第六章
普外科疾病病人的护理

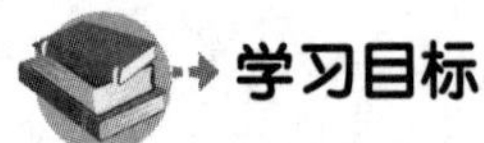

学习目标

识记 1. 能简述甲状腺功能亢进症、门静脉高压症、原发性肝癌、肝脓肿、胆石病、胆道感染、胆道蛔虫病、急性胰腺炎、胃十二指肠溃疡、肠梗阻、急性阑尾炎、结肠癌、直肠癌、痔、肛裂、肛瘘、肛周脓肿、腹外疝、腹部损伤、急性腹膜炎、急腹症、原发性下肢静脉曲张、血栓闭塞性脉管炎、深静脉血栓形成的概念、主要症状与体征、护理要点。

2. 能解释基础代谢率、甲状腺危象、门静脉高压症、腹外疝、急性腹膜炎、腹膜刺激征、倾倒综合征、Charcot 三联征、ERCP、PTC、Murphy 征阳性、Reynolds 五联征、急性出血性坏死性胰腺炎、转移性右下腹疼痛、人造肛门、肛裂三联征、肠梗阻、静息痛的概念。

3. 能简述甲亢病人术前准备及术后常见并发症与处理。

4. 能简述胃大部切除手术后病人的并发症及防治措施。

理解 1. 能列举甲状腺功能亢进症、门静脉高压症、原发性肝癌、肝脓肿、胆石病、胆道感染、胆道蛔虫病、急性胰腺炎、胃十二指肠溃疡、肠梗阻、急性阑尾炎、结肠癌、直肠癌、痔、肛裂、肛瘘、肛周脓肿、腹外疝、腹部损伤、急性腹膜炎、急腹症、原发性下肢静脉曲张、血栓闭塞性脉管炎、深静脉血栓的病因。

2. 能列举上述疾病的主要检查方法和确诊依据。

运用 1. 能正确评估上述疾病病人的身体状况。

2. 能运用所学知识对上述疾病病人实施整体护理。

3. 能对术后出现并发症的甲亢病人实施正确的急救。

4. 能对直肠癌肠造口病人给予正确的护理和健康指导。

第一节 甲状腺功能亢进病人的护理

案例导入

病人，女，30岁，因心慌、胸闷、气短，烦躁、失眠、多食、消瘦、怕热多汗、性情急躁等2年而入院。体格检查：甲状腺呈对称性弥漫性肿大，质地柔软，随吞咽上下移动，腺体上极可闻及血管杂音；眼球突出；双手震颤；T37.5 ℃，P120次/分，BP150/70 mmHg，甲状腺激素T3、T4均增高。

工作任务：

1. 根据病人的症状和体征，初步考虑为什么疾病？
2. 病人目前存在哪些护理诊断/问题？
3. 对该病人目前存在的护理问题应采取哪些护理措施？

【概述】

甲状腺功能亢进症（hyperthyroidism）简称甲亢，是由于各种原因引起的甲状腺素异常过多而出现的以全身代谢亢进为主要特征的内分泌疾病。临床上将甲亢分为三类。

1. 原发性甲亢 最常见，是一种自身免疫性疾病，多发于20～40岁女性。甲状腺呈弥漫性肿大、对称，有突眼征，又称突眼性甲状腺肿。

2. 继发性甲亢 较少见，由结节性甲状腺肿转变而来，多发于40岁以上。甲状腺肿大呈结节性肿大，两侧不对称，一般无突眼。

3. 高功能腺瘤 少见，腺体内呈单个、不受脑垂体控制、具有较高的内分泌功能的腺瘤，结节周围的甲状腺组织呈萎缩改变。

以下主要介绍原发性甲亢。

【病因】

1. 自身免疫 是最主要的病因。目前多认为原发性甲亢是一种自身免疫性疾病，在病人血液中发现了两种刺激甲状腺素的自身抗体，一类称“长效甲状腺素”，另一类为“甲状腺刺激免疫球蛋白”，两者均能抑制TSH，而与甲状腺上的TSH受体结合，从而使甲状腺素细胞大量分泌甲状腺素（T4）和三碘甲状腺原氨酸（T3）。

2. 遗传因素 该病有家族发病倾向。

3. 诱发因素 感染、创伤、精神刺激、劳累等均可诱发。

【护理评估】

一、健康史

了解病人一般情况，有无免疫性疾病、有无家族史，询问有无手术、感染、精神刺激等。有无特殊嗜好，既往健康史，是否伴有其他系统疾病，发病以来的治疗及用药情况。

二、身体状况

（一）症状

1. 交感神经功能亢进 常表现为多语好动、易激动，注意力不集中、记忆力减退、失眠，双手平伸时常有细微震颤等。

2. 高代谢综合征 因 T_3、T_4分泌过多，病人产热、散热增加，表现为怕热、多汗、低热，食欲亢进反而消瘦，体重减轻，工作效率低，易疲劳。

3. 心血管系统改变 病人出现心悸、胸闷、气促、活动后加重，脉快有力，脉率常大于100 次/分，休息、睡眠不减慢。收缩压增高，舒张压减低，脉压增大，可出现周围血管征。而脉率增快及脉压增大常是判断病情程度和疗效的重要标志。严重者可出现心脏扩大，甚至心力衰竭。

4. 其他 病人因肠蠕动过快可引起腹泻；部分病人肌无力、甚至肌萎缩；女性病人常有月经减少甚至闭经，男性病人出现阳痿、乳房发育等内分泌紊乱。

（二）体征

1. 甲状腺肿大 甲状腺肿大是甲亢病人最重要的体征，原发性甲亢腺体肿大呈弥漫性对称性，随吞咽动作上下移动，质软，一般无局部压迫症状。因腺体内血管扩张、血流加速，故触诊时可有震颤感，听诊可闻及血管杂音。

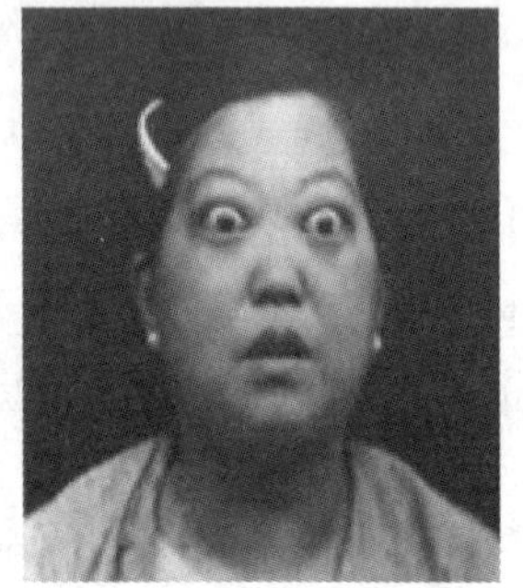
图 6-1-1 原发性甲亢突眼

2. 突眼征 典型病例常有双侧眼裂增宽，眼球突出。严重者眼睑难以闭合，甚至不能盖住角膜；凝视时瞬目减少，两眼内聚能力差（图 6-1-1）。

（三）辅助检查

1. 基础代谢率（BMR）测定 测定应在禁食 12 h、睡眠 8 h 以上、静卧空腹状态下进行。临床常根据脉率和脉压计算，估算公式为：基础代谢率（%）=（脉率＋脉压）－111。脉压单位为 mmHg。正常值±10%；＋20%～＋30%为轻度甲亢，＋30%～＋60%为中度甲亢，＋60%以上为重度甲亢。

2. 血清 T3、T4 测定 甲亢时血清 T3 增高可高于正常 4 倍左右，而 T4 仅为正常的 2.5 倍，故 T3 的测定较 T4 敏感。放射免疫法正常值 T4：5～12μg/dL；T3：110～150 ng/dL。

3. 血清促甲状腺素（TSH）测定 是国际上公认的诊断甲亢的首选指标。甲亢时 TSH 降低，且出现在 T3、T4 异常之前。

4. 甲状腺摄 ^{131}I 率测定 正常甲状腺 2 h 摄碘量为 5～25%，24 h 内摄 ^{131}I 量为总入量的 30%～40%。若 2 h 摄碘量超过总量 25%，或者 24 h 摄碘量超过 50%，或吸碘高峰提前出现，都提示甲亢，但不能反映甲亢的严重程度。

三、心理、社会状况

病人情绪是否稳定，病人是否了解甲状腺疾病相关知识，是否适应医院环境，是否愿意接受手术治疗，能否掌握健康知识，了解家庭经济接受能力。

【常见护理诊断/问题】

1. 疼痛 与肿块压迫、手术创伤等有关。

2. 营养失调：低于机体需要量 与基础代谢率增高有关。

3. 清理呼吸道无效 与咽喉部及气管受刺激、分泌物增多以及切口疼痛有关。、

4. 焦虑 与交感神经功能亢进、环境改变、担心手术及预后有关。

5. 潜在并发症：呼吸困难与窒息、甲状腺危象、喉返神经损伤、喉上神经损伤及手足抽搐等。

【护理措施】

一、治疗原则

（一）非手术治疗

主要包括放射性^{131}I治疗和抗甲状腺药物治疗，具体见“内科护理学”相关内容。目前^{131}I治疗病例在逐渐增加，手术治疗逐渐减少。

（二）手术治疗

甲状腺大部切除术，是目前治疗中度以上甲亢的一种有效的方法，95%以上病人可获得痊愈，其缺点是存在一定的并发症，4%～5%的病人术后甲亢复发，需严格掌握手术指征。

1. 手术适应证

①继发性甲亢或高功能腺瘤；②中度以上的原发性甲亢；③腺体较大，伴有压迫症状，或胸骨后甲状腺肿等类型的甲亢；④抗甲状腺药物或^{131}I治疗后复发的或不能长期坚持用药的甲亢；⑤妊娠早、中期的甲亢具有以上指征的（因甲亢影响妊娠，妊娠加重甲亢）。

2. 手术禁忌证

①青少年甲亢；②症状较轻者；③老年病人或有严重器质性疾病无法耐受手术治疗者。

二、非手术治疗护理/术前护理

（一）一般护理

1. 饮食护理 鼓励病人进食高热量、高蛋白、高维生素饮食，少量多餐，加强营养。勿禁食粗纤维食物，防肠蠕动增加导致腹泻。鼓励多饮水，避免饮用对中枢神经有兴奋性的浓茶、咖啡、烟酒等食品。术前12 h禁食，4～6 h禁饮。

2. 休息与活动 安排安静而凉爽的舒适环境，指导病人减少活动，适当卧床以减少体力消耗。

3. 心理护理 了解病人心理，有针对性的与其沟通，消除病人顾虑和恐惧心理，避免情绪激动；尽量限制探视，保持环境安静，并充分睡眠；对于过度紧张或失眠者，适当使用镇静安眠药物。心率快者，遵医嘱口服普萘洛尔10 mg，3次/日。

（二）指导用药护理

遵医嘱应用抗甲状腺药物，降低基础代谢率是甲亢病人手术准备的重要环节。用药后甲亢症状控制达以下标准方可手术：病人情绪稳定、睡眠良好、食欲正常、体重增加、脉率稳定在90次/分以下、脉压恢复正常、基础代谢率在+20%以下、腺体缩小变硬。

1. 用药方法

(1) 单独服用碘剂：常用的是复方碘化钾溶液，方法：3次/日，第一天每次3滴；第二天每次4滴；依次逐日每次增加一滴，直至每次16滴维持。碘剂主要通过抑制甲状腺激素的释放，有助于避免术后甲状腺危象的发生；同时可使甲状腺血流减少，甲状腺腺体缩小变硬，

以利于手术。但不准备手术病人不宜服用碘剂。

(2) 硫脲类药物加碘剂:先服用硫脲类药物,待甲亢症状基本控制后停药,再单独服用碘剂2周再行手术。

(3) 碘剂加硫脲类药物再加碘剂:少数病人服碘剂2周后症状改善不明显,可加服硫脲类药物,待甲亢症状基本控制后停服硫脲类药物,继续单独服用碘剂1～2周后手术。

(4) 普萘洛尔:对常规应用碘剂或合并应用硫脲类药物不能耐受或无反应的,可应用普萘洛尔或与碘剂联用。该药半衰期不到8 h,故术前1～2 h应再服一次。

2. 抗甲状腺药物的常见不良反应 ①粒细胞减少,严重者可致粒细胞缺乏症。主要发生在治疗开始后2～3个月内,需定期复查血常规,当白细胞计数低于3×10^9/L或中性粒细胞低于1.5×10^9/L应停药。②皮疹。③中毒性肝病,用药前、后要检查肝功能。

(三) 完善术前检查

完善术前常规检查和必要的化验检查。对于甲亢或甲状腺巨大肿块病人,还应包括:①颈部X线检查,了解气管有无受压、移位;②心脏检查,了解心脏有无扩大、杂音、心律不齐;③喉镜检查,了解声带情况;④基础代谢率测定;⑤测定血钙、血磷,了解甲状旁腺功能。

(四) 呼吸道准备

有呼吸道感染及时治疗,并教会病人正确深呼吸及咳嗽排痰方法,劝导吸烟病人术前戒烟2周以上。

(五) 术前指导适应性训练

术前1周教会病人每日练习手术体位训练,方法是用软枕垫于病人肩部,头低肩高,充分显露颈部,每日数次,逐渐增加时间达每次20～30 min。以适应术中颈部过伸需要。

(六) 测定BMR

①BMR测定应在清醒、空腹、安静、常温下进行;②测前向病人讲述测试过程及意义,以避免不必要的紧张;③嘱病人在测定前数日停服影响甲状腺功能的药物,以免影响结果的判断;④测定前天晚餐避免高蛋白饮食和兴奋性饮料,保证病人夜间充分睡眠,不可使用安眠药;⑤行盖氏法测定时嘱病人次日清晨醒后静卧等待检查血压、脉搏;⑥遇高热、妊娠、哺乳期、月经期时,暂缓行BMR测定。

(七) 手术当日准备

病人送入手术室后,备好麻醉床、床旁备引流装置、无菌手套、拆线包及气管切开包等急救物品。

(八) 眼睛护理

对原发甲亢合并突眼眼睑不能完全闭合者,应注意保护眼睛。白天滴眼药水数次,睡前抗生素眼膏敷眼;日间或外出宜戴墨镜,以防风沙、强光、异物等伤害;晚间可戴眼罩或凡士林纱布遮盖,以避免角膜暴露干燥发生溃疡。睡眠时抬高头部,限制水钠摄入,防球后水肿。

三、手术后的护理

(一) 体位与活动

病人术后取平卧位,全麻清醒血压平稳后,取半坐卧位。在变换体位、活动、咳嗽时用手固定颈部，保持头颈于舒适位，以减少震动而发生疼痛。

（二）饮食与营养

病人全麻清醒后无恶心、呕吐即可饮少量温水或凉开水，观察有无呛咳、误咽。若无不适，逐渐给予微温流质饮食，以后逐步过渡到普食。只要吞咽无疼痛等不适，应鼓励少量多餐，避免刺激性及粗糙食物。

（三）病情观察

（1）密切监测 T、P、R、BP、意识等变化，发现异常应警惕甲状腺危象的发生，应及时报告医师，并配合抢救。

（2）观察切口渗血情况，及时无菌更换污染敷料，并记录出血量；保持切口引流通畅，观察并记录引流液色、量、性状。一般术中常规放置的橡皮引流装置 24～48 h 考虑拔除。

（3）观察病人发音并与术前对比，有无音调降低或声音嘶哑。

（4）观察病人进食流质饮食后有无呛咳或误咽。

（5）观察病人有无面、唇或手足针刺麻木感或强直感。一旦出现手足抽搐，应限制病人食用肉类、乳类和蛋类食品（因含磷高，钙磷竞争使血钙更低）。

（四）疼痛护理

病人切口疼痛明显者，遵医嘱应用止痛药，保证病人充分休息和睡眠。

（五）保持呼吸道通畅

指导病人深呼吸，协助其有效咳嗽。必要时雾化吸入，及时排痰，预防肺部感染。

（六）用药护理

甲亢术后遵医嘱继续服用碘剂。方法：每天 3 次，第一天每次 16 滴；第二天每次 15 滴；依次逐日每次减少 1 滴，至病情平稳。年轻病人术后常规口服甲状腺素，每天 30～60 mg，连服 6～12 月，以抑制甲状腺素的分泌和预防复发。

（七）并发症的观察及护理

1. 呼吸困难和窒息 是术后最危急的并发症，常发生于术后 48 h 以内。

（1）常见原因：①切口内出血压迫气管：主要是手术时止血不彻底，或因血管结扎线滑脱引起。②喉头水肿：主要是由于手术操作创伤或气管插管损伤所引起。③术后气管塌陷：是气管壁长期受压，发生软化，术后失去周围组织支撑所引起。

（2）临床表现：进行性呼吸困难，烦躁、发绀，甚至窒息；颈部肿胀，切口渗出鲜血。

（3）处理方法：及时拆除缝线，敞开伤口，去除血肿；呼吸如无改善，应立即气管切开，情况好转后送手术室进一步处理。故甲状腺术后应在床头常规备气管切开包和手套。

2. 喉返神经损伤 主要是手术操作直接损伤引起。

（1）临床表现：单侧损伤多引起声音嘶哑，双侧引起失音、呼吸困难，甚至窒息。

（2）处理方法：除切断、结扎外，轻度挫伤病人鼓励早期练习发“衣”音，配合针灸、理疗等处理，多数病人半年内可逐渐恢复。

（3）预防方法：术中靠近喉返神经处时，边操作边与病人对话，声音变化时立即检查。

3. 喉上神经损伤

(1) 临床表现:喉上神经分内、外支。内支(感觉支)损伤使感觉丧失,进食时易发生误咽、呛咳;外支(运动支)损伤使环甲肌瘫痪,声带松弛,声调降低。

(2) 处理方法:一般经理疗后可自行恢复。

4. 手足搐搦 多于术后1～3天发生。

(1) 常见原因:是由于手术时甲状旁腺被误切、误伤或其血液供应受累,引起甲状旁腺功能不足而出现。

(2) 临床表现:为损伤后血钙降低,口周、面部麻木、强直;严重者引起手足抽搐,喉、膈肌痉挛,引起窒息死亡。一般病人经对症治疗,2～3周后未受损的甲状旁腺增生代偿,症状可消失。严重病人需补充钙剂,双氢速固醇油剂有提高血清钙的特殊作用,目前公认是最有效的治疗药物。

(3) 手足抽搐的处理:①发作时,立即静脉注射10%葡萄糖酸钙或氯化钙10～20 mL;②适当限制肉类、乳品和蛋类等高磷饮食,增加钙的吸收;③轻症病人遵医嘱服用葡萄糖酸钙或乳酸钙2～4 g,每日3次,同时加服维生素D3,每日5万～10万U,以促进钙吸收。

5. 甲状腺危象 是甲亢术后最严重的并发症之一。多发生于术后12～36 h内。

(1) 发病原因:可能与术前准备不充分,使甲亢症状未能很好控制;手术创伤使甲状腺素过量释放等;以及肾上腺皮质功能减退等引起。

(2) 临床表现为:高热(>39 ℃)、脉快而弱(>120/分)、大汗烦躁、常伴呕吐、腹泻,甚至昏迷、死亡。

(3) 处理方法:①安静休息:绝对卧床休息,保持病房安静、室温稍低;烦躁者遵医嘱给予镇静剂。②吸氧:持续低流量氧气吸入。③碘剂:口服复方碘化钾溶液3～5 mL,紧急时10%碘化钠5～10 mL加入10%葡萄糖500 mL静滴以抑制甲状腺激素的合成与释放。④氢化可的松每天200～400 mg,分次静滴,拮抗甲状腺素反应。⑤肾上腺素能阻滞剂:利血平1～2 mg肌注或胍乙啶10～20 mg口服;还可用普萘洛尔5 mg加入葡萄糖100 mL静滴,降低肾上腺素反应。⑥降温:物理降温,必要时遵医嘱人工冬眠降温,维持体温37 ℃左右。⑦其他:静滴大剂量葡萄糖,补充能量;心力衰竭者,可应用洋地黄制剂。经上述综合处理,病情一般经36～72 h逐渐恢复。

四、健康教育

1. 康复锻炼和自我护理意识指导

(1) 鼓励病人早期下床活动,但应保护头颈部。拆线后教会病人练习颈部活动,促进功能恢复,但避免大幅度屈伸和旋转。对于声音嘶哑者,指导练习发音。

(2) 指导病人自我控制情绪,保持精神愉快、情绪稳定。

(3) 讲解甲状腺术后并发症的表现和防治办法。

(4) 协助病人合理安排休息与活动,鼓励病人尽可能生活自理。

2. 用药指导 讲解甲亢服药的重要性并督促执行。教会正确服用碘剂方法:每次定量将碘剂滴在饼干或馒头上服用,既准确又不伤及口腔黏膜。

3. 指导复诊 告知出院后应定期复诊,服用抗甲状腺药物的开始3个月,每周查血常规1次，每隔1～2个月做甲状腺功能测定，定期测量体重。了解甲状腺功能。若出现心悸、手足震颤、抽搐、高热、恶心、呕吐、腹泻、突眼加重等及时就诊。

能力检测

（冯莉苹）

第二节　甲状腺肿瘤病人的护理

一、甲状腺腺瘤

案例导入

病人，女，38岁，发现颈部肿块2个月，即来院就诊。体格检查：右侧甲状腺上极可扪及一个质硬，大小1.0 cm×1.0 cm×1.5 cm的肿块，表面高低不平，吞咽时肿块上下活动度减低，声音嘶哑，无呼吸困难或吞咽困难。

工作任务：

1. 该病人目前存在哪些护理诊断/问题？
2. 对该病人目前存在的护理问题应采取哪些护理措施？

【概述】

甲状腺腺瘤（thyroid adenoma）是最常见的甲状腺肿瘤。按形态学分为滤泡状和乳头状囊性腺瘤两种。临床以滤泡状腺瘤常见，多见于40岁以下妇女。

【病因】

病因尚不明确，可能与碘、内分泌、精神压力等因素有关。

【护理评估】

一、健康史

了解病人一般情况；有无甲状腺疾病史；有无不良饮食及生活习惯；有无其他疾病史及其他部位的肿瘤发生。

二、身体状况

（一）症状

病人多无不适症状，常在无意间或体检时发现颈部肿块。肿块生长速度缓慢，经历数年或更长时间仍保持单发。若乳头状囊性腺瘤因囊壁血管破裂而发生囊内出血时，肿块迅速增大，伴有局部胀痛。

（二）体征

颈前多见单发性肿块，呈圆形或椭圆形，表面光滑，边界清楚，限于一侧腺体内。质地较软，无压痛，可随吞咽上下移动。

（三）辅助检查

1. 核素^{131}I或^{99m}TC扫描 多呈温结节，若伴囊内出血时可表现为冷结节或凉结节，边缘一般较清楚。

2. B超检查 可发现甲状腺肿块位置、大小、数目及与邻近组织的关系。伴囊内出血时，提示囊性变。

三、心理、社会状况

病人情绪是否稳定，病人是否了解甲状腺肿瘤相关知识，是否适应医院环境，是否愿意接受手术治疗，能否掌握健康知识，了解家庭经济接受能力。

【常见护理诊断/问题】

1. 疼痛 与手术创伤及局部肿块压迫有关。

2. 焦虑 与颈部肿块性质不明、担心手术及预后等有关。

3. 清理呼吸道无效 与咽喉部及气管受刺激、分泌物增多以及切口疼痛有关。

4. 知识缺乏 缺乏本病术后功能锻炼的康复知识。

5. 潜在并发症：呼吸困难与窒息、喉返神经损伤、喉上神经损伤、手足抽搐等。

【护理措施】

一、治疗原则

除未分化癌通常采用外放射治疗外，其余病理类型的甲状腺癌以手术治疗为主。手术切除范围和疗效根据肿瘤的病理类型及分期而定，同时并辅以核素、甲状腺激素和放射等综合治疗。

二、非手术治疗护理/术前护理

1. 体位训练指导 术前指导并督促病人练习颈过伸体位，以适应术中体位要求。

2. 术前准备 术前充分休息、睡眠，术前晚给予镇静安眠类药物。若拟行颈部淋巴结清扫，术前剃除耳后毛发并清洗干净。

3. 心理护理 向病人及家属有针对性地讲解相关知识，说明手术的必要性、手术方法、术后恢复过程及预后情况。

三、术后护理

（一）体位护理

血压平稳后取半卧位，保证充足休息和睡眠，适当应用止痛剂。

（二）饮食

病情平稳后先少量饮水，无不适时逐渐过渡到流质、半流质饮食及软食。

(三) 病情观察

(1) 监测生命体征,尤其是呼吸、脉搏。

(2) 了解发音和吞咽情况,判断有无声音嘶哑或音调降低、误咽及饮水呛咳。

(3) 保持创面敷料清洁无渗出;若有渗血,及时更换敷料,并估计渗血量。

(4) 妥善固定引流管(或引流片),保持通畅。若有异常,及时通知医师。

(四) 备气管切开包

对甲状腺手术,尤其颈部淋巴结清扫术后病人,床旁须备气管切开包,术后一旦出现严重呼吸困难或窒息,立即配合医师进行床旁抢救,如为血肿压迫,应立即清除血肿;气管塌陷者,紧急行气管切开。

(五) 心理护理

指导病人调整心态,配合后续治疗。

(六) 术后并发症的观察与护理

参见“甲状腺功能亢进症”相关内容。

四、健康教育

指导病人术后头颈部制动一段时间后逐步练习功能恢复,包括颈部和肩关节。指导病人出院后定期复诊,若出现颈部肿块及时就诊。

二、甲状腺癌

【概述】

甲状腺癌(thyroid carcinoma)是甲状腺最常见的恶性肿瘤,女性发病高于男性。甲状腺癌病理分型及特点为:①乳头状腺癌:约占60%,年轻女性多见。主要转移至颈部淋巴结。恶性程度低,预后较好。②滤泡状腺癌:约占20%,中年女性多见,中度恶性,以血行转移到肺、肝、骨为主,预后稍差。③未分化癌:约占15%,多见于老年人,病变发展快,转移早,常累及喉返神经、气管及食管;并经过血行转移至肺、骨,预后很差。④髓样癌:约占5%,常有家族史。来源于滤泡旁细胞,分泌大量降钙素。较早出现淋巴结转移,也可血行转移至肺、骨。恶性程度中度,预后较差。

【病因】

具体确切的病因目前尚难肯定。

【护理评估】

一、健康史

了解病人一般资料,有无甲状腺疾病史,有无不良饮食及生活习惯,有无其他疾病史及其他部位的肿瘤发生。髓样癌了解有无家族史。

二、身体状况

(一) 症状

病人初期常无明显症状。仅在颈部出现单个肿块,质硬而固定、表面不平。晚期压迫喉返神经、气管或食管而引起声音嘶哑、呼吸困难或吞咽困难;压迫颈交感神经引起 Horner 综合征;侵犯颈丛神经出现耳、枕、肩等处疼痛;局部淋巴结转移等。髓样癌组织产生激素样活性物质,可出现腹泻、心悸、面部潮红、血钙降低等。

(二) 体征

肿块质硬,吞咽时肿块上下移动度减低,表面高低不平,固定。少数病人甲状腺无肿块,仅以质硬、固定、肿大的颈部淋巴结为首发体征。

(三) 辅助检查

1. 核素^{131}I 或^{99m}TC 扫描 甲状腺癌为冷结节,边缘一般较模糊。

2. B 超检查 测定甲状腺大小,探测结节的位置、大小、数目及与邻近组织的关系。结节若为实质性并呈不规则反射,则恶性可能性大。

3. 穿刺细胞学检查 诊断正确率高达 90%以上。结节区细针穿刺抽吸并涂片进行病理学检查,能够确诊。

4. 血清降钙素测定 血清降钙素增高有助于髓样癌的诊断。

三、心理、社会状况

由于起病突然,病人常在无意中发现颈部肿块,肿块性质不明,病人担心预后及害怕手术而出现焦虑不安、紧张心态。了解家属支持情况,评估病人及家属对本病相关知识的了解程度。

【常见护理诊断/问题】

参见“甲状腺腺瘤”相关内容。

【护理措施】

参见“甲状腺腺瘤”相关内容。

(冯莉苹)

第三节 急性化脓性腹膜炎病人的护理

案例导入

某男,36 岁,主因上腹部疼痛 2 h 入院。病人于入院前 2 h,饱食后突感上腹部剧痛,迅速扩展至全腹,伴恶心、呕吐,腹部饱满,满腹压痛、反跳痛、腹肌紧张,腹部叩诊呈鼓音,移动性浊音(++)。WBC 12.5×10^9/L,N 88%。

工作任务:

1. 为确诊该病人应做哪些辅助检查?
2. 病人目前存在哪些护理诊断/问题?
3. 对该病人目前存在的护理问题应采取哪些护理措施?

【概述】

急性化脓性腹膜炎(purulent peritonitis)是指化脓性细菌感染(需氧菌、厌氧菌)引起的腹膜及腹膜腔的急性炎症,是一种常见的外科急腹症。按发病机制可分为原发性和继发性两类;按累及范围又可分为弥漫性和局限性两类。

知识链接

解剖生理:腹膜分为相互连接的壁腹膜和脏腹膜两部分。腹膜腔是壁腹膜和脏腹膜之间的潜在腔隙,是人体最大的体腔。正常情况下,腹膜腔内含少量液体,当发生病变时,腹膜腔可容纳数升液体或气体。腹膜具有润滑、吸收、渗出、防御和修复等生理功能。

壁腹膜受躯体神经(肋间神经和腰神经)的支配,对各种刺激敏感,痛觉定位准确。

【病因】

1. 原发性腹膜炎(primary peritonitis) 原发性腹膜炎是指腹腔内无原发病灶,细菌经血行、泌尿道和女性生殖管道等途径播散至腹膜腔而引起的炎症,占急性化脓性腹膜炎的2%,细菌多为溶血性链球菌、肺炎球菌或大肠杆菌等。

2. 继发性腹膜炎(secondary peritonitis) 继发性腹膜炎是继发于腹腔内脏器官的炎症、穿孔、破裂、腹部创伤、手术等引起的大量消化液及细菌进入腹膜腔所导致的急性炎症。以继发性化脓性腹膜炎最常见,占化脓性腹膜炎的98%(图 6-3-1)。在发病因素中以急性阑尾炎坏疽穿孔最常见,其次是胃十二指肠溃疡穿孔,腹腔脏器炎症扩散也是导致急性腹膜炎较常见的原因。继发性腹膜炎的主要致病菌为胃肠道内的常驻菌群,其中以大肠杆菌为最多见,其次为厌氧杆菌、链球菌、变形杆菌等。多为混合感染,毒性强。

腹膜炎症灶由大网膜包裹或填塞而被局限,形成局限性腹膜炎(limitative peritonitis);若炎症累及整个腹膜腔时则称弥漫性腹膜炎(diffuse peritonitis);若脓液在腹腔内积聚并由肠袢、网膜或肠系膜等粘连、包围,与游离腹膜腔隔开,则形成腹腔脓肿(abdominal abscess)(图 6-3-2)。

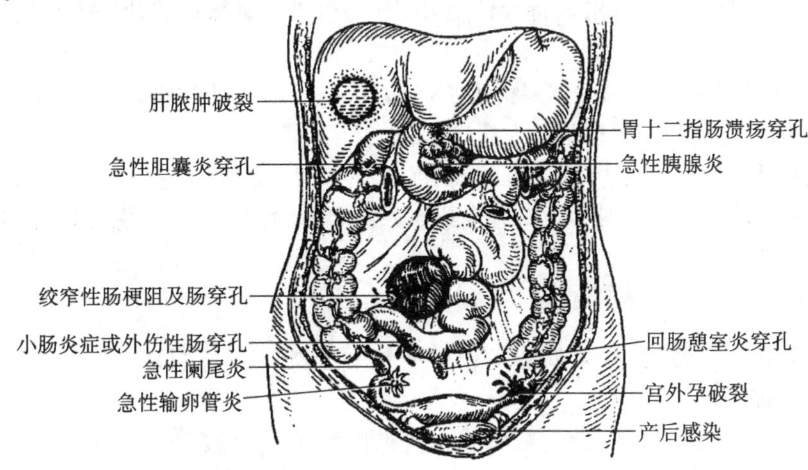

图 6-3-1 急性腹膜炎的常见病因示意图

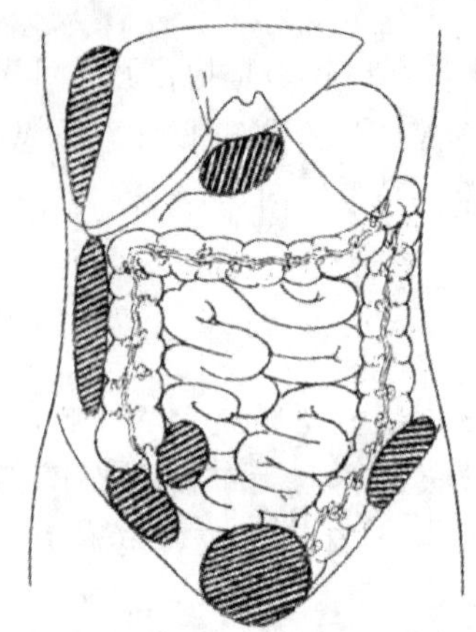

图 6-3-2 腹腔脓肿的好发部位示意图

【护理评估】

一、健康史

除评估病人一般情况外，还应了解有无胃十二指肠溃疡、慢性阑尾炎反复发作、其他腹腔脏器疾病及手术、近期腹部损伤等既往病史。对于患儿，应询问近期有无呼吸道、泌尿道感染病史以及营养不良和其他导致抵抗力下降的情况。对于女性病人，还应了解有无泌尿生殖管道炎症（如慢性盆腔炎）的病史。

二、身体状况

（一）症状

1. 腹痛 为最主要的症状，多为持续性、剧烈腹痛，难以忍受。深呼吸、咳嗽、转动身体时疼痛加剧。腹痛范围多由原发病灶部位向周围扩散，可波及全腹，但仍以原发病灶处最显著。

2. 恶心、呕吐 早期症状较轻微，多为腹膜受刺激引起的反射性呕吐，呕吐物多为胃内容物；发生麻痹性肠梗阻时可出现持续性呕吐，呕吐物伴有黄绿色胆汁，甚至呈棕褐色粪汁样内容物。

3. 体温、脉搏改变 发病后体温由正常逐渐升高，伴有脉搏加快，年老体弱者体温可不升高。若脉速而体温不升，常提示病人病情恶化。

4. 感染中毒症状 伴随病情进展，可相继出现寒战、高热、脉速、呼吸急促、大汗、口干等。随病情进展，可出现面色苍白、口唇发绀、肢端发凉、血压下降、神志恍惚和不清等感染性休克表现。

（二）体征

1. 全身表现 急性病容，喜仰卧，双下肢屈曲不愿改变体位，腹部拒按。

2. 腹部体征

(1) 视诊：腹胀，腹式呼吸运动减弱或消失。腹胀加重是腹膜炎病人病情恶化的重要标志。

(2) 触诊：腹膜刺激征为急性腹膜炎病人最常见的标志性体征。触诊腹部出现压痛、反跳痛、腹肌紧张,以原发病灶处最明显。胃肠道消化液、胆汁或胰液进入腹膜腔所致的化学性腹膜炎,可出现腹肌呈“木板状”强直(板状腹)。

(3) 叩诊:胃肠胀气时呈鼓音;胃十二指肠溃疡穿孔时,肝浊音界缩小或消失;炎症渗出物进入腹膜腔较多时,移动性浊音阳性。

(4) 听诊:肠麻痹时出现肠鸣音减弱或消失。

(三) 辅助检查

1. 直肠指诊 直肠前窝饱满、触痛,提示盆腔感染或脓肿形成。

2. 实验室检查

(1) 血常规检查:白细胞计数升高,中性粒细胞比例增高,可出现核左移和中毒颗粒。

(2) 血生化检查:可提示酸中毒、电解质紊乱。

(3) 腹腔穿刺或腹腔灌洗:根据抽出液的性状、气味、混浊度,作细菌培养、涂片检查,以及淀粉酶测定等辅助病因判断,并指导抗生素使用。见本章“第十一节腹部损伤病人护理”相关内容。

3. 影像学检查

(1) 腹部X线检查:立位平片可见小肠普遍胀气并有多个小液平面,即肠麻痹征象;若胃肠穿孔,多可见到膈下游离气体。

(2) 腹部B超检查:可显示腹腔内积液和量的多少。

(3) CT检查:对腹腔内实质性器官的病变有诊断价值。

三、心理、社会状况

了解病人患病后的心理反应,如焦虑恐惧等表现;评估病人对疾病的认知程度和心理承受能力,以及接受手术的经济承受能力等。

【常见护理诊断/问题】

1. 疼痛:腹痛 与腹膜炎症反应、刺激及毒素吸收等有关。

2. 体液不足 与炎症渗出、高热、体液丢失等致有效血容量降低有关。

3. 体温过高 与腹膜炎毒素吸收有关。

4. 焦虑/恐惧 与病人的病情严重、身体不适以及担心预后等有关。

5. 潜在并发症:休克、腹腔脓肿、切口感染等。

【护理措施】

一、治疗原则

积极处理原发病灶,消除引起腹膜炎的病因;清理和引流腹腔,促使脓性渗液局限,控制及消除炎症。

1. 非手术治疗 对病情较轻、病程较长已超过24 h且腹部体征已减轻或炎症已有局限化趋势和原发性腹膜炎病人,可行非手术治疗。包括禁食、胃肠减压,静脉输液、纠正水、电解质失衡,合理应用抗生素,补充热量和营养支持,以及镇静、止痛、吸氧等对症处理。非手术治疗亦可视为术前准备的重要环节。

2. 手术治疗 大多数继发性腹膜炎病人需手术治疗,手术类型视病情而定。手术包括腹膜腔探查、确定病因,处理原发病灶,彻底清理腹腔,充分引流等。

二、非手术治疗护理/术前护理

（一）一般护理

1. 休息与体位 病人卧床休息，尽量少搬动或者按压腹部，减轻疼痛。安置半坐卧位，有休克者安置休克卧位。半坐卧位的主要目的：有利于渗液流向盆腔，减少吸收，减轻中毒症状；使腹腔内脏器官下移，有利于呼吸和循环；使腹肌松弛，有利于减轻腹痛和腹胀。

2. 饮食与环境 胃肠穿孔者因禁食禁饮，并行胃肠持续减压，给予肠外营养支持。病房内宜保持安静和通风透气。

3. 心理护理 做好病人及其家属的解释和安慰工作，稳定病人情绪。介绍疾病有关知识，使其积极配合治疗和护理。如需手术病人，应讲明手术方法和过程、术中注意事项及可能出现的并发症。

（二）病情观察

术前定时监测生命体征，必要时测量尿量、中心静脉压、血清电解质及血气分析指标，记录 24 h 出入液量。动态观察腹部症状和体征的变化。

（三）静脉输液维持体液平衡

迅速建立静脉输液通道，遵医嘱补液。应安排好补液顺序，并根据病情及时调整输液的量、速度和种类，宜保持病人尿量 30 mL/h 以上。必要时输血或血浆，维持有效的循环血量，增强病人抵抗力。

（四）控制感染

由于继发性腹膜炎大多为混合性感染，遵医嘱使用大剂量广谱抗生素，或联合使用抗生素。待药敏试验结果出来后再作调整。

（五）对症护理

1. 减轻或控制疼痛 对已经确诊病人可遵医嘱给予镇静剂，以缓解病人痛苦与恐惧心理；诊断不明者加强观察，慎用镇痛药防止掩盖病情。

2. 物理降温 高热者可给予酒精擦浴、冰袋或冰枕等物理降温。不宜使用解热镇痛药，以免引起出汗而导致液体丢失过多而加重休克。

3. 止呕 对呕吐严重病人遵医嘱使用止吐剂。

4. 吸氧 有呼吸困难缺氧的重症病人应及时给予吸氧。

（六）术前准备

对有手术指征或已经决定手术的病人应做好急诊手术的各项准备。

三、术后护理

1. 休息与体位 病人回病房后，根据不同的麻醉类型分别安排体位卧床休息：全麻未醒者平卧头偏向一侧；硬膜外麻病人术后去枕平卧 6 h；休克病人取平卧位或休克体位；生命体征平稳后取半坐卧位。

2. 饮食 术后继续禁食禁饮，行胃肠减压，给予肠外营养支持。术后肠蠕动恢复可拔除胃管，逐步恢复经口饮食。

3. 病情观察 术后继续密切观察生命体征的变化，尤其要注意其循环、呼吸、肾功能的监测与维护；观察记录 24 h 出入液量；观察术后腹部症状与体征变化；观察腹部引流与伤口愈合情况。

4. 输液 术后遵医嘱输液，维持水、电解质及酸碱平衡。

5. 抗感染 遵医嘱使用有效抗生素，预防和控制感染。

6. 切口与引流护理 ①观察切口敷料是否干燥，有渗血、渗液时应及时更换敷料。②注意观察腹腔引流情况，妥善固定引流管，防止其脱出或受压；记录引流液的量、颜色和性状；保持引流管通畅，经常挤捏引流管以防止血块或脓痂堵塞，有利于预防腹腔内残余脓肿；对负压引流者应将引流装置调整至负压状态，维持有效引流。当引流液颜色澄清、病人体温及白细胞计数恢复正常，可考虑拔管。③观察切口愈合情况，及早发现切口感染征象并协助医师处理。

7. 并发症的护理 常见的并发症有腹腔脓肿和切口感染。护理措施包括抗感染、营养支持，密切观察病情变化，术后引流管的护理，以及促进炎症消散的物理治疗等措施。

四、健康教育

1. 饮食指导 讲解术前禁食的重要性与术后饮食恢复的知识，指导病人术后饮食按流质→半流质→软食→普食的顺序循序渐进，少量多餐，保证充足的营养，促进机体康复。

2. 康复指导 给病人解释术后早期活动对于促进肠功能恢复、预防肠粘连的重要性，并鼓励病人卧床期间进行床上活动，体力恢复后应尽早下床活动。

3. 就诊、复诊指导 指导病人积极治疗消化系统疾病，发现异常或原有症状加重，立即就诊。

能力检测

（冯莉苹）

第四节 胃十二指肠溃疡外科治疗病人的护理

案例导入

病人，男性，40 岁，既往有溃疡病史，近期时有胃痛。今日午餐后突发左上腹刀割样剧烈疼痛，并迅速蔓延至全腹而入院，入院后医嘱准备给予手术治疗。

工作任务：

1. 根据病人的症状和体征，初步考虑为什么疾病？

2. 病人目前存在哪些护理诊断/问题？

3. 怎样做好术前准备？术后如何护理？

【概述】

胃十二指肠溃疡(gastroduodenal ulcer)是指发生于胃十二指肠的局限性圆形或椭圆形的全层黏膜缺损。因溃疡的形成与胃酸-蛋白酶的消化作用有关，故又称为消化性溃疡(peptic ulcer)。多见于男性青壮年，大部分病人经内科系统治疗可以痊愈，外科治疗主要用于急性穿孔、出血、幽门梗阻、药物治疗无效的溃疡病人以及恶变等情况。

【病因】

消化性溃疡病因较复杂，是多种因素共同作用的结果。主要原因如下。

1. 幽门螺杆菌(Helicobacter pylori，Hp)感染　我国胃十二指肠溃疡病人 Hp 检出率分别为 70%和 90%。Hp 作用于胃黏膜，引起黏膜降解，改变胃黏膜细胞的通透性，导致局部组织损伤，破坏黏膜层的保护作用。

2. 胃酸分泌异常　溃疡只发生在经常与胃酸接触的黏膜处。胃酸过多的情况下，激活胃蛋白酶，可使胃十二指肠黏膜发生"自身消化"。

3. 胃黏膜屏障破坏　非甾体类抗炎药(non-steroid anti-inflammatory drug，NSAID)、肾上腺皮质激素、胆汁酸盐、酒精、咖啡因等均可破坏胃黏膜屏障，引起胃黏膜水肿、出血、糜烂，甚至溃疡。长期使用非甾体类抗炎药者胃溃疡的发生率显著增高。

4. 其他因素　包括遗传、吸烟和心理压力等。

【护理评估】

一、健康史

了解病人的年龄、性别、性格特征、职业及饮食习惯等；了解病人发病过程、治疗及用药情况，特别是非甾体类抗炎药和皮质类固醇用药史等。了解病人既往是否有溃疡病史及胃手术病史等。

二、身心状况

(一) 症状

疾病的临床表现不一，部分病人可无症状，或以出血、穿孔等并发症作为首发症状。

1. 疼痛　上腹部疼痛是本病主要症状，但无疼痛者亦不在少数。

(1) 部位：多位于上腹中部、偏右或偏左。

(2) 疼痛程度或性质：疼痛一般较轻而能忍受，偶尔也有疼痛较重者。溃疡疼痛可表现为隐痛、钝痛、胀痛、烧灼样痛或饥饿样痛。

(3) 疼痛节律性：十二指肠溃疡的疼痛常在两餐之间发生，持续不减直至下餐进食或服用抗酸剂后缓解，即"饥饿痛"。胃溃疡的疼痛多在餐后 1 h 内出现，经 1～2 h 后逐渐缓解，即"餐后痛"。十二指肠溃疡可发生夜间疼痛。胃溃疡夜间疼痛少见。

2. 消化道其他症状　可有反酸、嗳气、烧心、上腹饱胀、恶心、呕吐、食欲减退等消化不良症状，但无特异性。

(二) 体征

消化性溃疡缺乏特异性体征。在溃疡活动期，多数病人有上腹部局限性轻压痛，十二指肠溃疡压痛点常偏右。少数病人可因慢性失血或营养不良而有贫血。部分胃溃疡病人的体质较瘦弱。

（三）并发症

1. 急性穿孔 急性穿孔是消化性溃疡最严重的并发症。饮酒、饮食过量、精神紧张、劳累、服用NSAID等均可诱发急性穿孔。穿孔后表现为突发而持续性的刀割样剧烈腹痛，出冷汗，烦躁不安。疼痛多自上腹开始迅速蔓延至全腹，腹肌紧张、呈"板样"强直，有明显压痛和反跳痛，肝浊音界缩小或消失，肠鸣音减弱或消失。立位X线可发现膈下有新月状游离气体，腹腔穿刺可抽出黄色混浊液体。

2. 大出血 大出血是消化性溃疡最常见的并发症。常因溃疡侵蚀基底血管并破裂导致出血，多能自行停止，部分可再次出血。主要症状为大量呕血或柏油样大便。当失血量＞800 mL时，可出现低血容量性休克，应积极抢救。

3. 瘢痕性幽门梗阻 溃疡愈合过程中形成瘢痕，使幽门狭窄，胃内容物潴留。呕吐为最突出症状，常发生在下午或夜晚，呕吐物为隔夜宿食，有腐败酸臭味，不含胆汁；吐量大，一次可达1000～2000 mL，呕吐后自觉胃部舒服。严重频繁呕吐可致失水和低钾低氯性碱中毒。

4. 癌变 少数胃溃疡(GU)可发生癌变。十二指肠溃疡(DU)癌变未见报道。

（四）辅助检查

1. 大便潜血试验 潜血试验阳性提示溃疡有活动，如GU病人持续阳性，应怀疑有癌变的可能。

2. X线钡餐检查 龛影是溃疡的直接征象。此外，还可发现局部痉挛、激惹现象、十二指肠球部畸形和局部压痛等，这些均为溃疡的间接征象。

3. 胃镜检查 胃镜检查是确诊胃十二指肠溃疡的首选检查方法。胃镜检查不仅可对胃十二指肠黏膜直接观察、摄影，还可在直视下活检作病理检查。

4. 胃液分析 主要用于十二指肠溃疡行迷走神经切断术术前术后测定胃酸，以判断手术效果。

5. 幽门螺杆菌检测 可通过快速尿素酶测定，组织学检查，幽门螺杆菌培养，^{13}C、^{14}C尿素呼气试验，血清学检测等检测幽门螺杆菌。

三、心理、社会状况

评估病人对疾病、术前各种检查、治疗和护理配合、手术方式和术后康复知识的了解程度。家属对疾病的认知和心理反应，对病人的关心支持情况。家庭对病人手术及术后综合治疗的认识和经济承受能力。

【常见护理诊断/问题】

1. 疼痛 与胃十二指肠黏膜受侵蚀或穿孔后胃内容物对腹膜的刺激及手术创伤有关。

2. 营养失调：低于机体需要量 与摄入不足或消耗过多有关。

3. 有体液不足的危险 与禁食、穿孔后大量腹腔渗出液、幽门梗阻病人呕吐导致水和电解质丢失有关。

4. 焦虑/恐惧 与对疾病缺乏了解、环境改变及担心预后有关。

5. 潜在并发症：出血、感染、吻合口瘘、消化道梗阻、倾倒综合征等。

【护理措施】

一、治疗原则

无严重并发症的胃十二指肠溃疡一般采用内科药物治疗，外科手术仅适用于发生并发症的病人。

（一）非手术治疗

1. 一般治疗 培养有规律的饮食生活习惯、保持情绪稳定。

2. 药物治疗 应用根除 Hp、抑制胃酸分泌及保护胃黏膜等的药物。

（二）手术治疗

1. 适应证 ①胃十二指肠溃疡急性穿孔；②胃十二指肠溃疡大出血；③胃十二指肠溃疡瘢痕性幽门梗阻；④胃溃疡癌变；⑤药物治疗无效的溃疡病病人。

2. 手术方式

(1) 胃大部切除术：最常用的方法。切除胃远侧 2/3～3/4，包括大部分胃体（远侧部分）、整个胃窦、幽门和十二指肠球部近侧。

①毕Ⅰ式：为胃溃疡的首选术式。即在胃大部切除后将残胃与十二指肠吻合(图6-4-1)。其优点：手术后去除了胃溃疡的易发部位和胃泌素产生部位，重建后的胃肠道符合正常解剖生理状态，术后由于胃肠道功能紊乱所引起的并发症较少。缺点是有时为避免残胃与十二指肠吻合的张力过大致使切除胃的范围不够，增加术后溃疡复发机会。

②毕Ⅱ式：适合于各种情况的胃十二指肠溃疡的治疗，尤其十二指肠溃疡宜选此术式，即胃大部切除后胃与近端空肠吻合，十二指肠残端关闭（图 6-4-2）。其优点：能够切除足够的胃，而不致吻合口张力过大；术后溃疡复发率较低；缺点是吻合方式改变了正常的解剖关系，术后发生胃肠功能紊乱的可能性较毕式Ⅰ式多。

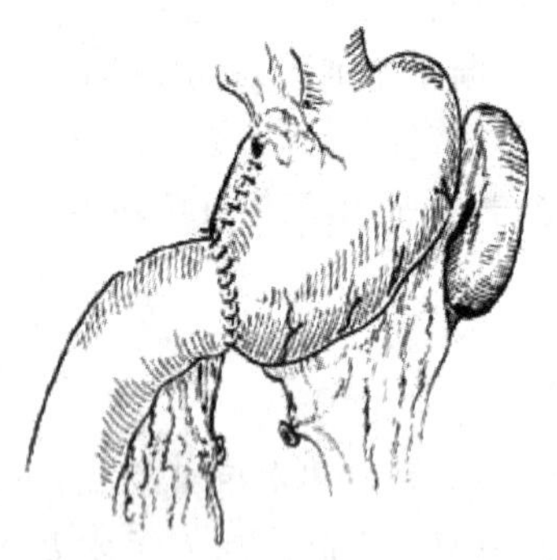

图 6-4-1 毕Ⅰ式胃大部切除术

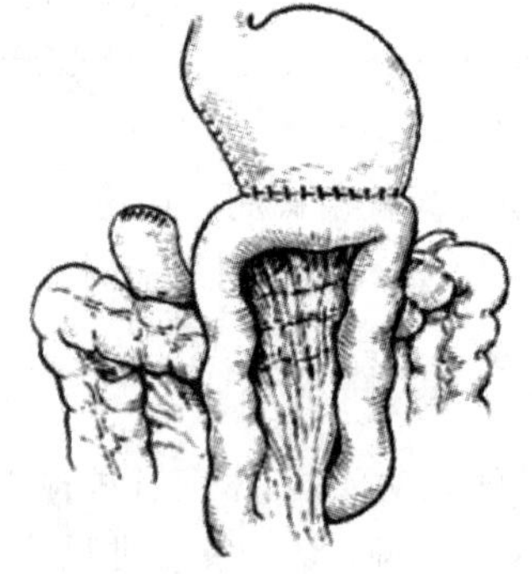

图 6-4-2 毕Ⅱ式胃大部切除术

(2) 胃迷走神经切断术：主要用于治疗十二指肠溃疡，目的是切断支配胃的迷走神经（图 6-4-3），去除神经对胃酸分泌的刺激因素，使胃酸分泌减少，从而治愈溃疡。

二、非手术治疗的护理/术前护理

（一）一般护理

1. 生活规律，劳逸结合 病变活动期或有并发症时需绝对卧床休息，平时也要保证充足的睡眠和休息，同时保持乐观的情绪。

2. 安排合理的饮食 溃疡病病人要养成良好的饮食习惯，遵循少量多餐逐渐增加饮食的原则，避免进食酸辣、生冷、油炸、浓茶、咖啡等刺激性食物，并戒烟酒。

3. 加强病情观察 密切观察生命体征；观察疼痛的时间、性质与饮食的关系，疑有并发症时，立即报告医师，并积极配合处理。

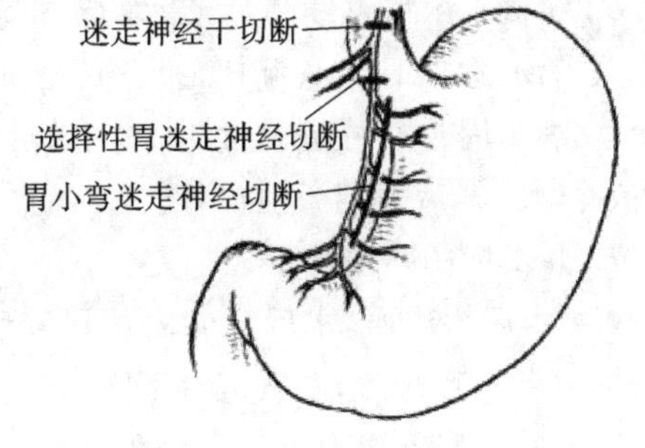

图 6-4-3 迷走神经切断术

（二）心理护理

评估病人的心理状态，多与病人沟通，对急性穿孔和大出血的病人，及时安慰病人、解除紧张焦虑情绪，解释相关的疾病和手术的知识。

（三）术前准备

1. 择期手术病人的准备

（1）饮食准备：少量多餐，给高热量、高蛋白、富含维生素、清淡易消化的食物，术前常规禁食 12 h，禁水 4 h。

（2）监测胃酸：拟行迷走神经切断术的病人，术前应作基础胃酸分泌量和最大胃酸分泌量测定，以鉴定手术效果。

2. 急性穿孔病人术前准备 基本原则和方法同急性腹膜炎的术前护理。病人取半坐卧位，禁食、禁水，胃肠减压，输液；病情观察；合理的使用抗生素。

3. 急性大出血病人术前准备 判断、观察和记录呕血、便血情况；定时监测生命体征，观察有无口渴、尿少、肢冷等循环血量不足的表现。平卧位，禁食。情绪紧张者可给予镇静剂，输液，输血，按时应用止血药，以治疗休克和纠正贫血。出血停止后，可进流质或半流质饮食。若经止血和输血治疗后仍继续出血者，应急症手术。

4. 幽门梗阻病人术前准备 完全梗阻者术前禁食禁水，不完全梗阻者可给无渣半流质饮食。静脉输入营养液体以改善营养状况，提高手术的耐受力。术前 3 日每晚用 300～500 mL 温生理盐水洗胃，以减轻胃黏膜的充血水肿，有利于术后吻合口愈合。

5. 其他 手术日晨放置胃管，防止麻醉及手术过程中呕吐、误吸，便于术中操作，减少手术时腹腔污染。

三、术后护理

1. 病情观察 观察病人生命体征、神志、肤色、尿量及切口情况。术后 3 h 内每 30 分钟测量血压 1 次，以后改为每小时测 1 次。

2. 体位 术后取平卧位，病情稳定后改为半坐卧位，可减轻腹部切口张力，缓解疼痛，还有利于循环和呼吸。

3. 休息与活动 鼓励病人术后早期活动，以促进进肠蠕动、预防肠粘连、减少并发症的发生。一般术后第一日可协助病人坐起并做轻微的床上活动，第二日下地床边活动，第三日可在室内活动。

4. 镇痛 遵医嘱使用止痛药物，必要时可应用自控镇痛泵。

5. 抗感染 遵医嘱使用有效抗生素，预防和控制感染。

6. 饮食 术后继续禁食禁水、行胃肠减压，肛门排气后可拔除胃管。拔除当日可少量饮水或米汤，第二日半量流食，第三日全量流食，若进食后无腹痛腹胀等不适，第四日可进半流质饮食，2 周左右可进软食，少食牛奶、豆类等产气食物。术后一个月内，应少食多餐，避免生、冷、硬、辛辣等刺激性食物。

7. 并发症的防治与护理

(1) 术后胃出血：术后短期内从胃管引流出大量鲜血，甚至呕血和黑便，尤其是在 24 h 后仍继续出血者，无论血压是否下降，皆可定为术后出血。

①术后严密监测生命体征变化：每 1～2 h 测血压、脉搏、呼吸 1 次。

②保持胃管引流通畅：每 1～2 h 抽吸胃液 1 次，并观察和记录胃液的量、性质。胃手术后 24 h 内有少量暗红色或咖啡色液体从胃管引出，一般不超过 100～300 mL，以后胃液逐渐转清，属于正常情况。

③勿吃粗糙、刺激、生硬的食物，避免加重对溃疡面的机械性刺激。

④发现出血，应立即报告医师，做相应的处理，如应用止血剂、输血等。做好再次手术止血的准备工作。

(2) 十二指肠残端瘘：毕Ⅱ式胃大部切除术较严重的并发症。多见于手术后 3～6 天，表现为右上腹剧烈疼痛和腹膜刺激征，需立即进行手术。术后应积极纠正水、电解质紊乱，可考虑全胃肠外营养或做空肠造口行管饲饮食。合理使用抗生素，少量多次输新鲜血。氧化锌软膏保护造口周围皮肤。

(3) 胃肠吻合口破裂或瘘：较少见，多发生在术后 5～7 日。因吻合处张力过大、低蛋白血症、组织水肿等致组织愈合不良而发生。早期吻合口破裂可引起明显的腹膜炎症状和体征，后期发生者，因腹腔内局部已形成粘连，可导致局限性脓肿或发生腹外瘘。出现腹膜炎者，须立即行手术处理。若已形成脓肿或外瘘，应局部引流，行胃肠减压，积极支持治疗。一般在数周后吻合口瘘常能自行愈合；若经久不愈，则须再次手术。

(4) 术后梗阻：

①输入段梗阻：多见于毕Ⅱ式胃大部切除术，又分为以下两种。a. 急性完全性输入段梗阻，病情严重，突然上腹部剧痛，频繁呕吐，但量少，不含胆汁，呕吐后症状不缓解。可发生肠段坏死穿孔，需紧急手术治疗。b. 慢性不完全性输入段梗阻，表现为进食后 15～30 min，上腹部突然胀痛或绞痛，呈喷射性呕吐，吐出大量含胆汁液体，呕吐后症状消失。症状长期不能自行缓解时，需要手术治疗。

②吻合口梗阻：因吻合口过小或水肿所致。表现为病人进食后上腹饱胀、呕吐出不含胆汁的食物。一般非手术治疗，如不缓解者考虑手术处理。

③输出段梗阻：多因粘连、水肿压迫等导致。病人表现上腹饱胀，呕吐含有胆汁的食物。如不能自行缓解，应立即手术。

(5) 倾倒综合征：由于胃大部切除术后，失去对胃排空的控制，导致胃排空过速所产生的一系列综合征。根据进食后症状所出现的早晚可分为早期倾倒综合征和晚期倾倒综合征。

①早期倾倒综合征：多发生在餐后 10～30 min 内，因胃容积减少及失去对胃排空的控制，多量高渗食物和液体快速进入空肠，大量细胞外液转移至肠腔，循环血量骤然减少所致。

a. 表现：胃肠道和心血管两大系统症状。胃肠道症状为上腹饱胀不适，恶心呕吐、肠鸣频繁，可有绞痛，继而腹泻；循环系统症状有全身无力、头昏、晕厥、面色潮红或苍白、大汗淋漓、心悸、心动过速等。症状持续 60～90 min 后自行缓解。多数病人经调整饮食后，症状可减轻或消失。

b. 预防措施：术后早期少量多餐；避免进食过多、过甜、过咸、过浓流质，宜进低糖、高蛋白饮食；进食后平卧 10～20 min。多数病人在术后半年到一年内能逐渐自愈。极少数症状严重而持久的病人，应考虑手术治疗。

②晚期倾倒综合征：为高渗食物迅速进入小肠快速吸收、引起高血糖，后者致使胰岛素大量释放，继而发生反应性低血糖。

a. 表现：餐后 2～4 h，病人出现心慌、无力、眩晕、出汗、手颤、嗜睡，也可导致虚脱；消化道症状不明显，但可有饥饿感。出现症状时稍进饮食，尤其是糖类即可缓解。

b. 预防措施：饮食中减少碳水化合物含量、增加蛋白质比例、少量多餐可防止其发生。

四、健康教育

1. 饮食指导

(1) 养成良好的生活习惯和饮食习惯，避免暴饮暴食，吃饭细嚼慢咽，不宜吃得过饱，提倡少量多餐。

(2) 胃大部切除术后幽门括约肌功能不复存在。不易消化的食物直接进入肠道可引起肠梗阻，如含纤维多的蔬菜、水果（如橘子），或易黏聚成团的食物（如糖葫芦、黏糕、糯米饭、柿饼）。老年人咀嚼能力差或有粗嚼快咽习惯的人更易发生食物团梗阻。所以，对胃大部切除术后的病人都应强调不吃或少吃这些食物，以预防发生食物团梗阻肠道。

2. 生活指导

(1) 保持心情舒畅，避免情绪激动，保持良好睡眠，可促进术后恢复，预防溃疡复发。

(2) 病人应慎用阿司匹林、保泰松、肾上腺皮质激素等药物，避免引起胃黏膜损伤。

3. 后续治疗指导 加强观察，如发现有上腹部痛、不适、压迫感、恶心呕吐、黑便等，应及时就诊。

能力检测

（龚 惠）

第五节 胃癌病人的护理

案例导入

病人，女性，45 岁，2 个月前开始出现上腹不适、食欲减退，并伴有疼痛、反酸、嗳气，服抗酸药无明显好转，近 2 个月来体重下降 4 kg。经胃镜检查确认为胃癌。

工作任务：

1. 根据病人的症状和体征，初步考虑为什么疾病？

2. 病人目前存在哪些护理诊断/问题？

3. 对该病人目前存在的护理问题应采取哪些护理措施？

【概述】

胃癌(gastric carcinoma)是源自胃黏膜上皮细胞的恶性肿瘤，是我国最常见的恶性肿瘤之一，死亡率在恶性肿瘤中居第二位。男女比例约为 2∶1。发病年龄高峰为 50 岁以上。

【病因】

胃癌的病因虽未明确，目前认为与下列因素有关。

1. 幽门螺杆菌(helicobacter pylori，Hp)感染 幽门螺杆菌感染是引发胃癌的主要因素之一，1994 年世界卫生组织(WHO)宣布幽门螺杆菌是人类胃癌的Ⅰ类致癌原。

2. 地域环境与饮食因素 胃癌的发病有明显的地域差别，中国、日本、俄罗斯、南非、智利和北欧等国家和地区发病率较高，北美、西欧、印度发病率较低。我国西北与东部沿海地区胃癌的发病率比南方地区明显为高。其中饮食因素是导致胃癌发病的主要因素。长期食用腌制、烟熏等食物者胃癌的发病率较高。亚硝胺类化合物及含有较多的真菌毒素的发霉食物是诱发胃癌的相关因素。

3. 遗传因素 胃癌发病具有明显的家族聚集倾向，家族发病率高于人群 2～3 倍。

4. 癌前病变 胃溃疡、胃息肉、萎缩性胃炎、胃切除术后残胃及胃黏膜上皮异常增生等良性病变有可能导致胃癌发生。

知识链接

胃癌好发于胃窦部，其次为贲门部，发生在胃体者较少。

1. 胃癌的病理分期

(1) 早期胃癌：指仅局限于黏膜和黏膜下层，不论病灶大小或有无淋巴结转移。

(2) 进展期胃癌：进展期胃癌又称中晚期胃癌，癌组织超出黏膜下层。

2. 扩散方式　直接浸润，淋巴转移(最常见)，血行转移，腹腔种植转移。

【护理评估】

一、健康史

了解病人的饮食习好、生活习惯及工作环境；有无饮酒及吸烟史；家族中有无胃癌及其他肿瘤病人；既往有无慢性萎缩性胃炎、胃溃疡及胃息肉等病史。

二、身心状况

(一) 症状

1. 早期胃癌 多无明显症状，部分病人可有上腹部不适、嗳气、反酸、食欲减退等非特异性消化道症状。

2. 进展期胃癌

(1) 上腹部疼痛：为最早出现的症状，同时伴有纳差、厌食、进行性体重下降，腹痛可急可缓，开始仅有上腹饱胀不适，餐后加重，继之有隐痛不适，偶呈节律性溃疡样疼痛，但不能被进食和服药缓解。

(2) 恶心、呕吐及其他：病人常有早饱感和软弱无力，早饱感或呕吐是胃壁受累的表现；发生出血、贲门或幽门梗阻、穿孔等并发症时可出现相应表现。

(3) 病灶侵袭症状：侵袭或转移至身体其他部位时可出现相应症状，如贲门癌累及食管下段时可出现吞咽困难、转移至肝可引起右上腹痛及黄疸、侵及胰腺时则会出现背部放射性疼痛等。

(二) 体征

1. 早期胃癌 可以无任何体征，或仅有上腹部压疼。

2. 中晚期胃癌

(1) 腹部肿块伴压痛：多数上腹压痛明显，1/3 病人腹部可触及肿块，质硬、表面不平滑、有触痛，尤其患胃窦部癌的消瘦病人更易发现肿块。

(2) 转移体征：肝转移可出现肝大、腹水、锁骨上淋巴结肿大、黄疸等；卵巢转移可发现卵巢肿大和大量腹水；肺部转移可有呼吸困难等。

(三) 并发症

胃癌病人术后可出现出血、感染、吻合口瘘、消化道梗阻、倾倒综合征等并发症。

(四) 辅助检查

1. 实验室检查 大便隐血试验常呈持续阳性。胃液游离酸测定显示酸缺乏或减少。

2. 影像学检查

(1) X 线钡餐检查：包括不同充盈度的投照以显示黏膜纹，如加压投照力双重对比等方法，尤其是钡剂、空气双重对比方法，对于检出胃壁微小病变很有价值。

早期胃癌 X 线检查可表现为小的充盈缺损或小的不规则的龛影；进展期胃癌的 X 线诊断率可达 90%以上；息肉型胃癌表现为较大而不规则的充盈缺损；溃疡型胃癌表现为龛影位于胃轮廓之内，边缘不整齐，周围黏膜僵直，蠕动消失，并见皱襞中断现象；溃疡浸润型胃癌表现为胃壁僵直；弥漫浸润型胃癌表现为蠕动消失、胃腔狭窄。

(2) 腹部超声：主要用于观察胃的邻近器官受浸润及淋巴结转移的情况。

(3) 螺旋 CT：有助于胃癌的诊断和术前分期。

(4) 正电子发射成像基数(PET)利用胃癌组织对于[^{18}F]-2-脱氢-D-葡萄糖(FDG)的亲和性，对胃癌进行诊断，还可判断淋巴结和远处转移病灶的情况。

3. 内镜检查 纤维胃镜直视下可观察病变部位、性质，并取黏膜作活组织检查，是目前最可靠的诊断手段。

三、心理、社会状况

了解病人对诊断的心理反应，焦虑、恐惧程度和心理承受能力；家属对病人关心和支持程度以及家庭经济承受能力；病人和家属对本疾病及其治疗、疾病预后的了解和期望程度。

【常见护理诊断/问题】

1. 焦虑和恐惧 与病人对疾病的预后担心有关。

2. 营养失调:低于机体需要量 与长期食欲减退、消化吸收不良及癌肿导致的消耗增加有关。

3. 舒适的改变 与癌肿压迫神经或切口疼痛有关。

4. 有感染的危险 与化疗致白细胞减少、免疫功能降低有关。

5. 潜在并发症:出血、感染、吻合口瘘、消化道梗阻、倾倒综合征等。

【护理措施】

一、治疗原则

早发现、早诊断、早治疗是提高胃癌疗效的关键。手术治疗仍是目前的首选方法。对中晚期胃癌,应辅以放疗和化疗及免疫治疗等综合疗法。

外科手术切除加区域淋巴结清扫是目前唯一有可能根治胃癌的方法。

1. 根治性切除术 包括根治术和扩大根治术。

(1) 根治术:切除范围包括原发病灶以内至少 5 cm 以上的胃的全部或大部分,大、小网膜,区域淋巴结等,重建消化道。

(2) 扩大根治术:切除范围除了上述内容外,还包括邻近受侵犯脏器。

2. 姑息性切除术 适用于胃癌已有广泛转移,不能完全切除者。这种手术可以减轻病人中毒症状,消除因癌肿引起的梗阻、出血或穿孔等并发症,延长病人的生存期。姑息性手术包括姑息性胃切除术、胃肠吻合术、空肠造口术等。

3. 短路手术 适用于晚期胃癌不能手术切除,同时伴有幽门梗阻的病人。如胃空肠吻合术、食管空肠吻合术等。

二、非手术治疗护理/术前护理

(一) 一般护理

1. 饮食与营养护理 供给病人足够的蛋白质、碳水化合物和丰富维生素食品。对能进食者鼓励其尽可能进食易消化、营养丰富的流质或半流质饮食。吞咽困难者和中、晚期病人应遵医嘱静脉输注高营养物质。幽门梗阻时,应立即禁食,行胃肠减压,同时遵医嘱静脉补充液体。

2. 休息与活动 轻症可适当参加日常活动、重症病人应卧床休息。

(二) 心理护理

关心、了解及时安慰病人,增强信心,使病人能积极配合治疗和护理。

(三) 对症护理

观察疼痛特点,注意评估病人疼痛的性质、部位,是否伴有严重的恶心和呕吐、吞咽困难、呕血及黑便等症状。教会病人一些放松技术,转移其注意力,疼痛剧烈时,可腹部热敷、针灸止痛,必要时根据医嘱采用药物止痛或病人自控镇痛(PCA)法进行止痛。

(四) 术前做好胃肠道准备

参见“胃十二指肠溃疡外科治疗病人的护理”相关内容。

三、术后护理

1. 心理护理 对胃癌病人,在护理工作中要注意观察病人的情绪变化,关心体贴病人,尽自己所能满足病人的合理需求。同时帮助病人分析治疗中的有利条件,使病人看到希望,消除病人的焦虑和恐惧,最终积极配合工作。

2. 营养护理 胃癌病人身体状态极度低下,应纠正负氮平衡,提高手术耐受力。能进食者给予高热量、高蛋白、高维生素清淡易消化的饮食;不能进食或禁食病人,可经静脉补给足够能量、氨基酸、电解质和维生素,必要时可实行全胃肠外营养;化疗病人应以新鲜的蔬菜和水果为主,以利于消化和吸收。

3. 手术护理 参见“胃十二指肠溃疡外科治疗病人的护理”相关内容。

4. 放疗及化疗的护理原则 参见“肿瘤病人的护理”相关内容。

四、健康教育

1. 饮食指导 相关人群在平时的饮食方面应注意,以新鲜的瓜果蔬菜、粗粮为主食,肉类少吃,做到饮食搭配合理,防止体液偏酸,摄入的饮食应该做到“二酸八碱”,使体液达到弱碱性。食品中的许多食物对癌细胞都有抑制的作用,如食物中钙离子及含巯基的蒜、葱及绿茶有明确的保护作用,其中大蒜的保护作用颇受重视。改变饮食结构:多食蔬菜、水果。适当增加豆类食物和牛奶。减少食盐摄入量。少食或不食熏腌食品,减少亚硝胺前身物质的摄入。食品保存以冰箱冷藏为好。提倡食用大蒜、绿茶。改变不良饮食习惯:避免暴饮暴食,三餐不定;进食不宜过快、过烫、过硬。

2. 生活指导 指导病人戒掉吸烟,饮酒等不良的嗜好;适当调节和释放日常生活与工作中的压力,减少对身体造成伤害。

3. 预防指导

(1) 认真做好粮食的防霉去霉工作,保护食用水的卫生。

(2) 积极治疗癌前病变,有慢性胃病的病人要及时治疗,定期观察。

(3) 积极保护环境,减少环境污染。

(4) 对高发区及高危人群进行胃癌及癌前病变的普查普治。

4. 后续治疗指导 定期复查,术后初期每3个月复查一次,以后每半年复查一次,连续复查五年。若有腹部不适、腹胀、肝区肿胀、锁骨上淋巴结肿大等表现时应及时到医院就诊。

能力检测

(龚 惠)

第六节 肠梗阻病人的护理

案例导入

王某，58岁，男性，因阵发性腹痛、腹胀、肛门无排气排便3天入院。2月前病人因急性化脓性阑尾炎曾做阑尾切除手术。

工作任务：

1. 根据病人的症状和体征，初步考虑为什么疾病？
2. 病人目前存在哪些护理诊断/问题？
3. 对该病人目前存在的护理问题应采取哪些护理措施？

【概述】

肠梗阻(intestinal obstruction)是指肠腔内容物由于各种原因不能正常运行、顺利通过肠道，是常见的外科急腹症之一。肠梗阻可因多种因素引起。起病初梗阻肠段先有解剖和功能性改变，继之发生体液和电解质的丢失、肠壁循环障碍坏死和继发感染，最后可致毒血症休克死亡。

【病因与分类】

临床上根据发病原因不同，肠梗阻的分类方法也有所不同。

1. 按肠梗阻发生的原因分类

(1) 机械性肠梗阻：机械性肠梗阻是最常见的类型。是由于各种机械性原因导致肠腔变小狭窄，肠内容物通过障碍。导致病因较多，常见如下。

①肠腔堵塞：如结石、蛔虫团、坚硬粪石、异物等。

②肠管受压：如肠扭转、肠粘连、腹腔肿瘤压迫等。

③肠壁病变：如肠套叠、肠腔肿瘤、先天性病变等。

(2) 动力性肠梗阻：动力性肠梗阻是因神经抑制或毒素作用使肠蠕动丧失或肠管痉挛，肠内容物的运行停止，肠壁本身无器质性病变，也无无机械性梗阻。可分为两类。

①麻痹性肠梗阻：因肠壁肌肉运动减弱或消失所致。常见于急性弥漫性腹膜炎、腹部大手术、腹膜后血肿或感染。

②痉挛性肠梗阻：因肠壁肌肉暂时性强烈收缩所致，如急性肠炎、慢性铅中毒等。

(3) 血运性肠梗阻：是由于肠系膜血管栓塞或血栓形成，使肠管血运发生障碍而失去动力，肠内容物停止运行。血运性肠梗阻较少见，

2. 按有无血运障碍分类

(1) 单纯性肠梗阻：单纯性肠梗阻仅有内容物通过受阻，而肠管并无血运障碍。

(2) 绞窄性肠梗阻：绞窄性肠梗阻可因肠系膜血管血栓形成、栓塞或受压而使相应肠段发生急性缺血；或单纯性梗阻时因肠管高度膨胀，肠管小血管受压，而导致肠壁发生血运障碍。

3. 按梗阻的部位分类

(1) 高位性肠梗阻:指空肠上段梗阻。

(2) 低位性肠梗阻:指回肠末段与结肠梗阻。

【护理评估】

一、健康史

询问有无腹部手术或外伤史,有无腹外疝、腹腔炎症及肿瘤病史,有无习惯性便秘,既往腹痛史及本次发病的诱因等。

二、身心状况

(一) 症状

1. 腹痛 机械性肠梗阻因梗阻部位以上的肠管强烈蠕动而出现阵发性绞痛;绞窄性肠梗阻,呈持续性剧烈腹痛;麻痹性肠梗阻腹痛特点为全腹持续性胀痛;肠扭转所致闭袢性肠梗阻多为突发性、持续性腹部绞痛伴阵发性加剧。

2. 呕吐 高位小肠梗阻呕吐频繁,呕吐胃液、十二指肠液和胆汁;低位小肠梗阻呕吐带臭味的粪样物;麻痹性肠梗阻呕吐呈溢出性;绞窄性梗阻呕吐物呈棕褐色或血性。

3. 腹胀 腹胀程度与梗阻部位和梗阻时间有关。高位小肠梗阻时腹胀多不明显;低位梗阻为全腹明显膨胀,常伴有肠型;麻痹性肠梗阻为全腹胀。

4. 排便排气停止 完全性肠梗阻一般无排气或排便。早期特别是高位肠梗阻,梗阻部位以下积存的粪便或气体仍可排出,但不久排粪排气停止。某些绞窄性肠梗阻如肠套叠、肠系膜血管栓塞或血栓形成可排出血性黏液样便。

(二) 体征

1. 腹部体征

(1) 视诊:机械性肠梗阻可见肠型、异常蠕动波、腹部膨隆;肠扭转时可见不对称性腹胀;麻痹性肠梗阻呈均匀性全腹膨隆。

(2) 触诊:单纯性肠梗阻腹壁软,伴有轻压痛;绞窄性肠梗阻有固定压痛、腹膜刺激征,少数可触及压痛的包块;蛔虫性肠梗阻常在腹中部触及条索状团块。直肠指检时触及肿块,可能为直肠肿瘤、肠套叠的套头或低位肠腔外肿瘤。

(3) 叩诊:绞窄性肠梗阻腹腔有渗液时,可出现移动性浊音;麻痹性肠梗阻全腹呈鼓音。

(4) 听诊:机械性肠梗阻者肠鸣音亢进,伴有气过水声或金属音;麻痹性肠梗阻肠鸣音减弱或消失。

2. 全身表现 病人一般呈急性痛苦面容,早期生命体征一般变化不大。晚期可出现体温升高、呼吸急促、血压下降、脉搏增快等中毒和休克表现。同时由于体液大量丢失,可出现相应脱水体征。

(三) 几种常见机械性肠梗阻的临床特点

1. 粘连性肠梗阻 是肠粘连或腹腔内粘连带压迫所致的肠梗阻。临床较常见,多有腹腔手术、创伤或感染史,临床上具有典型机械性肠梗阻的表现。

2. 肠扭转 肠扭转是一段肠袢沿其肠系膜长轴旋转而形成的闭袢性肠梗阻,多为绞窄性肠梗阻。不同部位的肠扭转其表现特点各异。

(1) 小肠扭转　青壮年多见,常在饱餐后剧烈活动时发病。突然发作剧烈绞痛,为持续性疼痛阵发性加重,病人不能平卧,喜取膝胸位或蜷曲侧卧位;呕吐频繁,腹胀不显著;可扪及压痛的肠袢;早期即可出现休克;腹部X线检查符合绞窄性肠梗阻的表现,还可见空肠和回肠换位,或排列成多种形态的小跨度蜷曲肠袢等特有的征象。

(2) 乙状结肠扭转　多见于老年男性,常有便秘习惯。除腹部绞痛外,有明显腹胀,而呕吐一般不明显;X线钡剂低压灌肠往往不足500 mL便不能再灌入。检查见扭转部位钡剂受阻,钡影尖端呈"鸟嘴"形。

3. 肠套叠　一段肠管套入其相邻的肠腔内称为肠套叠。是婴儿急性肠梗阻中最常见的一种。80%发生于2岁以下儿童,好发部位多由回肠末端套入宽大的盲肠腔内。典型的三大症状有腹痛、果酱样血便和腹部包块。主要表现为阵发性腹痛,病儿表现阵发性哭闹,面色苍白,出汗,下肢屈曲腹部翻挺,持续数分钟而突然安静。腹部可触及活动而压痛的肿块,肠梗阻症状明显。而成人症状较轻,便血者较少,往往呈不全梗阻的表现。X线气钡灌肠检查显示套叠头端呈"杯口"状。慢性肠套叠多见于成年人,多因肠息肉、肿瘤等所致,故多是继发性肠套叠,主要表现为不完全性梗阻,以腹痛和腹部肿块为主,血便少见。诊断明确的早期肠套叠,可试用空气灌肠、腹外手法复位;已超过48 h不能复位者应考虑手术复位;复位困难者可行局部的肠切除肠吻合术。成人的肠套叠多由某种病理因素引起,故一般采用手术疗法为宜。老年人因长期便秘亦会发生此病。

4. 蛔虫性肠梗阻　是指因蛔虫集结成团并引起局部肠管痉挛而致肠腔堵塞。多见于儿童,农村发病率较高。表现为脐周阵发性腹痛伴呕吐,腹胀不明显;腹部可扪及活动的条索状包块,无压痛,可随肠管收缩变硬。

(四) 辅助检查

1. 实验室检查　白细胞计数、中性粒细胞、血红蛋白含量、尿比重增高;pH值、CO_2CP降低;严重呕吐时出现低血钾;肠绞窄时呕吐物、粪便隐血试验阳性。

2. X线检查　一般在肠梗阻发生后4～6 h,立位或卧位X线检查可见胀气肠袢、多个阶梯状气液平面;空肠黏膜的环状皱襞呈"鱼骨刺"样;绞窄性肠梗阻可见孤立、突出、胀大肠袢。肠套叠、肠扭转或大肠癌作钡灌肠检查。

三、心理、社会状况

评估病人对手术的了解程度;有无接受手术治疗的心理准备;有无焦虑或恐惧;病人的家庭和社会支持情况,包括家属对肠梗阻相关知识的了解程度;病人家庭经济情况。

【常见护理诊断/问题】

1. 急性疼痛　与肠蠕动增强或肠壁缺血刺激有关。

2. 体液不足　与频繁呕吐、肠腔内大量积液及胃肠减压有关。

3. 潜在并发症:术后腹腔感染、肠粘连、肠瘘等。

【护理措施】

一、治疗原则

肠梗阻的治疗原则是尽快解除梗阻,纠正因肠梗阻所引起的生理紊乱。

(一) 非手术疗法

肠梗阻的非手术治疗包括禁食、胃肠减压、纠正水电解质酸碱失衡、抗生素治疗等。

(二) 手术治疗

手术是治疗肠梗阻的一个重要措施。

1. 手术目的 解除梗阻、去除病因。

2. 适应证 绞窄性肠梗阻;肠套叠晚期;肿瘤所致的肠梗阻;非手术治疗无效者等。

3. 手术方法 粘连松解术、肠切开取出异物、肠套叠或肠扭转复位术、肠切除肠吻合术、短路手术、肠造口术。

二、非手术治疗护理/术前护理

(一) 一般护理

1. 饮食与营养 肠梗阻者应立即禁食并进行有效的胃肠减压。待梗阻解除后 12 h 方可进少量流质饮食,但忌食甜食和牛奶,以免引起肠胀气,如无不适,24 h 后可进半流质饮食;3 日后进软食。

2. 安置舒适体位 取低半卧位,有利于减轻腹部张力,减轻腹胀,改善呼吸和循环功能;休克病人应改成平卧位或仰卧中凹位。

3. 心理护理 关心体贴病人,并与之建立良好的关系,热情交谈,了解他们的心理反应,消除其紧张、恐惧心理,使其能积极配合治疗。

(二) 胃肠减压

有效胃肠减压是治疗肠梗阻的重要方法之一。通过胃肠减压吸出胃肠道内积气、积液,减轻腹胀,降低肠腔内压力。胃肠减压期间,应妥善固定,保持引流通畅,注意观察和记录引流物的颜色、性状及量,如发现异常应及时通知医师。

(三) 病情观察

严密观察病情变化,及时发现绞窄性肠梗阻的体征。如出现下列情况应考虑有绞窄性肠梗阻的可能,应及早采取手术治疗。

(1) 腹痛:剧烈而持续性腹痛,或在阵发性加重之间仍有持续性腹痛。

(2) 呕吐:早、剧烈而频繁的呕吐。

(3) 腹胀:不对称,腹部有局限性隆起或触及压痛性包块(胀大的肠袢)。

(4) 有明显的腹膜刺激征,体温上升,脉率增快,白细胞计数增高。

(5) 呕吐物、胃肠减压抽出液、肛门排出物为血性,或腹腔穿刺抽出血性液体。

(6) 腹部 X 线检查:见到孤立、固定的肠袢,且不受体位、时间的影响。

(7) 经积极的非手术治疗无效而症状无明显改善者。

(四) 液体疗法的护理

遵医嘱补充液体,保证输液通畅,记录 24 h 出入液体量,观察水、电解质失衡纠正情况等。

(五) 缓解疼痛

单纯性肠梗阻可应用阿托品、654-2 等,缓解胃肠平滑肌痉挛,减轻疼痛。禁用吗啡类止痛药，以免掩盖病情而延误诊断。

（六）其他护理

（1）遵医嘱应用抗生素，以减少毒素吸收，减轻中毒症状。

（2）发生呕吐时及时清除呕吐物，防误吸导致吸入性肺炎，并做好口腔护理。

（3）手术病人需做好术前准备。

三、术后护理

1. 体位安置 回病房后根据麻醉方式安置适当的卧位，麻醉清醒、血压平稳后给予半卧位。

2. 观察病情 术后密切观察生命体征、腹部症状和体征、伤口敷料及引流情况，及时发现和处理术后并发症。

3. 饮食与营养 术后继续禁食、胃肠减压，遵医嘱补液。待肛门排气，肠蠕动恢复，拔出胃管后即可饮少量水，进少量流质饮食，但忌食牛奶、豆浆及甜食，以免引起腹胀，若无不适逐步过渡到半流质饮食，两周后可进食软饭。忌生冷、油炸及刺激性食物。

4. 休息与活动 病情稳定后鼓励病人早期活动，以利于肠功能恢复，防止肠粘连。

5. 防治感染 遵医嘱应用有效抗生素，预防和控制感染。

6. 术后并发症的防治和护理

（1）吸入性肺炎：病人应采取平卧位，头偏一侧，呕吐后及时清洁口腔，并记录呕吐物的颜色、量及性质。观察病人是否发生呛咳，有无咳嗽、胸痛、寒战、发热等全身感染症状。遵医嘱使用抗生素外，协助病人翻身叩背及雾化吸入；指导病人有效咳嗽、咳痰等。

（2）腹腔感染及肠瘘：保持引流通畅，严格无菌操作，以免发生逆行性感染。根据病人的情况合理补充营养，待肛门排气后方可进食。同时还应观察引流管口周围流出的液体的气味，如果带粪臭味、同时病人出现局部或弥漫性腹膜炎的表现，应警惕腹腔内感染及肠瘘的可能。

（3）肠粘连：术后应鼓励病人早期下床活动，以促进肠蠕动恢复，预防肠粘连。同时观察病人是否有再次发生肠粘连的症状。一旦出现应及时报告医师并协助处理，嘱医嘱给予病人口服液体石蜡、胃肠减压或做好再次手术的准备。

四、健康教育

1. 饮食指导 注意饮食卫生，多食含纤维素丰富的食物，保持大便通畅，忌暴饮暴食。

2. 生活指导 饭后勿剧烈运动和劳动，以免发生肠扭转；保持心平气和，注意腹部保暖。

3. 后续治疗指导 出院后宜适当活动，减少肠粘连发生；若出现腹痛、腹胀或肛门停止排气排便等不适，需及时就诊。曾发生蛔虫性肠梗阻的病人需定期驱虫，防止复发。

能力检测

（龚　惠）

第七节 急性阑尾炎病人的护理

案例导入

病人,男性,25岁,农民。主诉因上腹部疼痛5 h后发生转移性右下腹疼痛40 h,急诊入院,查体:T38.5 ℃、P130次/分、R22次/分,腹平坦、伴有右下腹明显压痛、无反跳痛,肠鸣音正常,精神较差。

工作任务:

1. 根据病人的症状和体征,初步考虑为什么疾病?
2. 病人目前存在哪些护理诊断/问题?
3. 对该病人目前存在的护理问题应采取哪些护理措施?

【概述】

阑尾炎(appendicitis)是指发生在阑尾的炎症反应,分急性和慢性两种。急性阑尾炎(acute appendicitis)是最常见的外科急腹症之一。它可发生于任何年龄,但以青壮年最多见,男性高于女性。

【病因】

阑尾炎的发病原因主要有以下几点。

1. 阑尾管腔梗阻 此为最常见的原因。造成阑尾腔梗阻的原因主要是淋巴组织明显增生;其次是粪石梗阻;其他原因有食物残渣、肠道寄生虫滞留、炎性狭窄、肿瘤等。

2. 细菌感染 多为肠道内革兰阴性杆菌和厌氧菌。

3. 常见诱因 饮食生冷和不洁食物、便秘、急速奔走、精神紧张,导致肠功能紊乱,妨碍阑尾的血循环和排空,为细菌感染创造了条件。

知识链接

1. 阑尾的解剖生理

(1) 阑尾的体表投影在麦氏点,即右髂前上棘与脐连线的中、外1/3交界处。

(2) 阑尾的血液供应来自阑尾动脉,是一无侧支循环的终末动脉。因此当血运障碍时极易导致阑尾坏死穿孔。

(3) 阑尾的静脉最终回流至门静脉,进入肝脏。因此当阑尾出现炎症时,细菌栓子脱落,可回流至门静脉引起门静脉炎和肝脓肿。

2. 急性阑尾炎病理类型

(1) 急性单纯性阑尾炎:病变仅限于黏膜和黏膜下层,症状与体征较轻。

(2) 急性化脓性阑尾炎:病变扩张至阑尾壁各层,并有小脓肿形成。表面覆盖脓性渗出物。

(3) 坏疽性及穿孔性阑尾炎:因阑尾腔内积脓,压力不断增高,使阑尾壁血液循环发生障碍而穿孔。

(4) 阑尾周围脓肿：由大网膜将阑尾包裹并粘连而形成炎性肿块或脓肿。

【护理评估】

一、健康史

了解病人一般状况；了解疾病发生的诱因，有无急慢性肠炎、蛔虫病等；既往有无类似发作病史，是否有剧烈活动及不洁饮食等诱因；对老年人需要了解是否有心血管疾病、糖尿病及肾功能不全等病史。成年女性应询问月经史；同时应了解病人的用药史以及药物过敏史等。

二、身心状况

(一) 症状

1. 转移性右下腹痛 70%～80%的病人有此典型表现。疼痛开始于脐周或上腹部，数小时后(6～8 h)转移并局限在右下腹痛。腹痛的特点因病例类型不同而有所差异，单纯性阑尾炎表现为轻度隐痛；化脓性阑尾炎表现为阵发性胀痛和剧痛；坏疽性阑尾炎表现为持续性剧烈腹痛；阑尾穿孔后，由于压力骤减，疼痛减轻，之后因并发腹膜炎，又出现持续加剧的疼痛。

2. 消化道症状 病人可出现恶心、呕吐，肠功能紊乱时可有便秘或腹泻。如患盆位阑尾炎时，炎症刺激直肠和膀胱，引起排便次数增多、里急后重及尿痛。若并发弥漫性腹膜炎可出现腹胀等麻痹性肠梗阻症状。

3. 全身表现 多数病人早期仅有乏力、低热。炎症加重时可有全身中毒症状，如寒战、高热、脉快、烦躁不安或反应迟钝等。阑尾穿孔引起弥漫性腹膜炎时，可有心、肺、肾等器官功能不全的表现。若发生化脓性门静脉炎，除寒战、发热外，还可引起轻度黄疸。

(二) 体征

1. 右下腹固定压痛 急性阑尾炎最常见的重要体征，早期即可出现。压痛点通常在麦氏点，可随阑尾位置变异而改变，但压痛点始终在一个固定的位置上。病变早期腹痛尚未转移至右下腹时，压痛已固定于右下腹部。当炎症扩散到阑尾以外时，压痛范围也随之扩大，但仍以阑尾部位压痛最为明显。

2. 腹膜刺激征象 有腹部压痛、反跳痛、腹肌紧张等，这是壁层腹膜受到炎性刺激的一种防御反应，常提示阑尾炎已发展到化脓、坏疽或穿孔的阶段。但小儿、老人、孕妇，肥胖、虚弱病人或盲肠后位阑尾炎者，腹膜刺激征象可不明显。

3. 腹部包块 阑尾周围脓肿形成时，右下腹可触到有触痛的包块。

4. 特殊体征 对不典型阑尾炎病人可进行以下辅助体征检查。

(1) 结肠充气试验 嘱病人仰卧，检查者右手压住病人左下腹部降结肠部，再用左手反复压迫近侧结肠部，结肠内积气即可传至盲肠和阑尾部位，引起右下腹疼痛者为阳性。

(2) 腰大肌试验 嘱病人左侧卧，左腿屈曲，被动过伸右腿(右髋)，引起右下腹疼痛者为阳性，说明阑尾位置较深或在盲肠后位靠近腰大肌处。

(3) 闭孔内肌试验　嘱病人仰卧，将右髋和右膝均屈曲 90°，并伴右股向内旋转，如引起右下腹痛者为阳性，提示阑尾位置较低，靠近闭孔内肌。

(4) 直肠指诊　当阑尾位于盆腔或炎症已波及盆腔时，直肠指诊有直肠右前方的触痛。如发生盆腔脓肿时，可触及痛性肿块。

(三) 辅助检查

1. 实验室检查　多数急性阑尾炎病人的白细胞计数可达 $(10\sim20)\times10^9/L$，中性粒细胞比例增高，并可发生核左移；单纯性阑尾炎和老年性阑尾炎病人，白细胞增高不明显。

2. 影像学检查

(1) 腹部 X 线检查　腹部平片可见盲肠扩张与液气平面；当合并弥漫性腹膜炎时，为排除外溃疡穿孔、急性绞窄性肠梗阻等，应做立位腹部平片检查，如出现膈下游离气体，阑尾炎基本上可以排除。

(2) 超声检查　病程较长者行右下腹 B 超检查，了解是否有炎性包块存在。

(3) CT 检查　有助于阑尾周围脓肿的诊断。

三、心理、社会状况

了解病人及家属对急性腹痛及阑尾炎的认知程度、心理承受能力及对手术的认知程度；了解妊娠期病人及其家属对胎儿风险的认知程度、心理承受能力及应对方式。

【常见护理诊断/问题】

1. 急性疼痛　与阑尾炎症、手术创伤有关。

2. 体温过高　与阑尾化脓性感染有关。

3. 焦虑　与病人疼痛、害怕手术等有关。

4. 潜在并发症：腹腔脓肿、术后出血、切口感染、粘连性肠梗阻、粪瘘等。

【护理措施】

一、治疗原则

急性阑尾炎以手术治疗为主；当腹腔脓液较多时应放置引流管；一般单纯性阑尾炎可采取非手术治疗，但须仔细观察；阑尾周围脓肿先考虑非手术治疗，3 个月后仍有症状者考虑手术；高龄病人，小儿及妊娠期急性阑尾炎者，原则上应和成年人阑尾炎一样，行急诊手术。

1. 非手术治疗　主要适用于单纯性阑尾炎、阑尾脓肿、妊娠早期和后期阑尾炎及高龄合并主要脏器病变的阑尾炎。

(1) 基础治疗：卧床休息，控制饮食，适当补液和对症处理。

(2) 抗菌治疗：可选用广谱抗生素(如氨苄西林)和抗厌氧菌的药物(如甲硝唑)静脉滴注。

(3) 针刺治疗：可取足三里、阑尾穴，强刺激，留针 30 min，每天二次，连续三天。

(4) 中药治疗：外敷适用于阑尾脓肿，可选用“四黄散”；内服主要是清热解毒、行气活血及通里攻下，可选“大黄牡丹皮汤”加减。

2. 手术治疗

(1) 急性单纯性阑尾炎：行阑尾切除术，切口一期缝合；也可经腹腔镜行阑尾切除术。

(2) 急性化脓性或坏疽性阑尾炎:行阑尾切除术,清除脓液后放置引流管。

(3) 阑尾周围脓肿:根据具体情况切开引流,或行阑尾切除术;并给予抗生素,并加强全身支持治疗,以促进脓液吸收、脓肿消退。

二、非手术治疗护理/术前护理

(一) 一般护理

急性阑尾炎病人应暂禁食,以减少肠蠕动,有利于炎症局限,并由静脉补给营养;轻症病人可进少量流质饮食,但应避免食用导致腹胀的牛奶、甜食等食物。

(二) 心理护理

与病人及家属建立良好的沟通关系;并向病人及家属介绍阑尾炎的有关知识,讲解手术的必要性与重要性;稳定病人的情绪,减轻焦虑和与担忧,使其能积极配合治疗与护理。

(三) 病情观察

(1) 腹部体征　观察腹痛的程度和性质,有无腹膜刺激征。

(2) 全身情况　观察精神状况、体温、脉搏、呼吸等,病人如果出现寒战、高热、黄疸,可能为门静脉炎,应及时报告医师,积极配合治疗。

(四) 对症护理

密切观察疼痛的部位、性质、程度;协助病人取舒适体位,卧床休息,分散病人注意力;遵医嘱给止痛药,但在非手术治疗期间禁用吗啡等强镇痛剂。

(五) 术前护理

按照腹部急诊手术要求做好术前准备工作。

三、术后护理

1. 体位　病人手术后返回病房,应根据不同的麻醉安置其采用不同的体位,待病人血压、脉搏平稳后给予半卧位。

2. 饮食　术后暂禁食,静脉补液;待肛门排气、肠蠕动恢复后,开始进食流质饮食,逐渐恢复正常饮食。

3. 早期活动　应鼓励阑尾炎术后病人早期活动,以促进肠蠕动,防止肠粘连。轻症病人手术后当天即可下床活动,重症病人可在床上多做翻身运动,待病情稳定后,及早下床活动。

4. 加强病情观察　观察生命体征的变化;观察引流管是否通畅,注意引流液的性质、颜色、气味和量,并做好记录。

5. 遵医嘱治疗　术后遵医嘱输液,维持水电解质和酸碱平衡;继续使用抗生素,预防和控制感染。

6. 术后并发症的防治与护理

(1) 内出血:一般发生在术后 24 h 内。多因阑尾系膜止血不完善或血管结扎线松脱所致。主要表现为腹腔内出血的症状如腹痛、腹胀、面色苍白、血压下降等休克表现,腹腔引流液为血性液体等。此时应立即让病人平卧,通知医师紧急处理。

(2) 切口感染:切口感染是最常见的并发症。多发生在术后 4～7 天,也有的在两周后才出现。主要表现为切口处跳痛,局部红肿伴压痛,体温再度上升。应立即拆除缝线,引流伤口,清除坏死组织,经敷料交换促使其愈合,并遵医嘱使用有效抗生素等。

(3) 阑尾残株炎:阑尾切除时若残株保留过长超过 1 cm,术后残株易复发炎症,症状表现同阑尾炎,X 线钡剂可明确诊断。症状严重者再行手术。

(4) 粘连性肠梗阻:较多见,与手术损伤、异物刺激和引流物拔出过晚等有关。一般先行综合的保守治疗,无效时再行手术治疗。

(5) 粪瘘:可发生在处理不当的阑尾残端,也可因手术粗暴误伤盲肠和回肠而引起。主要表现为伤口感染久治不愈,并有粪便和气体溢出,由于粪瘘形成时感染已局限于回盲部周围,体液和营养丢失较轻,故可先行保守治疗,多数病人粪瘘可自行愈合。如病程超过 3 个月仍未愈合,应安排手术治疗。

四、健康教育

1. 饮食指导 注意饮食卫生,饮食宜规律,进富含维生素、蛋白质的清淡饮食,忌辛辣、生冷油腻的食物,忌暴饮暴食;防腹泻、便秘、肠炎等。

2. 生活指导 嘱病人活动与休息相结合,出院后全休一周,适当活动,1～2 个月内,应避免剧烈活动。

3. 复诊指导 出院后如病人出现呕吐、腹胀、腹痛、发热等不适症状,应随时来医院就诊。对阑尾周围脓肿病人,嘱其 3 个月后再行阑尾切除术。

能力检测

（龚　惠）

第八节　结肠、直肠癌病人的护理

案例导入

某男,60 岁,于半年前排便频率和性状无痛性改变,逐渐消瘦,近 1 月粪便较前变细,混有污秽脓血。直肠指诊:膝胸位下,距肛缘约 5 cm 5 至 11 点处触及 4 cm×4 cm×3 cm 肿块,肿块处肠腔明显狭窄。

工作任务:

1. 为确诊该病人应做哪些辅助检查?

2. 病人目前存在哪些护理诊断/问题?

3. 对该病人目前存在的护理问题应采取哪些护理措施?

【概述】

结肠癌(colon cancer)、直肠癌(carcinoma of rectum)合称大肠癌(carcinoma of large intestine)。结肠癌的好发部位依次是乙状结肠、盲肠、升结肠、降结肠和横结肠。直肠癌是指乙状结肠、直肠交界处至齿状线之间的癌。大肠癌为消化道常见的恶性肿瘤,男性多于女性,发病年龄多在40岁以上,且发病率随年龄增大逐年升高。直肠癌较结肠癌更常见,近年来我国结肠癌的发病率有明显上升的趋势,青年人(小于30岁)直肠癌的发病率逐年增高(10%~15%)。

【病因】

结肠癌、直肠癌的病因尚未完全阐明,目前认为与饮食习惯、运动、遗传和癌前病变等因素有关。长期过多地摄入高脂肪、高蛋白、低纤维素的食物及腌制食品等,维生素、微量元素和矿物质的缺乏,运动量少而致肠蠕动减慢,使有毒物质被吸收和肠黏膜被损害的机会增加,均可增加其发病率。患家族性多发性息肉病的病人,发生结肠癌的几率远高于正常人。溃疡性结肠炎、大肠腺瘤、血吸虫病肉芽肿等癌前病变没有得到及时根治,可演变成癌肿。

【护理评估】

一、健康史

评估病人的既往健康状况,询问工作性质、生活条件与生活习惯,是否参加体力劳动和身体锻炼,有无家族性遗传病、溃疡性结肠炎和血吸虫病史等。

二、身心状况

(一) 症状

结肠癌、直肠癌早期症状不明显,易被忽视,晚期才出现明显的症状。

1. 结肠癌

(1) 排便习性改变:为结肠癌的早期表现。常出现排便次数增多、腹泻与便秘交替出现,便中带血、脓液或黏液等。

(2) 腹部疼痛:常为定位不清的持续性隐痛,或仅有腹部不适或腹胀感。如出现肠梗阻,可表现为阵发性绞痛。

(3) 肠梗阻症状:为中晚期症状,多表现为慢性低位不完全肠梗阻,主要表现是腹胀和便秘,腹部胀痛或阵发性绞痛;癌肿生长导致肠腔狭窄,使大便变形、便条变细。当发生完全梗阻时,症状加剧。左侧结肠癌有时可以急性完全性结肠梗阻为首发症状。

(4) 全身表现:由于长期慢性失血、癌肿破溃、感染和毒素吸收等,可致贫血、消瘦、乏力、低热等全身性表现。癌肿穿透肠壁侵入邻近空腔脏器所致的内瘘和营养物质丢失,可引起水、电解质、酸碱失衡和营养不良。癌肿晚期多有恶病质。

2. 直肠癌

(1) 黏液(脓)血便:最常见,病人常以便血为首发症状。癌肿破溃后,可出现血性或黏液性大便,伴感染时则出现脓血便。

(2) 直肠刺激症状:癌肿刺激直肠可使病人频繁产生便意,排便习惯发生改变,并常伴肛门坠胀和里急后重感。至晚期出现下腹部痛。

(3) 慢性直肠梗阻症状:癌肿增大引起肠腔狭窄,可出现肠鸣音亢进、腹痛、腹胀、粪便变形变细、排便困难等慢性直肠梗阻症状。

(4) 浸润转移表现:癌肿穿透肠壁侵蚀邻近的泌尿生殖器官,可出现血尿、尿道刺激征、排尿困难等。女性病人癌肿侵蚀阴道可引起直肠阴道瘘。癌肿转移至身体其他部位或器官,可出现相应部位或器官占位性病变的临床表现。

(二) 体征

1. 腹部肿块 为结肠癌体征,质地较硬。癌肿发生在横结肠和乙状结肠的肿块,可有一定的活动度,其余部位的肿块较固定。因癌肿引起的肠腔狭窄而致的不完全梗阻,梗阻部位近侧段肠腔内的积粪也可触及到包块。癌肿穿透肠壁并发感染,则表现为固定压痛包块。

2. 腹股沟淋巴结肿大 为低位直肠癌晚期淋巴转移所特有的体征。

(三) 辅助检查

1. 直肠指诊 为诊断低位直肠癌最直接、最简便和最有效的方法。通过指诊,可初步了解癌肿的大小、硬度、形态、距肛缘的距离及其与周围组织的关系等。女性直肠癌病人宜行阴道检查和双合诊检查。

2. 实验室检查

(1) 大便隐血试验:可作为普查手段,对持续阳性者应做进一步排查。

(2) 血液检查:癌胚抗原(CEA)对结肠癌、直肠癌具有一定的诊断价值,但特异性不高。

3. 影像学检查

(1) X线钡剂灌肠或气钡双重对比造影检查:为结肠癌的重要检查手术,可见到结肠壁僵硬、皱襞消失、充盈缺损和小龛影。

(2) B超和CT检查:有助于了解直肠癌的浸润程度、淋巴转移和种植转移情况。

4. 内镜检查 为诊断结肠癌、直肠癌最有效、最可靠的方法。根据临床表现可分别选用直肠镜、乙状结肠镜或纤维结肠镜检查,针对不同情况观察癌肿的部位、大小、形状、肠腔狭窄程度等。在行内镜检查的同时,可在直视下钳取活体组织送病理学活检最后确诊。

三、心理、社会状况

评估病人和家属是否了解疾病和手术治疗的相关知识,对结肠癌、直肠癌的健康教育内容的掌握程度等。同时了解病人及其家属是否接受手术、是否知道手术可能引起的并发症,以及评估病人及其家属对疾病的恐惧、焦虑程度等。了解病人手术和后续治疗的经济承受能力。

【常见护理诊断/问题】

1. 焦虑/恐惧 与恐惧癌症、手术,缺乏治疗信心,及担心造口影响生活工作等有关。

2. 营养失调:低于机体需要量 与癌肿慢性消耗、手术创伤、放疗反应、化疗反应等有关。

3. 身体意象紊乱 与结肠造口的建立和排便方式的改变有关。

4. 知识缺乏 缺乏疾病与手术的相关知识。

5. 潜在并发症:出血、感染、吻合口瘘、造口缺血坏死及造口周围皮肤并发症等。

【护理措施】

一、治疗原则

手术切除是治疗结肠癌、直肠癌最主要的方法,同时辅以放疗和化疗。

1. 手术治疗 手术治疗分为根治性手术和姑息性手术两种。

(1) 根治性手术:依据癌肿的发生部位和切除范围,结肠癌根治术又可分为:①右半结肠切除术(图 6-8-1);②横结肠切除术(图 6-8-2);③左半结肠切除术(图 6-8-3);④乙状结肠切除术(图 6-8-4)。目前临床上趋向于采用腹腔镜行结肠癌根治术。

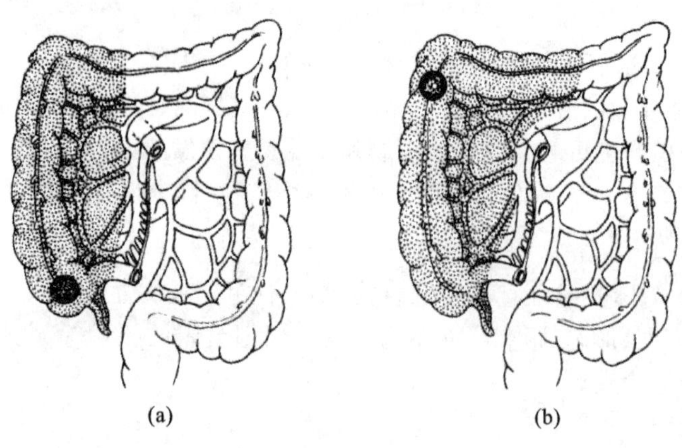

图 6-8-1 右半结肠切除术切除范围

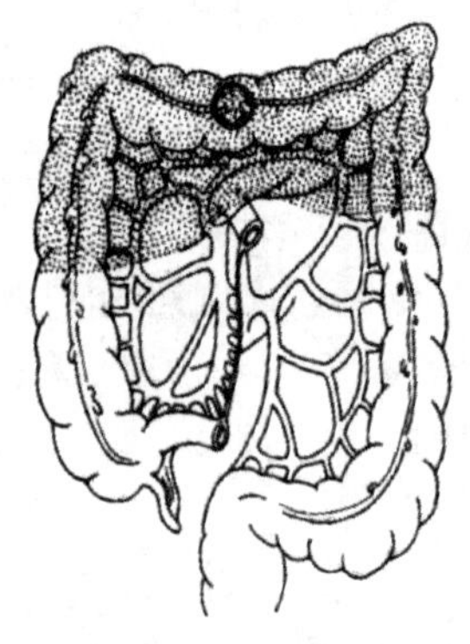

图 6-8-2 横结肠切除术切除范围

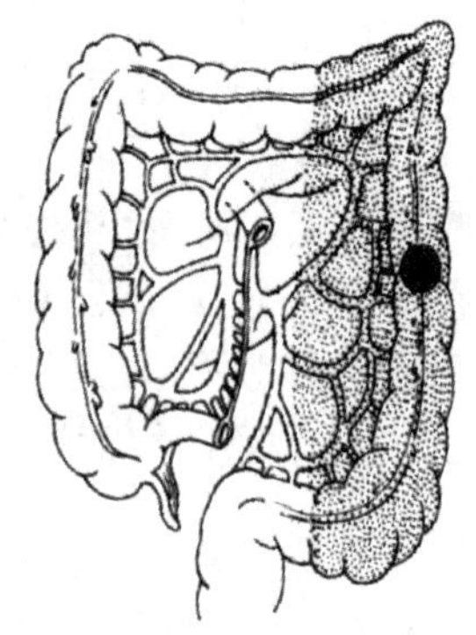

图 6-8-3 左半结肠切除术切除范围

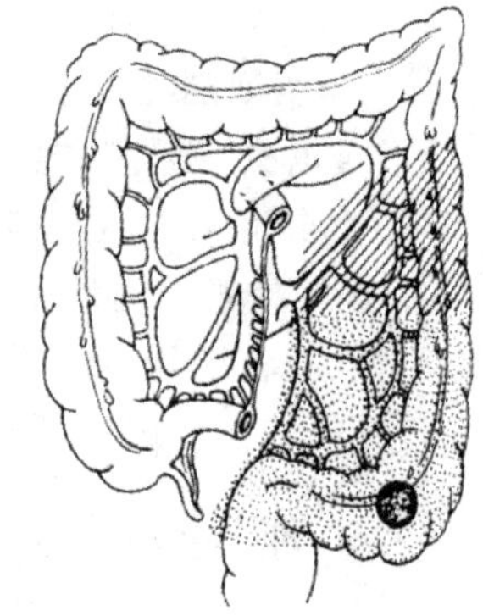

图 6-8-4 乙状结肠切除术切除范围

直肠癌根治术根据切除的范围又分为:①局部切除术;②腹会阴联合直肠癌根治术(Miles operations);③经腹腔直肠癌切除术(Dixon operations);④经腹直肠癌切除、近端造口、远端封闭术(Hartmann operations);⑤其他(包括后盆腔脏器清扫、全盆腔清扫)等 5 种。其中经典术式为 Miles 手术和 Dixon 手术(图 6-8-5)。

(2) 姑息性手术:适用于已出现远处转移而局部癌肿尚可切除的晚期癌肿病人;若转移灶为单发,可一期切除原发灶和转移灶;若转移灶为多发,仅切除癌肿所在的局部肠段,辅以局部或全身放疗、化疗;无法切除者,行短路手术或造口手术。

2. 非手术治疗 包括化疗、放疗、中医治疗、局部介入治疗、液氮冷冻和激光烧灼等。近年来采用的基因治疗、导向治疗和免疫治疗等非手术治疗新技术尚处于研究探索阶段。

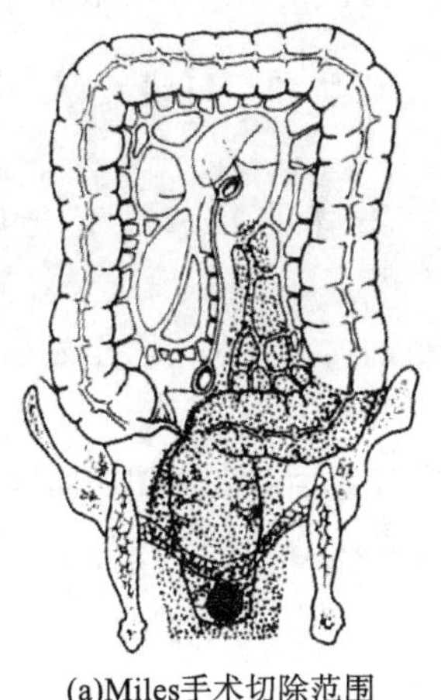

(a)Miles手术切除范围

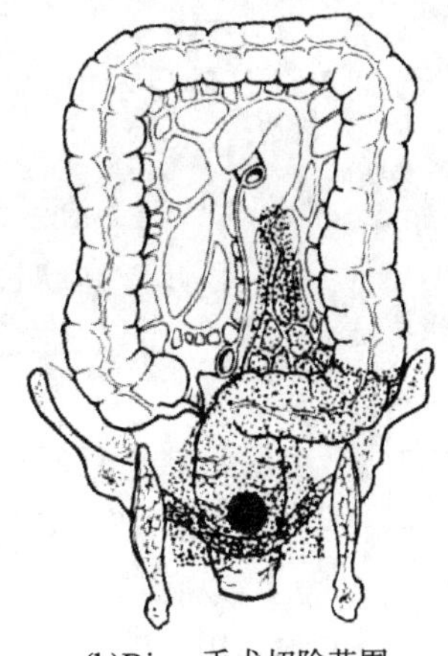

(b)Dixon手术切除范围

图 6-8-5 直肠癌根治术切除范围

二、非手术治疗护理/术前护理

（一）一般护理

1. 休息与体位 保证充足的睡眠，注意休息，适量活动。肠梗阻所致阵发性绞痛的病人，嘱其卧床休息，取舒适体位。

2. 饮食与营养 术前宜补充高蛋白、高热量、高维生素的易消化少渣饮食。对于脱水明显的病人，应纠正水、电解质及酸碱失衡，以提高病人对手术的耐受力。对于贫血、低蛋白血症的病人，应给予少量多次输血。

保持安静舒适的环境，嘱病人适当听轻音乐，嘱家属陪伴，有利于病人保持身心舒畅和病情的恢复。

3. 心理护理 及时了解病人的心理状况，按病人的具体情况做好安慰解释工作，巧妙地回答病人的质疑，说明治疗、手术方法和过程，给予必要的健康教育，尤其是针对结肠造口的病人更应细心地进行心理疏导。同时，在经济上、病后工作安排上尽可能地寻求社会支持，以帮助其增强战胜疾病的信心。对行低位直肠癌根治术的病人，术后帮助病人或其家属正视结肠造口现实，鼓励其积极参与造口护理，逐渐适应造口及学会使用造口袋，逐渐恢复正常学习和生活，参加适量的社会活动，同时要保护病人的自尊和隐私。

（二）对症护理

1. 缓解和减轻腹痛 对癌肿引起的肠道不完全梗阻性腹痛，以及癌症晚期癌肿侵蚀周围器官所致的顽固性疼痛，指导病人取舒适的卧位或做深呼吸，遵医嘱给予镇痛剂治疗。

2. 保持排便通畅 对出现腹泻者遵医嘱给予抗炎和止泻处理；便秘者应遵医嘱给予缓泻药。同时指导病人多饮水，注意饮食，适当进行活动。

（三）控制感染

癌肿破坏肠道组织、侵蚀周围器官，均可并发感染，严重者穿透肠壁引起腹膜炎；手术切口感染和结肠造口周围易并发皮炎等，都应有效地进行控制。遵医嘱给予有效的抗生素进行防治。

（四）术前准备

1. 肠道准备 预期目标是避免术中感染、术后腹胀和切口感染等。

(1) 饮食准备：

①传统饮食准备法：术前 3 日进少渣半流质饮食，术前 1～2 日起进无渣流质饮食，并给予蓖麻油 30 mL/d，上午口服，以减少和软化大便。

②新兴饮食准备：术前 3 日开始口服全营养制剂，4～6 次/日，至术前 12 h。

(2) 肠道清洁：术前 1 日进行。

①导泻法：包括高渗性导泻（口服甘露醇、硫酸镁）、等渗性导泻（口服复方聚乙二醇电解质散溶液）、中药导泻（泡茶饮用番泻叶、口服蓖麻油）。临床常用等渗性导泻，先快速口服，排便后适当减慢速度，多喝水，总量达 2000 mL 以上，全过程需 3～4 h。年老体弱、心肾等器官功能障碍或肠梗阻者不宜使用。

②灌肠法：a. 全肠道灌洗法：临床多采用。术前 12～24 h 服用 37 ℃左右等渗平衡电解质液，3～4 h 完成灌洗全过程。b. 灌肠法：年老体弱、心肾等器官功能障碍者采用。用 0.1%～0.2%肥皂水、甘油灌肠剂等。灌肠时禁忌动作粗暴，避免高压灌肠，防癌细胞扩散。

③药物使用：术前 3 日口服新霉素、甲硝唑、庆大霉素等肠道抗生素。

④补充维生素：适当补充维生素 K。

2. 肠造口定位 根据手术方式及病人生活习惯选择合适的造口位置。

3. 阴道冲洗 女性病人（特别是癌肿已侵蚀阴道后壁者）术前 3 天每晚行阴道冲洗，以减少或避免术中污染和术后感染。

4. 放置胃管、留置导尿管 如有肠梗阻症状宜于手术当日晨放置胃管，减轻腹胀。手术前常规留置导尿管。

三、术后护理

（一）体位与活动

术后按照麻醉方式安置体位，病情平稳者取半坐卧位，以利于呼吸和腹腔引流。病人卧床期间鼓励其翻身、活动四肢；病情稳定后术后第 1 日可协助病人下床活动，促进肠蠕动，预防肠粘连。

（二）饮食与营养

术后病人早期宜禁食、禁水，行胃肠减压，并静脉补充水和电解质。肛门排气或造口开放后，可解除胃肠减压，进流质饮食。若无不良反应则改进半流质饮食，1 周后改进少渣饮食，2 周左右可进普食。食物宜以高热量、高蛋白、丰富维生素、少渣为主，忌食用易产气食物。

（三）病情观察

术后每 30 min 监测血压、脉搏、呼吸一次，病情稳定后可延长间隔时间。观察腹部或会阴部切口敷料，若渗血较多，应估计渗血量，做好记录并通知医师。对结肠造口的病人，还应观察造口敷料有无渗湿、渗血，造口肠黏膜有无颜色改变，造口周围皮肤有无发炎等。术后若发现造口异常改变、肠梗阻或吻合口瘘等异常情况，应报告医师并积极配合处理。

（四）引流管的护理

保持腹腔、骶前引流管通畅，妥善固定，防止受压、堵塞、扭曲或滑脱。适时观察并记录引流液的色、质、量，及时更换引流管周围渗湿或污染的敷料。5～7天后，引流液量减少、色变淡，无异常时可考虑拔管。

（五）肠造口（人工肛门）的护理

1. 造口开放前处理 造口处术后外敷凡士林或生理盐水纱布，及时更换外层渗湿纱布，避免发生感染。同时注意观察有无肠段回缩、坏死或出血现象。

2. 造口开放时间 一般在术后2～3天开放结肠造口后开始佩戴造口袋。注意观察肠黏膜颜色是否有变暗、发紫或变黑等异常现象，警惕造口肠管发生感染或坏死。

3. 造口开放时体位 嘱病人取造口侧卧位，并用塑料薄膜将造口与腹壁切口隔开，防止排出物污染腹壁切口。

4. 造口开放初期护理 宜保持其周围皮肤清洁、干燥，可用中性肥皂水或0.5%氯己定（洗必泰）溶液清洗造口周围皮肤，再涂上氧化锌软膏。观察造口周围皮肤有无局部炎症表现。每次排便后，用凡士林纱布覆盖外翻的肠黏膜，外敷厚层敷料，以保护周围皮肤。

5. 指导正确使用造口袋 ①选择袋口合适的造口袋；②及时更换造口袋，一般袋内充满1/3的排泄物即应更换；③准备好3～4个造口袋备用。

6. 注意饮食指导 嘱病人进食高蛋白、高热量、高维生素、少渣的饮食，适当控制摄入高纤维的食物，以免引起大便干结致排便困难；避免食用易产生刺激性气味和产气的食物，如：洋葱、大蒜、豆类、山芋等；少吃辛辣刺激性食物，多喝水。

（六）并发症的预防和护理

1. 切口感染 ①监测体温变化和观察切口局部情况；②及时使用抗生素；③保持切口周围皮肤清洁、干燥；④加强会阴部切口护理，可于术后4～7天用1∶5000高锰酸钾温水坐浴，每天2次。

2. 吻合口瘘 ①观察有无吻合口瘘发生。②吻合口瘘的预防：a. 做好术前肠道准备。b. 加强病情观察，及时发现。③吻合口瘘的处理：a. 立即禁食，胃肠减压；b. 行腹腔灌洗和引流；c. 肠外营养支持。

3. 造口并发症 ①造口狭窄：造口处拆线愈合后，每日扩肛1次。手法要领是戴指套涂液状石蜡，沿肠腔方向逐渐深入，动作轻柔，避免暴力。②肠梗阻：观察病人有无恶心、呕吐、腹痛、腹胀及停止排便、排气等症状，发现异常及时报告医师处理。③便秘：手术1周后，鼓励病人下床活动，并逐渐养成定时排便的习惯。如出现便秘，可用粗导尿管插入造口（其深度不超过10 cm）灌肠，常用液状石蜡或肥皂水，压力不宜过大，以防发生肠道穿孔。

4. 肠粘连 术后早期，鼓励病人在床上勤翻身、活动四肢。在病情许可的情况下，鼓励病人尽早下床活动。活动时嘱病人注意保护伤口，避免牵拉。

四、健康教育

（1）向病人及其家属介绍结肠癌、直肠癌的癌前病变相关知识，要求其改变高脂肪、高蛋白、低纤维素的饮食习惯，积极防治血吸虫病。

（2）动员疑有结肠癌、直肠癌或有家族史及癌前病变者体检并取病变组织做病理活检。

(3) 结肠造口护理指导　①介绍造口的护理用品，教会病人正确护理造口的方法；②指导病人出院后扩张造口，每1～2周一次，坚持2～3个月；③一旦发现造口狭窄和排便困难，及时就诊；④嘱病人养成定时排便的习惯。

(4) 指导病人均衡饮食，忌食生、冷、硬、油炸、干煎、辛辣刺激及易产气、易便秘的食物。

(5) 鼓励病人参加适量活动和一定的社交活动，保持良好的心态。

(6) 向病人交代出院后复查的时间，一般3～6个月复查一次。要求病人坚持化疗。

能力检测

（冯莉苹）

第九节　直肠、肛管良性疾病病人的护理

案例导入

某男，21岁，于十天前排便时出现肛门"刀割样"剧痛，便后用卫生纸擦肛门口见鲜血。今晨早餐后排便时蹲半小时，排便时肛门剧痛，持续半小时后缓解，排便后肛门口有鲜血滴出。

工作任务：

1. 为确诊该病人应做哪些辅助检查？
2. 病人目前存在哪些护理诊断/问题？
3. 对该病人目前存在的护理问题应采取哪些护理措施？

一、痔

【概述】

痔(hemorrhoids)是直肠下段黏膜和肛管皮下静脉丛淤血、扩大、曲张而形成的静脉团，是临床上最常见的肛肠疾病，可发生在任何年龄，以成人多见。

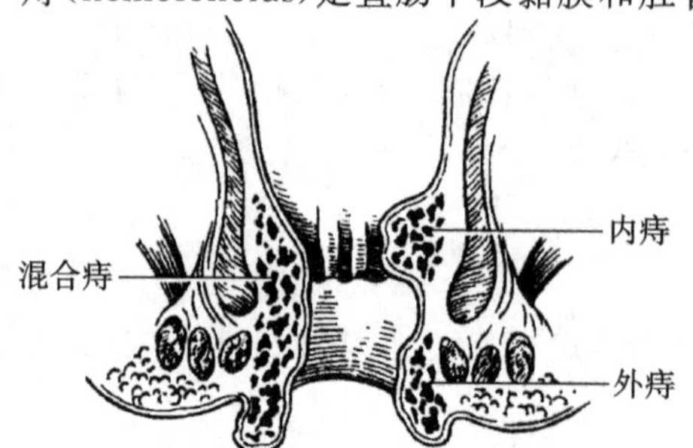

图 6-9-1　各类痔示意图

痔按发生部位不同而分为内痔、外痔和混合痔3种(图 6-9-1)。

1. 内痔(internal hemorrhoid)　最常见，为齿状线以上黏膜下静脉丛扩张、迂曲而形成的静脉团。内痔的主要症状为无痛性间歇便血，好发部位为截石位3、7、11点。

通常将内痔分为4度。Ⅰ度:排便时出血,痔块不脱出肛门;Ⅱ度:常有便血,排便时痔块脱出,便后可自行还纳;Ⅲ度:偶有便血,排便、久立等使痔块脱出,用手辅助才能还纳;Ⅳ度:偶有便血,痔块脱出后不能还纳或还纳后又脱出。

2. 外痔(external hemorrhoid) 为齿状线以下肛管皮下静脉丛扩张、迂曲形成。血栓性外痔最常见,且疼痛明显。

3. 混合痔(mixed hemorrhoid) 位于齿状线上、下,为直肠上、下静脉丛吻合处迂曲、扩张而成。当内痔发展到第三期以上多表现为混合痔。

【病因】

痔的病因尚未完全阐明,可能与多种因素有关。主要学说如下:①静脉曲张学说:痔发生在直肠上、下静脉丛相吻合的部位,二者虽互通而缺乏静脉瓣;当各种原因(如便秘、妊娠、慢性咳嗽、腹水、长期坐立等)引起的腹内压升高和门脉高压症时,均可引起齿状线附近黏膜下、皮下静脉淤血、曲张而形成痔。②肛垫下移学说:肛垫位于直肠末端,由平滑肌、弹性纤维、结缔组织和静脉丛等组成,具有括约肛门的作用。当其弹性回缩作用减弱后,肛垫充血下移而形成痔。

【护理评估】

一、健康史

主要询问病人有无引起腹内压增高的因素(便秘、慢性咳嗽、腹水、长期坐立等),有无肝硬化所致的门脉高压症的表现,以及妊娠状况和妊娠史等。

二、身心状况

(一) 症状

1. 便血 内痔和混合痔早期常见的症状是无痛性间歇便血。轻者大便带鲜血或便后滴血,重者呈喷射状出血,但可自行停止。饮酒、便秘及摄入刺激性食物可诱发便血。长期便血可致贫血。

2. 疼痛 单纯性内痔无疼痛,外痔、混合痔合并感染、血栓形成、嵌顿等可出现疼痛。外痔血栓形成时疼痛剧烈。咳嗽、排便时疼痛加剧。

3. 瘙痒 痔块脱出常有黏液分泌物溢出,刺激肛周皮肤引起瘙痒和湿疹。

(二) 体征

1. 痔块脱出 除Ⅰ度内痔外,其余各度内痔、混合痔均可见痔块脱出。血栓性外痔表现为肛周暗紫色长条圆形肿物,表面皮肤水肿、质硬、压痛明显。

2. 痔块嵌顿 较大痔块脱出后无法还纳,即嵌顿于肛门口外。

(三) 辅助检查

主要是肛门直肠检查。

1. 肛门视诊、直肠指诊 肛门视诊可了解有无痔块脱出、嵌顿等情况;直肠指诊对痔的诊断意义虽然不大,但可作为排除直肠息肉、直肠癌等疾病的依据。

2. 肛门镜检查 可观察痔块情况,了解直肠黏膜有无充血、水肿、溃疡、肿块等。

知识链接

1. 肛肠检查方法：肛门视诊、直肠指诊、内镜检查和影像学检查等。

2. 常用体位：

(1) 左侧卧位：适用于年老体弱病人。

(2) 膝胸位：检查直肠、肛管最常用体位，但不能持久，年老体弱者不宜采用。

(3) 截石位：直肠肛管手术的常用体位。

(4) 蹲位：适用于直肠脱垂、直肠息肉、痔核脱出等病人。

(5) 弯腰前俯位：肛门视诊最常见的体位。

三、心理、社会状况

评估病人是否了解疾病和手术治疗的相关知识，对痔的健康教育内容的掌握程度等。对需手术治疗的病人，还需了解是否愿意接受手术。

【常见护理诊断/问题】

1. 疼痛 与血栓形成、痔块嵌顿有关。

2. 便秘 与不良饮食、排便习惯有关。

3. 知识缺乏 缺少有关疾病的治疗、术后预防复发等康复知识。

【护理措施】

一、治疗原则

以非手术治疗为主，对较大痔块脱出、嵌顿和非手术治疗失败者采用手术治疗。

1. 非手术治疗

(1) 一般治疗 适用于痔的初期和无症状静止期。包括：①保持大便通畅；②坐浴；③肛管内塞入消炎止痛栓、润滑栓或具有收敛作用的栓剂；④血栓性外痔先局部热敷，再局部外敷消炎止痛剂；⑤嵌顿性痔初期，清洗后用手轻轻将痔块还纳，阻止痔块重新脱出。

(2) 注射疗法 适用于Ⅰ、Ⅱ度内痔。将硬化剂注射于痔基底部黏膜下层，产生无菌性炎症反应，组织纤维化后痔块萎缩。

(3) 红外线凝固疗法 适用于Ⅰ、Ⅱ度内痔。经红外线照射，痔块发生纤维组织增生，硬化萎缩。

(4) 胶圈套扎疗法(图 6-9-2) 适用于Ⅰ、Ⅱ、Ⅲ度内痔。用特制的胶圈套扎于内痔的根部，胶圈弹性回缩力阻断痔的血液循环，造成内痔的缺血、坏死、脱落而愈合。

2. 手术疗法 主要有单纯性痔切除术、痔环形切除术、血栓性外痔剥离术等。

二、非手术治疗护理/术前护理

(一) 一般护理

1. 休息与体位 嘱病人注意劳逸结合，尽量避免长时间坐立。

2. 饮食与营养 增加饮水，多食果蔬和粗纤维食物。忌食辛辣刺激性食物，忌酒。围

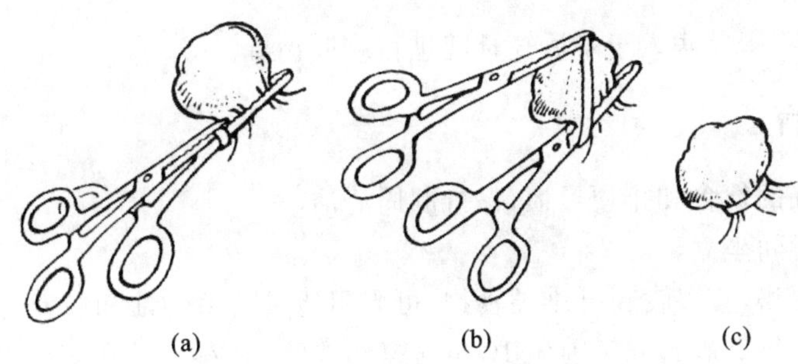

图 6-9-2 胶圈套扎疗法示意图

手术期加强饮食控制，以减少排便次数。

（二）心理护理

了解病人的心理状况，做好安慰解释工作，回答病人的质疑，说明治疗、手术方法和过程，给予必要的健康教育。

（三）病情观察

观察病人有无便血，包括出血量、颜色、便血的持续时间等。长期便血的病人还需观察有无贫血的表现。

（四）对症护理

1. 缓解疼痛 对剧痛者，遵医嘱给予止痛剂，肛门局部冷敷，肛管内使用消炎止痛栓。

2. 保持大便通畅 多喝水，注意饮食，忌酒，必要时使用缓泻剂。

3. 止痒 对肛周瘙痒、湿疹者，嘱排便后清洗肛门或肛周皮肤，保持局部干燥，必要时局部涂擦消炎止痒油膏。

4. 痔块还纳 内痔脱出者，用温水洗净，涂润滑油后用手轻轻将痔块还纳入肛管，阻止其再行脱出。

（五）温水坐浴

每次排便后需采用 1：5000 高锰酸钾液坐浴，可清洁创面或溃疡面、减少污染、促进创面的愈合。水温 43～46 ℃，2～3 次/日，20～30 分钟/次。

（六）术前准备

指导病人采用少渣饮食，术前排空粪便，必要时行全肠道灌洗。

三、术后护理

（一）一般护理

保持局部清洁，术后 48 h 内遵医嘱服用阿片酊减少肠蠕动，嘱病人术后 3 日内尽量不排大便，以保持手术切口清洁，促进切口愈合。之后保持大便通畅，有便秘者服用缓泻剂，禁止灌肠。每次排便后先清洗，后坐浴，再换敷料。

（二）并发症的观察和护理

1. 尿潴留 由麻醉抑制作用引起膀胱逼尿肌松弛所致，可采用诱导排尿、针刺，必要时行无菌导尿。

2. 肛门狭窄 为手术切口瘢痕挛缩所致，对便条变细者，在切口愈合后尽早行扩肛术。

3. 肛门松弛 指导病人于术后3日起进行缩肛训练。

四、健康教育

(1) 养成良好的饮食和排便习惯,保持肛周清洁。

(2) 避免长时间坐立。

(3) 如发生便秘,宜多食粗纤维类食物,可服用适量的植物油和蜂蜜。

(4) 指导病人每日晨起和睡前做10 min腹部按摩,以右手掌在腹壁上反复按顺时针方向轻柔按摩。

(5) 鼓励病人进行缩肛训练。

二、肛裂

【概述】

肛裂(anal fissure)是指齿状线以下肛管皮肤全层裂伤后所形成的小溃疡。青中年人多见,好发于肛管后正中线。

急性肛裂边缘整齐,底浅而呈红色,有弹性。慢性肛裂由于反复发作、感染,底深而边缘不整齐;基底、边缘纤维化,质硬,肉芽组织呈灰红白色。裂口上端肛瓣、肛乳头水肿形成肥大乳头;下端肛缘皮肤呈炎性反应、水肿,形成袋状皮垂突出于肛门外,形状酷似外痔,称“前哨痔”。肛裂、“前哨痔”和肥大乳头常同时存在,称肛裂“三联征”(图6-9-3)。

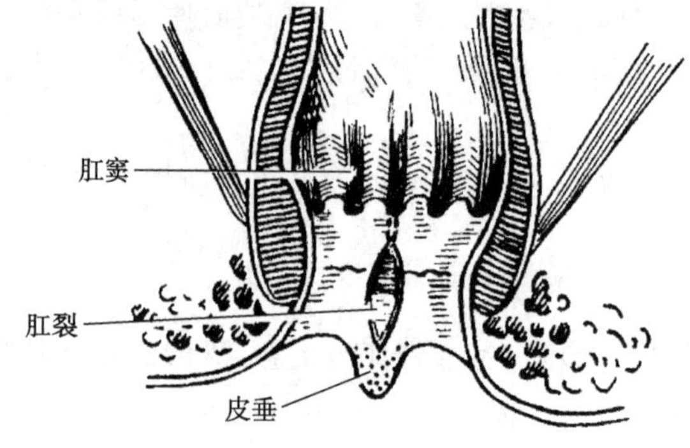

图6-9-3 肛裂“三联征”

【病因】

长期便秘、粪便干结致排便时损伤肛管及其皮肤层,是肛裂形成的直接原因。

【护理评估】

一、健康史

主要询问病人的饮食、排便习惯,是否喜爱运动,以及有无长期便秘史。

二、身心状况

(一) 症状

1. 肛门疼痛 此为主要症状。疼痛过程如下:首先表现为排便时疼痛,即排便时肛管皮肤裂开或溃疡面被撑开、粪块刺激躯体感觉神经末梢,突感肛管烧灼样或刀割样疼痛;继而为间歇期，即便后数分钟疼痛缓解；随后又出现括约肌挛缩痛，即由于肛门括约肌痉挛而引起半小时甚至数小时的再次剧痛，直至括约肌疲劳、松弛，疼痛方才缓解。下次排便时可重复上述过程，称肛裂疼痛周期。

2. 便秘 此为引起肛裂的直接原因。当肛裂形成后病人因惧怕疼痛而不愿排便，致便秘加重，粪便更加干结，形成恶性循环。

3. 出血 排便时肛管裂伤出血，可见粪便表面带有鲜血或肛门滴血。大出血少见。

（二）体征

慢性肛裂可见肛裂“三联征”。

（三）辅助检查

主要是肛管局部检查。发现肛裂“三联征”即可确诊。直肠指诊和肛门镜检查可引起剧痛，应慎用或在局麻下使用。

三、心理、社会状况

评估病人的饮食、排便习惯及对疾病知识的认识程度，同时了解病人患病后有无害怕排便引起疼痛、不愿排便的顾虑。

【常见护理诊断/问题】

1. 疼痛 与排便时肛门扩张和刺激肛管括约肌痉挛有关。

2. 便秘 与肛周疼痛惧怕排便有关。

3. 潜在并发症：切口出血、感染、尿潴留等。

【护理措施】

一、治疗原则

以非手术治疗为主，对非手术治疗失败者采用手术治疗。

1. 非手术治疗 ①保持大便通畅。②肛门坐浴：用温水或 1∶5000 高锰酸钾溶液坐浴。③扩肛疗法：局麻下先用示指缓慢、均衡地扩张肛门括约肌，再换中指伸入持续扩张 5 min 左右，能缓解括约肌痉挛，促进溃疡愈合。

2. 手术治疗 适用于非手术治疗无效、经久不愈的陈旧性肛裂。可选用手术如下：①肛裂切除术；②肛门内括约肌切断术。手术治疗有导致肛门失禁的风险，宜慎用。

二、非手术治疗护理/术前护理

（一）一般护理

1. 休息与体位 剧痛者应卧床休息，取舒适的卧位。

2. 饮食与营养 多饮水、适量运动，多进蔬菜水果和含粗纤维的食物。忌食辛辣刺激性食物，忌酒。围手术期控制饮食，减少排便次数。

（二）心理护理

了解病人的心理状况和对疾病知识的掌握程度，重点说服病人养成定时排便的习惯，避免因惧怕疼痛而不愿排便，加重肛裂病情。说明治疗方法和过程，给予必要的健康教育。

（三）病情观察

观察病人的排便规律和有无出血。

（四）对症护理

1. 缓解疼痛 对剧痛者，遵医嘱给予止痛剂，如肌注吗啡、肛门塞入消炎痛栓等。

2. 保持大便通畅 多喝水，多食纤维素含量丰富的食物，忌酒。便秘者泡茶饮用番泻叶或遵医嘱服用缓泻剂。

3. 止血 遵医嘱给予止血药。

（五）温水坐浴

每次排便后可选用温水或1∶5000高锰酸钾溶液坐浴，可清洁创面或溃疡面，减少污染，促进创面的愈合；又可促进血液循环，缓解括约肌痉挛引起的疼痛。水温43～46℃，2～3次/日，20～30分钟/次。

（六）术前准备

参见“痔”相关内容。

三、术后护理

参见“痔”相关内容。

四、健康教育

(1) 保持大便通畅，病人有便意时鼓励其尽量排便。
(2) 指导病人家属于术后5～10日内行扩肛治疗。
(3) 指导肛门括约肌松弛者于术后第4日起做缩肛训练，大便失禁者需行二次手术。
(4) 出院后发现异常应及时就诊。

三、肛瘘

【概述】

肛瘘(anal fistula)是指肛管或直肠下部与肛周皮肤相通的肉芽肿性管道，由内口、瘘管、外口3部分组成。内口多为一个，常位于齿状线附近；外口可为一个或多个，在肛周皮肤上(图6-9-4)。肛瘘的临床特点为经久不愈或间歇性反复发作。多见于青壮年男性。

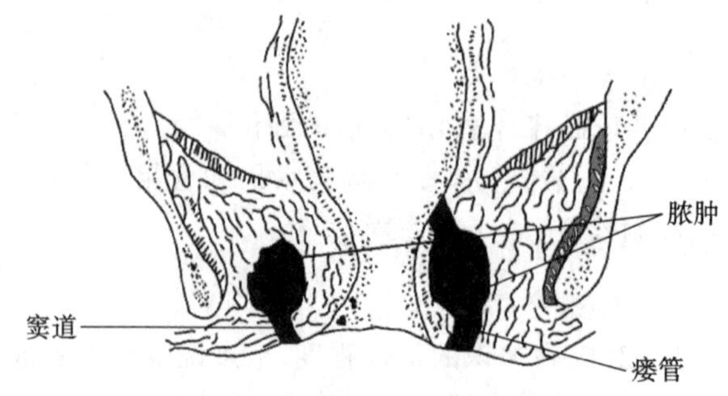

图6-9-4 肛周瘘管与窦道示意图

肛瘘多为肛周脓肿的后遗症，其分类方法有多种。

1. 按瘘管的多少分类 ①单纯性瘘：仅有一个内口、一个外口和一条瘘管；②复杂性瘘：一个内口、多个外口和多条瘘管。

2. 按瘘管位置高低分类 ①低位肛瘘：瘘管位于肛门外括约肌深部以下；②高位肛瘘：瘘管位于肛门外括约肌深部以上。

3. 按肛瘘外口所在位置分类 ①外瘘：外口位于肛周皮肤上；②内瘘：内、外口均位于直肠肛管内。

【病因】

大部分肛瘘由直肠肛管周围脓肿引起，原发灶为内口，脓腔逐渐缩小，脓腔周围的肉芽组织和纤维组织增生形成瘘管；粪便经常由原发感染病灶进入，由于肛瘘管道迂曲、引流不畅，而外口皮肤生长较快，常致假性愈合并形成脓肿。脓肿亦可从另处皮肤穿出形成新口，反复发作造成多个瘘口。

【护理评估】

一、健康史

主要询问病人有无肛周脓肿病史。

二、身心状况

（一）症状

主要症状为反复自外口溢出少量脓性、血性或黏液性分泌物污染内裤；分泌物刺激肛周皮肤可引起瘙痒或湿疹。高位肛瘘可有臭气或粪便从外口溢出。如外口堵塞或假性愈合，瘘管内积脓，常伴有疼痛、脓肿形成，自行破溃或切开引流后症状缓解。

（二）体征

肛周皮肤上易见到单个或多个外口，呈红色乳头状或形成肉芽组织突起，按压后有少量脓液或脓血性分泌物流出。位置表浅者，可在皮下扪及条索状的瘘管。

（三）辅助检查

1. 直肠指诊 内口处有轻压痛，可触及硬结样内口和条索状瘘管。

2. 肛门镜检查 部分病人能发现内口。自外口注入美蓝溶液可见蓝色液从内口溢出；亦可观察填入肛管和直肠下段的白色纱布条蓝染部位，来判断内口的位置。

3. X线 经外口注入碘剂造影，可确定瘘管的走向。

三、心理、社会状况

评估病人对疾病知识的了解情况、疾病导致的痛苦对工作和生活的影响程度等。

【常见护理诊断/问题】

1. 疼痛 与感染有关。

2. 便秘 与肛周疼痛惧怕解便有关。

3. 潜在并发症：伤口感染、肛门狭窄、肛门失禁等。

【护理措施】

一、治疗原则

一旦明确诊断，应尽早手术。术中应尽量避免肛门括约肌的损伤，以免出现肛门失禁。常用的手术方法有：①肛瘘切开术；②肛瘘切除术；③挂线疗法（图 6-9-5）。

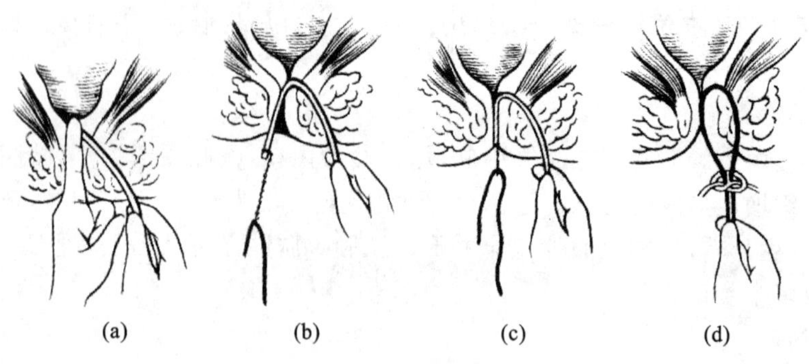

图 6-9-5 挂线疗法

二、非手术治疗护理/术前护理

（一）一般护理

1. 休息与体位 注意劳逸结合，疼痛剧烈者应卧床休息，取舒适体位。

2. 饮食与营养 忌酒，忌刺激性、易产气的食物。术后 3 日内控制饮食。

（二）心理护理

认真倾听病人的倾诉，热情关心、安慰病人，保护病人的隐私，鼓励病人积极配合治疗和护理，从而树立战胜疾病的信心。

（三）病情观察

术后注意观察敷料渗湿及出血情况。对施行挂线疗法的病人，每 2～3 日观察一次结扎线的松紧度，出现松弛应立即紧缩。观察创面肉芽组织生长是否健康，伤口能否如期愈合。观察术后有无肛门失禁情况发生。

（四）对症护理

1. 缓解疼痛 对术后疼痛者，适当应用止痛剂。

2. 保持大便通畅 忌酒。便秘者可泡茶饮用番泻叶或遵医嘱服用缓泻剂。

3. 抗感染 急性炎症期、术后早期应用足量抗生素。

（五）温水坐浴

术前用 1∶5000 的高锰酸钾溶液坐浴，1 次/日，急性炎症期 2～3 次/日。术前 2～3 天做好肠道准备。

三、术后护理

一般护理及并发症观察与护理参见“痔”相关内容。

四、健康教育

参见“痔”相关内容。

四、肛周脓肿

【概述】

肛周脓肿(perianal abscess)是直肠肛管周围脓肿(perianorecrtal abscess)的简称，是指直肠肛管周围软组织或其周围间隙发生的急性化脓性感染并伴有脓肿形成，多见于青壮年。

【病因】

肛周脓肿绝大多数由肛腺感染所引起，也可由肛周皮肤感染、损伤、肛裂、内痔及药物注射等引起。肛腺开口于肛窦，肛窦呈袋状且开口向上。排便时，较硬的粪屑可擦伤肛瓣或嵌入窦腔，从而引起感染，并经肛腺管蔓延至直肠肛管周围间隙。这些间隙内组织疏松，多为脂肪组织或蜂窝组织，极易造成感染的扩散，形成不同部位的脓肿(图 6-9-6)。如没有进行及时有效的处理，常可穿破间隙而扩散或形成肛瘘。

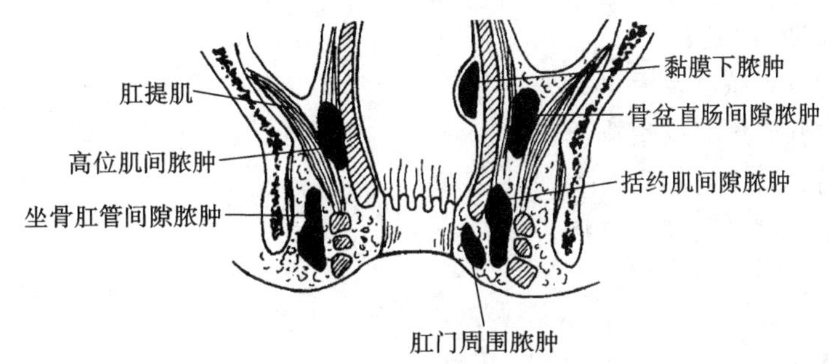

图 6-9-6 肛周脓肿的好发部位示意图

【护理评估】

一、健康史

主要评估病人有无便秘、肛门瘙痒、局部炎症和肛周跳痛等病史。如已有脓肿形成，除询问排便等情况外，还应了解有无因化脓性感染引起的全身中毒表现及其进展情况。

二、身心状况

(一) 症状和体征

因脓肿的部位不同而表现各异。

1. 肛旁皮下脓肿 最常见。较浅表，局部出现红、肿、热、痛。病人自觉肛周持续性跳痛，排便时加重。全身感染症状不明显。脓肿形成后触之有明显的波动感。

2. 坐骨肛管间隙脓肿(坐骨直肠窝脓肿) 较常见，由肛腺炎穿破肛门外括约肌进入坐骨肛管间隙而形成脓肿。因位置较深，起病时即有寒战高热、食欲不振、乏力、恶心等全身表现。早期局部胀痛，外观无红肿；炎症进展后局部出现红肿，并有搏动性疼痛。炎症刺激直肠可出现里急后重；刺激膀胱颈引起尿道内括约肌痉挛而出现排尿困难。较大的脓肿，可向下穿破皮肤形成肛瘘。

3. 骨盆直肠间隙脓肿(骨盆直肠窝脓肿) 较少见,肛腺炎向上穿破直肠纵肌进入肛提肌以上可致骨盆直肠间隙脓肿。此处位置特别深,间隙大,故局部表现不明显而全身感染症状更显著,严重者出现脓毒症表现。

(二) 辅助检查

1. 直肠指检 直肠肛管间隙脓肿时触痛明显,脓肿形成前可扪及硬结,脓肿形成后有波动感;骨盆直肠间隙脓肿时,可有压痛,可扪及局部隆起甚至有波动感。

2. 诊断性穿刺 位置较深的脓肿,行穿刺抽出脓液即可确诊。

3. B 超 有助于深部脓肿的判断。

4. 实验室检查 主要查血常规以了解感染的严重程度。感染严重时,白细胞总数和中性粒细胞升高,并出现核左移和中毒颗粒。

三、心理、社会状况

评估病人对疾病相关知识的了解情况、疾病导致的痛苦、对工作和生活的影响程度及病人对穿刺、手术切开引流有无顾虑等。

【常见护理诊断/问题】

1. 疼痛 与肛周脓肿及手术有关。

2. 便秘 与肛周疼痛惧怕排便有关。

3. 体温升高 与全身感染有关。

4. 潜在并发症:肛门狭窄、肛瘘。

【护理措施】

一、治疗原则

早期采用消炎、止痛、局部热敷或热坐浴等治疗,常可使炎症消退。脓肿形成后应尽早切开引流,保持引流通畅。

二、非手术治疗护理/术前护理

(一) 一般护理

1. 休息与体位 急性炎症期应卧床休息,取舒适体位,以减轻疼痛。

2. 饮食与营养 多饮水,多进利于排便的食物(如新鲜蔬菜、香蕉等)。

(二) 心理护理

对于惧怕排便疼痛者,应提供相关知识,并鼓励病人排便。病人对诊断性穿刺和手术有疑虑时,做好安慰解释工作。

(三) 病情观察

重点观察体温等生命体征及全身感染症状,判断病人的病情。出现脓毒症表现应立即告医师并协助处理。

(四) 对症护理

1. 降低体温 高热者给予物理降温。

2. 缓解疼痛 指导病人取舒适的卧位,避免坐立。必要时遵医嘱给予镇静止痛药。

3. 保持排便通畅 指导病人进行饮食调节，便秘时给予麻仁丸或液状石蜡口服。

4. 控制感染 遵医嘱给予足量有效的抗生素治疗。

（五）肛门坐浴

指导病人用 1∶5000 高锰酸钾溶液 3000 mL 坐浴，水温为 43～46 ℃，2～3 次/日，20～30 分/次。

三、术后护理

1. 脓肿切开引流术后的护理 每日更换敷料 2～3 次。换药前用 1∶5000 高锰酸钾溶液坐浴，擦干后伤口盖敷料，外盖消毒棉垫，然后用丁字带妥善固定。定时冲洗脓腔，保持引流通畅。脓液变稀薄，引流量少于 50 mL/d 时，可考虑拔管。

2. 其他护理 参考“肛瘘的护理措施”。

四、健康教育

(1) 指导病人注意个人卫生，勤洗、勤换内裤。

(2) 便后热水坐浴，清洁肛周皮肤。

能力检测

（冯莉苹）

第十节 腹外疝病人的护理

案例导入

病人，男，50 岁，于 2 年前发现右腹股沟肿物，于站立或腹压增高时反复出现，平卧安静时肿块明显缩小或消失。10 h 前因提重物而肿块又出现，伴腹痛、呕吐，肛门停止排便、排气。检查时发现右侧腹股沟区有一大小为 8 cm×5 cm×3 cm 肿物，触之质硬，压痛，平卧后肿块不消失。病人有长期便秘史和 30 年吸烟史。

工作任务：

1. 为确诊该病人应做哪些辅助检查？
2. 病人目前存在哪些护理诊断/问题？
3. 对该病人目前存在的护理问题应采取哪些护理措施？

【概述】

体内任何器官或组织离开正常解剖部位，经一定的薄弱点、缺损或孔隙进入另一部位，统称疝(hernia)。腹部是疝的好发部位,其中又以腹外疝为多见。腹外疝(abdominal external hernia)是由腹腔内某一器官或组织连同壁腹膜,经腹壁薄弱点或孔隙向体表突出所致,是最常见的外科疾病之一。常见的腹外疝有腹股沟疝、股疝、切口疝、脐疝和白线疝等。

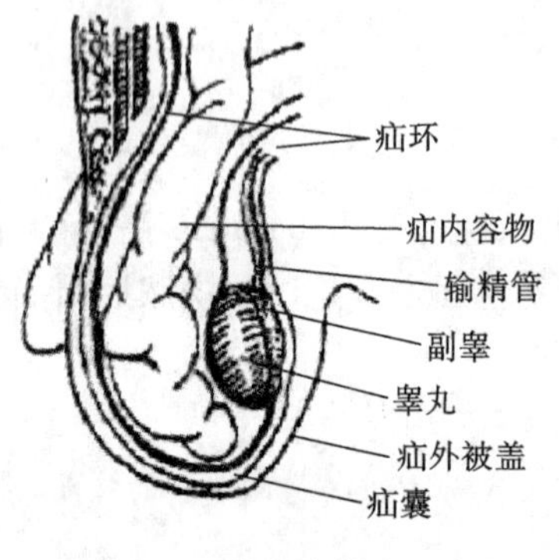

图 6-10-1 腹股沟斜疝示意图

1. 腹股沟疝 腹外疝中最常见的类型,男性多于女性,右侧多于左侧。腹股沟疝分为腹股沟斜疝和腹股沟直疝两种。腹股沟斜疝(indirect inguinal hernia)是指疝囊经腹壁下动脉外侧的腹股沟管深环(内环)突出,向前、内、下斜行经过腹股沟管,再穿出腹股沟管浅环(皮下环),并可进入阴囊内(图 6-10-1)或突出于大阴唇皮下。腹股沟管直疝(direct inguinal hernia)则是指疝囊经腹壁下动脉内侧的直疝三角(Hesselbach triangle,海氏三角)区直接向前突出,不经过内环,也不进入阴囊。斜疝较直疝常见。

2. 股疝(femoral hernia) 指疝囊通过股环、经股管向卵圆窝突出的疝,多见于 40 岁以上的妇女。

3. 切口疝(incisional hernia) 指发生于腹壁手术切口处的疝,临床上较常见,占腹外疝的第 3 位。

4. 脐疝(umbilical hernia) 指疝囊通过脐环突出的疝。

5. 白线疝(hernia of lines albs) 指发生于腹壁正中线(白线)处的疝,因绝大多数位于脐上,故也称上腹疝。

知识链接

1. 病理解剖 典型的腹外疝由疝环、疝囊、疝内容物和疝外被盖等组成,疝囊又由疝囊颈(疝门)和疝囊体组成。疝内容物以小肠最多见,大网膜次之。

2. 临床类型 腹外疝根据可复程度和血供情况,可分为易复性疝、难复性疝、嵌顿性疝和绞窄性疝 4 种。

(1) 易复性疝:凡病人在站立、行走或腹内压增高时腹外疝突出,平卧、休息或用手向腹腔内推送疝内容物时容易还纳,称易复性疝(单纯性疝)。

(2) 难复性疝:疝内容物不能或不能完全还纳入腹腔者,称难复性疝。

(3) 嵌顿性疝:疝门较小而腹内压突然增高时,疝内容物可强行扩张疝囊颈而进入疝囊,随后因疝囊颈的弹性回缩又将内容物卡住,使其不能还纳,称嵌顿性疝。

(4) 绞窄性疝:嵌顿如不能及时解除,肠管及其系膜的血管受压甚至血流完全阻断,称绞窄性疝。

【病因】

引起腹外疝的主要原因有下列两种。

1. 腹壁强度降低 包括先天性和后天性两种因素。先天性因素常见于胚胎时期某些组织结构穿过腹壁,造成腹壁缺损,如精索或子宫圆韧带穿过腹股沟管、股动静脉穿过股管、脐血管穿过脐环等。后天性因素包括腹壁手术切口愈合不良、外伤瘢痕、感染以及年老、肥胖、营养不良等所致肌萎缩等。

2. 腹内压增高 慢性咳嗽、排尿困难、便秘、腹水、妊娠、婴儿经常啼哭等均可导致腹内压增高。

【护理评估】

一、健康史

主要询问患儿是否经常哭闹，病人是否有引起慢性咳嗽的疾患、长期便秘用力排便、排尿困难和腹水等引起腹内压增高的情况。了解病人有无手术、外伤、切口感染等病史。了解其营养发育和平时身体素质情况。

二、身心状况

（一）症状

1. 腹股沟斜疝 主要是腹股沟区有一突出的肿块，部分病人有阴囊肿大或大阴唇皮下肿块，少数病人有轻度坠胀感。

（1）易复性斜疝：表现为腹股沟区肿块，偶有胀痛。站立、行走、咳嗽或活动后腹股沟区出现呈带蒂梨形的肿块，可降至阴囊或大阴唇皮下。病人平卧休息或用手将肿块向腹腔推送，肿块可向腹腔还纳而消失。

（2）难复性斜疝：胀痛较重，疝块不能还纳。

（3）嵌顿性斜疝：发生在腹内压突然升高时，可见肿块突然增大，伴明显疼痛。可有腹部绞痛、恶心、呕吐、停止排便排气、腹胀等机械性肠梗阻的症状，频繁呕吐的病人，可导致水、电解质及酸碱失衡。

（4）绞窄性斜疝：症状最严重。如发生肠袢坏死、穿孔，腹痛可因疝块压力骤降而暂时缓解。疼痛减轻而疝块仍存在，并非病情好转的征象。绞窄时间较长者，坏死肠袢穿孔、感染，可侵及周围组织引起急性炎症，出现全身中毒症状，甚至出现脓毒症。

2. 腹股沟直疝 多见于年老体弱者。主要症状是病人站立时，在腹股沟内侧端、耻骨结节外上方出现一半球形无痛性肿物，多无其他伴随症状。

3. 股疝 疝块不大，常在腹股沟下方卵圆窝处有一半球形突起。平卧回纳内容物后疝块仍不能消失。如发生嵌顿，局部明显疼痛，同时伴有明显的急性机械性肠梗阻症状。

4. 切口疝 最常发生于经腹直肌切口，主要症状为腹壁切口处逐渐膨隆，有肿块出现。

5. 脐疝 小儿脐疝表现为啼哭时疝块脱出，安静时肿块消失。成人脐疝较少见，多发于中年经产妇，且发生嵌顿、绞窄者多，宜手术治疗。

（二）体征

1. 肿块 进行局部检查时确定疝块的部位、大小、形状、质地、表面情况、有无压痛、能否还纳，并以此来判断疝的类型。对易复性斜疝，需了解疝块突出与体位、用力动作之间的关系。

2. 腹膜刺激征 疝块出现部位一侧的腹股沟区可出现压痛、反跳痛和腹肌紧张等腹膜刺激征，提示绞窄性疝肠袢坏死、穿孔，炎症已蔓延至腹腔。中年经产妇的脐疝亦可发生腹膜刺激征，提示有嵌顿性、绞窄性脐疝的可能。

常见腹外疝的临床表现与鉴别见表 6-10-1。

表 6-10-1 常见腹外疝临床表现与鉴别

类型	腹股沟斜疝	腹股沟直疝	股疝	脐疝	切口疝
发病年龄	多见于男性儿童或壮年	多见于老年人	中年以上妇女多见	婴幼儿最多见	腹部手术外伤后
突出途径	自内环突出，经腹股沟管可进入阴囊	从直疝三角突出，而不进入阴囊	经股环进入，在卵管窝处形成肿块	从脐环突出	自手术切口疤痕突出
疝块外形	多呈梨形	呈半球形，基底宽	半球形	球形	形态不一，基底宽
回纳疝块后压迫内环	疝块不再突出	疝块仍可突出			
嵌顿几率	较多	较少	最多	婴儿少，成人多	极少
囊颈与腹壁下动脉的关系	囊颈在其外侧	囊颈在其内侧			

（三）辅助检查

1. 透光试验 用手电筒光照射肿大阴囊的一侧，从另一侧观察透光性。腹股沟斜疝此试验为阴性，借此可与鞘膜积液鉴别。

2. 实验室检查 肠袢坏死、穿孔时，血常规检查示白细胞计数和中性粒细胞比例升高，粪便隐血试验阳性、粪便内可见到白细胞。

3. X 线 嵌顿性、绞窄性疝可见肠梗阻征象。

三、心理、社会状况

评估病人因疝块长期反复突出影响其工作、生活而出现焦虑不安的程度，了解其家庭经济承受能力，了解病人及家属对预防腹内压升高、治疗慢性疾病的相关知识的掌握程度。

【常见护理诊断/问题】

1. 急性疼痛 与疝块突出，嵌顿或绞窄及术后切口张力大有关。

2. 知识缺乏 缺乏预防疝复发等方面的知识。

3. 潜在并发症：术后阴囊水肿、切口感染等。

【护理措施】

一、治疗原则

腹股沟疝一般应尽早手术。

1. 非手术治疗 半岁以下婴幼儿可暂不手术，用棉线束带或绷带压住腹股沟管深环，防止疝块突出；年老体弱或伴有严重器质性疾病的病人，也为手术禁忌者，白天可在还纳疝块后，用医用疝带一端的软压垫顶住疝环，阻止疝块突出。

2. 手术治疗 基本原则是关闭疝门(内环口)，加强或修补腹股沟管管壁。术前应积极治疗引起腹内压增高的原发疾病，否则术后易复发。主要手术方法如下。

(1) 疝囊高位结扎术 为单纯疝囊切除，包括疝囊颈高位结扎、切除疝囊。适用于婴幼儿和小儿，以及绞窄性斜疝因肠坏死而局部有严重感染、暂不宜行疝修补术者。

(2) 疝修补术 在疝囊高位结扎术的基础上，加强和修补薄弱的腹股沟管前、后壁，彻底治愈腹股沟管斜疝。常用的手术方法有传统的疝修补术、新采用的无张力疝修补术及经腹腔镜疝修补术等。

(3) 嵌顿性、绞窄性疝的处理 嵌顿性疝在下列情况下宜先行手法复位：①嵌顿时间在3～4 h内，局部压痛不明显，无腹膜刺激征者；②年老体弱或罹患其他严重器质性疾病而估计肠袢尚未绞窄坏死者。复位手法宜轻柔而忌粗暴；复位后需严密观察腹部情况，一旦出现腹膜炎或肠梗阻表现，应尽早手术探查。除上述情况外，嵌顿性疝原则上需紧急手术处理。绞窄性疝应无条件地紧急施行肠切除、肠吻合术，然后再行疝修补术，以清除坏死物，术前应纠正水、电解质及酸碱失衡。

二、非手术治疗护理/术前护理

(一) 一般护理

1. 休息与活动 对疝块较大、年老体弱及暂不做手术的病人应嘱其减少活动，多卧床休息，建议病人离床活动时佩戴医用疝带。

2. 饮食与营养 嵌顿性、绞窄性斜疝病人因需急诊手术，应立即禁食。

3. 心理护理 向病人解释造成腹外疝的原因和诱发因素、手术治疗的必要性，了解病人的顾虑并尽可能帮助其消除顾虑，使其安心配合治疗。

(二) 对症护理

1. 减轻下腹部坠胀感 部分病情较轻的腹外疝病人可有下腹部坠胀感，可教给病人降低腹内压的方法，有咳嗽者治疗原发疾病和止咳，便秘者可使用缓泻药或肛门塞入润滑栓。嘱疝块可还纳者平卧并屈髋关节，帮助病人轻轻将疝块缓慢推送入腹腔。

2. 抗感染 绞窄性斜疝病人可出现肠梗阻症状和全身中毒症状，应遵医嘱使用大剂量抗生素抗感染，关键是紧急手术处理。伤口感染者切开引流，同时给予抗菌药物。

3. 镇静止痛 病人烦躁不安、突感局部疼痛或明显加重时，常提示有发生嵌顿性疝的可能，在尚未确定病情恶化的情况下，不宜急于使用镇静止痛剂，以免掩盖病情导致误诊。已确诊的可遵医嘱酌情使用镇静剂和止痛药。

4. 纠正水、电解质及酸碱失衡 嵌顿性、绞窄性斜疝病人因恶心和频繁呕吐，易引起水、电解质及酸碱失衡，应精确计算体液的出入量，及时补充水分、电解质，有代谢性酸中毒的病人应及时予以纠正。

(三) 消除引起腹内压增高的因素

择期手术病人若有咳嗽、便秘、排尿困难等引起腹内压升高的因素，因积极治疗原发疾病，症状控制后再行手术。指导病人冬天注意保暖，预防呼吸道疾病；多饮水、多吃蔬菜等粗纤维食物，保持排便通畅。吸烟者应于术前2周戒烟。

（四）完善术前准备

1. 术前训练 对年老体弱、腹肌薄弱者，或切口疝、复发疝的病人，指导术前加强腹肌锻炼，练习卧床排便、使用便器等。

2. 术前备皮 剃净阴毛，防止损伤皮肤；术日晨再检查一次有无毛囊炎等局部炎症，必要时可暂停择期手术。

3. 肠道准备 对便秘者，术前晚灌肠，清除肠内积粪，防止术后发生腹胀和排便困难。

4. 术前排尿 督促病人在进入手术室前排尿，以防术中误伤膀胱。

5. 急诊手术准备 嵌顿性、绞窄性斜疝病人多需行急诊手术，应禁食、输液、抗感染，纠正水、电解质及酸碱失衡，必要时胃肠减压、备血。

三、术后护理

（一）休息与活动

术后病人回房取平卧位，膝下可垫置软枕使髋关节微屈，以便降低手术切口张力和腹内压，促进伤口愈合及减轻切口疼痛。次日改为半坐卧位。术后卧床期间鼓励病人翻身和上肢活动，一般于术后 3～5 日考虑下床活动，如采用无张力疝修补术病人可早期（当日或次日）离床活动。

（二）饮食与营养

行局麻手术的病人术后可立即进食；行腹腔镜疝修补手术的病人在术后 6～12 h 如无恶心、呕吐等症状，可据病人的食欲进流质，逐渐改为半流质、软食及普食；行肠切除吻合术的病人术后宜禁食，待肠功能恢复后方可进食。

（三）切口护理

术后注意体温、脉搏的变化；观察切口有无红、肿、疼痛，阴囊部有无出血和血肿。术后如有切口血肿，可用沙袋压迫。保持切口敷料清洁、干燥，避免大、小便污染，预防切口感染。

（四）防止腹内压升高，预防疝复发

术后防止病人受凉引起咳嗽。指导病人咳嗽时用手轻轻按压切口。保持排便通畅，及时处理便秘，避免用力排便。尿潴留者肌注氨甲酰胆碱或进行针灸，促进膀胱逼尿肌收缩，必要时导尿。

（五）预防并发症

1. 预防阴囊水肿 术后可用丁字带托起阴囊，密切注意阴囊肿胀情况。

2. 预防切口感染 绞窄性斜疝行肠切除、肠吻合术后，易继发切口感染，术后应使用抗生素，及时更换被污染或脱落的敷料，一旦发现切口感染征象，应尽早处理。

四、健康教育

(1) 指导病人出院后应逐渐增加活动量，但 3 个月内应避免强体力劳动或提举重物。

(2) 指导病人避免腹内压增加的因素，防止术后复发。

(3) 指导病人调整饮食习惯，保持排便通畅。

(4) 指导病人定期随访，出现复发宜尽早诊治。

能力检测

（冯莉苹）

第十一节　腹部损伤病人的护理

案例导入

病人，男性，32岁，1 h前被人用刀刺中左上腹，伤后腹痛较剧烈，曾呕吐1次，为少量胃内容物，查体：T 36.6 ℃，R 22次/分，Bp 68/42 mmHg，P 120次/分。神志清，上腹部有压痛、反跳痛及肌紧张，移动性浊音(—)，腹腔穿刺(—)。腹部平片示：两侧膈下有游离气体。

工作任务：

1. 为确诊该病人应做哪些辅助检查？
2. 病人目前存在哪些护理诊断/问题？
3. 对该病人目前存在的护理问题应采取哪些护理措施？

【概述】

腹部损伤(abdominal injury)是指由各种原因所致的腹壁和/或腹腔内器官损伤。战时、平时均较常见。

【病因与分类】

引起腹部损伤的因素很多，包括各种撞击伤、压砸伤、锐器刺伤、火器伤、高处坠落拍击伤、跌打伤、吞食异物伤（金属类）等伤害；剧烈爆炸引起的气浪或水浪的冲击伤；化学性损伤，如腐蚀性强酸、强碱或毒物等引起的损伤。

根据体表有无伤口分为开放性腹部损伤和闭合性腹部损伤两类。

1. 开放性腹部损伤　由各种锐器或火器引起，根据腹膜是否破损又可分为穿透伤（其中有入口和出口者称贯通伤，只有入口而无出口者称盲管伤）和非穿透伤两种，穿透伤多伴腹腔内器官损伤，非穿透伤也可有腹腔内器官损伤。此类损伤的特点是伤口受外源性污染，可有异物存留、内脏损伤或内脏脱出腹腔外。

2. 闭合性腹部损伤　常由钝性暴力所致，受损仅可累及腹壁，也可累及腹腔内脏器，但体表无伤口，临床上确诊困难较大。

根据受损腹腔内器官的性质则可分为实质性脏器损伤和空腔脏器损伤两类。

(1) 实质性脏器损伤：肝、脾、肾、胰等脏器位置固定、组织结构脆弱、血供丰富，受暴力打击后，比其他内脏器官更易破裂，实质性腹腔内脏器损伤的排序依次是：脾、肾、肝、胰。

(2) 空腔脏器损伤：其特点为空腔脏器受到碰撞、挤压时可引起其发生断裂；较固定的空腔脏器比活动度较大的易出现损伤；充盈状态下的空腔脏器比排空时更易出现损伤。空腔脏器损伤的排序依次为：小肠、胃、结肠、膀胱等，直肠因位置较深出现损伤的几率不高。

【护理评估】

一、健康史

了解病人的一般情况、受伤史、既往史等。重点是受伤史，包括受伤的原因、时间、地点、部位、姿势、伤情、致伤物的性质及暴力的方向和强度等，询问受伤后至就诊这一时间段内的病情变化及就诊前所采取的急救措施和效果，了解腹部受伤后是否发生腹痛，腹痛的特点、部位、程度和持续时间，有无牵涉痛和进行性加重，病人有无昏迷。

二、身心状况

腹部损伤病人因伤情不同，其临床表现有很大差异，轻者无明显症状和体征，严重者出现重度休克，甚至处于濒死状态。实质性腹腔脏器损伤主要以内出血为主，空腔脏器破裂则以弥漫性腹膜炎表现为主。常见症状与体征如下。

（一）症状

1. 伤口出血和皮下血肿 伤口出血见于开放性腹部损伤；皮下血肿见于闭合性腹部损伤。

2. 腹痛、牵涉痛 腹壁损伤疼痛明显，多为锐痛或刀割样痛；腹腔脏器损伤引起的疼痛多呈进行性加重。一侧肩部牵涉痛，常提示同侧上腹部脏器受损伤，为膈面腹膜受刺激的表现；会阴或外阴部牵涉痛则提示泌尿器官损伤。胃、十二指肠和胰损伤引起的化学性腹膜炎，早期可发生剧烈腹痛。实质性脏器破裂时腹痛较轻。

3. 恶心、呕吐 多为消化道损伤的早期表现。频繁呕吐可引起水、电解质及酸碱失衡，甚至出现低容量性休克。

4. 腹胀 腹腔脏器损伤导致的腹腔积液、积血、积气和腹膜炎等，均可出现腹胀。空腔脏器损伤导致的化脓性腹膜炎、腹腔脓肿等可致肠麻痹。

5. 休克 早期表现为心悸、面色苍白、表情淡漠、出冷汗、脉搏细数、四肢湿冷、尿量减少等，为内出血、腹腔感染和水、电解质失衡引起的感染性或低容量性休克所致。

6. 呕血、便血和血尿 呕血、便血为消化道出血的表现；血尿、排尿困难等常提示泌尿器官损伤。

7. 感染中毒症状 并发腹膜炎、腹腔脓肿和脓毒症时，可出现畏寒、高热、精神萎靡、食欲不振、呼吸心跳加快、谵妄等一系列全身不适症状，甚至出现休克、昏迷或多器官功能衰竭的征象。

8. 昏迷 严重的休克、腹部多器官的复合伤可出现昏迷。

（二）体征

1. 腹膜刺激征 腹腔脏器损伤可出现压痛、反跳痛、腹肌紧张等腹膜刺激征。空腔脏器损伤所致的腹膜刺激征较肝、脾破裂明显。胃、十二指肠等空腔脏器破裂和胰损伤所致的化学性腹膜炎波及壁腹膜时，可出现重度腹肌紧张，触诊腹壁呈“木板状”，即板状腹。

2. 移动性浊音 见于肝、脾破裂所致的内出血和空腔脏器损伤所致的腹膜炎(腹腔积液)。内出血出现移动性浊音较早。伴气腹时移动性浊音可消失。

3. 肠鸣音减弱或消失 消化道损伤可引起肠鸣音减弱,腹膜炎或腹腔脓肿可引起肠麻痹而不能闻及肠鸣音。

4. 肝浊音界缩小、消失和气腹 胃等空腔脏器破裂或穿孔,可出现膈下游离气体,引起肝浊音界缩小甚至消失,严重的出现气腹。检查时肝区或全腹叩诊呈鼓音。

5. 血压下降 为休克的表现。经有效的抗休克治疗,仍出现血压进行性下降,常提示有内脏出血未处理或有术后活动性出血。此外,抗休克治疗补液量不足时也可出现血压难以回升到正常水平。

6. 脱水 消化道损伤引起的恶心、频繁呕吐,可导致水、电解质的大量丢失,出现口渴、尿量减少、眼眶凹陷、皮肤弹性降低、新生儿前囟下陷等脱水征象。脱水可使休克的程度加重。

(三) 辅助检查

1. 实验室检查 包括血常规、尿常规检查和血、尿淀粉酶测定等。实质性脏器破裂大出血时红细胞、血红蛋白及红细胞比容明显下降;胰、十二指肠损伤可有血、尿淀粉酶升高;空腔脏器损伤或并发腹膜炎时有白细胞总数及中性粒细胞升高,可见核左移。血尿提示泌尿器官损伤。此外,粪便隐血试验阳性提示消化道损伤。

2. 影像学检查

(1) X线:临床最常用的是胸片和腹部平片,既可辨别有无气胸、膈下积气、腹腔积液,又可了解某些脏器的大小、形态、位置的改变,还可了解季肋部有无肋骨骨折、肠腔有无胀气和液气平面等肠麻痹征象。当胃肠道穿孔时,立位腹部平片可见膈下游离气体。

(2) B超:主要用于诊断实质性脏器的损伤,能提示损伤部位及程度。如查出腹腔积液、积气,则有助于空腔脏器破裂或穿孔的诊断。其确诊率可达90%左右。

(3) CT:能清晰地显示脾、肝、肾、胰等实质性脏器的大小和形态结构是否正常、包膜是否完整、有无出血和渗血等。

3. 诊断性腹腔穿刺和腹腔灌洗术 确诊率高达90%以上。

(1) 诊断性腹腔穿刺:穿刺点常选在脐与髂前上棘连线的中、外1/3交界处,或经脐水平线与腋前线相交处(图6-11-1)。若抽出不凝固血液,提示有实质性脏器破裂出血;若抽出的血液迅速凝固,多为穿刺针头误入血管或血肿所致;若抽出混浊液或胃肠内容物,提示空腔脏器破裂。如肉眼观察不能确定液体性质时,应做涂片镜检。

(2) 腹腔灌洗术:其穿刺方法同诊断性腹腔穿刺,经穿刺针置入细塑料管后,在管的尾端连接一盛有500~1000 mL无菌生理盐水的输液瓶,向腹腔内缓慢灌入瓶内液体。继之,借虹吸作用将灌洗液回收入输液瓶(图6-11-2)。取瓶中液体进行肉眼或显微镜下检查。必要时涂片、做细菌培养或检测淀粉酶含量。

4. 腹腔镜 上述检查仍不能确诊时,可行腹腔镜检查,能直接观察损伤的部位、性质和程度,并可做血管结扎止血等紧急手术。

三、心理、社会状况

评估病人及其家属对遭受意外损伤的心理承受能力和腹部损伤相关知识的了解程度。

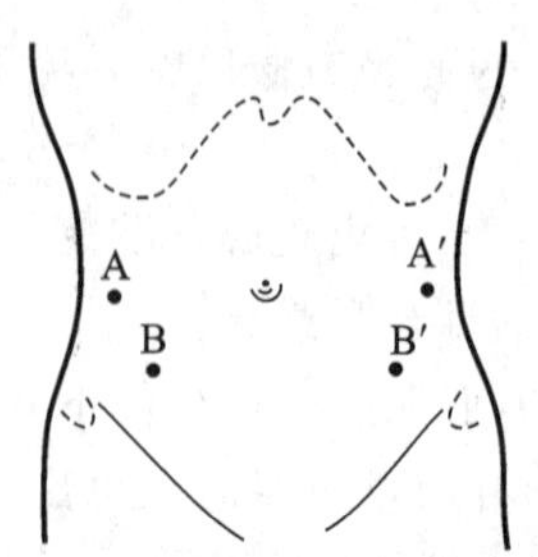

图 6-11-1 诊断性腹腔穿刺进针部位

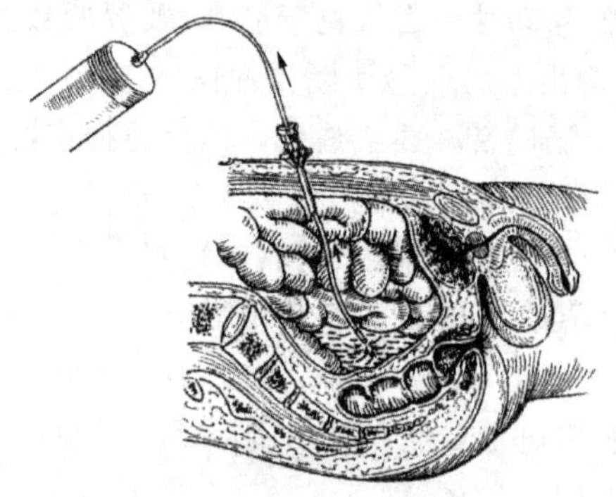

图 6-11-2 诊断性腹腔穿刺抽液方法

【常见护理诊断/问题】

1. 疼痛:腹痛 与腹腔脏器破裂和消化液刺激腹膜有关。

2. 体液不足 与损伤致腹腔内出血、渗出、严重腹膜炎、呕吐及禁食等有关。

3. 焦虑、恐惧 与意外创伤、出血及内脏脱出的视觉刺激和担心预后有关。

4. 潜在并发症:休克、损伤脏器再出血、腹腔内感染、腹腔脓肿等。

【护理措施】

一、治疗原则

实施现场急救,防治休克和抗感染,疑有或已确诊腹腔脏器损伤者、尚未确诊为腹腔脏器损伤但生命体征不稳定者,均应立即行手术治疗。

(一) 现场急救

首先处理窒息、心搏骤停、开放性气胸和大出血等危及生命的严重状况。开放性腹部损伤宜及时止血和包扎;已脱出的肠管用消毒或清洁器皿,或用温开水浸湿的干净纱布覆盖保护,适当包扎后送医院急救。切忌将脱出的内脏器官强行回纳入腹腔,以免引起或加重腹腔感染。

(二) 非手术治疗

1. 防治休克 ①输液、输血、扩充血容量,维持有效循环;②对出血者应遵医嘱使用止血药。

2. 抗感染 联合应用广谱抗生素,防治可能存在的腹腔内感染。

3. 其他 禁食和胃肠减压,静脉补充能量和其他营养素。镇静止痛。

(三) 手术治疗

手术方法主要为剖腹探查术,待明确损伤部位或器官后再做针对性处理。剖腹探查术包括探查、止血、修复、切除、清除腹腔内残留液和引流等。

二、非手术治疗护理/术前护理

(一) 一般护理

1. 休息与体位 嘱病人绝对卧床休息,禁止随意搬运病人。腹痛病人取平卧屈膝体位使腹肌松弛,以减轻腹痛。将休克病人的头与躯干抬高 20°～30°,下肢抬高 15°～20°,可增加回心血量及改善脑血流量。腹膜炎、腹腔脓肿病人取半坐卧位，以利腹腔引流，减少毒素的吸收。术后取平卧位，待麻醉清醒、生命体征稳定后改取半坐卧位。

2. 饮食与环境 腹部损伤病人可能有胃肠道穿孔或肠麻痹，在诊断未完全明确之前应绝对禁食、禁饮、禁灌肠，以防止肠内容物漏出增加而加重腹痛和病情。胃肠道损伤行吻合术后，待病人胃肠道功能恢复可进流质，逐渐改为半流质、软食，最后过渡到普食。保持安静舒适的环境和室内通风透气。

3. 心理护理 主要是减轻病人的恐惧心理和焦虑情绪。多数腹部损伤都是突然或意外发生的，加之出现伤口和大出血，病人多表现为紧张、焦虑和恐惧，不知所措并担心预后。故应采取如下措施：①耐心向病人解释病情，关心、安慰病人；②向病人介绍腹部损伤的发展和治疗过程，以求得其在治疗、护理方面最大限度的配合；③及时满足其合理要求，在病人面前不谈论疾病的严重性；④请同病区或同病房相同病种的恢复期病友现身说法，讲述自己的亲身经历和治疗过程，帮助病人树立战胜疾病的信心和勇气。

（二）病情观察

1. 腹腔脏器损伤、内出血的观察与病情判断

（1）观察内容：①定时观察和记录脉搏、呼吸、血压、体温、神志、面色和末梢循环情况；②观察病人腹痛的程度、性质、规律、持续时间、伴随症状及诱发因素，疼痛与生命体征变化的关系等。

（2）提示腹腔脏器损伤的征象：①腹痛持续或进行性加重，同时伴有恶心呕吐；②早期出现休克征象；③出现明显的腹膜刺激征；④有气腹征或移动性浊音；⑤出现便血、呕血、尿血；⑥直肠指检出现前壁压痛或指套黏附血迹。

（3）提示活动性内出血的征象：①腹痛缓解后又突然加剧，同时伴有烦躁、面色苍白、生命体征改变、血压不稳或下降；②腹腔引流管间断或持续引流出鲜红色血液；③血常规检查红细胞计数、血红蛋白及红细胞比容持续降低。上述情况均提示有腹腔内活动性出血，应立即通知医师并协助处理。

2. 腹腔脓肿的观察 ①高度警惕脓肿形成：剖腹探查术后数日，如病人白细胞计数和中性粒细胞比例明显升高，高热持续不退或下降后再恢复高热状态，同时有呃逆、腹痛、腹胀、直肠或膀胱刺激征时，常提示腹腔脓肿形成。②脓肿引流的观察：包括检查胃肠减压管和腹腔引流管是否通畅并做好妥善固定；观察并记录引流液的量、颜色、性质，及时更换引流袋等。若腹腔引流管引流出较多浑浊液体，或引流液有异味等，多提示腹腔内已发生感染，应及时报告医师并协助处理。

（三）对症护理

1. 有效缓解腹痛 注意调整病人体位，禁食、禁饮、禁灌肠。对疑有空腔脏器损伤的病人，应尽早施行胃肠减压。

2. 镇静止痛 可指导病人做深呼吸、听音乐分散注意力，或采用暗示疗法、安慰剂疗法等。对剧烈疼痛者，遵医嘱使用镇痛药或 PCA（病人自控镇痛）泵，同时使用抗生素控制感染可减轻腹痛。

（四）术前准备

1. 维持体液平衡 遵医嘱补充血容量、记录出入量、定时监测中心静脉压，判断脱水情况有无改善等。

2. 用药护理 遵医嘱使用抗生素，预防和控制感染，开放性损伤者注射 TAT。

3. 营养支持 加强营养支持，提高机体抵抗力。

4. 吸氧 对有缺氧表现或腹部损伤合并胸部损伤的病人及时给予吸氧，保持呼吸道通畅。

5. 备血 做交叉配血试验并备血，其他准备详见“第二章第四节手术前病人护理”。

三、术后护理

（一）体位与活动

待病人血压平稳后取半坐卧位，有利于腹腔引流、减轻腹痛、改善呼吸循环功能；术后多翻身，鼓励病人早期下床活动，预防肠粘连。

（二）病情观察

术后严密观察病人生命体征的变化；观察腹部伤口、手术切口的情况；对危重症病人加强呼吸、循环、肾功能的检测。

（三）饮食护理

术后禁食、胃肠减压，禁食期间补充液体和营养，待胃肠蠕动恢复、肛门排气后拔除胃肠减压管，逐步恢复饮食。

（四）其他护理

抗感染护理、切口与引流管护理见“第三节腹膜炎病人的护理”。

（五）术后并发症护理

1. 内出血 注意调整病人体位并密切观察病情变化；迅速扩充血容量、抗休克；在输液、输血的同时做好腹部急诊手术准备，必要时配合紧急手术止血。

2. 腹腔脓肿 ①观察病情：加强引流液和生命体征的观察，判断感染中毒征象是否改善；②调整体位：术后病人在病情许可的情况下取半坐卧位，有利于引流，避免膈下脓肿的形成；③营养支持：给予高蛋白、高热量、高维生素饮食或肠内、外营养支持，提高机体抵抗力；④药物治疗：遵医嘱合理选择有效抗生素治疗。

四、健康教育

（1）做好安全知识宣教，加强劳动保护，避免意外损伤事故的发生。

（2）广泛宣传各种急救知识，使群众在发生意外事故时能进行简单的急救和自救。

（3）出院指导：嘱病人适当休息、加强营养和身体锻炼，以促进康复。告诫病人出院后如出现腹痛、腹胀、停止排便排气等不适，应及时到医院就诊。

能力检测

（冯莉苹）

第十二节 门静脉高压症病人的护理

案例导入

李先生，男，56岁。肝炎后肝硬化病史6年，呕血、黑便1天入院，呕吐咖啡色液体3次，量约800 mL，解黑便2次。查体：体温37.7 ℃，脉搏118次/分，呼吸22次/分，血压80/60 mmHg，精神萎靡，面色苍白，四肢湿冷。

工作任务：

1. 病人目前存在哪些护理诊断/问题？
2. 对该病人目前存在的护理问题应采取哪些护理措施？

【概述】

门静脉高压症发生于门静脉系统血流受阻、血液淤滞，引起门静脉及其分支压力升高，临床上有脾大伴脾功能亢进、食管-胃底静脉曲张或破裂出血、腹水等一系列表现。门静脉主干由肠系膜上、下静脉和脾静脉汇合而成，约20%的血液来自脾。门静脉系位于两个毛细血管网之间，一端是胃、肠、脾、胰的毛细血管网，另一端是肝小叶内的肝血窦。

肝是具有门静脉和肝动脉双重血液供应的器官，对肝的供氧大约各为50%。门静脉及其属支没有静脉瓣，其压力通过流入的血量和流出阻力形成并维持。正常门静脉压力为13～24 cmH_2O，平均值为18 cmH_2O，门静脉高压症时，压力可增至30～50 cmH_2O。

门静脉系与腔静脉系之间主要存在有以下四个交通支。

1. 胃底、食管下段交通支 门静脉血流经胃冠状静脉、胃短静脉，通过食管、胃底静脉与奇静脉、半奇静脉的分支吻合，流入上腔静脉。

2. 直肠下端、肛管交通支 门静脉血流经肠系膜下静脉、直肠上静脉与直肠下静脉、肛管静脉吻合，流入下腔静脉。

3. 前腹壁交通支 门静脉(左支)的血流经脐旁静脉与腹上深静脉、腹下深静脉吻合，分别流入上、下腔静脉。

4. 腹膜后交通支 在腹膜后，有许多肠系膜上、下静脉的分支与下腔静脉分支相互吻合。

【病因】

1. 肝前型 指门静脉分叉之前血流受阻。①肝外门静脉血栓形成：阑尾炎、胆囊炎、胰腺炎等所致感染、创伤；②先天性畸形：闭锁、狭窄；③外在压迫：上腹部肿瘤、转移癌。

2. 肝内型 我国最常见，分为窦前型、窦后型、窦型，以窦后型和窦型最常见。我国最常见是肝炎后肝硬化，国外以酒精性肝硬化多见，肝后型主要是由血吸虫病引起。

【护理评估】

一、健康史

1. 评估病人一般资料。

2. 评估病人病因与既往病史 大部分病人有长期的肝炎与肝硬化病史；在长江中下游地区的病人，也可能有血吸虫病病史。

3. 评估病人大出血的诱因 肝硬化病人的食管-胃底静脉曲张者有50%～60%可发生破裂大出血，大出血常与劳累、进食坚硬粗糙食物的因素有关，也常与咳嗽、呕吐、用力排便、负重活动等使腹内压突然升高的因素有关。

二、身心状况

（一）症状

1. 脾肿大及脾功能亢进 脾肿大均伴发不同程度的脾功能亢进，病人表现为容易发生感染，黏膜及皮下出血，逐渐出现贫血。

2. 呕血和黑便 食管-胃底曲张静脉破裂出血是门静脉高压症病人常见的危及生命的并发症，一次出血量可达1000～2000 mL。病人表现为呕吐鲜红色血液和排柏油样黑便。

3. 腹水 腹水是肝功能损害的重要表现，约1/3病人有腹水，常伴腹胀。

4. 其他 病人常出现食欲减退、恶心、呕吐、腹泻、便秘、消瘦、虚弱无力等。

（二）体征

1. 脾脏肿大 脾脏有不同程度肿大，在左侧肋缘下可触及。严重肿大者可达脐下。早期，肿大的脾质软、活动；晚期因纤维组织增生粘连使其活动度减少，故脾较硬。

2. 肝功能减退相应体征 如营养不良，部分病人出现黄疸、贫血、蜘蛛痣、肝掌、男性乳房发育、睾丸萎缩等。重者腹部膨隆，腹壁静脉怒张，腹部叩诊可有移动性浊音；下肢低蛋白性水肿。

（三）辅助检查

1. 血常规 全血细胞计数减少，以白细胞和血小板下降明显。

2. 血生化 肝功能检查中血清转氨酶和胆红素可增高，血清蛋白下降，白/球比例倒置，凝血酶原时间延长等。

3. B超检查 了解肝、脾大小和有无肝硬化、腹水及其严重程度。

4. 彩超检查 了解脾静脉、门静脉、肾静脉直径及有无血栓形成，门静脉血流量及血流方向等。

5. 纤维胃镜检查 可确定有无食管-胃底静脉曲张及其严重程度，以及有无出血危象。

6. X线检查 钡餐检查观察有无食管-胃底静脉曲张，必要时可做肝静脉、门静脉及下腔静脉造影，确定静脉受阻部位及侧支回流情况。

三、心理、社会状况

病人常有明显心理及情绪状态的改变，如哭泣、易躁易怒、忧郁、失眠等。合并上消化道大出血时，精神紧张，有恐惧感。对手术及预后的种种顾虑，尤其是上消化道大出血的反复等，常使病人情绪消沉、悲观、食欲下降，甚至表现出不合作言行。

【常见护理诊断/问题】

1. 体液不足 与食管-胃底曲张静脉破裂出血有关。

2. 体液过多(腹水) 与肝功能损害致低蛋白血症、血浆胶体渗透压降低及醛固酮分泌增加有关。

3. 营养失调:低于机体需要量 与肝功能损害、营养素摄入不足、消化吸收障碍有关。

4. 知识缺乏 缺乏预防上消化道出血的有关知识。

5. 潜在并发症:上消化道大出血、术后出血、肝性脑病、静脉血栓形成、感染等。

【护理措施】

一、治疗原则

门静脉高压症以内科治疗为主。但发生食管-胃底曲张静脉的破裂出血、严重的脾肿大或伴明显的脾功能亢进、肝硬化引起的顽固性腹水,常需采取外科手术处理。

(一) 非手术治疗

1. 补充营养

(1) 营养不良、低蛋白血症者静脉输给支链氨基酸、人体白蛋白或血浆等。

(2) 贫血及凝血机制障碍者可输给鲜血、肌内注射或静脉滴注维生素 K。

(3) 手术前 3～5 日静脉滴注 GIK 溶液(即每日补给葡萄糖 200～250 g,并加入适量胰岛素及氯化钾),以促进肝细胞营养储备。

2. 护肝治疗 适当使用肌苷、辅酶 A、葡萄糖醛酸内脂(肝泰乐)等保肝药物,补充维生素 B、C、E,避免使用巴比妥类、盐酸氯丙嗪、红霉素等有损肝功能的药物。

3. 吸氧 在出血性休克及合并较重感染的情况下应及时吸氧。

4. 及时处理食管-胃底曲张静脉破裂出血

(1) 立即输液输血,补充血容量:输血时最好使用鲜血,输液首选平衡盐溶液。

(2) 应用止血和护肝药物:垂体后叶素可收缩血管,减少门静脉回血量,降低门静脉压力达到止血目的。常用 5～10 U 加 10%葡萄糖 20～40 mL,缓慢静脉注射;或 20 U 加 5%葡萄糖 200 mL,静脉滴注(20 min 内)。也可使用维生素 K1、对羧基苄胺、酚磺乙胺、6-氨基己酸、维生素 B、维生素 C 等。

(3) 三腔二囊管压迫止血:治疗门静脉高压所致上消化道出血的简单有效的方法。通过气囊机械性压迫胃贲门和食管下端静脉达到止血目的。但再出血率较高,故不常用,只做临时处理。

(4) 硬化剂注射治疗:常用 5%鱼肝油酸钠、无水酒精、5%乙醇油酸盐等,利用纤维内镜将硬化剂直接注入曲张静脉内,引起血栓而达到止血目的,但再出血复发率高,并发症较多。

(二) 手术治疗

紧急制止食管-胃底曲张静脉破裂大出血的手术方式有断流术、分流术;消除脾功能亢进,特别对晚期血吸虫病肝硬化引起的脾肿大和脾功能亢进,行单纯脾切除术效果良好;对终末期肝病或肝硬化所致的顽固性腹水,有效的治疗是肝移植。

1. 门体分流术 指通过手术将门静脉与腔静脉系连接起来,使压力较高的门静脉系血液直接分流到腔静脉中去。

(1) 优点:控制出血的近期及远期效果均较满意,控制出血率可达 85%～100%;同时可缓解胃黏膜病变。

(2) 缺点:手术后,门静脉向肝血流减少,甚至形成离肝血流。肠道内产生的氨被吸收后不再经过肝脏解毒而直接进入腔静脉和全身血液循环,导致肝性脑病的发生率明显增高。

(3) 手术方式:①非选择性分流术:门-腔静脉分流术;脾-腔静脉分流术;脾-肾静脉分流术;肠系膜-上、下腔静脉分流术等。②选择性分流术:远端脾-肾静脉分流术(使早期肝性脑病发生率降低)。

2. 断流术 通过阻断门-奇静脉间反常血流达到止血目的。

(1) 优点:既能阻断门-奇静脉间的反常血流,防治曲张静脉破裂出血,又能保持门静脉的向肝血流,利于维护术后肝功能。

(2) 缺点:食管、胃底静脉易再次曲张,术后再出血率明显高于分流术;术后腹水加重且难以控制。

(3) 手术方式:最有效的是脾切除加贲门周围血管离断术。

3. 分流加断流联合术式

(1) 优点:联合术式既能保持一定的门静脉压力及门静脉向肝血供,又能疏通门静脉系统的高血流状态,是一种较理想的治疗门静脉高压症的手术方法。

(2) 手术方式:门腔静脉侧侧分流加肝动脉强化灌注术;贲门周围血管离断加肠腔静脉侧侧分流术;脾次全切除腹膜后移位加断流术等。

4. 脾切除术 用于严重脾大合并脾功能亢进者。

5. 腹腔-颈静脉转流术 主要用于顽固性腹水病人。

6. 肝移植 此为终末期肝硬化门静脉高压病人的唯一有效的治疗手段。

二、非手术治疗护理/术前护理

(一) 一般护理

(1) 合理休息:指导病人合理休息,适当活动,必要时卧床休息。可减轻代谢方面的负担,能增进肝血流量,有利于保护肝功能。

(2) 合理营养:宜摄入低脂、高糖、高维生素的食物,一般应限制蛋白质饮食量,但肝功能尚好者可给予富含蛋白质饮食。同时限制液体和钠的摄入。

(3) 禁烟酒,避免进食粗糙、干硬、油腻、有刺激性的食物。

(4) 避免引起腹内压增高的因素,以免诱发曲张静脉破裂出血。

(二) 心理护理

通过谈话、观察等方法,及时了解病人心理状态,针对性地做好解释及思想工作,多给予安慰和鼓励,使之增强信心、积极配合,以保证治疗护理计划顺利实施。对急性上消化道大出血病人,要专人看护,关心体贴。工作中要冷静沉着,抢救操作应娴熟,使病人消除精神紧张和顾虑。

(三) 病情观察

1. 观察是否有内出血 观察皮肤、牙龈有无出血及黑便等内出血的征兆;

2. 观察生命体征 密切观察生命体征变化,早期发现内出血征象,并可判断出血量。

3. 观察肝性脑病的征象 如神志、性格的改变等。

(四) 术前准备

(1) 提高病人手术耐受能力 参见一般护理措施。

(2) 预防食管-胃底曲张静脉破裂出血 告诫病人不可剧烈咳嗽、打喷嚏、用力排便、负重等;避免摄入干硬食物或刺激性食物(辛辣食物或酒类);饮食应以温凉为主,不可过热;口服药片应研成粉末冲服。

(3) 术前放置胃管 术前一般不放置胃管,以防继发大出血。必要时应选细软胃管,并充分涂以液状石蜡,手法轻巧,协助病人吞入。

(4) 预防感染 手术前2～3日口服新霉素或链霉素等肠道杀菌剂及甲硝唑,减少肠道氨的产生,预防术后肝性脑病;术前1日晚做清洁灌肠,避免手术后肠胀气压迫血管吻合口。

(5) 脾-肾静脉分流术前准备 除上述准备外,要进行肝、肾功能及凝血功能检查。

(6) 其他准备 同一般手术病人准备。

三、术后护理

(一) 一般护理

1. 体位与活动 ①分流术后48 h内取平卧位或15°低半卧位,2～3日后改半卧位。②术后避免过多活动,翻身动作宜轻柔;一般手术后卧床1周,不宜过早下床活动,以防血管吻合口破裂出血。

2. 饮食与营养 在肠蠕动恢复后,可给流质饮食,后渐改为半流食或普食;分流术后应限制蛋白质饮食;忌粗糙和过热的食物;禁烟酒。

(二) 病情观察

(1) 密切观察病人神志、血压、脉搏、呼吸的变化。

(2) 观察胃肠减压和腹腔引流液的性状和量,考虑是否发生内出血。

(三) 腹腔引流管护理

左侧膈下易积血、积液,如引流不畅可致左侧膈下感染,膈下感染等因素可能致胸腔反应性积液或导致脓胸。故膈下引流管要保持通畅,必要时应接负压吸引,注意观察并记录引流量及性质。每日更换引流管时注意无菌操作。一般手术后2～3日,引流量可减少至每天10 mL以下,色清淡,此时即可拔管。

(四) 预防感染

遵医嘱使用抗生素至体温恢复正常;做好口腔护理;有黄疸者及时止痒,保护皮肤清洁;身体情况较差者可进行病室隔离,防止交叉感染。

(五) 术后并发症的防治与护理

1. 肝性脑病 分流术后部分门静脉血未流经肝脏解毒而直接进入体循环,因其血氨含量高,加之术前肝功能已有不同程度受损及手术对肝功能的损害等,术后易诱发肝性脑病。若发现病人有神志淡漠、谵妄,应立即通知医师,并遵医嘱测定血氨浓度,对症使用谷氨酸钾、钠,降低血氨水平;限制蛋白质的摄入,减少血氨的产生;忌用肥皂水灌肠,减少血氨的吸收。

2. 静脉血栓形成 脾切除术后血小板迅速增高,有诱发静脉血栓的危险。术后2周内每日或隔日复查一次血小板,如超过600×10^9/L,应考虑给抗凝处理,并注意用药前后凝血时间的变化。脾切除术后不再使用维生素K及其他止血药物,以防血栓形成。

四、健康教育

1. 饮食指导 ①饮食规律,少量多餐,以糖类食物为主。②无渣饮食,禁忌烟酒,避免摄入粗糙、干硬、过热、辛辣的食物,以免损伤食管黏膜,诱发再出血。

2. 生活指导 ①保证充分休息,避免劳累和过度活动。一旦出现头晕、心慌、出汗等症状,应卧床休息,逐渐增加活动量。②鼓励病人自我照顾,用软牙刷刷牙,避免牙龈出血;防止外伤;指导病人及家属掌握出血先兆、基本观察方法和急救措施,掌握紧急就诊的途径和方法。③保持安静、乐观的精神,增加自信心,消除紧张、恐惧、焦虑和抑郁情绪。

3. 后续治疗指导 遵医嘱服用保肝药物,定期复查肝功能。

能力检测

(卞 倩)

第十三节 原发性肝癌病人的护理

案例导入

病人,男,36岁,有肝硬化10年,近半个月来出现肝痛不能忍受入院。查体:明显消瘦,腹部膨隆,巩膜轻度黄染,腹平软,移动性浊音(±),肝大质硬,表面凹凸不平。辅助检查:CT检查发现左右肝内多个占位,大的6 cm×8 cm,肝硬化,脾大。拟诊为①原发性肝癌;②肝炎后肝硬化失代偿期,脾大伴脾功能亢进。但入院第二日突发剧烈右上腹痛,并扩散至下腹部,伴腹胀、面色苍白、血压88/56 mmHg。

工作任务:

1. 该病人出现了什么情况?如何做好配合抢救工作?
2. 如何对该病人进行饮食指导?

【概述】

原发性肝癌是指发生于肝细胞和肝内胆管上皮细胞的恶性肿瘤,是我国常见的恶性肿瘤之一,目前占我国恶性肿瘤死亡原因的第二位。东南沿海地区高发,本病可发生于任何年龄,以40～50岁为多,男性多于女性。

原发性肝癌按大体类型可分为结节型、巨块型和弥漫型3种,以结节型多见,多伴有肝硬化。原发性肝癌转移途径以血行转移为主,极易侵犯门静脉分支,癌栓经门静脉系统形成肝内播散;肝外转移多为血行转移,多见于肺、骨、脑等;也可经淋巴系统转移至肝门淋巴结及胰周、腹膜后、主动脉旁和锁骨上淋巴结;可向膈肌附近器官直接蔓延和腹腔种植。

【护理评估】

一、健康史

1. 年龄 肝癌好发于40～50岁的年龄段,男女比例约为2∶1。

2. 饮食 来源于霉变的玉米、花生中的黄曲霉素及食品添加剂中的亚硝胺能在很多动物中引起肝癌；肝癌发病与农作物中硒含量有一定关系；此外，营养、饮酒与人类肝癌的关系还在研究中。

3. 病毒性肝炎、肝硬化 临床注意到肝癌病人常有肝炎→肝硬化→肝癌的病史。与肝癌有关的肝炎病毒有乙型（HBV）、丙型（HCV）和丁型（HDV）。我国90%的肝癌病人HBV阳性。肝癌合并肝硬化的发生率较高，其过程可能是肝细胞损害与增生过程中发生间变与癌变。

4. 其他 寄生虫可能与肝癌的发病有关，肝癌还有明显的家族聚集性。

二、身体状况

肝癌早期无典型症状，一旦出现症状多为进展期肝癌。

（一）症状

1. 肝区疼痛 此为最常见和最主要的症状，多为持续性钝痛、刺痛或胀痛，呈逐渐加重的趋势，至晚期难以忍受。肝右叶顶部的肝癌可累及横膈，疼痛可牵涉至右肩、背部；位于左肝常表现为剑突下疼痛。若肝癌破裂则表现为突发剧烈腹痛伴腹膜刺激征等急腹症表现。

2. 消化道症状 主要表现为食欲减退、腹胀、恶心、呕吐、腹泻等，这些症状缺乏特征性，易被忽视。

3. 全身症状 出现乏力不适、消瘦、发热等，晚期出现恶病质。

4. 内分泌或代谢异常 因癌肿本身代谢异常，故少数病人可有自发性低血糖、红细胞增多症、高血钙、高血脂等伴癌综合征。

5. 转移症状 当肝癌发生远处转移时可有相应症状，如肺转移可引起胸痛和血性胸水；胸腔转移以右侧多见，可有胸水征；颅内转移可有相应的神经定位症状和体征；骨骼和脊柱转移，可引起局部压痛或神经受压症状等。

（二）体征

1. 肝肿大 此为中、晚期肝癌最常见的体征。肝呈不对称性肿大，质地坚硬，边缘不规则，表面凹凸不平，有大小结节或巨块。

2. 黄疸 一旦出现，一般已属晚期，多数系癌肿引起的肝细胞性黄疸，少数为胆管癌栓形成或肝门淋巴结转移压迫肝外胆管引起阻塞性黄疸。

3. 腹水 腹水形成与低蛋白血症、腹膜肿瘤转移、门静脉受压或门静脉内癌栓形成和原有的门静脉高压状态加重等有关。癌肿破裂时可引起腹腔积血。

（三）并发症

1. 上消化道出血 肝癌常因合并肝硬化门静脉高压，引起食管-胃底静脉曲张破裂出血；也可因胃肠道黏膜糜烂、凝血功能障碍等而出血。

2. 肝性脑病 常为肝癌终末期的并发症，约1/3的病人因此死亡。

3. 肝癌结节破裂出血 肝癌组织坏死、液化可致自发破裂，或因外力而破裂。约10%的肝癌病人因癌结节破裂出血致死。

4. 继发感染 肝癌病人因长期消耗，或放疗、化疗等使白细胞减少，抵抗力降低，加之长期卧床等因素，容易并发各种感染如肺炎、败血症、肠道感染等。

（四）辅助检查

1. 实验室检查

(1) 甲胎蛋白(AFP)：此为诊断原发性肝细胞癌最常用的方法和最有价值的肿瘤标记物。

(2) 血清酶学及其他肿瘤标记物检查：由于缺乏特异性，多作为辅助指标，常用的有血清碱性磷酸酶(AKP)，γ-谷氨酰转肽酶(γ-GT)等。

(3) 肝功能及病毒性肝炎检查：肝功能异常、乙肝标志或 HCV-RNA 阳性，常提示有原发性肝癌的肝病基础。

2. 影像学检查

(1) B 超检查：此为诊断肝癌首选的检查方法，可作为高发人群首选的普查工具或用于术中病灶定位。B 超可显示肿瘤的大小、形态、所在部位及肝静脉或门静脉有无癌栓。能发现直径 2 cm 或更小的病变。

(2) CT 和 MRI 检查：可显示肝内实质性肿物，检查出直径约为 1.0 cm 的早期肝癌，诊断准确率达 90％以上。能显示肿瘤的位置、大小、数目及其与周围器官和重要血管的关系，有助于制订手术方案。对血管瘤的鉴别 MRI 优于 CT。

(3) 其他检查方法：放射性核素肝扫描、选择性动脉造影、细针肝穿刺细胞学检查等对肝癌的诊断都有一定价值。

3. 肝穿刺活组织检查及腹腔镜探查 B 超引导下细针穿刺活检可以获得肝癌的病理学确诊依据。但有出血、肿瘤破裂和肿瘤沿针道转移的危险。经各种检查未能确诊而临床又高度怀疑肝癌者，可行腹腔镜探查以明确诊断。

三、心理、社会状况

了解病人及家属对疾病本身、治疗方案、疾病预后及手术前、后康复知识的了解和掌握程度。了解病人及家属对本病、手术、术后并发症及疾病预后所产生的恐惧、焦虑程度和心理承受能力。了解亲属对病人的关心程度、支持力度，家属对病人手术等治疗的经济承受能力；了解社会和医疗保障系统的支持程度。

【常见护理诊断/问题】

1. 恐惧 确诊后，与担心疾病的预后有关。

2. 疼痛 与癌肿进行性肿大，肝包膜张力增加有关。

3. 营养失调：低于机体需要量 与癌肿慢性消耗有关。

4. 潜在并发症：出血、肝性脑病、胆汁瘘、膈下感染。

【护理措施】

一、治疗原则

以手术治疗为主的综合治疗，早期手术切除是目前治疗肝癌最有效的方法。

1. 手术治疗

(1) 肝部分切除术 治疗肝癌最有效的方法。术后 5 年生存率为 30％～40％，微小肝癌的 5 年生存率可达 90％左右。

(2) 不能切除肝癌的外科治疗 可单独或联合应用肝动脉结扎、肝动脉栓塞、液氮冷冻、激光汽化等。肿瘤缩小后部分病人可获得二次手术切除的机会。

(3) 肝移植　已取得很大进展，移植后肝功能的恢复和控制肿瘤复发是关键。

2. 肝动脉栓塞化疗　此为一种介入治疗，即经股动脉插管达肝动脉，选择性肝动脉插管，注入化学药物及明胶海绵行肝动脉栓塞化疗，可使肿瘤缩小，部分病人可因此而获得二期手术切除的机会。

3. 化学抗癌药物治疗　全身化疗主要配合肝癌切除手术、经探查已不能切除和弥漫型肝癌等使用。

4. 其他治疗　包括放疗、免疫治疗和中医中药治疗等。

二、非手术治疗护理/术前护理

(一) 心理护理

肝癌病人的心理状态比较复杂，主要表现在以下几个方面。

(1) 在未明确诊断以前，有的病人不愿相信有肝癌而拒绝与医护人员配合。对此类病人应采用诱导的方法，说明各种疾病均应早治疗的重要性。

(2) 已确诊后，病人产生恐惧，以致失眠，继而食欲减退，营养障碍，各器官功能不全或水、电解质紊乱，造成恶性循环而加速病情变化。此时，更需要家庭和社会关心体贴，尤其是需要医护人员的热情、耐心、周到的服务，使之树立起战胜疾病的信念，接受和配合治疗。

(3) 采用介入治疗的病人，术前应向其讲解该法是一种创伤较小的新技术，简要介绍治疗方法和注意事项，介绍成功病例或请成功者现身说法，消除恐惧紧张心理。

(4) 化疗和放疗所致头发脱落者，应做好心理护理，以消除其顾虑。

(二) 疼痛护理

(1) 评估疼痛发生的时间、部位、性质、诱因和程度。

(2) 遵医嘱按照三级止痛原则给予镇痛药物，观察药物疗效及不良反应。

(3) 指导病人控制疼痛和分散注意力的方法。

(三) 提供适当的营养

肝癌病人宜采用高热量、高蛋白、高维生素、易消化的饮食；宜少量多餐；合并肝硬化有肝功能损害者，应适当限制蛋白质的摄入；对进食差、营养不良的病人可行静脉营养(TPN)，补充各种营养物质，以增强机体的抵抗力。

(四) 观察病情

注意观察病人黄疸程度、出血倾向及防止肝性脑病。

(五) 术前准备

(1) 术前行护肝疗法，按医嘱给予白蛋白、血浆、全血和保肝药物。

(2) 为防止术中渗血，可肌注维生素 K3 或维生素 K1。

(3) 术前清洁灌肠，以减少血氨来源，避免诱发肝性脑病。

三、肝部分切除术后护理

(一) 一般护理

1. 体位与活动　手术后病人血压平稳，可取半卧位。术后 1～2 日应卧床休息，不宜过早起床活动，避免剧烈咳嗽，以防止术后肝断面出血。

2. 饮食与营养 手术后禁食、胃肠减压，待肠蠕动恢复后，逐渐给予流质、半流质饮食，直至正常饮食；术后2周内应适当补充白蛋白和血浆，以提高机体的抵抗力；广泛肝切除后，可使用要素饮食或静脉营养支持，保证热量供给，氨基酸以支链氨基酸为主。

（二）病情观察

密切观察病人的生命体征并及时做好记录；密切注意心电图、血生化和尿的颜色、量、尿比重等的变化；监测心、肺、肾、肝等主要脏器的功能情况。

（三）引流管护理

密切观察腹腔引流情况，保持引流管通畅，记录好引流的量及性状。如引流量逐日减少，且无出血及胆汁，引流管一般可在手术后3～5日内完全拔出。如引流物呈血性且逐日增加，疑有内出血时，应及时向医师报告，必要时做好手术探查止血的术前准备。

（四）术后并发症观察与护理

1. 肝断面出血 肝手术后，常因凝血机能障碍或肝切除后肝断面血管出血导致腹腔内出血，严重者可发生失血性休克或死亡。护理措施包括：①按医嘱正确使用止血剂、维生素K3及输入新鲜血液。②术后不宜过早起床活动，避免剧烈咳嗽，防止肝断面出血。③随时监测生命体征，保持引流管引流通畅。④如出现腹腔引流血性液体过多、脉搏加快、血压下降等表现，应立即通知医师。

2. 胆汁漏 因肝断面小胆管渗漏或胆管结扎线脱落、胆管损伤所致。护理措施如下：①观察有无剧烈腹痛、发热等胆汁漏、胆汁性腹膜炎症状；②观察腹腔引流液的性质及量，保持引流管通畅，使漏出胆汁充分引流到体外，并做好记录，如有异常，应及时向医师报告。

3. 肝性脑病 肝性脑病是术后威胁生命的严重并发症。术后护理主要包括：①早期密切观察病人神志状况，如有无嗜睡、烦躁不安等肝性脑病前驱症状。②降低血氨浓度，严密观察血氨变化，清洁肠道，防止便秘，减少血氨产生，可用生理盐水100 mL加入食醋50 mL，每日灌肠1～2次，再按医嘱配合药物治疗。③吸氧，切除半肝以上的病人，需持续吸氧3～4天，定时检测血氧饱和度，使其维持在95%以上，以增加门静脉血氧饱和度。④保护肝功能，补充血容量以增加门静脉血流，并按医嘱补充葡萄糖、氨基酸、维生素C及白蛋白、血浆等保肝药物，以促进肝细胞代偿和再生能力。⑤避免使用巴比妥类等对肝细胞有损害的药物。

四、肝动脉栓塞化疗病人的护理

1. 操作前准备 肝动脉栓塞化疗是一种有创性非手术疗法，术前向病人及家属解释治疗的方法及疗效，消除其紧张恐惧心理；完善术前各项检查，判断有无禁忌证；穿刺处皮肤准备，术前禁食禁水6 h，备好所需物品及药品。

2. 操作中配合 准备好各种抢救物品和药物，及时安慰病人；在术者注射造影剂时，密切观察病人有无恶心、心慌、胸闷、皮疹等过敏症状，检查血压的变化；注射化疗药物后应观察病人有无恶心、呕吐，如使用化疗药物胃肠道反应明显，可遵医嘱在注入化疗药物前给予止吐药；观察病人有无腹痛，如出现轻微腹痛，可安慰病人，转移其注意力；如疼痛较剧，可遵医嘱给予对症处理。

3. 操作后护理 术后由于肝动脉血供突然减少，可产生栓塞后综合征，即出现腹痛、发热、恶心、呕吐、血清白蛋白降低、肝功能异常等改变。肝动脉栓塞化疗后护理:①穿刺部位压迫止血 15 min 再加压包扎,沙袋压迫 6 h,保持穿刺肢体伸直 24 h,并观察穿刺部位有无血肿及渗血。②术后禁食 2～3 天,逐渐过渡到流质饮食,并注意少量多餐,以减轻恶心、呕吐。③密切观察病情变化:术后多数病人体温波动在 37.5～38.8 ℃,持续一周左右,是机体对坏死肿瘤组织重吸收的反应,一般不需特殊处理。如果体温超过 39 ℃,应报告医师给予处理;注意有无肝性脑病前驱症状,一旦发现异常,及时配合医师进行处理;大部分病人可出现不同程度腹痛,通常由于化疗药物刺激肝包膜或腹膜所致,应密切观察腹痛的部位、性质及程度等情况。④高浓度化疗药物可引起胃肠道反应、骨髓抑制等不良反应,应给予相应的护理。

五、健康教育

(1) 向病人讲解肝癌可能的病因、症状、体征,对乙肝肝硬化和高发区的人群应定期进行体格检查、AFP 和 B 超检测,以达到早发现、早诊断。

(2) 指导病人　多吃含蛋白丰富的食物和新鲜蔬菜、水果;食物以清淡、易消化为宜;有腹腔积液、水肿者,宜选择低盐饮食。

(3) 嘱病人保持大便通畅,服用适量缓泻剂,以保持大便通畅,防止血氨升高。

(4) 指导病人适当活动,注意休息。

(5) 嘱咐病人不适随诊,坚持术后化疗,如有呕血、黑便等现象时应及时来院治疗。

能力检测

(卞　倩)

第十四节　肝脓肿病人的护理

案例导入

病人,男,48 岁,诉两天前无明显诱因出现右上腹隐痛、伴发热,恶心、纳差。查体:T 39.6 ℃,肝区叩击痛;血常规显示:WBC 15.6×10^9/L,N 79.5%,B 超可见肝右叶液性暗区。

工作任务:

1. 病人目前存在哪些护理诊断/问题?
2. 对该病人目前存在的护理问题应采取哪些护理措施?

肝脏受感染后形成的脓肿,称为肝脓肿。一般根据病原菌的不同分为细菌性肝脓肿和阿米巴性肝脓肿，临床上以细菌性肝脓肿多见。

一、细菌性肝脓肿

【病因】

细菌性肝脓肿指化脓性细菌引起的肝内化脓性感染，可引起严重并发症，死亡率极高。

最常见致病菌为大肠杆菌和金黄色葡萄球菌，胆道系统是最主要的入侵途径，常见的病因是在胆道感染时致病菌侵入肝脏。

【护理评估】

（一）健康史

除评估病人一般情况外，还应了解病人有无胆道结石、胆道感染、腹腔感染病史。有无疫水接触史等。

（二）身体状况

1. 症状

(1) 寒战和高热：最常见的早期症状，体温可高达 39～40 ℃，一般为稽留热或弛张热，伴多汗，脉率增快。

(2) 肝区疼痛：由于肝大、肝包膜急性膨胀和炎性渗出物的局部刺激，多数病人出现肝区持续性胀痛或钝痛，有时可伴有右肩牵涉痛或胸痛。

(3) 消化道及全身症状：由于细菌毒素吸收及全身消耗，病人有乏力、食欲减退、恶心、呕吐；少数病人可有腹泻、腹胀及难以止住的呃逆等症状。

2. 体征

(1) 肝区压痛和肝大　是细菌性肝脓肿最常见的体征。

(2) 右下胸部和肝区有叩击痛。

(3) 严重者可出现黄疸。

3. 并发症

(1) 腹膜炎：脓肿可自发性穿破入腹腔引起腹膜炎。

(2) 膈下脓肿：右肝脓肿向上穿破可形成膈下脓肿。

(3) 脓胸：右肝脓肿可向右胸穿破，出现脓胸症状。

(4) 心包积液：左肝脓肿可穿破心包，发生心包积液，严重者导致心包填塞。

4. 辅助检查

(1) 实验室检查：血白细胞计数增高，中性粒细胞可高达 90%以上，有核左移和中毒颗粒；红细胞比容可下降。

(2) 影像学检查：

①X 线检查：肝阴影增大，右膈肌抬高和活动受限。

②B 超：能分辨肝内直径 2 cm 的液性病灶，并明确其部位和大小。

③诊断性肝穿刺：必要时可在肝区压痛最剧处或在超声探测引导下施行诊断性穿刺，如抽出脓液稠厚，呈黄白色有臭味的脓液则即可证实细菌性肝脓肿。

【常见护理诊断/问题】

1. 体温过高　与肝脓肿及其产生的毒素吸收有关。

2. 营养失调：低于机体需要量　与进食减少、感染引起分解代谢增加有关。

3. 潜在并发症:腹膜炎、膈下脓肿、胸腔内感染、休克。

【护理措施】

(一) 治疗原则

1. 非手术治疗

适用于急性期尚未局限的肝脓肿和多发性小脓肿。

(1) 支持治疗:积极提供支持治疗,包括肠内、外营养支持;纠正水、电解质及酸碱失衡;必要时反复多次输血,纠正低蛋白血症;改善肝功能和增强机体抵抗力。

(2) 应用抗菌药物:大剂量、联合应用抗菌药物。一般选用青霉素、氯霉素、氨苄西林、先锋霉素等,或根据细菌培养及药物敏感试验结果选择有效抗菌药物。

(3) 经皮肝穿刺脓肿置管引流术:单个较大的脓肿可在B型超声引导下穿刺抽脓,抽出脓液后可向脓腔注入抗菌药,或由穿刺针内插入PTCD导管或细硅胶管做持续引流。

(4) 中医中药治疗:多与抗菌药物和手术治疗配合应用,以清热解毒为主。

2. 手术治疗

(1) 脓肿切开引流术:对于较大的脓肿,估计有穿破可能或已并发腹膜炎、脓胸以及胆源性胰腺炎者常采用脓肿切开引流术。

(2) 肝叶切除术:对于慢性厚壁肝脓肿切开引流术后长期不愈者采用肝叶切除术。

(二) 非手术治疗护理/术前护理

1. 一般护理 鼓励病人多食高蛋白、高热量、富含维生素和膳食纤维的食物,保证足够的液体摄入量;必要时经静脉输注血制品或提供肠内、外营养支持。

2. 心理护理 耐心倾听病人诉说,理解、同情病人,帮助其树立战胜疾病的信心。

3. 病情观察 加强对生命体征和腹部体征的观察,注意脓肿是否破溃引起腹膜炎、膈下脓肿、胸腔内感染等严重并发症。肝脓肿若继发脓毒血症、急性化脓性胆管炎或出现中毒性休克征象时,可危及生命,应立即抢救。

4. 对症护理

1) 有效控制感染,注意高热护理

(1) 引流管护理:彻底引流脓液,促进脓腔闭合。

①固定:妥善固定引流管,防止滑脱。

②体位:置病人于半卧位,以利引流和呼吸。

③严格遵守无菌原则:每天用生理盐水多次或持续冲洗脓腔,观察和记录脓腔引流液的色、质和量。

④防止感染:每天更换引流袋。

⑤拔管:当脓腔引流液少于10 mL时,可拔除引流管,改为凡士林纱条引流,适时换药,直至脓腔闭合。

(2) 高热护理:

①病室内温度和湿度适宜:保持病室空气新鲜,定时通风,维持室温于18~22 ℃,湿度为50%~70%。

②保持舒适:病人衣着应适量,床褥勿盖过多,及时更换汗湿的衣裤和床单,以保持清洁和舒适。

③观察:加强对体温的动态观察,发现问题,及时报告与处理。

④摄水量:除须严格控制入水量者外,应保证高热病人每天至少摄入 2 000 mL 液体,以防脱水。

⑤物理降温:对高热病人可采用头枕冰袋、乙醇擦浴、灌肠(4 ℃生理盐水)等措施。

⑥药物降温:必要时用解热镇痛药,如安乃近、柴胡注射液等。

⑦观察不良反应:遵医嘱正确合理应用抗菌药物,并注意观察药物不良反应。对长期应用抗菌药物者应警惕假膜性肠炎及继发双重感染。

2)止痛　根据病人的情况采取适宜的止痛措施。

（三）术后护理

对手术治疗的病人,按肝切除术护理措施进行护理。具体见“原发性肝癌病人护理”。

（四）健康教育

1. 饮食指导　嘱病人出院后多食高蛋白、高热量、高维生素的食物,多喝水。

2. 疾病指导　给病人讲解疾病相关知识,提高病人自我护理能力。

3. 复诊指导　遵医嘱按时服药治疗,出现发热、肝区疼痛等症状时及时就诊。

二、阿米巴性肝脓肿

【病因】

阿米巴性肝脓肿是肠道阿米巴病最常见的并发症。阿米巴原虫从结肠溃疡处经门静脉血液、淋巴管或直接侵入肝门。原虫产生溶组织酶,导致肝细胞坏死,液化的组织和血液形成脓肿。阿米巴性肝脓肿常见于肝右叶顶部,大多为单发性的大脓肿。

【护理评估】

（一）健康史

评估病人一般资料,了解病人是否有阿米巴痢疾等病史。

（二）身心状况

1. 症状　起病较缓慢,病程较长,主要表现为右上腹持续隐痛;可有高热或不规则发热、盗汗。伴畏寒、食欲不振、腹胀、恶心、呕吐等。

2. 体征　肝区有明显的叩击痛;较大的右肝脓肿可出现右下胸部膨隆、局部皮肤水肿与压痛、肋间隙增宽;肝右下脓肿时可见右上腹膨隆,有压痛,右上腹肌紧张或扪及包块。

3. 辅助检查

(1)实验室检查:白细胞计数可增加,若无继发细菌感染,血液细菌培养阴性;血清学阿米巴抗体检测阳性;部分病人行大便检查可找到阿米巴滋养体。

(2)大便检查:阿米巴肝脓肿在新鲜大便可查见阿米巴滋养体和包囊。

(3)肝穿刺抽脓:在 B 超定位下,穿刺抽出脓性物质,即可确诊。穿刺大多抽出呈棕褐色或咖啡色脓液,无臭味;镜检有时可找到阿米巴滋养体,若无混合感染,涂片和培养无细菌。

【常见护理诊断/问题】

1. 体温过高　与阿米巴性肝脓肿有关。

2. 营养失调:低于机体需要量　与分解代谢增加有关。

3. 潜在并发症:继发细菌感染。

【护理措施】

（一）治疗原则

1. 非手术治疗

(1) 主要为抗阿米巴药物(甲硝唑、氯喹、依米丁)治疗。

(2) 必要时采用反复穿刺抽脓及支持疗法。

2. 手术治疗

病情重、脓腔较大者可行套管针穿刺留置导管做闭式引流，亦可采用手术切开引流或肝叶切除术。

（二）非手术治疗护理/术前护理

1. 一般护理 鼓励病人多食富含营养的食物，多饮水。

2. 病情观察 密切观察病情变化，及时发现继发细菌感染发生。

3. 做好脓腔引流的护理

（三）术后护理

对手术治疗的病人，按肝切除术护理措施进行护理。具体见"原发性肝癌病人护理"。

（四）健康教育

1. 饮食指导 指导病人摄入低脂肪、高营养、高维生素、易消化的饮食。

2. 后续治疗指导 嘱病人注意休息，定期复查。

能力检测

（卞　倩）

第十五节　胆石病病人的护理

案例导入

某女，65岁，诉饱餐后突发右上腹阵发性剧烈绞痛，并向右肩胛部或背部放射，伴恶心、呕吐。查体：右上腹轻度压痛，Murphy征阳性。B超显示胆囊内结石2枚，直径为1～2 cm。

工作任务：

1. 为确诊该病人应做哪些辅助检查？

2. 病人目前存在哪些护理诊断/问题？

3. 对该病人目前存在的护理问题应采取哪些护理措施？

胆石病是指发生在胆囊和胆管内的结石，是我国胆道系统常见病和多发病，发病率高达10%，随着年龄增长发病率增高，女性高于男性，其比例为2.57∶1。胆固醇结石明显多于胆色素结石。

【胆石的成因】

胆石的成因十分复杂，是多因素综合作用的结果，主要与胆道感染、代谢异常、致石基因等因素等有关。

1. 胆道感染 当胆汁淤滞、细菌或寄生虫入侵等引起胆道感染时，细菌产生的β-葡萄糖醛酸酶和磷脂酶能水解胆汁中的脂质，使可溶性的结合性胆红素水解为游离胆红素，游离胆红素再与钙盐结合，成为胆红素结石的起源。

2. 胆管异物 虫卵或成虫的尸体可成为结石的核心，促发结石形成；胆道手术后的手术线结以及Oddi括约肌功能紊乱时食物残渣随肠内容物反流入胆道成为胆石形成的核心。

3. 胆道梗阻 当胆道梗阻引起胆汁滞留时，滞留于胆汁中的胆色素在细菌作用下分解为非结合胆红素，形成胆色素结石。

4. 代谢因素 主要与脂类代谢有关，脂类代谢异常可引起胆汁的成分和理化性质发生变化，使胆汁中的胆固醇呈过饱和状态并析出、沉淀、结晶而形成结石。

5. 胆囊功能异常 胆囊收缩功能减退，胆囊内胆汁淤滞时有利于结石形成。胃大部或全胃切除、迷走神经干切断术后、长期禁食或完全胃肠外营养治疗的病人，可因胆囊收缩减少，胆汁排空延迟而增加发生结石的可能。

6. 致石基因及其他因素 近年来的研究表明，胆囊结石的发生可由多种未确定的基因及环境因素相互作用而致。肥胖、短期内体重迅速下降、妊娠期、肝硬化及糖尿病等均为结石发生的危险因素。此外，雌激素、遗传与结石形成也有关系。

【胆石的种类和部位】

（一）按胆石的成分可分

1. 胆固醇类结石 胆固醇结石以胆固醇为主要成分，胆固醇在胆固醇类结石中含量超过70%，好发于高蛋白、高脂肪膳食的人群。

2. 胆色素类结石 胆色素结石以胆红素为主，胆固醇含量低于40%，胆色素结石多见于高碳水化合物及低脂饮食的人群。

3. 混合性结石 混合性结石由胆红素、胆固醇、钙盐等多种成分混合而成。

（二）按结石所在部位可分

1. 胆囊结石

2. 胆管结石 包括肝外胆管结石、肝内胆管结石2种(图6-15-1)。

一、胆囊结石

【概述】

胆囊结石(cholecystolithiasis)是发生在胆囊内的结石，主要成分为胆固醇，常与急性胆囊炎并存。40岁之后其发病率随年龄增长而增加，成年男女比例为1∶3。胆囊结石是常见病和多发病。

【病因】

1. 代谢异常 胆汁中的主要成分为胆盐、磷脂酰胆碱和胆固醇，三者按一定比例组成，

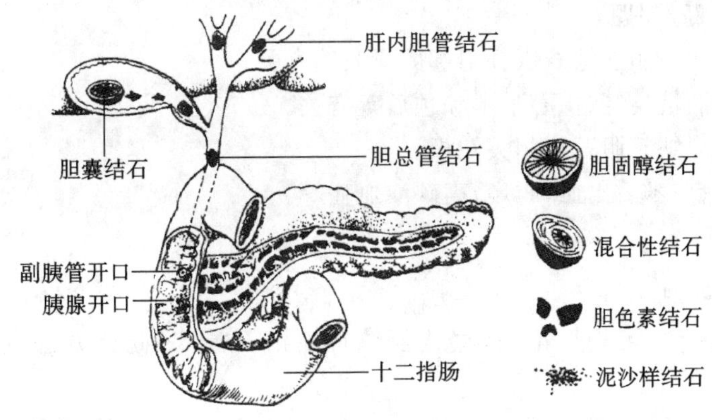

图 6-15-1 胆结石分类

且呈溶解状态。当某种原因使胆汁中胆固醇增多，磷脂和胆盐减少时则可出现胆固醇结石。

2. 胆流动力学改变 胆汁黏稠，胆汁排泄障碍等均可使胆汁淤积，促进结石形成。

【护理评估】

（一）健康史

了解病人一般资料；评估有无胆绞痛、胆道感染病史；有无高蛋白、高脂肪饮食习惯；有无促进结石形成的因素，如妊娠、肥胖、高脂食物、静坐习惯等。

（二）身心状况

1. 症状

大部分病人可终身无临床症状，成为无症状胆囊结石。少数病人出现典型的胆绞痛。其他病人表现为急性或慢性胆囊炎。

（1）胆绞痛：当结石梗阻胆囊管时可表现为突发的右上腹阵发性剧烈绞痛，可向右肩胛部或背部放射。常发生于饱餐、进食油腻食物后或睡眠时发病。

（2）消化道症状：多数病人进油腻食物后出现右上腹隐痛或嗳气、呃逆、腹胀不适等症状，常被误诊为“胃病”。

（3）胆囊积液：当结石梗阻胆囊管，而又未继发感染时，因胆红素被胆囊黏膜吸收而出现“白胆汁”。

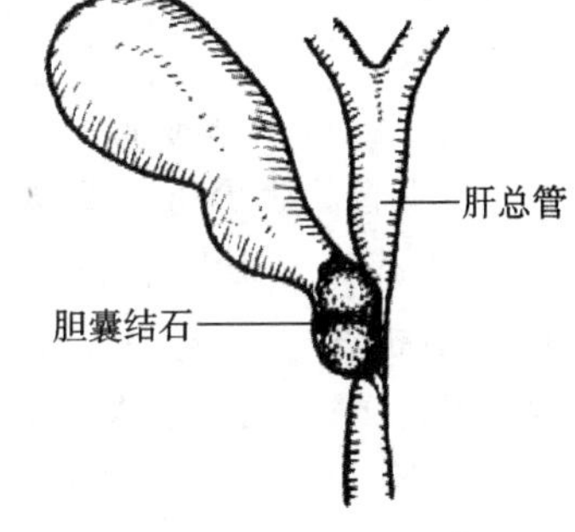

图 6-15-2 Mirizzi 综合征

（4）Mirizzi 综合征：当胆囊管与肝总管伴行过长或胆囊管与肝总管汇合位置过低时，使持续嵌顿在胆囊管颈部的结石压迫肝总管，引起反复发作的胆囊炎、胆管炎和梗阻性黄疸(图 6-15-2)。

2. 体征 可见腹上区或右上腹深压痛、胆囊肿大等。

3. 辅助检查 首选腹部 B 超检查，可显示胆囊内结石；临床上 CT 及 MRI 检查不作为常规检查。

（三）心理、社会状况

患胆囊结石的病人常反复出现胆绞痛等症状，对日常生活影响很大，常使病人烦闷、焦虑不安；病人表现为精神紧张、恐惧或不安全感。

【常见护理诊断/问题】

1. 急性疼痛 与胆囊结石嵌顿引起胆囊收缩有关。

2. 焦虑 与病情反复、担心手术和预后等有关。

3. 知识缺乏 缺乏胆石症相关知识。

4. 潜在并发症:术后出血、胆瘘、高碳酸血症等。

【护理措施】

(一) 治疗原则

1. 非手术治疗 可采取溶石、经皮胆囊碎石溶石治疗,此类方法危险性大,效果不肯定。

2. 手术治疗 胆囊切除术是治疗胆囊结石的首选方法。无症状的胆囊结石,一般无需立即手术切除胆囊,可观察和随访。根据病情可选择剖腹胆囊切除术(OC)、腹腔镜胆囊切除术(LC),首选 LC。

(二) 非手术治疗护理/术前护理

1. 一般护理

(1) 卧床休息:协助病人采取舒适体位,指导其进行有节律的深呼吸,达到放松和减轻疼痛的目的。

(2) 合理饮食:根据病情指导病人摄入清淡饮食,忌油腻食物;病情严重者予以禁食、胃肠减压,以减轻腹胀和腹痛。对不能经口进食或进食不足者,应遵医嘱补充液体与电解质,维持水、电解质、酸碱平衡。

(3) 心理护理:观察了解病人及家属对手术的心理反应,有无烦躁不安、焦虑、恐惧的心理。耐心倾听病人及家属的诉说。根据具体情况给予详细解释,说明手术的重要性,疾病的转归,以消除其顾虑,积极配合手术。

2. 病情观察

(1) 严密监测:严密监测病人生命体征。

(2) 观察腹部症状和体征:观察病人腹痛程度、性质和腹部体征变化、诱因及缓解的相关因素,观察疼痛与饮食、体位、睡眠的关系等,为进一步治疗和护理提供依据。

3. 对症护理

(1) 缓解疼痛:指导病人采取舒适体位卧床休息,分散病人注意力;对诊断明确的剧烈疼痛者,可遵医嘱给予消炎利胆、解痉止痛的药物,以缓解疼痛。

(2) 皮肤护理:黄疸病人因胆盐刺激可致皮肤瘙痒,因此应注意皮肤的护理。①减少刺激:温水擦洗,清洁皮肤。②避免皮肤破损感染:帮助病人剪指甲或戴手套,防抓破皮肤。③止痒:遵医嘱用止痒剂,如用炉甘石洗剂涂擦。

4. LC 术前准备

(1) 向病人解释 LC 的优缺点及操作步骤,缓解病人的焦虑紧张心理,使其积极配合治疗。

(2) 入院后低脂饮食,术前禁食 8～12 h,禁食 4 h。

(3) 严格备皮,用肥皂水清洁脐部皮肤,用松节油或液状石蜡清洁污垢。

(4) 做好呼吸道准备。术前指导病人进行呼吸功能锻炼,避免感冒,戒烟,以减少呼吸道分泌物,利于术后早日康复。

（三）术后护理

1. 一般护理

(1) 体位：病人返回病房后根据麻醉方式安置其取适当体位，待其麻醉清醒血压平稳后改半坐卧位，指导病人有节律地深呼吸，以放松和减轻疼痛。

(2) 饮食：在病人恢复进食前或进食量不足时，仍需从胃肠外途径补充营养素；当病人恢复进食后，应鼓励病人从清流质饮食逐步转为高蛋白、高碳水化合物、高维生素和低脂饮食。

2. 病情观察 观察病人神志、生命体征、每小时尿量、腹部体征及引流液的量、颜色和性质，警惕胆瘘的可能；同时应注意血常规、电解质、血气分析和心电图等检测结果的变化。

3. 并发症的护理

(1) 出血：观察病人生命体征、腹部体征、伤口渗血、引流液的颜色、量和性质，发现病人面色苍白、出冷汗、脉搏细弱、血压下降，腹腔引流大量血性液体，应及时报告医师并配合抢救。

(2) 胆瘘：主要原因是胆道损伤、胆囊管残端破漏等引起。病人可出现发热、腹胀、腹痛、腹膜刺激征等表现。应严密观察腹部体征及引流情况，发现胆瘘应安置病人取半卧位，充分引流胆汁，保证引流通畅；及时更换敷料，保护皮肤；遵医嘱补液，维持水、电解质及酸碱平衡。

(3) CO_2气腹相关并发症：主要引起高碳酸血症及酸中毒，多为可逆性。术后安置病人取半坐卧位，保持呼吸道通畅，低流量给氧，鼓励病人深呼吸。

（四）健康教育

1. 饮食指导 选择低脂肪、高糖、高蛋白、高维生素、易消化的食物，忌油腻食物，宜少量多餐，避免过饱，避免肥胖。

2. 生活习惯指导 嘱病人劳逸结合，避免过度劳累及精神高度紧张。

3. 后续治疗指导 行非手术治疗及行胆囊造口术的病人，应遵医嘱坚持治疗，定期检查，以确定是否手术治疗和手术时机。

二、胆管结石

【概述】

胆管结石(cholelithiasis)是发生于肝内、外胆管的结石。左、右肝管汇合部以下的肝总管和胆总管结石为肝外胆管结石，汇合部以上的结石为肝内胆管结石。

【病因】

胆管结石的主要原因包括胆汁淤滞、细菌感染和脂类代谢异常。肝外胆管结石的形成除上述原因外，胆道内异物如虫卵和蛔虫的尸体亦可成为结石的核心；肝内胆管结石进入肝外胆管可引起肝外胆管结石。

【护理评估】

（一）健康史

了解病人一般资料；评估有无胆绞痛、胆道感染病史；有无高蛋白、高脂肪的饮食习惯；有无促进结石形成的因素，如妊娠、肥胖、高脂食物、静坐习惯等。

（二）身心状况

1. 症状

取决于胆道有无梗阻、感染及其程度。当结石阻塞胆道并继发感染时，可表现为典型的 Charcot 三联症，即腹痛、寒战高热和黄疸。

(1) 肝外胆管结石：

①腹痛：发生在剑突下或右上腹部，呈阵发性绞痛，或持续性疼痛阵发性加剧，疼痛可向右肩背部放射。

②寒战、高热：系胆管梗阻并继发感染后引起的全身性中毒症状。多发生于剧烈腹痛后，体温可高达 39～40 ℃。

③黄疸：黄疸的程度取决于梗阻的程度及是否继发感染。

④消化道症状：多数病人有恶心、腹胀、嗳气、厌食油腻食物等。

(2) 肝内胆管结石：肝内胆管结石常与肝外胆管结石并存，其临床表现与肝外胆管结石相似。部分病人可无症状或仅有轻微的肝区和患侧胸背部胀痛。

2. 体征 部分肝内胆管结石病人有肝大、肝区压痛和叩击痛。

3. 辅助检查

(1) 实验室检查：①血常规检查可见白细胞计数及中性粒细胞比例明显升高；②血清胆红素、转氨酶和碱性磷酸酶升高；③尿液检查示尿胆红素升高，尿胆原降低甚至消失，大便检查示大便中尿胆原减少。

(2) 影像学检查：B 超检查可显示胆管内结石影，近端胆管扩张。PTC，ERCP 或 MRCP 等检查可显示梗阻部位、程度、结石大小和数量等。

（三）心理、社会状况

该病人常反复出现胆绞痛等症状，对日常生活影响很大，易产生烦恼和焦虑、精神紧张、恐惧或不安全感。

【常见护理诊断/问题】

1. 急性疼痛 与结石嵌顿、胆汁排空受阻致胆囊强烈收缩、感染及 Oddi 括约肌痉挛有关。

2. 体温过高 与胆囊管、胆管梗阻并继发感染有关。

3. 有皮肤完整性受损的危险 与胆管梗阻、胆盐沉积致皮肤黄疸、瘙痒及术后胆汁渗漏有关。

4. 潜在并发症：胆道出血、胆瘘、感染等。

【护理措施】

（一）治疗原则

以手术治疗为主。原则是取出结石，解除梗阻和狭窄，去除感染灶。

1. 非手术治疗 在手术基础上，服用消炎利胆中药，对控制炎症、排出结石有一定作用；术后发现胆道残留结石，可采用胆道镜取石。

2. 手术治疗 肝外胆管结石以手术治疗为主。常用手术方法如下：①胆总管切开取石加 T 管引流术；②胆肠吻合术；③Oddi 括约肌成形术。肝内胆管结石的治疗采取以手术方法为主的综合治疗。手术方法如下：①高位胆管切开及取石；②胆肠内引流术。

（二）非手术治疗护理/术前护理

1. 一般护理 参见“胆囊结石”术前一般护理内容。

2. 心理护理 观察、了解病人及家属对手术的心理反应，有无烦躁不安、焦虑、恐惧的心理。耐心倾听病人及家属的诉说。说明手术的重要性与疾病的转归情况，以消除其顾虑，积极配合手术。

3. 病情观察 严密监测病人生命体征及腹痛程度、性质和腹部体征变化，诱因及缓解的相关因素；与饮食、体位、睡眠的关系；腹膜刺激征及 Murphy 征是否阳性等，为进一步治疗和护理提供依据。

4. 对症护理

(1) 缓解疼痛：指导病人采取舒适体位卧床休息，分散病人注意力；对诊断明确的剧烈疼痛者，可遵医嘱给予消炎利胆、解痉止痛的药物，以缓解疼痛。禁用吗啡，以免引起 Oddi 括约肌痉挛。

(2) 降温：根据病人的体温情况，采取物理降温和（或）药物降温的方法，尽快降低病人的体温；遵医嘱应用足量有效的抗菌药，以有效控制感染，恢复病人正常体温。

(3) 皮肤护理：可用温水擦洗皮肤，减轻瘙痒，瘙痒剧烈者可遵医嘱应用药物治疗。

(4) 抗休克处理：休克病人应立即予以补液扩容，尽快恢复血容量，纠正水、电解质及酸碱平衡紊乱，维持体液平衡。

5. 术前准备

(1) 做好术前常规护理。

(2) 病人若行胆肠吻合术，应做好肠道准备，如术前 3 天口服卡那霉素、甲硝唑等，术前 1 天晚行清洁灌肠。术前遵医嘱肌内注射或静脉滴注维生素 K_1。

（三）术后护理

1. 一般护理 参见“胆囊结石”术后一般护理内容。

2. 病情观察 包括神志、生命体征、每小时尿量、腹部体征及引流液的量、颜色和性质，警惕胆瘘的可能。同时应注意血常规、电解质、血气分析和心电图等检测结果的变化。

3. T 管引流护理

(1) 妥善固定：T 管应用缝线或胶布将其妥善固定于腹壁，避免将管道固定在床上，以防病人在翻身或活动时被牵拉而脱出。对躁动及不合作的病人，应采取相应的防护措施，防止脱出。

(2) 保持引流通畅：避免腹腔引流管或 T 管扭曲、折叠及受压，定期从引流管的近端向远端挤捏，以保持引流通畅。

(3) 观察引流情况：定期观察并记录引流管引出胆汁的量、颜色及性质。正常成人每天分泌胆汁的量为 800～1200 mL，呈黄绿色，清亮、无沉渣、有一定黏性。术后 24 h 引流量为 300～500 mL，恢复进食后，每天可有 600～700 mL，以后逐渐减少至每天 200 mL 左右。术后 1～2 天胆汁的颜色可呈淡黄色混浊状，以后逐渐加深、清亮。若胆汁突然减少甚至无胆汁引出，提示引流管阻塞、受压、扭曲、折叠或脱出，应及时查找原因和处理；引出胆汁量过多，常提示胆管下端梗阻，应进一步检查，并采取相应的处理措施。

(4) 注意引流管周围皮肤的护理：若术后放置引流管，应注意其周围皮肤的护理。若引流管周围见胆汁样渗出物，应及时更换被胆汁浸湿的敷料，局部皮肤涂敷氧化锌软膏，防止胆汁刺激和损伤皮肤。

(5) 预防感染:严格无菌操作,在引流管周围皮肤覆盖无菌纱布;长期带管者,应定期更换引流袋,保持引流通畅,防止感染。

(6) 适时拔管:T 管一般留置 10～14 天。

A. 拔管指征:胆汁引流量逐渐减少,胆汁清亮,病人无腹痛、发热现象,黄疸消退,实验室检查指标恢复正常,可考虑拔管。

B. 拔管方法:拔管前先试行夹管 1～2 天,病人无腹痛、腹胀、黄疸时,可经 T 管逆行造影进一步证实胆道通畅,然后开放 T 管持续引流造影剂 24 h 以上,再次夹管 24～48 h,病人无不适可拔管,残余窦道用凡士林纱布填塞。

4. 术后并发症的护理 出血、胆瘘(参见"胆囊结石"相关内容)。

(四) 健康教育

1. 饮食指导 选择低脂肪、高糖、高蛋白、高维生素、易消化的食物,忌油腻食物,宜少量多餐,避免过饱,避免肥胖。

2. 生活习惯指导 嘱病人应劳逸结合,避免过度劳累及精神高度紧张。

3. 后续治疗指导 非手术治疗的病人,应遵医嘱坚持治疗,定期检查,以确定是否手术治疗和手术时机。带 T 管出院的病人,应告知其留置 T 管引流的目的及注意事项,指导其进行自我护理。

【胆道疾病特殊检查与护理】

(一) 腹部超声(B 超)

腹部超声检查是普查和诊断胆道疾病的首选方法。具有无创、安全、快速、经济、简单、准确、可多次重复检查的特点;适用于胆囊与胆管结石、急慢性胆囊炎、胆道蛔虫、胆囊息肉样病变、胆道畸形、胆囊癌变的诊断。

1. 目的 了解胆囊及肝内外胆管病变的部位及大小;引导肝胆管穿刺、取石、引流。

2. 护理 ①饮食:由于进食后胆囊排空及肠内积气,影响结果观察,故检查前 3 天禁食牛奶、豆浆、甜食等易产气食物;检查前一天晚餐宜清淡;②禁食:检查当日空腹、禁食禁饮;③灌肠:有便秘或胀气病人需先口服缓泻剂或灌肠。

(二) 经皮肝穿刺胆道造影(PTC)

PTC 是指在 X 线透视或 B 超引导下,利用特制穿刺针经皮穿入肝内胆管,再将造影剂直接注入胆管而使肝内外胆管迅速显影的一种顺行性胆道直接造影方法。PTC 为有创操作,可发生胆汁渗漏、出血、脓毒血症等并发症。在评估肝内外胆管方面,PTC 已经被非侵入性影像学技术取代(MRCP)。

1. 目的 PTC 可清楚地显示肝内外胆管的情况,包括病变部位、范围、程度和性质等,有助于胆道疾病特别是阻塞性黄疸的诊断和鉴别诊断,必要时置管引流胆汁。

2. 护理

(1) 操作前:①应查凝血功能,注射维生素 K_1 2～3 天;必要时应用抗生素。②常规行碘过敏试验,并做好造影后即刻剖腹探查的各种准备工作,以备及时处理胆汁性腹膜炎、出血等紧急并发症。

(2) 操作中:①协助安排病人取仰卧体位,指导病人平稳呼吸,穿刺时避免屏气和深呼吸;②严密观察生命体征变化及腹部体征。

(3) 操作后:①体位:应平卧 4～6 h,卧床休息 24 h。②观察病情:定时测血压和脉搏,注意有无内出血及胆漏发生,保持引流通畅。③饮食:指导病人进食低脂、高维生素、优质蛋白的饮食。④药物:遵医嘱使用抗生素和止血药。

(三) 经内镜逆行性胰胆管造影(ERCP)

ERCP 是将十二指肠纤维镜插至十二指肠降部,由活检管道内将导管插入胆管或胰管内进行造影的方法,显示胆道系统和胰腺导管的病变。由于其造影清晰,不受肝功能影响,因此是诊断胰腺和胆道疾病的一个重要手段。适应证:①胆道疾病伴黄疸;②疑为胆源性胰腺炎、胆胰或壶腹部肿瘤;③先天性胆胰异常;④可经内镜治疗的胆管及胰腺疾病。禁忌证:急性胰腺炎、碘过敏、严重胆道感染、严重的心肺或肾功能不全者禁忌做此项检查。ERCP 可诱发急性胰腺炎和胆管炎,部分检查被 MRCP 替代。

1. 目的 ①直接观察十二指肠及乳头部的病变,对病变部位取材做活检。②收集十二指肠液、胆汁及胰液进行理化及细胞学检查。③通过造影显示和诊断胆道系统和胰管的病变。④用于治疗,如鼻胆管引流、Oddi 括约肌狭窄切开术、胆总管下端取石及蛔虫等。

2. 护理

(1) 检查前准备:①评估:评估心肺、肝脏及凝血功能。②禁食:检查前禁食 6～8 h。③药物:检查前口服咽部局麻药,15 min 常规注射解痉、镇静药物,如地西泮、东莨菪碱等。

(2) 检查中护理:①插内镜时指导病人进行深呼吸并放松,持续吸氧;②监测心电图、血氧饱和度及全身情况,发现特殊情况应及时终止操作、留观察并做相应的处理。

(3) 检查后护理:①观察生命体征、腹部体征及消化道出血情况;②嘱检查当天禁食、静脉补充液体,根据病情逐步恢复饮食;③检查后 3 h 内及次日晨各检测血清淀粉酶或脂肪酶 1 次;④可遵医嘱预防性应用抗生素。

(四) 磁共振胰胆管造影(MRCP)

MRCP 是用于评价胆道系统的造影技术,可显示整个胆道系统的影像。MRCP 是非侵入性检查,与 ERCP 联合使用可在诊断良性、恶性胰腺、胆道疾病方面发挥很重要的作用。适应证:用于腹部超声检查诊断不清、怀疑有胆道肿瘤者及指导手术中定位。禁忌证:装置有心脏起搏器、植入神经刺激器、有颅内动脉夹、眼球内装有金属部件等为绝对禁忌证;近期植入血管内支架或过滤器者、孕妇为相对禁忌证。

1. 目的 了解肝脏、胆囊、胰腺的形态结构,内部的结石、肿瘤、梗阻、扩张等情况。

2. 护理

(1) 检查前准备 ①嘱病人取下一切金属物品(如发夹、手表、义齿、钥匙、耳环等);②指导病人吸气-呼气-闭气的呼吸方法。

(2) 检查中护理 ①体位:指导病人取平卧位,保持制动;②指导病人正确呼吸。

(五) 术中及术后胆道镜检查

胆道镜检查可协助诊断和治疗胆道疾病,了解胆道有无狭窄、畸形、肿瘤和蛔虫等,也可经胆道镜取活体组织进行病理学检查。其已成为一种常规的诊疗方法。适应证:胆管内结石残留、肿瘤、蛔虫、狭窄、术后出血、胆道冲洗及灌注药物等。禁忌证:术后有严重心功能不全、胆道感染或出血倾向者。

1. 目的 ①术中处理结石，评估胆管内肿瘤范围；②在胆管内进行检查、取石、取虫、冲洗、灌药、气囊扩张狭窄等。

2. 护理

（1）术中胆道镜护理 协助医师吸尽溢出液和腹腔渗出液，防止发生感染性并发症。

（2）术后胆道镜护理 ①注意穿刺点止痛、伤口换药、引流管护理；②观察有无出血、感染等并发症的发生，并积极配合处理。

能力检测

（叶志香）

第十六节 胆道感染病人的护理

案例导入

病人，女，45岁，进食油腻食物后出现右上腹阵发性绞痛，并放射至右肩及右肩胛下，伴恶心、呕吐。查体：右上腹有轻度腹膜刺激征，Murphy征阳性。

工作任务：

1. 该病人有哪些重要体征？
2. 为确定诊断，应做哪些辅助检查？
3. 针对该病人存在的问题应怎样实施护理？

胆道感染是指胆囊壁和（或）胆管壁受到细菌的侵袭而发生的炎症反应，胆汁中有细菌生长。胆道感染与胆石病常互为因果关系，胆石病可引起胆道梗阻，胆道梗阻又可造成胆汁淤滞、细菌繁殖而致胆道感染；胆道反复感染又是胆石形成的致病因素和促发因素。

胆道感染是一种常见疾病，按发病缓急可分为急性和慢性两种，按发病部位可分为胆囊炎和胆管炎。

一、胆囊炎

【概述】

胆囊炎是指发生在胆囊的细菌性和（或）化学性炎症。根据病程及发病缓急可分为急性胆囊炎和慢性胆囊炎。约95%的急性胆囊炎病人合并胆囊结石，称为急性结石性胆囊炎；未合并胆囊结石者，称为急性非结石性胆囊炎。

【病因】

1. 急性胆囊炎 发病多与胆汁淤滞和细菌感染有关。胆汁淤滞主要由胆囊结石阻塞或嵌顿于胆囊管或胆囊颈,胆囊管扭曲、狭窄和蛔虫堵塞,胆囊管和 Oddi 括约肌痉挛等引起;感染的细菌多来源于胃肠道,常见细菌有大肠杆菌、产气荚膜梭菌、铜绿假单胞菌、变形杆菌等革兰阴性细菌,通过胆道逆行、直接蔓延或经血循环和淋巴途径侵入胆囊。

2. 慢性胆囊炎 多继发于急性胆囊炎,是急性胆囊炎反复发作的结果。

【护理评估】

(一) 健康史

了解病人有无胆道结石、胆道蛔虫、胆管狭窄、肿瘤等病史,询问近期有无创伤史、手术史,了解病人的饮食习惯、发病前进食情况等。

(二) 身体状况

1. 症状

(1) 急性胆囊炎:

①腹痛:表现为右上腹持续性疼痛伴阵发性绞痛,常在饱餐、进食油腻食物后或在夜间发作,疼痛可放射至右肩及右肩胛下。

②消化道症状:恶心、呕吐、厌食等。

③发热或中毒症状:病人可出现不同程度的体温升高和脉搏加速。

(2) 慢性胆囊炎:症状常不典型,主要表现为上腹部饱胀不适、厌食油腻和嗳气等消化不良的症状以及右上腹和肩背部隐痛。

2. 体征

(1) 局限性腹膜刺激征:急性胆囊炎病人右上腹可有不同程度和不同范围的压痛、反跳痛和肌紧张。

(2) Murphy 征阳性:急性胆囊炎的典型体征。其检查方法为病人取仰卧位,检查者站在病人右侧,将左手放在病人右肋部,拇指置于右腹直肌外缘与肋弓交界处,嘱病人深吸气,使肝脏下移,当拇指触及肿大胆囊,病人因疼痛突然屏气为阳性;有时可扪及肿大触痛的胆囊。

(3) 黄疸:一般黄疸少见,仅 10%～25%的病人可出现轻度黄疸,多见于胆囊炎症反复发作合并 Mirizzi 综合征的病人。

3. 辅助检查

(1) 急性胆囊炎:血常规检查可见白细胞计数及中性粒细胞比例升高。B 超检查急性胆囊炎可显示胆囊增大,胆囊壁增厚,大部分病人可见胆囊内有结石光团。

(2) 慢性胆囊炎:B 超检查显示胆囊壁增厚、胆囊腔缩小或萎缩,造影检查胆囊排空功能减退或消失,囊内有结石影像。

(三) 心理、社会状况

应了解病人的经济状况,询问病人和家属对胆道感染知识的认知程度,对治疗的期望等。

【常见护理诊断/问题】

1. 急性疼痛 与结石突然嵌顿、胆汁排空受阻致胆囊强烈收缩、感染有关。

2. 体液不足 与恶心、呕吐、禁食、胃肠减压有关。

3. 焦虑/恐惧 与腹部绞痛、疾病反复发作，担心预后，害怕手术等有关。

4. 潜在并发症:胆囊穿孔。

【护理措施】

（一）治疗原则

主要为手术治疗。

1. 非手术治疗 适用于诊断明确、病情较轻的急性胆囊炎病人及手术前准备。主要措施包括禁食、胃肠减压、解痉止痛、控制感染及全身支持治疗，服用消炎利胆药物等。

2. 手术治疗 适用于经非手术治疗无效或症状加重，以及合并严重并发症者。常用手术方式如下：①胆囊切除术：腹腔镜胆囊切除术（LC）和剖腹胆囊切除术（OC），首选 LC 手术；②胆囊造口术：对不能耐受手术的高危病人，可先行胆囊造口术，3 个月后再行胆囊切除手术。

（二）非手术治疗护理/术前护理

参见“胆囊结石”术前护理。

（三）术后护理

参见“胆囊结石”术后护理。

（四）健康教育

参加“胆囊结石”健康教育。

二、急性梗阻性化脓性胆管炎

案例导入

某男，37 岁，突发右上腹持续性剧痛，阵发性加重，随即出现高热、寒战，伴恶心、呕吐。查体：血压下降，神志恍惚，皮肤及巩膜黄染，右上腹压痛，肌紧张，Murphy 征阳性。

工作任务：

1. 该病人存在哪些护理问题？
2. 对该病人如何实施护理？

【概述】

急性梗阻性化脓性胆管炎（acute obstructive suppurative cholangitis，AOSC）又称急性重型胆管炎（acute cholangitis of severe type，ACST），是指在胆管梗阻的基础上，并发胆管的急性化脓性细菌感染，病情严重，死亡率较高。

【病因】

主要病因为胆管梗阻和细菌感染，76％～88.5％由胆管结石梗阻引起，其次为胆道蛔虫、胆管狭窄或肿瘤等所致的梗阻引起。常见引起感染的细菌有大肠杆菌、变形杆菌、厌氧杆菌、铜绿假单胞菌等。

胆管结石易造成胆管梗阻和狭窄，使胆汁排出不畅，胆汁淤滞，继发感染。胆管组织充血、水肿、渗出，发生急性胆管炎；病变发展，梗阻加重或形成胆管完全性梗阻，胆管壁糜烂、坏死，胆管内充满脓性胆汁，腔内压力升高，常形成胆源性脓毒症或感染性休克，即为急性梗阻性化脓性胆管炎。

【护理评估】

（一）健康史

了解病人有无胆道结石、胆道蛔虫、胆管狭窄、肿瘤等病史，询问近期有无创伤史、手术史，了解病人的饮食习惯、发病前进食情况等。

（二）身心状况

发病急骤，病情进展迅速，除了具有急性胆管炎的 Charcot 三联征外，还伴有休克及中枢神经系统抑制的表现，即 Reynolds 五联征。伴寒战、高热，体温可达 40 ℃以上；恶心呕吐、黄疸；血压下降或休克；出现中枢神经系统抑制症状如表情淡漠、嗜睡，甚至昏迷。如果病情继续发展则可致急性呼吸衰竭以及急性肾功能衰竭，数小时内可致死亡。

1. 症状

(1) 腹痛：突然腹上区或剑突下剧痛或绞痛，可阵发性加重，向右肩背部放射。

(2) 寒战、高热：体温可达 39～40 ℃或更高。

(3) 黄疸：因胆管梗阻，可出现不同程度黄疸。

(4) 休克表现：短期内出现呼吸急促、出冷汗、脉搏细速，血压迅速下降，全身发绀，皮下淤斑等。

(5) 神志改变：表现为淡漠、烦躁、谵妄或嗜睡、神志不清甚至昏迷。

(6) 胃肠道症状：恶心、呕吐等。

2. 体征 剑突下或右上腹可有不同程度压痛或腹膜刺激征，可有肝大及肝区叩痛，可扪及肿大的胆囊。

3. 辅助检查

(1) 实验室检查：血常规检查示白细胞计数升高，可超过 20×10^9/L，中性粒细胞比例明显升高，细胞质内可出现中毒颗粒。

(2) 腹部 B 超：可显示肝和胆囊肿大，肝、内外胆管扩张及胆管内结石光团伴声影。

（三）心理、社会状况

病人及家属对疾病的认知、家庭经济状况和心理承受程度。

【常用护理诊断/医护合作性问题】

1. 体液不足 与呕吐、禁食、胃肠减压和感染性休克等有关。

2. 体温过高 与胆囊管、胆管梗阻并继发感染有关。

3. 营养失调：低于机体需要量 与胆道疾病致长时间发热、肝功能损害及禁食有关。

4. 潜在并发症：胆道出血、胆瘘、多器官功能障碍或衰竭。

【护理措施】

（一）治疗原则

紧急手术解除胆道梗阻并引流，尽早而有效降低胆管内压力，积极控制感染和抢救病人生命。

1. 非手术治疗 主要措施包括:禁食、持续胃肠减压及解痉止痛;抗休克治疗;联合应用足量、有效、广谱抗菌药物抗感染治疗。

2. 手术治疗 主要目的是解除梗阻、胆道减压。多采用胆总管切开减压加T管引流术。

(二)非手术治疗护理/术前护理

1. 一般护理

(1)禁食及胃肠减压:禁食可减少消化液的分泌;胃肠减压可吸出胃内容物,从而减轻腹胀。

(2)采取合适体位:非休克病人取半卧位;休克病人应取仰卧中凹位。

(3)心理护理:耐心地解释手术的必要性和安全性,消除或减轻病人心理上的恐惧感;争取家属的理解和支持,引导家属多关爱、多鼓励病人,增强病人战胜疾病的信心。

2. 病情观察 严密监护病人的生命体征和循环功能,及时准确记录出入量,为补液提供依据。

3. 抗休克 合理补液扩容,改善组织器官的灌流,维持水、电解质及酸碱平衡。

4. 吸氧 根据病情选择适当的给氧方式,改善病人缺氧状况。

5. 对症护理

(1)降低体温:采用物理、药物降温使体温恢复正常。

(2)解痉止痛:对诊断明确的剧烈疼痛的病人,可给予消炎利胆、解痉或止痛的药物减轻腹痛;但禁用吗啡,防止Oddi括约肌痉挛加重梗阻。

6. 控制感染 遵医嘱联合应用足量有效抗生素控制感染,并注意观察药物的不良反应。

7. 术前准备 不能进食或禁食及胃肠减压的病人,可通过胃肠外途径补充足够的热量、氨基酸、维生素、水、电解质等,以维持和改善营养状态。对凝血机制障碍的病人,遵医嘱予以维生素K_1肌内注射。其他准备参见“手术前后病人护理”。

(三)术后护理

1. 体位 病人返回病房后根据麻醉方式安置其取适当体位;待其血压平稳后改半卧位,有利于引流和呼吸改善。

2. 病情观察 严密观察生命体征、腹部情况(如腹痛、腹胀、黄疸)、伤口和引流情况。

3. 饮食护理 术后暂禁食,遵医嘱补充水、电解质,维持水、电解质及酸碱平衡。待肛门排气后可进低脂流质,逐渐过渡到半流、普食。

4. 对症护理 术后遵医嘱继续使用有效抗生素预防和控制感染;对高热病人给予物理降温或药物降温。

5. 术后并发症的防治与护理

(1)加强观察:包括神志、生命体征、每小时尿量、腹部体征及引流液的量、颜色和性质,警惕胆瘘的可能。同时应注意血常规、电解质、血气分析和心电图等检测结果的变化。

(2)加强护理:加强腹壁切口、引流管和T管的护理(参见本章第十五节胆石病病人的护理)。

(3)加强支持治疗:如发生胆瘘,需遵医嘱补充水、电解质和维生素;鼓励病人进食高蛋白、高维生素、低脂、易消化的饮食。

（四）健康教育

按胆石症健康教育内容进行指导。

能力检测

（叶志香）

第十七节 胆道蛔虫病病人的护理

案例导入

张女士，35 岁，突然发生剑突下阵发性钻顶样剧烈疼痛，并向右侧肩背部放射，坐立不安，大汗淋漓；反复发作，间歇期如同常人。

工作任务：

1. 为确诊该病人应做哪些辅助检查？
2. 病人目前存在哪些护理诊断/问题？
3. 对该病人目前存在的护理问题应采取哪些护理措施？

【概述】

胆道蛔虫病（biliary ascariasis）是指由于饥饿、胃酸降低或驱虫不当等因素，肠道蛔虫上行钻入胆道所引起的一系列临床症状，是常见的急腹症之一。发病对象多见于儿童和青少年，发病率农村高于城市。随着卫生设施的逐步改善、肠道蛔虫病的减少，本病的发病率也明显下降，大多数病人经非手术治疗痊愈。

【病因】

蛔虫寄生在病人小肠中下段内，喜欢碱性环境，且具有钻孔癖性。当寄生的环境发生改变，如发热、饥饿、驱虫不当、饮食不节、消化功能紊乱等时，蛔虫则向上窜动，经十二指肠钻入胆道，引起 Oddi 括约肌痉挛而出现典型表现。

知识链接

蛔虫钻入胆道，机械刺激可引起括约肌痉挛，导致胆绞痛和诱发急性胰腺炎。

蛔虫将肠道的细菌带入胆道，造成胆道感染，严重者引起急性化脓性胆管炎、肝脓肿。

如经胆囊管钻入胆囊，可引起胆囊穿孔。

【护理评估】

一、健康史

了解病人有无发热、饥饿、驱虫不当、饮食不节、消化功能紊乱等蛔虫寄生环境改变的因素；询问病人既往有无肠道蛔虫病及类似发病情况。

二、身体状况

（一）症状

1. 腹痛 病人突然感到剑突下或上腹部阵发性钻顶样绞痛，可向右肩背部放射。发病时辗转不安，痛苦呻吟，大汗淋漓；疼痛可反复发作，持续时间不一；也可突然自行缓解，间歇期可全无症状，如同正常人。

2. 恶心、呕吐 疼痛时伴恶心、呕吐，少数病人可呕出蛔虫。

3. 畏寒、高热、黄疸 当病人合并胆道梗阻继发感染时可出现畏寒、高热、黄疸等。

（二）体征

单纯性胆道蛔虫病病人的体征较轻，表现为腹软、剑突偏右处仅有轻压痛，其最大特点是体征与症状不相符合，即剧烈的腹痛与较轻的腹部体征不相称，所谓"症征不符"。当合并梗阻、感染时可触及肿痛的胆囊与肝脏。如出现胰腺炎、肝脓肿时，可出现相应体征。

（三）辅助检查

1. 实验室检查

（1）血常规：白细胞计数升高，嗜酸性粒细胞升高，如合并胆道感染时，中性粒细胞比例增高。

（2）大便常规：可查找蛔虫虫卵。

2. 影像学检查

（1）B超：诊断本病的首选方法，可显示胆道内有平行强光带及蛔虫影。

（2）ERCP：可在胆道下段发现蛔虫，并可在镜下钳夹取出蛔虫。

三、心理、社会状况

了解病人是否因疼痛引起烦躁不安、焦虑等心理反应；了解病人及家属对疾病的认知情况。

【常见护理诊断/问题】

1. 急性疼痛 与蛔虫钻入胆道导致Oddi括约肌痉挛有关。

2. 知识缺乏 与缺乏饮食卫生保健知识有关。

3. 体温增高 与继发胆道感染有关。

【护理措施】

（一）治疗原则

1. 非手术治疗 多数病人经积极非手术治疗可治愈或缓解症状。

（1）解痉止痛：遵医嘱给予解痉止痛药物，如阿托品0.5 mg，皮下注射，或山莨菪碱(654-2)5～10 mg肌内注射等。必要时可加用哌替啶25～50 mg，肌内注射。但禁止使用吗啡，以免引起Oddi括约肌痉挛，用药过程中注意观察疗效和不良反应。

(2) 利胆驱虫：

①服用食醋、乌梅汤：有止痛作用。因蛔虫喜欢碱性环境，酸性环境不利于蛔虫活动，故疼痛发作时，服用食醋、乌梅汤可使蛔虫静止，通过减轻刺激达到止痛的目的。

②氧气经胃管注入：有驱虫和镇静作用。

③服用驱虫药物：当病人症状缓解后服用驱虫药进行驱虫治疗。常用驱虫药物有驱虫净、哌嗪(驱蛔灵)、左旋咪唑等，于清晨空腹或晚上临睡前服药。服药后观察排虫情况，并继续服用利胆药物2周，利于虫体残骸排出。

(3) 控制胆道感染：遵医嘱使用有效抗生素预防和控制感染。

(4) 纤维十二指肠镜驱虫：经ERCP检查发现虫体，用石钳取出虫体。

2. 手术治疗 适用于经非手术治疗无效或症状加重，以及合并严重并发症者。常用手术方式有胆总管切开探查术、T形管引流手术。

(二) 非手术治疗护理/术前护理

1. 一般护理

(1) 休息与体位：疼痛发作期协助病人卧床休息，并帮助采取舒适的体位，大量出汗时及时协助病人更衣。

(2) 饮食与营养：病人疼痛发作期暂禁食，遵医嘱及时补充液体与电解质，维持水、电解质及酸碱平衡。疼痛间歇期，鼓励病人合理饮食，保证足够水分摄入。

(3) 心理护理：评估病人的心理状态，多与病人沟通，对其给予精神上的鼓励和支持，消除病人病人的紧张心理，使其更好地配合检查与治疗。

2. 病情观察 密切观察病人体温、腹痛部位及性质、黄疸等情况，发现异常及时报告医师并积极配合处理。

3. 对症护理

(1) 减轻或控制疼痛 对疼痛病人应指导其采用舒适体位并做深呼吸运动，同时遵医嘱使用止痛药物。

(2) 止呕 对呕吐病人应做好相应护理，必要时遵医嘱使用止呕药。

(三) 术后护理

对手术治疗的病人，按胆总管切开探查术以及T形管引流手术护理措施进行护理。具体见“任务十六胆道感染病人的护理”。

(四) 健康教育

1. 饮食卫生指导 指导病人养成良好的饮食卫生习惯，告知病人不喝生水，餐前便后洗手，蔬菜应洗净、煮熟，不生吃，水果洗净削皮，生菜、熟食分开清洗准备。

2. 驱虫指导 指导病人正确服用驱虫药物，告知服用药物的时间、方法，服药后注意观察大便排蛔虫情况。

能力检测

(叶志香)

第十八节 急性胰腺炎病人的护理

案例导入

病人，男，40 岁，于昨天在外晚餐后突发上腹部疼痛，以上腹正中及左上腹明显，逐渐加重为持续性疼痛，并向后背部放射；伴恶心，呕吐，呕吐为胃内容物，无呕血及黑便，自觉无发热，有畏寒（体温未测），无腹泻，自服“吗丁啉”，病情未缓解。

工作任务：

1. 为确诊该病人应做哪些辅助检查？
2. 病人目前存在哪些护理诊断/问题？
3. 对该病人目前存在的护理问题应采取哪些护理措施？

【概述】

急性胰腺炎是指各种病因导致胰酶在胰腺内被激活后引起胰腺组织自身消化、水肿、出血甚至坏死的炎症反应。临床主要表现为急性上腹痛、发热、恶心、呕吐、血胰酶增高。依据炎症轻重分为急性水肿型和急性出血坏死型。轻者以胰腺水肿为主，临床多见，病情常呈自限性，预后良好，称轻症急性胰腺炎（MAP）。少数重者的胰腺出血坏死，常继发感染、腹膜炎、休克等并发症，病死率高，称为重症急性胰腺炎（SAP）。

【病因】

引起急性胰腺炎的病因较多，常见的病因有胆道疾病、大量饮酒及暴饮暴食。

1. 胆道疾病 胆道疾病引起的梗阻是导致胰腺炎最主要的病因。胆石症、胆道感染或胆道蛔虫等均可引起急性胰腺炎，其中胆石症最常见。引起胰腺炎的机制可归纳如下：①梗阻：胆石、感染、蛔虫等因素致胰管与胆总管的共同开口即十二指肠壶腹部狭窄或（和）Oddi 括约肌痉挛，使胆道内压力高于胰管内压力（正常胰管内压高于胆管内压），造成胆汁逆流入胰管，引起急性胰腺炎。②Oddi 括约肌功能不全：胆石在移行过程中损伤胆总管、壶腹部或胆道炎症引起 Oddi 括约肌松弛，使富含肠激酶的十二指肠液反流入胰管，引起急性胰腺炎。③胆道感染：胆道感染时细菌毒素、游离胆酸、非结合胆红素等，可通过胆胰间淋巴管交通支扩散到胰腺，激活胰酶，引起急性胰腺炎。

2. 酗酒和暴饮暴食 大量饮酒和暴饮暴食均可致胰液分泌增加，并刺激 Oddi 括约肌痉挛和十二指肠乳头水肿，使胰管内压增高，胰液排出受阻，引起急性胰腺炎。慢性嗜酒者常有胰液蛋白沉淀，形成蛋白栓堵塞胰管，致胰液排泄障碍。

3. 胰管阻塞 胰管结石、狭窄、肿瘤或蛔虫钻入胰管等均可引起胰管阻塞，胰管内压过高，使胰管小分支和胰腺泡破裂，胰液与消化酶外溢至间质引起急性胰腺炎。

4. 其他 手术与创伤、内分泌与代谢障碍、感染、药物、高脂血症等可引起急性胰腺炎的发病。

【护理评估】

一、健康史

询问病人既往有无胆管疾病史，如胆石症、胆道感染、胆道蛔虫等；有无胰、十二指肠病史；有无腹部手术或创伤史；有无高钙血症、高脂血症或应用噻嗪类利尿剂、糖皮质激素等药物；有无酗酒、暴饮暴食等诱发因素。

二、身心状况

急性胰腺炎常在饱食、脂肪餐或饮酒后发生。部分病人无明显诱因。其身体状况取决于病因、病理类型和诊治是否及时。

（一）症状

1. 腹痛 此为本病的主要表现和首发症状，常在暴饮暴食或酗酒后突然发生。疼痛剧烈而持续，呈钝痛、钻痛、绞痛或刀割样痛，可有阵发性加剧。腹痛常位于中上腹，向腰背呈带状放射，取弯腰抱膝位可减轻疼痛，一般用胃肠解痉药无效。水肿型腹痛一般在3～5天后缓解。坏死型腹部剧痛，持续较长，由于渗液扩散可引起全腹痛。极少数年老体弱病人腹痛极轻微或无腹痛。

2. 恶心、呕吐及腹胀 起病后多出现恶心、呕吐，大多频繁而持久，吐出食物和胆汁，呕吐后腹痛并不减轻。常同时伴有腹胀，甚至出现麻痹性肠梗阻。

3. 发热 多数病人有中度以上发热，一般持续3～5天。若持续发热1周以上并伴有白细胞升高，应考虑有胰腺脓肿或胆道感染。

4. 水、电解质及酸碱平衡紊乱 多有轻重不等的脱水，呕吐频繁者可有代谢性碱中毒。重症者可有显著脱水和代谢性酸中毒、低钙血症，部分可有血糖增高，偶可发生糖尿病酮症酸中毒或高渗性昏迷。

5. 低血压和休克 重症常发生，极少数病人可突然出现休克，甚至发生猝死。其主要原因为有效循环血容量不足、缓激肽类物质致周围血管扩张、并发感染和消化道出血等。

（二）体征

1. 腹膜刺激征 急性水肿性胰腺炎时，压痛多只限于中上腹部，常无明显肌紧张。急性出血坏死性胰腺炎时，压痛明显，并有肌紧张和反跳痛。伴麻痹性肠梗阻时有明显腹胀，肠鸣音减弱或消失。可出现移动性浊音，腹水多呈血性。

2. 皮下出血 少数病人因胰酶、坏死组织液、血液沿腹膜间隙与肌层渗入腹壁下，致两侧腰部皮肤呈暗灰蓝色，称 Grey-Turner 征，或出现脐周围皮肤青紫，称 Cullen 征。

3. 其他 如有胰腺脓肿或假性囊肿形成，上腹部可扪及肿块；胰头炎性水肿压迫胆总管时，可出现黄疸；低钙血症时有手足抽搐，提示预后不良。

（三）并发症

局部并发胰腺脓肿和假性囊肿；全身并发多器官功能衰竭，病死率极高。

（四）辅助检查

1. 实验室检查

(1) 血、尿淀粉酶测定：血清淀粉酶在起病后6～12 h开始升高，24 h达高峰，持续4～5

天后逐渐降至正常。尿淀粉酶升高较晚，常在发病后 24 h 开始升高，48 h 达高峰，持续1～2周后逐渐恢复正常。血清淀粉酶超过正常值 3 倍，或血清淀粉酶升高大于 500 U/dL（正常值 40～180 U/dL，Somogyi 法）或尿淀粉酶超过 300 U/dL（正常值 80～300 U/dL，Somogyi 法），具有诊断意义。淀粉酶值越高诊断正确率越大，但淀粉酶的高低不一定反映病情轻重，出血坏死型胰腺炎血清淀粉酶值可正常或低于正常。尿淀粉酶受病人尿量的影响。

（2）血清脂肪酶测定：血清脂肪酶常在病后 24～72 h 开始上升，持续 7～10 天，对病后就诊较晚的病人有诊断价值，特异性较高。

（3）生化检查：可有血钙降低，低血钙程度与临床严重程度平行，若低于 1.5 mmol/L 则预后不良。暂时性血糖升高较常见，持久空腹血糖高于 10 mmol/L 反映胰腺坏死，预后不良。

（4）其他：①白细胞增多及中性粒细胞核左移；②血清 AST、LDH 增加，血清白蛋白降低；③C 反应蛋白增高（CRP）等。

2. 影像学检查 腹部 B 超简单易行；CT 是最具有价值的影像学检查；必要时可做 MRI 及 MRCP 检查。

三、心理、社会状况

急骤发生的剧烈腹痛，常使病人感觉紧张、焦虑，如果病情严重，发生胰腺出血坏死则预后差，病人及家属均会产生恐惧、绝望的情绪。

【常见护理诊断/问题】

1. 急性疼痛 与胰腺及其周围组织炎症有关。

2. 有体液不足的危险 与炎性渗出、出血、呕吐、禁食等有关。

3. 营养失调：低于机体需要量 与恶心、呕吐、禁食和应激消耗有关。

4. 知识缺乏 缺乏相关疾病防治及康复的知识。

5. 潜在并发症：休克、MODS、感染、出血、胰瘘或肠瘘。

【护理措施】

一、治疗原则

减轻腹痛、减少胰腺分泌、防治并发症。多数病人属于轻症急性胰腺炎，经 3～5 天积极治疗多可治愈。重症胰腺炎必须采取综合性治疗措施，积极抢救。

（一）非手术治疗

1. 抑制和减少胰液分泌

（1）禁食及胃肠减压。

（2）药物治疗：①H2 受体拮抗剂：如西咪替丁、雷尼替丁等，通过减少胃酸的分泌，减少对胰液分泌的刺激；②抗胆碱能药物：如阿托品、654-2，通过抑制胃肠分泌而减少胃酸分泌；③生长抑素类药物：如奥曲肽、施他宁等，具有抑制胰液和胰酶分泌，抑制胰酶合成的作用，常用于重症胰腺炎。

2. 解痉镇痛 常用阿托品、654-2，腹痛剧烈者可给予哌替啶，但禁用吗啡，以免引起 Oddi 括约肌痉挛。

3. 防治休克 静脉输液，补充血容量，维持水、电解质和酸碱平衡。

4. 抗生素治疗 使用针对 G^- 杆菌为主的抗生素，一般采用联合用药，常用药物有氧氟沙星、环丙沙星、克林霉素、甲硝唑及头孢菌素类等；抑酸治疗，常静脉给予 H_2 受体拮抗剂或质子泵抑制剂。

5. 抑制胰酶活性 常用抑肽酶静脉滴注，多用于出血坏死型胰腺炎早期。

6. 其他治疗 对急性坏死型胰腺炎伴腹腔内大量渗液者，或伴急性肾衰竭者，可采用腹膜透析治疗；急性呼吸窘迫综合征除采用药物治疗外，可做气管切开和应用呼吸机治疗；并发糖尿病者可使用胰岛素。内镜下 Oddi 括约肌切开术(EST)可用于不宜手术的胆源性胰腺炎。

（二）手术治疗

1. 适应证 胰腺坏死继发感染；经非手术治疗无效，临床症状继续恶化；胆源性胰腺炎；重型胰腺炎经过短期非手术治疗、多器官功能障碍仍不能得到纠正；病程后期合并肠瘘或假性胰腺囊肿者等。

2. 手术方法 最常用的是坏死组织清除加引流术；其他：灌洗引流术、胆管探查术等。

二、非手术治疗护理/术前准备

1. 疼痛护理

(1) 休息与体位：病人应卧床休息，以降低机体代谢率，增加脏器血流量，促进组织修复和体力恢复。协助病人取弯腰、屈膝侧卧位，以减轻疼痛。因剧痛辗转不安者应防止坠床，周围不要有危险物品，以保证安全。

(2) 禁食和胃肠减压：病人需禁饮食，明显腹胀者需行胃肠减压，其目的在于减少胃酸分泌，进而减少胰液分泌，以减轻腹痛和腹胀。应向病人及家属解释禁饮食的意义，病人口渴时可含漱或湿润口唇，并做好口腔护理。

(3) 用药护理：腹痛剧烈者，可遵医嘱给予哌替啶等止痛药。禁用吗啡，以防引起 Oddi 括约肌痉挛，加重病情。注意监测用药前、后病人疼痛有无减轻，疼痛的性质和特点有无改变。若疼痛持续存在伴高热，则应考虑可能并发胰腺脓肿；如疼痛剧烈，腹肌紧张、压痛和反跳痛明显，提示并发腹膜炎，应报告医师及时处理。

2. 预防和纠正体液不足

(1) 病情观察：注意观察呕吐物的量及性质，行胃肠减压者，观察和记录引流量及性质。观察病人皮肤黏膜的色泽与弹性有无变化，判断失水程度。准确记录 24 h 出入量，作为补液的依据。定时留取标本，监测血淀粉酶、尿淀粉酶、血糖、血清电解质的变化，做好动脉血气分析的测定。重症胰腺炎病人如有条件应收住重症监护病房(ICU)，严密监测病人生命体征，定时测定病人的体温、血压、脉搏、呼吸，注意有无多器官功能衰竭的表现，如尿量减少、呼吸急促、脉搏细速等。

(2) 维持水、电解质平衡：禁食病人每天的液体入量常需达到 3000 mL 以上，故应迅速建立有效静脉通路输入液体及电解质，以维持有效循环血容量。注意根据病人脱水程度、年龄和心肺功能调节输液速度，及时补充因呕吐、发热和禁食所丢失的液体和电解质，纠正酸碱平衡失调。

(3) 防治低血容量性休克：特别注意病人血压、神志及尿量的变化，如出现神志改变、血压下降、尿量减少、皮肤黏膜苍白、冷汗等低血容量性休克的表现，应积极配合医师进行抢救。①迅速准备好抢救用物如静脉切开包、人工呼吸器、气管切开包等;②病人取平卧位,注意保暖,给予氧气吸入;③尽快建立静脉通路,必要时做静脉切开,按医嘱输注液体或全血,补充血容量。根据血压调整给药速度,必要时测定中心静脉压,以决定输液量和速度;④如循环衰竭持续存在,按医嘱给予升压药。

3. 心理护理 为病人提供安静舒适的环境,多与病人交流,耐心解答病人的问题,讲解有关疾病知识和必要的治疗、护理措施,帮助病人树立战胜疾病的信心。

4. 营养支持的护理 早期禁食,必要时胃肠减压,病情较轻或疼痛缓解者,给予少量清淡流质或半流质饮食。病情严重者,严格禁食及胃肠减压,给予完全胃肠外营养(TPN),待2～3周后,病人病情稳定,血淀粉酶恢复正常,肠麻痹消失、肠功能恢复后,可在TPN的同时,通过空肠造瘘管给予肠内营养(EN),若无不良反应,可逐步过渡到全肠内营养和经口饮食。开始进食少量米汤或藕粉,再逐渐增加营养素量,但应限制高脂肪膳食。

5. 观察及处理并发症

(1) 呼吸衰竭:观察病人的呼吸频率及有无呼吸困难、发绀等,监测血气分析。必要时行气管插管或气管切开,应用呼吸机辅助呼吸。

(2) 急性肾功衰竭:详细记录每小时尿量、尿比重及24 h出入量,遵医嘱用药或血液透析。

(3) 出血:观察病人的排泄物、呕吐物及胃肠减压引流液的色泽,若因胰腺坏死引起胃肠道糜烂、穿孔、出血,应及时清理血迹和倾倒胃肠引流液,避免不良刺激,并立即做好急诊手术准备。

(4) 感染:早期应用抗生素,预防和控制感染。

三、术后护理

1. 一般护理 待病人清醒、生命体征平稳后取半卧位。严格禁食、胃肠减压,待胃肠功能恢复后逐渐过渡到正常饮食。

2. 病情观察 严密观察生命体征变化,定时抽血监测电解质,注意血钾变化。

3. 引流管护理 引流管包括胃管、腹腔双套管、T形管、空肠造瘘管、胰引流管、导尿管等。种类较多,应分清每根导管的名称、放置部位及其作用,将导管贴上标签后与相应引流装置正确连接固定,防止滑脱。保持引流通畅,定时更换引流瓶、袋,注意无菌操作。观察记录各引流管液的色、质和量。

4. 腹腔双套管灌洗引流的护理 在腹腔和盆腔分别置进水管和出水管,将含有大量胰酶和有害物质的腹腔渗液引流至体外。护理中应注意:①持续腹腔灌洗,速度维持20～30滴/分为宜,冲洗液现配现用;②保持套管通畅,维持一定的负压,但不宜过大,若管腔堵塞,可用20 mL生理盐水缓慢冲洗;③记录24 h引流液的颜色、量及性质:腹腔引流液2～3天后逐渐由暗红色混浊液体变淡、清亮;④动态监测引流液的胰淀粉酶值并做细菌培养;⑤保护引流管周围皮肤,局部涂氧化锌软膏,防止胰液腐蚀;⑥拔管护理,待病人体温正常并稳定10天左右,白细胞计数正常,腹腔引流液少于5 mL/d,引流液的淀粉酶值正常后可考虑拔管。拔管后注意拔管处伤口有无渗漏,若有渗出应及时更换敷料。

5. 并发症观察及护理

(1) 胰瘘:从腹壁渗出或引流出无色透明的腹腔液,合并感染时引流液可呈脓性,除注意负压引流通畅外，还应保护创口周围皮肤干燥，涂氧化锌软膏，防止胰液对皮肤浸润和腐蚀。

(2) 肠瘘：腹部出现明显的腹膜刺激征，有含粪便的内容物流出，即可明确诊断。应注意保持局部引流通畅，保持水、电解质平衡，加强营养支持。

(3) 胆瘘：可见胆汁自腹腔引流管内或腹壁切口流出，而T管引流突然减少。应考虑胆瘘发生。术后应保持T管引流通畅，长期大量胆瘘者，应禁食、胃肠减压，必要时手术治疗。

(4) 胰腺或腹腔脓肿：术后2周出现发热、腹部肿块，应检查确定有无胰腺脓肿或腹腔脓肿的发生，配合医师行手术引流。

四、健康教育

(1) 若因胰腺内分泌功能不足而表现为糖尿病的病人，应遵医嘱服用降糖药物。

(2) 有胰腺外分泌功能不足的病人，应戒酒戒烟，不要暴饮暴食，少进食脂肪，多进食蛋白质、糖类和蔬菜、水果，少食多餐。必要时加用各种胰酶制剂。

(3) 定期随访，防止并发症的发生。如果病人发现腹部肿块不断增大，并出现腹痛、腹胀、呕血、呕吐等症状，则需及时就医。

能力检测

（卞　倩）

第十九节　胰腺癌病人的护理

案例导入

陈先生，男性，58岁。近2个月来出现消瘦、乏力，上腹部不适，巩膜黄染。查体：一般情况良好，皮肤轻度黄染。辅助检查示胆红素升高，肝功能轻度异常；B超示胆管扩张、胰头占位；既往有糖尿病病史，有吸烟嗜好。

工作任务：

1. 作为护士，请对病人进行正确的评估。
2. 针对该病人应如何护理？

【概述】

胰腺癌是消化道常见恶性肿瘤之一。我国胰腺癌的发病率有逐年升高趋势。男性多于女性，40岁以上好发。早期诊断困难，死亡率高。胰腺癌中，胰头癌是最常见的一种，占胰腺癌的70%～80%。其次是胰腺体、尾部癌。壶腹部癌是指发生于胆总管末端、壶腹部及十二指肠乳头附近的恶性肿瘤。在临床上壶腹部癌与胰头癌有许多共同之处，故统称为壶腹周围癌。

【病因】

（一）病因

胰腺癌的发病原因尚不清楚。吸烟、高蛋白和高脂肪饮食、糖尿病、慢性胰腺炎、遗传因素可能与胰腺癌的发生有关。其中已确定的首要危险因素为吸烟。

（二）病理

胰腺癌的组织类型以导管细胞癌多见，其次是黏液性囊腺癌和腺泡细胞癌等。胰头癌可经淋巴转移至胰头前后、幽门上下、肝十二指肠韧带、肝总动脉、肠系膜根部及腹主动脉旁淋巴结；晚期可转移至锁骨上淋巴结。胰头癌亦可直接浸润邻近脏器，如胆总管的胰内段、胃、十二指肠、腹腔神经丛等。部分经血行转移至肝、肺、骨、脑等处，还可经腹腔种植转移。

壶腹周围癌的组织类型以腺癌最多见，其次是乳头状癌、黏液癌等。壶腹部癌淋巴转移比胰头癌出现晚；远处转移多至肝。

【护理评估】

一、健康史

了解病人的饮食习惯，是否长期高脂肪、高蛋白饮食；有无吸烟史，吸烟持续的时间及数量；是否长期大量饮酒。家族中有无胰腺肿瘤或其他肿瘤病人。

二、身体状况

（一）症状

1. 上腹疼痛、不适 最常见的首发症状。初期仅表现为上腹部闷胀及隐痛，随病情加重，疼痛逐渐剧烈，并可牵涉到背部。胰头癌疼痛多位于上腹居中或右上腹部。胰体尾部癌疼痛多在左上腹或左季肋部。晚期可向背部放射，少数病人以此为首发症状。当癌肿侵及腹膜后神经丛时，疼痛常剧烈难忍，尤以夜间为甚，以致病人常取端坐位。

2. 黄疸 黄疸是胰头癌最主要的症状。黄疸一般是进行性加重，多数病人出现黄疸时已属中晚期。可伴有瘙痒症，久之可有出血倾向。小便深黄，大便呈陶土色。

3. 消化道症状 如食欲不振、腹胀、消化不良、腹泻或便秘。部分病人可有恶心、呕吐。晚期癌瘤侵及十二指肠或胃，可出现上消化道梗阻或出血。

4. 乏力和消瘦 患病初期即有乏力、消瘦、体重下降。这是由饮食减少、消化不良、休息、睡眠不足和癌瘤增加消耗等因素所致。晚期可出现恶病质。

（二）体征

1. 上腹部压痛 上腹部压痛是胰腺癌早期唯一体征。

2. 胆囊肿大 黄疸伴可触及的肿大的胆囊是胰头癌的主要体征。

3. 晚期体征 ①深触诊可扪及固定、坚硬的结节样包块；②可有腹水征表现；③在颈部、腋下等处可扪及肿大的淋巴结。

（三）辅助检查

1. 实验室检查

(1) 血清生化检查：胆道梗阻时血清总胆红素和直接胆红素、碱性磷酸酶升高。

(2) 免疫学检查：包括癌胚抗原(CEA)、胰胚抗原(POA)、胰腺癌特异抗原(PaA)、糖类抗原19-9(CA19-9)等。其中CA19-9是最常用的辅助诊断和随访项目。

2. 影像学检查

(1) 腹部超声：为首选方法，可显示胰腺肿块、胰管扩张，肝内、外胆管扩张，胆囊肿大等，可检出直径在2 cm以上的肿块。

(2) 内镜超声：优于腹部超声检查，可发现小于1 cm的胰腺癌。

(3) CT：CT是诊断胰腺癌的重要手段，能清楚显示胰腺的形态、肿瘤的位置、肿瘤与邻近血管的关系及后腹膜淋巴结转移的情况。

(4) MRI和MRCP：确诊胰腺癌的敏感性和特异性较高。

(5) 内窥镜逆行胰胆管造影(ERCP)：可直接观察十二指肠乳头区及胰管、胆管情况，了解阻塞受压部位和性质，并可行活检。收集胰液行细胞学、生化和酶学检查。

3. 病理学检查 行ERCP检查收集胰液查找癌细胞；在腹部超声或CT导引下，经皮穿刺胰腺病变组织进行细胞学检查。

三、心理、社会状况

了解病人及家属对疾病的认识，对胰腺肿瘤诊断、治疗及预后有无信心。是否有不良情绪反应。病人家庭经济承受能力。是否了解有关术前术后护理配合的有关知识。病人的社会支持系统如何。

【常见护理诊断/问题】

1. 焦虑 与对癌症的诊断、治疗过程及预后的忧虑有关。

2. 疼痛 与胰胆管梗阻、癌肿侵犯腹膜后神经丛及手术创伤有关。

3. 营养失调：低于机体需要量 与食欲下降、呕吐及癌肿消耗有关。

4. 潜在并发症：出血、感染、胰瘘、胆瘘、血糖异常等。

【护理措施】

（一）治疗原则

早期发现、早期诊断和早期手术治疗。手术切除是胰头癌治疗的有效方法。

1. 手术切除 除胰腺癌未有远处转移者，应争取手术切除。常用的手术方法有胰头十二指肠切除术。对不能切除的病人，应行内引流手术，即胆总管或胆囊与空肠或十二指肠吻合。

2. 辅助治疗 化学治疗(简称化疗)、免疫疗法、放射治疗(简称放疗)、维生素、中药等。

（二）非手术治疗/术前护理

1. 疼痛护理 对于疼痛剧烈的胰腺癌病人，及时给予有效的镇痛剂止痛，并教会病人应用各种非药物止痛的方法。

2. 改善营养 通过提供高蛋白、高糖、低脂和丰富维生素的饮食，肠外营养或输注人血白蛋白等改善营养状态。有黄疸者，静脉补充维生素K。

3. 控制血糖 对合并高血糖者，应调节胰岛素用量。对胰岛素瘤病人，应注意病人的神态和血糖的变化。若有低血糖表现，适当补充葡萄糖。

4. 控制感染 有胆道梗阻继发感染者，遵医嘱给予抗生素控制感染。

5. 心理护理 应多与病人沟通，了解病人的真实感受，满足病人的精神需要。同时根据病人掌握知识的程度，有针对性地介绍与疾病和手术相关的知识，使病人配合治疗和护理，促进疾病的康复。

6. 做好肠道准备 术前3天口服抗生素，如新霉素或庆大霉素；术前2天进流质；术前晚行全肠道灌洗或清洁灌肠，以减少术后腹胀和并发症的发生。

（三）术后护理

1. 观察病情 密切观察生命体征、伤口渗血及引流液，准确记录出入量。静脉补充水和电解质，必要时输血，同时补充维生素K和C，应用止血药，防止出血倾向。

2. 控制血糖 监测血糖、尿糖和酮体水平。

3. 引流管护理 妥善固定各种引流管，保持引流通畅。观察并记录引流液的色、质和量。若呈血性，为内出血可能；若含有胃肠液、胆汁或胰液，要考虑吻合口瘘、胆瘘或胰瘘的可能；若为混浊或脓性液体，需考虑继发感染的可能，取液体作涂片检查和细菌培养。

4. 防治感染 术后合理使用抗生素，及时更换伤口敷料，注意无菌操作。

5. 营养支持 术后一般禁食2～3天，静脉补充营养。拔除胃管后给予流质，再逐步过渡至正常饮食。胰腺切除后，胰外分泌功能严重减退，应根据胰腺功能给予消化酶制剂或止泻剂。

6. 常见并发症的观察和护理

(1) 胰瘘：胰瘘是胰十二指肠切除术后最常见的并发症和死亡的主要原因。表现为腹痛、腹胀、发热、腹腔引流液淀粉酶增高。典型者可自伤口流出清亮液体，腐蚀周围皮肤，引起糜烂疼痛。应于早期持续吸引引流，周围皮肤涂以氧化锌软膏保护，多数胰瘘可以在2～4周得到控制并自愈。

(2) 胆瘘：多发生于术后5～10天，表现为发热、腹痛及胆汁性腹膜炎症状，T管引流量突然减少，但可见沿腹腔引流管或腹壁伤口溢出胆汁样液体。术后应保持T管引流通畅，每日做好观察和记录。

(3) 出血：术后早期1～2天内的出血可因凝血机制障碍、创面广泛渗血或结扎线脱落等引起；术后1～2周发生的出血可因胰液、胆汁腐蚀以及感染所致。表现为呕血、便血、腹痛，以及出汗、脉速、血压下降等。出血量少者可予止血药、输血等治疗，出血量大者应再次手术止血。

(4) 胆道感染：多为逆行感染，若胃肠吻合口离胆道吻合口较近，进食后平卧时则易发生。表现为腹痛、发热，严重者可出现败血症。故进食后宜坐15～30分钟，以利胃肠内容物引流。主要治疗为应用抗生素和利胆药物，防止便秘。

（四）健康指导

(1) 40岁以上，短期内出现持续性上腹部疼痛、闷胀、食欲明显减退、消瘦者，应注意对胰腺做进一步检查。

(2) 饮食宜少量多餐，予以高蛋白、高糖、低脂肪饮食，补充脂溶性维生素。

(3) 定期监测血糖、尿糖，发生糖尿病时给予药物治疗和饮食控制。

(4) 定期化疗或放疗。放、化疗期间定期复查血常规。一出现骨髓抑制现象，应暂停放、化疗。3～6 个月复查一次，若出现进行性消瘦、贫血、乏力、发热等症状，应及时就诊。

能力检测

（卞　倩）

第二十节　急腹症病人的护理

案例导入

男性病人，46 岁。晚餐进食油腻食物后出现有上腹持续性疼痛，阵发性加剧，并向右肩背放射，伴发热。体格检查：体温 38.2 ℃，脉搏 92 次/分，呼吸 20 次/分，血压 12/8 kPa(90/60 mmHg)，右上腹压痛和肌紧张，未触及肿大胆囊。

工作任务：

1. 病人目前存在哪些护理诊断/问题？
2. 对该病人目前存在的护理问题应采取哪些护理措施？

【概述】

急腹症是一类以急性腹痛为主要表现，必需早期诊断和紧急处理的腹部疾病。其临床特点是发病急、病情重、变化多、发展快、病因复杂、涉及面广，有一定的死亡率。

【病因】

大多数急腹症的原因来自消化道和妇产科疾病，少数见于内科某些疾病。外科急腹症可分为感染性、出血性、梗阻性和缺血性四大类。急腹症常见的病因有急性阑尾炎、急性胰腺炎、急性胆道感染与胆石症、溃疡病急性穿孔、急性肠梗阻、肠套叠、肠扭转、腹部外伤、泌尿系结石等。

知识链接

腹痛的类型与特点

1. 内脏性疼痛　由内脏神经感觉纤维传入引起的疼痛。其特点为：痛觉迟钝，对刺、割、灼等刺激不敏感，对较强张力（牵拉、膨胀、痉挛）及缺血、炎症等刺激较敏感。疼痛持续缓慢，常伴有焦虑、不安等情绪反应，痛觉弥散，定位不准确。

2. 躯体性疼痛　主要因壁腹膜受腹腔病变（血液、消化液、尿液、感染等）刺激所致，由躯体神经痛觉纤维传入所引起的疼痛。其特点为：感觉敏锐、定位准确。

3. 牵涉性疼痛　又称放射痛，是指某个内脏病变产生的痛觉信号被定位于远离该内脏的身体其他部位，即急腹症发生内脏痛的同时，体表的某一部位也出现疼痛感觉。

【护理评估】

一、健康史

1. 了解病人一般资料 如年龄、性别、职业、家庭详细住址等。

2. 了解病人的既往病史 如有无手术史，女性的月经生育史，以及腹痛发生的时间、诱因、与饮食和活动的关系等，对急腹症的原因和病情判断有重要意义。如既往有腹部手术史者，腹痛多应考虑粘连性肠梗阻；有溃疡病史突然发生上腹剧痛者可考虑溃疡病穿孔；有胆石症或胆道手术史者，应考虑胆道结石复发或残余结石。外伤后突然出现的腹痛，应考虑腹腔内脏器损伤；如病人酗酒、饱食后出现上腹痛，有发生急性胰腺炎的可能；进食油腻食物常是胆绞痛发作的诱因。

二、身心状况

（一）症状

1. 腹痛

（1）腹痛的部位和范围：腹痛开始或最显著的部位一般为病变的部位，且范围越大提示病情越重。胃、十二指肠、胆道、胰腺的病变，腹痛大多位于中上腹；小肠、阑尾病变所致腹痛多在脐周或右下腹；盆腔内病变产生的腹痛多位于中下腹。

某些炎症性、梗阻性疾病早期腹痛的定位常不明确，当刺激波及壁层腹膜时，疼痛才转移或反映到病变器官所在部位。如急性阑尾炎是转移性右下腹痛。实质器官破裂或中空性器官穿孔的腹痛往往由一点开始，然后迅速波及全腹。腹痛的同时也可引起其他体表部位疼痛，即牵涉痛，如胆囊炎、胆石症常伴有右肩或右肩胛下角处牵涉痛。

（2）腹痛的性质：可反映腹内脏器病变的类型和性质。阵发性绞痛是因平滑肌痉挛所致，见于中空器官梗阻如机械性肠梗阻、胆石症、输尿管结石等，但麻痹性肠梗阻以持续性胀痛为特征；持续性钝痛或胀痛常见于腹内脏器炎症或缺血病变，如急性胰腺炎；持续性锐痛常为壁层腹膜受到炎症或化学性刺激所致，如溃疡病穿孔引起的化学性腹膜炎；当中空器官梗阻合并绞窄、感染时，其腹痛特征常是持续性疼痛伴阵发性加剧，如胆石症合并胆道感染；胆道蛔虫症常表现为间歇性剑突下“钻顶样”剧痛。

（3）腹痛的程度：不同的疾病其腹痛程度可有差异。炎症病变引起的腹痛较轻，空腔脏器痉挛或梗阻、脏器扭转、嵌顿、绞窄缺血等所致腹痛较重。不同的病人对腹痛的敏感性及耐受性也有差异，如老人和小儿有时病变发展严重，但腹痛表现并不明显。多数疾病的腹痛程度与疾病的严重性相一致，但在阑尾炎坏死穿孔或腹膜炎导致休克等情况，腹痛减轻，但却是病情恶化的征兆。

2. 伴随症状

（1）呕吐：腹痛初期常有轻微反射性呕吐；机械性肠梗阻呕吐频繁而剧烈；腹膜炎所致肠麻痹时，呕吐为溢出性，含黄绿色胆汁，甚至有肠内容物；幽门梗阻时呕吐物为宿食而无胆汁；高位肠梗阻可吐出较多胆汁；粪臭样呕吐物提示低位肠梗阻；血性或咖啡色呕吐物常提示有肠绞窄发生。

(2) 腹胀:腹胀逐渐加重,考虑低位肠梗阻,或腹膜炎病情恶化而发生了麻痹性肠梗阻。

(3) 排便:肛门停止排便排气,是肠梗阻典型症状之一;下腹痛伴里急后重感、排黏液便应考虑盆腔疾病;果酱样血便或黏液血便是肠套叠等肠管绞窄的特征。

(4) 发热:腹痛后发热表示有继发性感染,严重者如腹膜炎、肝脓肿、化脓性胆管炎可出现寒战高热。

(5) 黄疸:可能为肝胆疾病或继发性肝胆病变。

(6) 排尿改变:如出现血尿或尿频、尿急、尿痛及排尿困难,应考虑泌尿系损伤、结石或感染。

知识链接

急腹症的鉴别

1. 内科急腹症特点 一般先有发热,或先呕吐,后腹痛;或呕吐与腹痛同时出现;腹痛与压痛部位不固定;无明显腹肌紧张;实验室检查、X线、心电图等检查可明确诊断。

2. 妇科急腹症特点 以下腹痛或盆腔内疼痛为主;常伴白带增多、阴道流血,或有停经史、月经不规则等;妇科检查可明确诊断。

3. 外科急腹症 一般先有腹痛,后出现发热等伴随症状;腹痛与压痛部位较固定,程度较重;常出现腹膜刺激征,甚至休克;可伴外科特有体征或辅助检查表现。

(二) 体征

1. 视诊 观察腹部形态及腹式呼吸运动,如出现肠型或异常蠕动波,是肠梗阻体征;腹式呼吸浅而快或消失是腹膜炎的表现。

2. 触诊 可触及肿块并出现腹膜刺激征,即腹部压痛、反跳痛和肌紧张。右上腹扪及肿块并有压痛,多为胆道疾病;右下腹部肿块提示盲肠肿瘤或阑尾包块。腹部压痛处常是病变器官所在处,如溃疡穿孔的压痛以上腹部为主,阑尾炎压痛多在右下腹。轻度肌紧张和反跳痛见于炎症早期和腹腔内少量出血;消化道穿孔导致腹膜受到强烈化学刺激而表现为高度肌紧张,腹壁如同“板样强直”,称为“板状腹”。

3. 叩诊 消化道穿孔可出现肝浊音界缩小或消失;胃肠穿孔或内脏器官出血时可有移动性浊音。

4. 听诊 机械性肠梗阻时常有肠鸣音亢进、气过水声、金属音;腹膜炎发生时肠鸣音减弱或消失。

(三) 辅助检查

1. 实验室检查 血红蛋白和红细胞计数降低提示腹腔内出血;白细胞数量及中性粒细胞比例升高提示腹腔内感染;尿液中有红细胞提示泌尿系损伤或结石;尿胆红素阳性表示有胆道梗阻;大便隐血试验阳性多为消化道出血;血、尿淀粉酶升高多为急性胰腺炎。

2. 影像学检查

(1) X线检查:X线平片见到膈下游离气体提示消化道穿孔;机械性肠梗阻时立位平片可见肠管内存在多个气液平面;麻痹性肠梗阻可见普遍扩张的肠管。

(2) B超检查:检查肝、胆、脾、胰、肾、输尿管、阑尾、盆腔内病变的首选方法。对实质性脏器损伤、破裂和占位性病变具有重要的诊断价值。

(3) CT 或 MRI:对实质性脏器的病变、破裂或腹腔内占位性病变及急性出血坏死胰腺炎的诊断均极有价值。

(4) 诊断性腹腔穿刺:用于不易明确诊断的急腹症。根据所抽出液体的性质、颜色、混浊度或涂片显微镜检查、淀粉酶值测定结果等,可估计急腹症的病因及病情程度。如:抽出不凝固的血性液体,提示腹腔内脏出血;如抽出混浊液体或脓液,多为消化道穿孔或感染;如抽出胆汁性液体,提示为胆囊穿孔;如抽出液体含淀粉酶,则为急性胰腺炎。对疑有盆腔积液、积血的已婚女性病人,可经阴道后穹窿穿刺检查。

三、心理、社会状况

评估病人及其家属对于疾病的了解程度,对突发病变的心理承受能力,以及对于手术的认知和期望。

【常见护理诊断/问题】

1. 焦虑/恐惧 与突然发病、剧烈疼痛、紧急手术及担心预后有关。

2. 疼痛 与腹腔炎症、穿孔、出血、梗阻或绞窄等病变有关。

3. 有体液不足的危险 与腹腔内出血、炎症、及恶心呕吐、禁食与胃肠减压等有关。

4. 体温过高 与腹腔器官炎症或继发腹腔感染有关。

5. 潜在并发症:休克、腹腔脓肿形成、切口裂开、吻合口瘘等。

【护理措施】

一、治疗原则

因外科急腹症发病急、进展快、病情危重,治疗应及时、准确、有效。

(一) 非手术治疗

适用于诊断明确,病情较轻者,可给予禁食、胃肠减压、解痉和抗生素治疗;诊断不明确,但病情稳定,无明显腹膜炎体征者,应先对症治疗,同时加强观察和监测。

(二) 手术治疗

适用于诊断明确,需立即处理的急腹症,如溃疡穿孔致弥漫性腹膜炎、化脓性或坏疽性胆囊炎、急性阑尾炎。如诊断不明,但是病情危重,腹痛和腹膜炎体征加剧,全身中毒症状明显者,也应考虑手术处理。

病情观察或非手术治疗期间,如发现以下情况,需考虑手术处理:①全身情况不良或发生休克;②腹膜刺激征明显;③有明显内出血表现;④经非手术治疗短期内(6~8 h)病情未见改善或趋于恶化者。

二、非手术治疗护理/术前护理

(一) 一般护理

1. 体位 一般置病人于半卧位,可使腹腔内的炎性渗液、血液或漏出液积聚并局限于盆腔,减轻全身中毒症状,还可使腹肌放松、横膈下降,改善呼吸功能。病人病情不稳定或出现休克时应取平卧位,并将其头偏向一侧,以防止呕吐误吸。

2. 饮食 根据病人病情进行饮食管理。诊断不明确或病情较重者应该严格禁饮食；诊断明确、非手术病人可给予清淡饮食，拟手术治疗者须禁食。

3. 胃肠减压 急性肠梗阻、溃疡穿孔或破裂等病人必须胃肠减压，可减少胃肠液积聚，减轻腹胀，改善胃肠道血供，有利于麻醉和手术安全以及胃肠蠕动的恢复。须保持有效引流，并及时观察和记录引流液情况。

（二）心理护理

发病突然、病情变化快等容易使病人出现急躁和焦虑，护士应安慰、关怀病人，适当向病人或家属说明病情变化的原因以及有关治疗方法、护理措施的意义，引导他们正确认识疾病及其变化过程，使他们能更好地配合医护工作。

（三）病情观察

(1) 定时监测生命体征变化，注意有无脱水等体液紊乱或休克的表现。

(2) 定时观察腹部症状和体征的变化，如腹痛的部位、范围、程度和性质，有无牵涉痛，是否有伴随症状；腹膜刺激征的范围和程度。

(3) 动态监测实验室检查结果。

(4) 记录 24 h 液体出入液量。

（四）对症护理

1. 高热 腹膜炎等引起的高热需使用药物或物理方法降温。

2. 疼痛 应安慰病人，给予舒适的体位，促使腹肌放松，以减轻对疼痛的敏感性；在病情观察期间应慎用止痛剂，即对诊断明确的单纯性胆绞痛、肾绞痛等可给予解痉药和镇痛药，凡一切诊断不明或治疗方案未确定的急腹症病人应禁用吗啡、哌替啶类麻醉性镇痛药，以免掩盖病情。

（五）术前准备

(1) 及时做好药物过敏试验、配血、备皮、有关常规实验室检查等，以备应急手术的需要。急腹症病人一般禁止灌肠，禁止服用泻药，以免造成感染扩散或病情的加重。

(2) 病情危重者应加强准备，合理输液，维持水、电解质及酸碱平衡。有大量消化液丢失时，先输注平衡盐溶液；有腹腔出血或休克者，应快速输液并输血。

三、术后护理

1. 加强病情观察，防止术后并发症的发生 常见的并发症如术后出血、切口感染、吻合口瘘、腹腔脓肿形成等。

2. 引流管护理 急腹症术后常放置多根引流管，包括胃管、T 管、腹腔引流管、胰引流管、造瘘管、导尿管等。首先应分清每根导管放置的位置、名称和作用；引流期间注意防止导管滑脱、扭曲、堵塞和受压；定时更换引流袋，并分别记录引流液的量、色和性质。

四、健康教育

1. 饮食指导 养成良好的饮食卫生习惯，保持清洁易消化的均衡膳食。

2. 预防指导 指导原有慢性腹内脏器疾病的病人了解和掌握相关疾病的预防知识。如胆道疾病和慢性胰腺炎者应适当控制油腻饮食；反复发生粘连性肠梗阻者应避免暴饮暴食及饱餐后剧烈运动；溃疡病者，应保持良好的饮食习惯，按医嘱定时服药；腹腔内手术病人术后应早期活动，以预防粘连性肠梗阻。

3. 复诊指导 嘱病人出院后再次出现腹痛、腹胀、恶心、呕吐等不适，应及时来院复查。

能力检测

（卞 倩）

第二十一节 原发性下肢静脉曲张病人的护理

案例导入

张女士，48岁，教师，左下肢肿胀、酸麻、乏力，可见左小腿内侧浅静脉扩张、迂曲。入院诊断为下肢静脉曲张。

工作任务：

1. 作为护士，该如何对病人进行正确的评估？
2. 对该病人目前存在的护理问题应采取哪些护理措施？

【概述】

原发性下肢静脉曲张是指下肢浅表静脉因血流障碍而引起的静脉伸长、迂曲而呈曲张状态。多发生在长期站立职业者、体力活动强度高或久坐少动者。

知识链接

下肢静脉系统由深、浅静脉和交通静脉组成。浅静脉有大隐静脉和小隐静脉两条主干。小腿深静脉由胫前、胫后和腓静脉组成。下肢浅、深静脉之间有许多交通支。

下肢深、浅，交通静脉内均有瓣膜存在，保证下肢血流由下到上，由浅到深单向回流，并阻止股静脉和腘静脉的血液反流。

【病因】

1. 先天因素 病人静脉壁薄弱和静脉瓣膜缺陷，此种情况是全身支持组织薄弱的一种表现，与遗传因素有关。有些病人下肢静脉瓣膜稀少，有的甚至完全缺如，造成静脉血逆流，引起静脉曲张。

2. 后天因素 如长期站立工作、重体力劳动、妊娠、慢性咳嗽、习惯性便秘等，都可使下肢静脉瓣膜承受过度压力，逐渐松弛，瓣膜正常关闭功能受到破坏；当循环血量经常超过回流的负荷，也可造成静脉内压力升高，静脉扩张使瓣叶游离缘在关闭时不能合拢，从而造成相对关闭不全。

【护理评估】

一、健康史

病人年龄、性别、职业及工作特点；是否妊娠、有无长期慢性咳嗽、习惯性便秘、终末期肝病或腹水等腹内压增高病史。

二、身体状况

原发性下肢静脉曲张以大隐静脉曲张多见，单纯的小隐静脉曲张较少见。

1. 早期 病人常感下肢酸胀、沉重、乏力，久站后足踝部肿胀。小腿处浅静脉扩张、迂曲成团、隆起，站立时更明显。

2. 晚期 小腿和踝部皮肤发生营养性改变，表现为皮肤萎缩、脱屑、色素觉着、瘙痒、皮肤和皮下组织硬结，并可出现以下并发症。

(1) 血栓性浅静脉炎：曲张静脉内血流缓慢，易形成血栓，并伴有感染性静脉炎及曲张静脉周围炎，炎症消退后常遗留有局部硬结并与皮肤粘连。

(2) 湿疹或溃疡：易在足靴区出现，皮肤溃疡多合并有感染，不易愈合，且愈后易复发。

(3) 曲张静脉破裂出血：多发生于足靴区及踝部，表现为皮肤破溃出血。

三、辅助检查

1. 特殊检查

(1) 深静脉通畅试验(Perthes test)：病人站立，在患肢大腿上 1/3 处扎止血带，阻断大隐静脉向心回流，然后嘱病人用力踢腿或做下蹲活动 10～20 次，以促进下肢血液从深静脉系统回流，若浅静脉曲张明显减轻或消失，表示深静脉通畅；若静脉曲张不减轻，甚至加重，说明深静脉阻塞。

(2) 大隐静脉瓣膜功能试验(Trendelenburg test)：可了解大隐静脉瓣膜及大隐静脉与深静脉间交通支瓣膜功能试验情况。病人平卧，患肢抬高，使曲张静脉空虚，在大腿上 1/3 处扎一根橡皮止血带，以压迫大隐静脉。然后让病人站立，10 秒内松解止血带，密切观察大隐静脉曲张的充盈情况。若出现大隐静脉立即自上而下充盈，提示大隐静脉瓣膜功能不全。若未放开止血带前，下方的静脉在 30 秒内已充盈并曲张，则表明交通静脉瓣膜关闭不全。

(3) 交通静脉瓣膜功能试验(Pratt test)：病人仰卧，抬高受检下肢，在大腿根部扎止血带。然后从足趾向上至腘窝缠缚第一根弹力绷带，再自止血带处向下，扎上第二根弹力绷带。让病人站立，一边向下解开第一根弹力绷带，一边向下继续缚缠第二根弹力绷带，如果在二根绷带之间的间隙内出现曲张静脉，说明该处有功能不全的交通静脉。

2. 影像学检查

(1) 下肢静脉造影：能够观察到深静脉是否通畅、静脉的形态改变、瓣膜的位置和形态。

(2) 无创性血管检查：超声多普勒血流仪能确定静脉反流的部位和程度，显像仪可以观察瓣膜关闭活动及有无逆向血流。

四、心理、社会状况

要注重了解下肢静脉曲张是否影响生活与工作，慢性溃疡、创面经久不愈是否造成病人的紧张不安和焦虑。了解病人对本病预防知识的了解程度。

【常见护理诊断/问题】

1. 活动无耐力 与下肢静脉曲张致血液淤滞有关。

2. 皮肤完整性受损 与下肢静脉曲张引起的皮肤营养不良有关。

3. 疼痛 与手术有关。

4. 知识缺乏 缺乏本病的预防知识。

5. 潜在并发症：血栓性浅静脉炎、湿疹和溃疡形成、曲张静脉破裂出血。

【护理措施】

一、治疗原则

根据静脉曲张的大小、部位与需求，采用综合治疗的方法。

（一）非手术治疗

1. 适应证

（1）早期轻度静脉曲张的病人；

（2）症状明显，但不能耐受手术者；

（3）妊娠期发病者。

2. 常用方法

（1）弹力治疗：主要包括患肢用弹力绷带包扎或穿弹力袜，疗效肯定，适合大多数病人。

（2）药物治疗：黄酮类和七叶皂苷类药物可缓解肢体酸胀、水肿等症状。

（3）硬化剂注射：作为手术的辅助疗法，处理手术后残留的曲张静脉。将硬化剂注入曲张的浅静脉内后用绷带加压包扎，造成化学性静脉内皮损伤和炎症，导致静脉内血栓形成和纤维性闭塞。常用的硬化剂是5%的鱼肝油酸钠。

（二）手术治疗

手术是治疗下肢静脉曲张的根本方法。凡深静脉通畅、无手术禁忌证的病人均可手术治疗。多采用大隐静脉和（或）小隐静脉高位结扎并剥脱术。目前还有微创的方法，如透光静脉旋切术。

二、非手术治疗护理/术前护理

（一）一般护理

主要目的是要减少静脉血液淤滞和水肿。

1. 使用弹力袜或弹力绷带 行走时由脚趾跟部至大腿缚扎弹力袜或包扎弹性绷带，可促进静脉回流，控制和延缓病情发展、改善局部皮肤营养不良和减轻水肿。

2. 减少诱发因素，维持良好姿势 坐时双膝不要交叉过久，以免压迫、影响腘窝静脉回流。避免长时间站立；卧床时抬高患肢30°～40°，以利于静脉回流；肥胖者应有计划减轻体重；预防便秘，避免腹内压升高；避免穿过紧的衣服。

（二）心理护理

注意了解病人的心理状态，有针对性的做好心理疏导。让病人了解手术和其他治疗的方法与目的，向病人解释疼痛的原因及缓解疼痛的方法，解除病人的忧虑和担心。

（三）术前准备

(1) 下肢皮肤薄弱处加以保护，以免破损。

(2) 术前一日备皮：需按患侧腹股沟手术备皮范围及同侧整个下肢，直达足趾。注意清洁肛门和会阴部。若术中需植皮时，还应做好供皮区准备。

(3) 处理并发症：血栓性浅静脉炎需局部热敷理疗，抗凝治疗及应用抗生素；小腿慢性溃疡应抬高患肢，积极换药，可用等渗盐水创面湿敷或患处用 1∶5000 高锰酸钾溶液浸泡，并应用抗生素；曲张静脉破裂出血须抬高患肢，局部加压包扎，必要时缝扎止血。以上症状消退或创面愈合后可行手术治疗。

三、术后护理

1. 卧床休息 术后平卧位，抬高患肢 30°，以促进静脉回流，减轻肢体肿胀。

2. 应用弹性绷带 应用弹性绷带期间注意保持合适的松紧度，密切观察病人皮肤温度、颜色、动脉搏动以及活动感觉，以能扪及足背动脉搏动和保持足部正常皮肤温度为宜。一般两周可拆除。

3. 观察手术切口 有无切口或皮下渗血，局部切口有无红、肿、热、痛等感染征象。

4. 鼓励病人早期活动 术后早期活动可预防血栓形成。卧床期间指导病人主动活动踝关节，每小时 1 次，每次 15 min；术后 24 h 可下床活动。

四、健康教育

（一）正确使用弹力绷带

向病人讲解弹力绷带及弹力袜的使用及注意事项，术后继续应用弹力绷带或弹力袜 1～3 个月，告知病人要注意以下问题：①宽度和松紧度适宜，松紧度以能将一个手指伸入缠绕的圈内为宜；②使用前应使静脉排空，故以清晨起床前进行为好，穿着弹力袜时将双腿举高，慢慢套入腿部；③包扎时应从肢体远端开始，逐渐向上缠绕；④使用中注意观察患肢肿胀情况及肢端的皮肤色泽，以判断效果。

（二）促进静脉回流

指导足部按摩（由脚踝、小腿至大腿，轻轻均匀地按摩，或以打圆圈方式按摩周边的肌肉，可达到放松脚踝及腿部肌肉的效果，但不要在已经形成静脉曲张的区域特意加压或加强按摩）。指导病人适当运动，适当运动可防止深静脉血栓形成。

（三）自我观察

注意患肢皮肤的温度、色泽，并嘱病人术后 2 周内勿用热水烫洗患肢。

（四）避免引起腹内压和静脉压升高的因素

指导平时保持良好的姿势，避免长时间站立，坐时双膝不要交叉过久，休息时抬高患肢；

保持大便通畅；注意饮食，避免过度肥胖等。

能力检测

（卞　倩）

第二十二节　血栓闭塞性脉管炎病人的护理

案例导入

陈先生，38 岁，长期吸烟并在北方工作，近段时间出现左下肢发凉、麻木，行走 500 m 左右后出现小腿肌肉胀痛，间歇性跛行 2 周来就诊，病人自诉休息后可缓解，查：足背动脉搏动减弱。

工作任务：

1. 作为护士，该如何对病人进行正确的护理评估？
2. 该如何对病人实施正确的护理措施？

【概述】

血栓闭塞性脉管炎（TAO）又称 Buerger 病，是血管的炎性、节段性、和反复发作的慢性闭塞性疾病。主要累及四肢中小动静脉，尤其以下肢动脉血管多见。我国各地均有发病，但以北方多见。好发于男性青壮年。

【病因】

本病的病因至今尚未完全明了。可能与多种因素有关，主要有外在因素（长期吸烟、寒冷、潮湿、慢性损伤和感染）和内在因素（自身免疫功能紊乱、遗传因素）。

【护理评估】

一、健康史

了解病人年龄、性别、生活环境，有无长期吸烟史，有无感染、外伤史，有无长期在湿冷环境下工作史，询问病人有无高血压、糖尿病史。

二、身心状况

（一）症状和体征

本病起病隐匿，病理进展缓慢，常呈周期性发作，往往数年后才趋严重。根据肢体缺血的程度和表现，病程的演变可分为三期。

第一期（局部缺血期）：动脉痉挛所致。患肢表现为麻木、怕冷、酸胀、易疲劳、沉重和轻度间歇性跛行。间歇性跛行为本期典型征象。当病人行走 500 m 左右路程后，小腿或足部肌肉出现胀痛或抽痛，如果继续行走，则疼痛加重，最后被迫止步。休息后，疼痛立即缓解，再行走后症状又出现，被称为间歇性跛行。随着病情的发展，行走距离逐渐缩短。患肢皮肤温度降低，色泽较苍白，足背或(和)胫后动脉搏动减弱。

第二期(营养障碍期)：血管痉挛加重，还有明显的血管壁增厚和血栓形成，导致在休息时也不能满足局部组织的血供，而出现持续性静息痛，即肢体处于休息状态下，疼痛仍不止，夜间更为明显。患肢皮肤温度明显降低，色泽明显苍白或出现紫斑、潮红，皮肤干燥、无汗，趾(指)甲增厚变形，足背动脉、胫后动脉搏动消失。

第三期(坏疽期)：动脉完全闭塞，侧支循环不足以代偿下肢血供。临床症状继续加重，患肢持续性静息痛加重，疼痛剧烈，夜不能眠，病人日夜屈膝抱足而坐，或将患肢垂于床沿以增加血供缓解疼痛。患肢严重缺血，趾(指)端发黑、干瘪、坏疽，坏死组织脱落后，形成经久不愈的溃疡。若继发感染，则呈湿性坏疽，常伴有全身感染中毒症状。

(二) 辅助检查

1. 一般检查

(1) 测定跛行距离和跛行时间。

(2) 测定皮肤温度：检查肢体不同部位的皮肤温度，两侧肢体相互对照，可显示患肢皮肤温度降低的程度和范围，有助于了解动脉闭塞的部位和缺血的程度。患肢皮温较健侧低 2 ℃时，即表示皮温降低侧血液供应不足。

(3) 肢体抬高试验(Buerger 试验)：病人平卧，患肢抬高 45°，3 分钟后，观察足部皮肤色泽变化；然后让病人坐起，下肢垂于床缘以下，再次观察足部皮肤色泽变化。抬高后足趾和足底皮肤呈苍白或蜡黄色并出现麻木、疼痛者为阳性；下垂后足部皮肤为潮红或出现斑块状发绀者为阳性，进一步提示患肢有严重供血不足。

2. 特殊检查

(1) 肢体血流图：可提示血流量等情况，了解病变程度。

(2) 多普勒超声检查：可了解病变部位和缺血的严重程度。

(3) 动脉造影：可明确患肢动脉阻塞的部位、程度、范围及侧支循环建立的情况。

三、心理、社会状况

了解病人由于患肢反复出现的极度疼痛、肢端坏死和感染产生的痛苦、焦虑和悲观心态以及程度。询问病人及其家属对于本病病因及预防知识的了解程度，以及病人对戒烟的理解和决心。

【常见护理诊断/问题】

1. 疼痛　与患肢缺血、组织坏死有关。

2. 焦虑/悲哀　与患肢剧烈疼痛、久治不愈，对治疗失去信心等有关。

3. 有皮肤完整性受损的危险　与坏疽、溃疡形成有关。

4. 潜在并发症：溃疡与感染、术后出血和栓塞。

【护理措施】

一、治疗原则

非手术和手术治疗结合，着重防止病变进展，改善下肢血液循环。

(一)非手术治疗

1. 药物治疗 服用祛寒祛湿、活血化淤、消炎止痛的中药;使用血管扩张剂如妥拉苏林等,缓解血管痉挛和促进侧支循环;前列腺素 E1 可抑制血小板聚集;低分子右旋糖酐,可减少血液黏稠度,改善微循环,防止血栓延伸,促进侧支循环形成;感染时选用有效抗生素。

2. 高压氧疗法 可提高血氧含量,促进肢体的血氧弥散,改善组织的缺氧程度。对减轻疼痛和促进伤口愈合有一定疗效。每日一次,每次 3~4 h,10 次为一个疗程。

(二)手术治疗

以增加肢体血供和重建动脉血流通道,改善缺血为目的。

1. 腰交感神经切除术 适用于腘动脉远侧狭窄或闭塞。

2. 动脉重建术 包括旁路转流术和血栓内膜剥脱术。

3. 游离血管蒂大网膜移植术 适用于动脉广泛闭塞者。

4. 分期动、静脉转流术 适用于动脉广泛闭塞且无流出道者。

5. 截肢手术 适用于肢体远端已有明显坏死,溃疡无法愈合,坏疽无法控制或严重感染引起脓毒血症者。

二、非手术治疗护理/术前护理

(一)一般护理

帮助病人改善下肢血液循环,预防组织损伤。

1. 绝对戒烟 告知病人吸烟的危害,嘱其戒烟,以消除烟碱和烟草浸出液对血管功能的影响。

2. 肢体保护

(1)告知病人避免肢体暴露于寒冷环境中,以免血管收缩。注意保暖,但不宜热敷或热疗,否则可使组织需氧量增加,加重肢体的病变程度。每天用温水洗脚,告知病人先用手试水温,勿用足趾,以免烫伤。

(2)避免用手抓挠皮肤,以免造成开放性损伤和继发感染。皮肤瘙痒时可涂拭止痒药膏。

(3)告知病人勿穿硬质鞋袜,以免影响足部血液循环。

3. 休息和运动

(1)步行:鼓励病人每天多走路,以疼痛的出现为活动量的指标。

(2)指导病人进行 Buerger 运动,促进侧支循环的建立。方法:病人平卧,抬高患肢 45°~60°,维持 2~3 分钟后,病人坐起,两足下垂于床边,维持 2~5 分钟,同时进行踝部和足趾运动;再平卧,患肢平放于床上,休息 5 分钟,并重复练习 5 次为一组,每日可练习数次。

注意以下情况不宜运动:①腿部发生溃疡及坏死,运动将增加组织耗氧量;②动脉或静脉血栓形成时,运动可导致血栓脱落造成栓塞。

(3)体位:睡觉或休息时取头高脚低位,使血液容易灌流至下肢。告知病人避免长时间维持同一姿势,坐位时应避免将一腿搁在另一腿膝盖上,以免影响血液循环。

（二）心理护理

由于肢体坏死和疼痛刺激使病人异常痛苦，易产生抑郁、极度焦虑，医护人员首先应理解和同情病人，耐心做好思想工作，使其情绪稳定，树立信心，配合治疗和护理。

（三）病情观察

(1) 观察生命体征的变化，应根据病情定时测量。

(2) 密切观察、详细记录患侧肢体的皮温、皮肤色泽的变化及动脉搏动情况，发现问题及时报告医师，以便确定治疗方案。

（四）对症护理

1. 止痛 疼痛轻者可用血管扩张剂、中医治疗；疼痛较剧烈者可使用麻醉性镇痛药；对疼痛难以解除者，可行连续硬膜外阻滞止痛。

2. 皮肤溃疡或坏死的护理 保持溃疡部位清洁，避免受压及刺激；感染创面须加强创面换药，可选用敏感的抗生素湿敷，并遵医嘱应用抗生素。

（五）术前准备

按常规准备，需要植皮者，做好植皮区的皮肤准备。

三、术后护理

（一）体位

静脉手术后患肢抬高 30°，以利静脉回流；动脉手术后患肢平置。

（二）制动

静脉血管重建术后应卧床制动 1 周，动脉血管重建术后应卧床制动 2 周。

（三）活动

卧床期间应鼓励病人在床上作足背伸屈活动，有利于小腿静脉回流。

（四）用药护理

对施行抗凝治疗的病人，按医嘱时间、剂量用药，要注意切口有无渗血和全身出血倾向。

（五）术后并发症的防治与护理

1. 切口感染 密切观察生命体征、肢体温度、切口情况。若发现有体温升高，切口红肿现象，说明切口感染，应及早处理。

2. 血管痉挛或血栓形成 密切观察患肢远端的皮肤温度、色泽、感觉和脉搏强度，以判断血管重建术等术后的血管通畅度。若动脉重建术后出现肢体肿胀、皮肤颜色发紫、皮温降低，应考虑重建部位的血管发生痉挛或继发性血栓形成，必要时考虑再次急症手术探查。

四、健康教育

(1) 向病人介绍吸烟的危害，自觉抵制香烟的诱惑。

(2) 限制刺激性食物，减少引起血管痉挛的因素。

(3) 指导病人合理休息与锻炼，介绍改善微循环、缓解疼痛的具体方法，教会病人自我护理，如患肢避免受潮湿，寒冷季节保暖，裤袜宜穿棉制品且不可过紧，避免外伤，保持肢体清洁，预防感染。

(4) 指导截肢病人在适当时间配装假体，介绍有关护理与功能锻炼的方法。

能力检测

（卞　倩）

第二十三节　深静脉血栓病人的护理

案例导入

男性病人，58 岁，有长期吸烟史，脾切除术后卧床 6 天，突然出现右小腿剧痛、肿胀、乏力，有深压痛。入院诊断为下肢深静脉血栓形成。

工作任务：

1. 病人目前存在哪些护理诊断/问题？
2. 如何对该病人目进行正确的健康教育？

【概述】

深静脉血栓形成(DVT)是指血液在深静脉腔内发生不正常的凝结，阻塞静脉管腔，导致静脉回流障碍。如未及时治疗，将造成程度不一的慢性深静脉功能不全，影响生活和工作能力，严重者可致残。全身主干静脉均可发病，尤其是下肢静脉多见。

【病因】

静脉壁损伤、血流缓慢、血液高凝状态是深静脉血栓形成的主要因素，常见于：久病卧床、术后、肢体固定等制动状态和妊娠、产后、创伤、肿瘤等病人。

【护理评估】

一、健康史

询问病人有无外伤、手术、妊娠分娩、感染史，有无长期卧床、输液史，有无出血性疾病。

二、身心状况

（一）症状和体征

主要是血栓阻塞深静脉管腔引起的远端静脉回流障碍的症状。

1. 上肢深静脉血栓形成　主要表现为前臂和手部肿胀、胀痛，手指活动受限；上肢位于下垂位时，症状加剧。

2. 上、下腔静脉血栓形成 除上肢静脉回流障碍的表现外，还有面颈部和眼睑肿胀，球结膜充血水肿；颈部、胸壁和肩部浅静脉扩张；常伴有头痛、头胀及其他神经系统症状。下腔静脉血栓形成多系下肢深静脉血栓向上蔓延所致，主要表现为双下肢深静脉回流障碍，躯干的浅静脉扩张。

3. 下肢深静脉血栓形成 最常见，主要表现为疼痛、下肢水肿和浅静脉曲张，根据血栓发生的部位、病程以及临床分型不同有不同表现。

(1) 中央型：血栓发生于髂股静脉，左侧多于右侧。发病急骤，患侧髂窝、股三角区疼痛和压痛，浅静脉扩张，下肢明显肿胀，肤色发暗，股内侧可触及条索状肿物，伴有皮温和体温升高。

(2) 周围型：包括如下表现。

①小腿深静脉血栓形成：表现为突然出现的小腿剧痛，患足不能着地平踏，行走时症状加重；小腿肿胀且有深压痛，踝关节过度背屈可引起小腿剧痛（Homans 征阳性）。

②股静脉血栓形成：表现为大腿肿痛，因髂-股静脉通畅，下肢肿胀不严重。

③混合型：即全下肢静脉血栓形成。发病急，表现为全下肢广泛肿胀、压痛和苍白，疼痛剧烈，体温升高、脉率加速。如病情继续进展，可使动脉受压而致血供障碍，足背和胫后动脉搏动消失，皮肤呈青紫色、起水疱，如不及时处理，可出现坏疽。

(二) 辅助检查

1. 放射性同位素检查 应用放射性标记的人体纤维蛋白原，能被正在形成的血栓摄取，若被新鲜血栓摄取量超过等量血液摄取量的 5 倍，则提示早期血栓形成。

2. 多普勒超声检查 可了解主干静脉阻塞情况。

3. 静脉造影术 最准确的检查方法。可直接显示静脉的形态，有无血栓存在及血栓的形态、位置、范围和侧支循环。充盈缺损是诊断深静脉血栓形成的主要依据。

三、心理、社会状况

了解突发的下肢剧烈胀痛和肿胀有无引起病人的焦虑与恐惧；病人及家属对预防本病发生的有关知识的了解程度。

【常见护理诊断/问题】

1. 疼痛 与血流障碍有关。

2. 潜在并发症：肺栓塞、脑栓塞、出血。

3. 有皮肤完整性受损的危险 与下肢肿胀，血流障碍有关。

4. 知识缺乏 缺乏预防本病发生的知识。

【护理措施】

一、治疗原则

综合治疗，急性期以血栓消融为主，中晚期以减轻下肢静脉淤血为主。

(一) 非手术治疗

适用于周围型及超过 3 天以上的中央型和混合型病人。

1. 一般处理 卧床休息、抬高患肢。病情缓解后可进行轻便活动，下床活动时嘱病人使用弹力袜或弹力绷带。

2. 药物治疗 包括溶栓治疗、抗凝治疗、祛聚疗法、中医中药治疗。

(1) 溶栓治疗：适用于病程不超过 72 h 者。常用药物为尿激酶，它的作用把是体内的纤溶酶原激活为纤溶酶，后者可水解血栓内的纤维蛋白而达到溶栓目的。维持 7～10 天。

(2) 抗凝治疗：适用于范围较小的血栓。通过肝素和香豆素类抗凝剂预防血栓的繁衍和再生，促进血栓的消融。

(3) 祛聚疗法：药物包括右旋糖酐、阿司匹林、双嘧达莫和丹参等，能扩充血容量、稀释血液、降低黏稠度，防止血小板凝聚。常作为辅助治疗。

（二）手术治疗

常用于下肢深静脉血栓，尤其是病程在 48 h 内的深静脉血栓。主要手术方法是采用 Fogarty 导管取栓术，术后应继续抗凝、祛聚治疗，以防复发。另外，下腔静脉滤器(IVCF)置入术后再溶栓治疗的方法，可起到预防肺栓塞的作用。

二、非手术治疗护理/术前护理

（一）一般护理

1. 休息和体位 ①急性期绝对卧床休息 1～2 周，床上活动避免动作幅度过大，避免用力排便；禁止患肢热敷、按摩，以防血栓脱落造成栓塞。②休息时患肢高于心脏 20～30 cm，以促进静脉回流，减轻肢体肿胀和疼痛。③下床活动时使用弹力袜或弹力绷带(周围型 1～2 周，中央型 3～6 个月)。④恢复期逐渐增加活动量，以促进下肢深静脉的再通及侧支循环的建立。

2. 禁烟 告知病人吸烟可能刺激静脉收缩，影响血液循环。

3. 饮食 低脂、高纤维饮食，多喝水，保持大便通畅，避免腹压增加影响下肢静脉回流。

4. 心理护理 向病人耐心解释血栓形成以及出现相应症状的原因，告知病人如何预防；让其了解非手术治疗所用药物的作用和手术的方法，解除病人的焦虑。

（二）病情观察

观察患肢的皮温、颜色、肿胀、脉搏情况。观察有无肺动脉栓塞征象，如胸痛、呼吸困难、血压下降等。发现异常，应及时通知医师并做好急救准备。

（三）缓解疼痛

一般采用非药物手段止痛，必要时遵医嘱使用止痛药物。

（四）药物治疗护理

遵医嘱使用溶栓、抗凝、祛聚等药物；密切观察不良反应；嘱病人用药期间避免碰撞和跌倒，用软毛刷刷牙，防出血。

（五）并发症的护理

1. 出血 出血是抗凝、溶栓治疗的严重并发症。①观察：密切观察不良反应，抗凝期间注意记录给药名称、时间、剂量和途径，监测凝血时间及凝血酶原时间，观察有无出血倾向。②处理：发现异常，及时通知医师，除停抗凝剂外，可用鱼精蛋白对抗肝素；维生素 K_1 对抗华法林；10%6-氨基己酸、纤维蛋白原制剂或输新鲜血对抗溶栓治疗引起的出血。

2. 肺动脉栓塞 ①观察肺动脉栓塞征象：胸痛、呼吸困难、咯血、血压下降甚至晕厥。

②急救处理：应立即嘱病人平卧，避免作深呼吸、咳嗽和剧烈运动，同时给予高浓度氧气吸入，并报告医师，配合抢救。

（六）术前准备

了解病人心、脑、肺等重要器官功能，了解出、凝血系统功能状态。术前 2～3 天进少渣饮食，术前晚灌肠。

三、术后护理

1. 体位与活动 术后抬高患肢 30°（高于心脏 20～30 cm），鼓励病人早期床上活动，恢复期逐渐增加活动，以促进下肢深静脉再通和侧支循环的建立。

2. 病情观察 观察患肢远端的皮温、色泽、感觉及动脉搏动情况，以了解取栓后血管通畅情况。

3. 防治感染 密切观察伤口情况，定期换药，遵医嘱给予抗生素。

4. 其他护理 饮食、用药、并发症护理同“术前护理”内容。

四、健康教育

（1）告知病人绝对禁烟。

（2）长期卧床病人，应协助其定期翻身；对手术后、产后妇女，应指导其早期床上活动，包括深呼吸、下肢的被动和主动活动。鼓励其尽早离床活动。

（3）避免在膝下垫硬枕、过度屈髋，以免影响静脉回流；避免穿过紧的衣物。

（4）对长期输液者，避免在同一静脉的同一部位反复穿刺；输注刺激性药物时，避免药物渗出血管外。

（5）低脂、多纤维饮食，保持大便通畅，以免用力排便时腹压增高，影响下肢静脉回流。

能力检测

（卞 倩）

本章小结

普通外科的护理在外科护理学中占有重要的地位，是对甲状腺、胃肠、肝、胆、胰、脾等器官组织的各种疾病及周围血管疾病等护理为主。甲状腺功能亢进病人重在术前、术后的护理，尤其是术后并发症的观察及护理；甲状腺肿瘤病人重在身体状况的评估；门静脉高压症病人应熟悉其症状和体征，在结合内科护理的基础上了解手术方式，掌握术前术后的护理；原发性肝癌病人重在护理评估和健康指导，尤其是辅助检查和心理状况；肝脓肿病人重在护理评估；胆石症、胆道感染在临床非常常见，对胆道系统的解剖生理、胆石的成因和种类、胆结石和胆道感染的护理评估、护理措施、健康教育均应足够重视；胆道蛔虫病应抓住临床症状与体征不相符的特点来学习；急性胰腺炎病人的护理应熟悉护理评估，重点掌握术后护理；胰腺癌病人重在护理评估和心理社会状况；胃十二指肠溃疡病亦是常见病、多发病，重在术前术后的护理，尤其应注意术后并发症的观察和护理；胃癌病人护理重在护理评估；肠梗阻是常见的外科急腹症之一，重在病因和护理评估；急性阑尾炎是最常见的外科急腹症，对其病因病理、护理评估、护理措施、健康教育均应重视；结肠、直肠癌病人护理重在结肠造口（人工肛门）的护理；痔应掌握定义、分类、术后护理措施和健康教育；肛裂、肛瘘、肛周脓肿应掌握病因和和术后护理措施；腹外疝病人护理重在护理评估和护理措施；腹部损伤、急性腹膜炎病人的护理重在护理评估和护理措施；急腹症是一类以急性腹痛为主要表现的腹部疾病，其临床特点是发病急、病情重、变化多、发展快、病因复杂、涉及面广，有一定的死亡率，因此护理评估是其首要任务；原发性下肢静脉曲张病人护理重在辅助检查和术后护理；血栓闭塞性脉管炎病人护理重在护理评估和术后并发症的防治与护理；深静脉血栓形成病人护理重在护理评估和健康教育。

通过对本章的学习，让学生掌握上述各种疾病的护理评估和护理措施，熟悉护理诊断和健康教育，培养学生分析问题、解决问题的能力。

第七章 胸外科疾病病人的护理

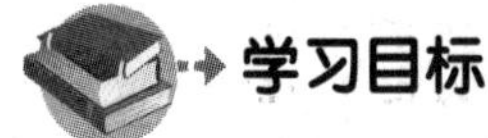

识记 1. 能简述损伤性气胸、肺癌、脓胸、食管癌、乳腺癌、急性乳腺炎的概念、主要症状与体征、护理要点。

2. 能解释反常呼吸、闭合性气胸、张力性气胸、纵隔摆动、酒窝征、橘皮征等概念。

3. 能简述肺癌、食管癌、乳腺癌术后并发症的防治。

理解 1. 能列举损伤性气胸、肺癌、脓胸、食管癌、乳腺癌、急性乳腺炎的病因。

2. 能列举肺癌、食管癌、乳腺癌的主要检查方法和确诊依据。

运用 1. 能正确评估损伤性气胸、肺癌、脓胸、食管癌、乳腺癌、急性乳腺炎病人的身体状况。

2. 能运用所学知识对损伤性气胸、肺癌、脓胸、食管癌、乳腺癌、急性乳腺炎病人实施整体护理。

3. 能对乳腺癌术后病人给予正确的功能锻炼和健康指导。

第一节 胸部损伤病人的护理

胸部损伤无论是战时还是平时，其发生率和危害程度在创伤中均占有重要的地位。胸部占人体的比例较大，一旦遭受外力极易造成伤害，严重的胸部损伤可能导致胸腔内重要脏器损伤而危及生命。

胸部由胸壁、胸膜和胸腔内脏器组成。胸壁由软组织和骨骼构成，软组织包括皮肤、皮下组织、筋膜及肌肉；胸椎、胸骨和肋骨组成骨性胸廓，保护胸腔及部分腹腔内器官。覆盖在肺表面的胸膜为脏层胸膜，附在胸壁内面的胸膜为壁层胸膜，两者围成的腔隙为胸膜腔，左右各一。胸膜腔为潜在的密闭腔隙，内有少量的浆液起润滑作用。胸膜腔内的压力保持在$-10\sim-8\ cmH_2O$，吸气时负压增大，呼气时负压减小；稳定的负压有利于维持正常的呼吸，并能防止肺萎缩。两侧胸膜腔之间的纵隔内有心脏、大血管、气管、食管、胸导管、神经、淋巴及脂肪组织等。

胸部损伤根据损伤是否造成胸膜腔与外界相通,可分为闭合性损伤和开放性损伤两大类。闭合性损伤多由于挤压、冲撞或钝器打击等钝性暴力引起,胸膜腔与外界不相通,轻者致胸壁软组织挫伤或单纯肋骨骨折;严重者可伴有胸腔内器官或血管损伤。开放性损伤多因锐器或火器、弹片穿破胸壁所致,造成胸膜腔与外界相通,严重者可伤及胸腔内器官或血管,导致血胸、气胸,甚至呼吸、循环功能衰竭而死亡。若胸部损伤同时伴有腹腔内组织或器官的损伤称为胸腹联合伤。

一、肋骨骨折

案例导入

男性病人,35 岁,因胸部被矿车撞击后出现胸痛、气促、呼吸困难半小时急诊入院。体格检查:脉搏 124 次/分,呼吸 30 次/分,血压 86/50 mmHg,口唇发绀。右侧胸壁大范围软化塌陷,吸气时向内凹陷,呼气时向外突出,气管偏向左侧,右侧胸壁叩诊呈鼓音。X 线胸片及 CT 检查显示:右侧第 4、5、6 根肋骨多处骨折并有骨折错位。

工作任务:

1. 该病人发生了什么情况?
2. 病人目前存在哪些主要护理诊断/问题?
3. 对该病人应如何实施急救护理?

【概述】

肋骨骨折(rib fracture)是最常见的胸部损伤。人体共 12 对肋骨,其中第 1～3 肋骨粗短,且有锁骨、肩胛骨保护,不易发生骨折;第 4～7 肋骨较长而薄,最易发生骨折;第 8～10 肋骨,前端肋软骨与上位肋软骨相连,形成肋弓,弹性大而不易折断。第 11～12 肋骨很短,前端游离,也不易骨折。

【病因】

肋骨骨折多由外来暴力所致,可分为直接暴力和间接暴力。直接暴力是暴力直接作用于骨折部位而导致的骨折,常使肋骨向内弯曲而折断;间接暴力则是胸部前后受挤压而导致的骨折,常使肋骨在腋中线附近向外过度弯曲而折断,断端易刺破胸壁而形成开放性胸部损伤。

肋骨骨折根据损伤的程度,可分为单根单处、单根多处、多根单处、多根多处肋骨骨折。单根单处或多根单处肋骨骨折时,其上、下仍有完整的肋骨支撑胸廓,对呼吸影响不大。而多根多处肋骨骨折,因局部胸壁失去完整肋骨的支撑,胸壁软化,可出现反常呼吸运动。反常呼吸运动是指当病人吸气时,软化区的胸壁不与其他胸壁一起向外扩张,反而内陷;呼气时则相反,软化区胸壁向外突出,称为连枷胸(flail chest)(图 7-1-1)。若软化区范围较大,呼吸时两侧胸膜腔内压力不平衡,可使纵隔左右扑动,影响换气和静脉血液回流,导致缺氧和二氧化碳潴留,严重者可引起呼吸和循环衰竭。

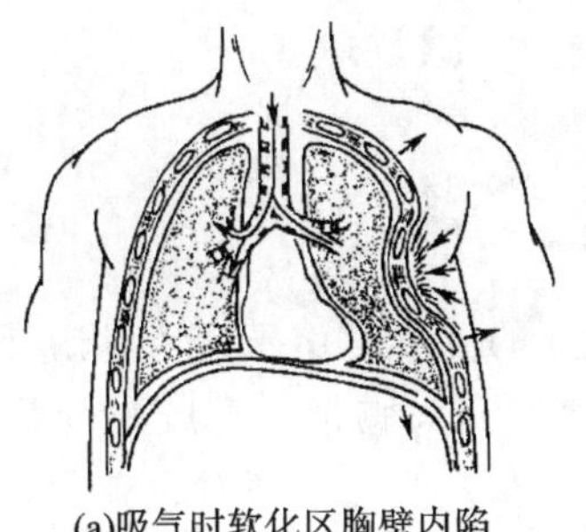
(a)吸气时软化区胸壁内陷

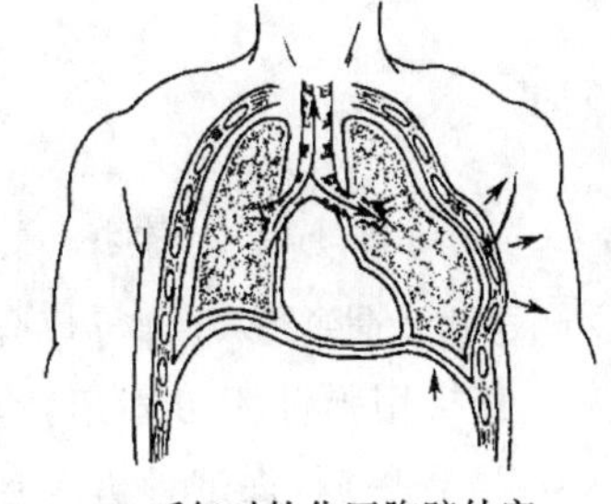
(b)呼气时软化区胸壁外突

图 7-1-1 胸壁软化区的反常呼吸运动

【护理评估】

一、健康史

了解病人受伤的经过、暴力大小、受伤部位与时间以及伴随症状等。

二、身体状况

（一）症状

骨折部位疼痛，当病人深呼吸、咳嗽、打喷嚏或改变体位时疼痛加重，病人因疼痛而不敢深呼吸和有效咳嗽，使呼吸道分泌物潴留，可引起肺不张和肺部感染。若骨折断端向内移位，刺破胸膜、肋间血管和肺组织时，可引起血胸、气胸、皮下气肿或咯血等；多根多处肋骨骨折常伴有明显的呼吸困难、发绀、休克等。

（二）体征

受伤处胸壁可见肿胀、压痛，挤压胸部疼痛加重，可触及骨折端或骨擦感。合并气胸、血胸时可伴有相应体征，部分病人可有皮下气肿；多根多处肋骨骨折时可出现反常呼吸运动。

（三）辅助检查

1. 实验室检查 伴有大出血的病人，血常规检查显示血红蛋白、血细胞比容下降。

2. 影像学检查 胸部 X 线和 CT 检查，可显示肋骨骨折的断裂线、断端错位以及血气胸等，但不能显示前胸肋软骨折断的征象。

三、心理、社会状况

病人因突然受伤可出现焦虑、紧张、甚至恐惧心理，应了解病人及家属的心理状态、家庭支持系统及经济承受能力等。

【常用护理诊断/问题】

1. 急性疼痛 与肋骨骨折、组织损伤等有关。

2. 气体交换障碍 与疼痛、反常呼吸运动等有关。

3. 清理呼吸道无效 与肋骨骨折导致疼痛而不敢用力咳嗽等因素有关。

4. 焦虑/恐惧 与意外创伤、惧怕手术、担心预后等有关。

5. 潜在并发症：肺不张、肺部感染等。

【护理措施】

一、治疗原则

（一）闭合性单根单处肋骨骨折

闭合性单根单处肋骨骨折多可自行愈合，治疗的重点是止痛、固定胸廓和防治并发症。

1. 固定胸廓 直接用弹性绷带固定，也可使用多头胸带或宽胶布行叠瓦式固定，以减少骨折断端的活动，减轻疼痛、促进骨折愈合。

2. 镇痛 有效控制疼痛也有利于改善呼吸，遵医嘱可口服或肌内注射镇痛药，亦可用病人自控镇痛装置和1%普鲁卡因行肋间神经阻滞或封闭骨折部位。

3. 中药治疗 中药三七片、云南白药等亦有良好疗效。

4. 防治并发症：鼓励病人咳嗽排痰，以减少呼吸系统的并发症，必要时使用抗生素控制感染。

（二）闭合性多根多处肋骨骨折

1. 尽早控制反常呼吸

(1) 包扎固定：适用于现场急救或胸壁软化范围小，反常呼吸运动不严重者。用厚敷料覆盖于胸壁软化区，用胸带加压包扎固定胸廓，以消除或限制反常呼吸。

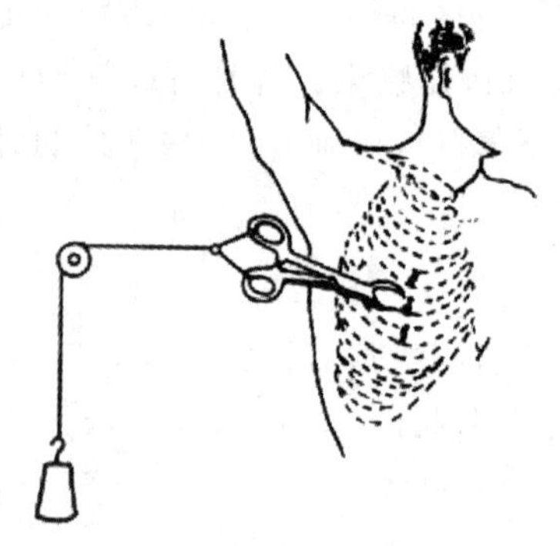

图 7-1-2 连枷胸牵引固定法

(2) 牵引固定：适用于胸壁软化范围大，反常呼吸运动明显或包扎固定不能奏效者。用无菌布巾钳经胸壁夹住游离段中央处肋骨，再用绳带吊起，做重力牵引，重 2～3 kg，使浮动的胸壁复位（图 7-1-2），固定时间为 1～2 周。也可在患侧胸壁放置牵引支架，行牵引固定。

(3) 内固定：适用于骨折错位较大、病情严重的病人。切开胸壁以不锈钢丝对肋骨断端行内固定术。

2. 保持呼吸道通畅 对多根多处肋骨骨折、咳嗽无力、不能有效排痰或呼吸衰竭者，应行气管插管或气管切开，以利于吸痰、给氧和实施呼吸机辅助呼吸。

（三）开放性肋骨骨折

1. 清创与固定 开放性肋骨骨折胸壁伤口需彻底清创，行内固定固定骨折断端。

2. 引流 肋骨骨折穿破胸膜者，需行胸膜腔闭式引流术。

3. 预防感染 遵医嘱使用有效抗生素，并注射破伤风抗毒素，以预防感染。

二、非手术治疗护理/术前护理

1. 现场急救 对于多根多处肋骨骨折，出现反常呼吸的病人，立即用厚敷料加压包扎患处胸壁，以消除或限制反常呼吸，维持有效的呼吸功能。

2. 保持呼吸道通畅 鼓励病人深呼吸，有效咳嗽、排痰；及时清理呼吸道分泌物，必要时行气管插管或切开；应用呼吸机辅助呼吸者，加强呼吸道的护理。

3. 减轻疼痛 妥善固定胸壁；遵医嘱使用镇痛药物；病人咳嗽、咳痰时，可协助或指导病人用双手按压患侧胸壁，以减轻疼痛。

4. 病情观察 密切观察病人的生命体征、神志、胸腹部活动等情况，有无呼吸困难、反常呼吸、皮下气肿等，若有异常及时报告医师并协助处理。

5. 心理护理 护士应热情地与病人沟通交流，向病人介绍病情，说明各项诊疗及护理操作的必要性，解释病人提出的各种疑问，以减轻病人的焦虑和恐惧心理，帮助病人树立信心，积极配合治疗。

6. 术前准备 做好急症手术术前相关准备。

三、术后护理

1. 病情观察 密切观察生命体征及神志的变化，观察有无呼吸困难等情况，发现异常应及时报告医师并协助处理。

2. 防治感染 监测体温情况，如体温超过 38.5 ℃且持续不退，应通知医师及时处理；鼓励并协助病人深呼吸，有效咳嗽、排痰，以预防肺部感染；及时更换伤口敷料，保持敷料清洁干燥，预防伤口感染。

四、健康教育

知识链接

腹式深呼吸方法：病人仰卧，腹部安置 3～5 kg 重沙袋，吸气时保持胸部不动，腹部上升鼓起，呼气时尽量将腹壁下降呈舟状；呼吸动作缓慢、均匀。每分钟 8～12 次或更少。

1. 合理饮食 指导病人宜进食清淡且富有营养的食物，多食蔬菜、水果，多饮水，保持大便通畅；忌辛辣刺激性食物，忌生冷、油腻食物。

2. 休息与活动 保证足够睡眠，骨折已临床愈合者可逐渐练习床旁站立、床边活动、室内行走等活动，并系好肋骨固定带。骨折完全愈合后，可逐渐增加活动量。

3. 呼吸功能锻炼 向病人说明深呼吸、有效咳嗽的意义，指导病人练习腹式深呼吸及有效咳嗽、排痰。

4. 复诊指导 出院 3 个月后复查胸部 X 线片，以了解骨折愈合情况。

二、损伤性气胸

案例导入

男性病人，28 岁，右侧胸部被匕首刺伤半小时，胸痛、呼吸急促、口唇发绀。脉搏 120 次/分，血压 70/40 mmHg。右侧胸壁有开放性伤口，呼吸时能听到空气进出伤口的声音。气管向左侧移位，右侧胸部叩诊呈鼓音。

工作任务：

1. 该病人护理评估应包括哪些内容？

2. 对该病人应提供哪些护理措施？

气胸（pneumothorax）是指胸膜腔内积气。在胸部损伤中，气胸的发生率仅次于肋骨骨折。

【病因】

气胸的形成多由于肺组织、气管、支气管破裂，空气逸入胸膜腔，或因胸壁伤口穿破胸膜，外界空气进入胸膜腔所致。根据胸膜腔的压力情况，气胸分为 3 种类型。

1. 闭合性气胸 多并发于肋骨骨折，由于肋骨断端刺破肺组织，空气进入胸膜腔所致。空气经胸壁或肺的伤道进入胸膜腔后，伤道立即闭合，气体不再进入胸膜腔，胸膜腔内负压部分被抵消，但胸膜腔内压力仍低于大气压，使患侧肺部分萎陷，有效气体交换面积减少，通气和换气功能受损。

2. 开放性气胸 多由于刀刃、锐器、弹片或火器等导致的胸壁穿透伤。胸壁有开放性伤口，胸膜腔通过胸壁伤口与外界大气相通，空气可随呼吸自由出入胸膜腔，患侧胸膜腔内压力等于大气压。由于患侧胸膜腔负压消失，患侧肺严重萎陷而影响呼吸功能；同时两侧胸膜腔压力不等，患侧胸膜腔内压力明显高于健侧，使纵隔移向健侧，影响健侧肺的扩张。由于吸气和呼气时两侧胸膜腔内压力差的变化，吸气时，健侧胸膜腔内负压增大，患侧胸膜腔内压力明显高于健侧，纵隔进一步移向健侧；呼气时，两侧胸膜腔内压力差减小，纵隔又移回患侧，使移向健侧的幅度变小，导致纵隔随呼吸而左右摆动，称为纵隔扑动（图 7-1-3）。纵隔扑动影响静脉血液回流，使循环功能严重障碍。此外，吸气时健侧肺扩张，不仅吸入从气管进入的气体，也吸入来自患侧肺排出的含氧量低的气体；而呼气时，健侧肺的气体不仅排出体外，同时也排至患侧支气管及肺内，使含氧量低的气体在两肺之间重复交换，导致病人严重缺氧。

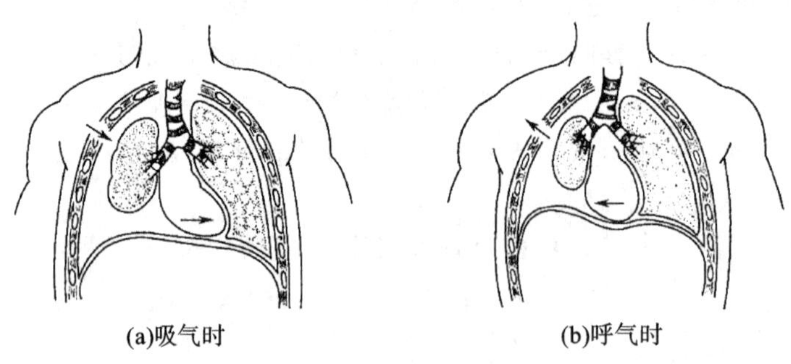

图 7-1-3 开放性气胸的纵隔扑动

3. 张力性气胸 主要见于较大肺泡破裂、较大较深的肺裂伤或支气管破裂，其裂口与胸膜腔相通，且形成单向活瓣，吸气时开放，气体从裂口进入胸膜腔，呼气时关闭，胸膜腔内气体不能排出，使胸膜腔内积气不断增多，压力不断升高，胸膜腔压力高于大气压，又称为高压性气胸。张力性气胸时，胸膜腔内的高压使患侧肺严重萎陷，纵隔明显移向健侧，健侧肺组织受挤压，使腔静脉血液回流受阻，导致严重的呼吸和循环障碍。胸膜腔内的高压气体，可经支气管、气管周围疏松结缔组织或壁层胸膜裂口处进入纵隔或胸壁软组织，并扩散至皮下，形成纵隔气肿或颈部、面部、胸部等处的皮下气肿。

【护理评估】

一、健康史

了解病人有无胸部外伤史，暴力的性质、大小，受伤的经过、时间、部位，受伤后有无呼吸、循环功能障碍等。

二、身体状况

（一）症状与体征

1. 闭合性气胸

（1）症状：取决于胸膜腔内积气量及肺萎陷的程度。肺萎陷在30％以下者为小量气胸，对呼吸和循环功能影响较小，病人多无明显症状；肺萎缩在30％～50％者为中等量气胸，肺萎缩在50％以上者为大量气胸，中等量及大量气胸，病人可出现明显的胸闷、胸痛、气促和呼吸困难等症状。

（2）体征：患侧胸廓饱满，呼吸活动度降低，气管向健侧移位，叩诊患侧胸部呈鼓音，听诊患侧呼吸音减弱或消失。

2. 开放性气胸

（1）症状：病人出现明显的呼吸困难、口唇发绀，严重者可伴有休克症状。

（2）体征：患侧胸壁可见伤道，呼吸时可闻及气体进出胸腔伤口发出吸吮样“嘶嘶”的声音，气管向健侧移位，患侧胸部叩诊呈鼓音，听诊呼吸音减弱或消失。

3. 张力性气胸

（1）症状：随着胸膜腔内压力进行性增高，病人可出现严重呼吸困难、发绀、大汗淋漓、烦躁、意识障碍甚至昏迷、休克、窒息。

（2）体征：患侧胸廓饱满，肋间隙增宽，呼吸活动度降低，气管明显向健侧移位，颈静脉怒张，叩诊呈鼓音，听诊呼吸音消失，多有皮下气肿，可触及捻发音。

（二）辅助检查

1. 胸部X线检查

（1）闭合性气胸：可见不同程度的肺萎缩和胸膜腔积气，有时可见少量胸腔积液。

（2）开放性气胸：可见患侧胸膜腔大量积气、肺萎缩，气管和心脏等纵隔内器官向健侧移位。

（3）张力性气胸：可见患侧胸腔大量积气、患侧肺完全萎缩，气管和心脏等纵隔内器官向健侧移位。

2. 诊断性穿刺 胸腔穿刺既能明确诊断有无气胸，又能抽出气体以降低胸膜腔内压力，缓解症状。张力性气胸穿刺可有高压气体向外冲出，抽气后症状明显好转，但很快又可加重。

三、心理、社会状况

了解病人有无焦虑、恐惧心理，病人及家属对损伤及预后的认识程度、心理承受能力，家庭支持系统的支持力度等。

【常用护理诊断/问题】

1. 气体交换受损 与胸部损伤、疼痛、胸廓活动受限或肺萎缩有关。

2. 急性疼痛 与胸部组织损伤有关。

3. 清理呼吸道无效 与组织损伤导致疼痛而不敢用力咳嗽等因素有关。

4. 焦虑/恐惧 与胸部损伤和惧怕手术，担心预后有关。

5. 潜在并发症：休克、胸腔或肺部感染等。

【护理措施】

一、治疗原则

1. 闭合性气胸

(1) 小量气胸一般不需特殊处理，积气可在1～2周内自行吸收。

(2) 中等量或大量气胸，可行胸膜腔穿刺抽气以减轻肺萎缩，或行胸腔闭式引流术，排出积气，促使肺尽早膨胀；使用抗生素防治感染。

2. 开放性气胸

(1) 紧急封闭伤口：为首要的急救措施，目的是将开放性气胸变为闭合性气胸，再按闭合性气胸处理。可用无菌敷料如凡士林纱布、棉垫封闭伤口，并加压包扎固定；或因地制宜，利用身边清洁的物品，如围巾、衣物等或手掌紧急封盖伤口。

(2) 安全转运和急诊处理：将病人迅速转运到医院，及时清创、缝合胸壁伤口，并行胸膜腔穿刺抽气减压或胸腔闭式引流，缓解呼吸困难。

(3) 预防和处理并发症：吸氧，补充血容量，预防休克；应用抗生素预防感染；疑有胸腔内脏器损伤或进行性出血者行剖胸探查术。

3. 张力性气胸 首要的处理措施是迅速排气减压。紧急情况下，应迅速在患侧锁骨中线第2肋间，用粗针头穿刺胸膜腔进行排气减压；有条件者行胸腔闭式引流；使用抗生素预防感染；必要时进行剖胸探查术。

二、非手术治疗护理/术前护理

1. 现场急救

(1) 开放性气胸：立即用厚敷料于病人呼气末封闭胸壁伤口，并加压包扎固定，使之成为闭合性气胸，阻止气体继续进入胸膜腔。

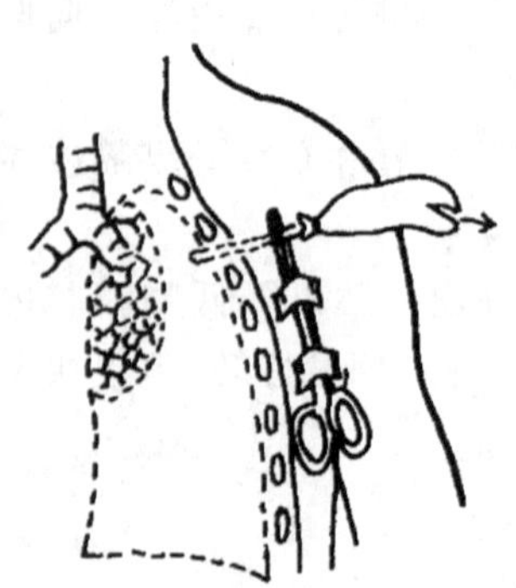

图7-1-4 粗针头橡胶指套排气法

(2) 张力性气胸：立即行胸膜腔穿刺抽气减压，紧急转送时，可在穿刺针尾部缚一橡胶指套，顶端纵剪1 cm开口，可起到单向活瓣的作用，呼气时高压气体易于排出，吸气时，指套塌陷，阻止外界气体进入胸膜腔，以保证转送安全(图7-1-4)。

2. 维持呼吸功能 对开放性、张力性气胸病人应采取有效的急救措施，改善呼吸困难；呼吸困难和发绀者，及时给予吸氧；协助和鼓励病人深呼吸及有效咳嗽、排痰，及时清除呼吸道内分泌物，保持呼吸道通畅；痰液黏稠不易咳出者，可行超声雾化吸入，以稀释痰液；必要时行气管插管或气管切开，呼吸机辅助呼吸；病情稳定后取半卧位，有利于呼吸。

3. 病情观察 严密观察病人的意识和生命体征等变化。重点观察呼吸的频率、节律和深浅度；有无气促、发绀、呼吸困难等症状；是否发生低血容量性休克；有无气管移位、皮下气肿等征象；注意胸部和腹部体征及肢体活动等情况，警惕多发性损伤，尤其是胸腹联合伤。

4. 预防感染 及时清理呼吸道分泌物，保持呼吸道通畅；密切观察体温的变化，遵医嘱使用抗生素；行胸腔闭式引流者严格实施无菌操作。

5. 缓解疼痛 病人因疼痛而不敢用力咳嗽、排痰时，应协助或指导病人及家属用双手按压患侧胸壁，以减轻伤口震动，减轻疼痛；必要时遵医嘱给予镇痛药。

6. 术前护理

(1) 静脉补液：对于病情危重，有胸腔内器官或血管损伤出血，呼吸困难未能缓解的病人，除了做好手术准备外，还应遵医嘱输液、输血，补充血容量，改善循环功能。

(2) 术前准备：急症手术病人，做好备皮、血型鉴定、交叉配血试验及药物过敏试验；择期手术病人，注意加强营养，做好术前常规准备。

三、术后护理

1. 体位与活动 麻醉作用消失、生命体征平稳后，安置病人于半卧位，以利于呼吸和引流；卧床期间应指导病人做深呼吸、咳嗽、排痰、翻身、肢体活动等，拔除胸膜腔闭式引流管后可下床活动。

2. 维持呼吸和循环功能 保持呼吸道通畅，给氧，必要时行气管插管或气管切开，呼吸机辅助呼吸。遵医嘱静脉补液，以维持循环功能。

3. 病情观察 密切观察病人的意识、生命体征、面色、尿量等情况，妥善固定各种引流管，保持引流通畅。

4. 饮食护理 术后 6 h，麻醉作用消失后可逐渐恢复饮食，指导病人摄入营养丰富、易消化的食物。

5. 胸膜腔闭式引流的护理 参见本节“胸腔闭式引流病人的护理”相关内容。

6. 基础护理 做好各种基础护理，如口腔护理、皮肤护理、会阴护理等。

四、健康教育

1. 呼吸功能锻炼 指导病人练习腹式深呼吸和有效咳嗽、排痰，鼓励病人出院后仍继续坚持。

2. 肢体功能锻炼 告诉病人恢复期胸壁仍有轻微疼痛及不适，应尽早循序渐进地开展患侧肩关节功能锻炼，促进功能恢复。但在气胸痊愈后 1 个月内，病人不宜参加剧烈的活动及重体力劳动，如打球、跑步、抬举重物等。

3. 定期复诊 损伤严重的病人，出院后须定期到医院复诊，发现异常及时处理。伴有肋骨骨折者，应嘱病人在 3 个月后复查胸部 X 线，以了解骨折愈合情况。

三、损伤性血胸

案例导入

男性病人，25 岁，与人斗殴，被“水果刀”刺入胸部，送入医院抢救。入院情况：意识模糊，四肢厥冷，面色苍白。体格检查：T36.6 ℃，P122 次/分，R 23 次/分，Bp 68/45 mmHg。

工作任务：

1. 该病人发生了什么情况？

2. 应如何护理该病人？

血胸(hemothorax)是胸膜腔积血。若血胸、气胸同时存在，称为血气胸。

【病因】

胸膜腔积血的来源：①心脏或胸内大血管破裂，出血量大，速度快，短时间内可因失血性休克而死亡；②胸壁肋间血管或胸廓内血管破裂，是引起血胸常见的原因，出血量多且急，不易自行停止，常需剖胸手术止血；③肺组织裂伤，因循环压力低，出血量少且缓慢，多可自行停止。

胸膜腔积血后，一方面造成血容量减少，另一方面使患侧肺受压萎陷，纵隔被推向健侧，导致健侧肺也受压，严重影响病人的呼吸和循环功能。由于肺、心包和膈肌运动起到去纤维蛋白的作用，胸膜腔内积血一般不凝固，但出血快而量多时，去纤维蛋白作用不完全，则胸腔内积血发生凝固，称为凝固性血胸。血凝块机化后形成纤维板，限制肺及胸廓活动，从而影响呼吸功能。血液是良好的培养基，若胸腔内积血受到细菌感染，则形成感染性血胸，最终导致脓血胸。大量持续出血导致的胸膜腔积血称为进行性血胸。

【护理评估】

一、健康史

评估病人有无肋骨骨折或刀刃锐器伤、火器伤等胸部受伤史。

二、身体状况

(一) 症状

1. 小量血胸(成人出血量在 500 mL 以下) 可无明显的症状。

2. 中量血胸(成人出血量在 500～1000 mL)和大量血胸(成人出血量在 1000 mL 以上) 尤其是急性出血，病人可出现面色苍白、脉搏细速、血压下降、四肢湿冷等低血容量休克症状，同时伴有呼吸急促等胸腔积液的表现。

3. 感染中毒症状 血胸并发感染时可表现为寒战、高热、乏力和出汗等全身表现。

(二) 体征

可出现胸腔积液的体征：患侧肋间隙饱满、胸部叩诊呈浊音、气管向健侧移位、听诊呼吸音减弱或消失。

(三) 辅助检查

1. 实验室检查 血常规检查可见红细胞计数、血红蛋白、血细胞比容降低；继发感染者，血白细胞计数和中性粒细胞比值增高。

2. 影像学检查

(1) 胸部 X 线检查：小量血胸，仅见肋膈角消失；大量血胸时，可见胸腔内大片阴影，纵隔移向健侧；合并气胸者可见液平面。

(2) 胸部超声检查：可明确胸腔积液的位置和量。

(3) 胸膜腔穿刺：抽出不凝固血液即可确诊。

三、心理、社会状况

突然的意外伤害可使病人出现焦虑、恐惧，尤其是大量血胸，病人可因严重的呼吸困难和失血性休克而产生濒死感，应了解病人焦虑、恐惧的原因和严重程度，病人及家属的心理和经济承受能力。

【常用护理诊断/问题】

1. 气体交换受损 与胸膜腔负压消失、肺萎陷有关。

2. 组织灌注量改变 与失血引起的血容量不足有关。

3. 焦虑/恐惧 与外伤及惧怕手术有关。

4. 潜在并发症：胸腔或肺部感染等。

【护理措施】

一、治疗原则

1. 非进行性血胸 小量血胸可自行吸收，不需穿刺抽吸；中量和大量血胸，早期行胸膜腔穿刺，抽出积血，必要时行胸腔闭式引流，以促进肺膨胀，改善呼吸功能。

2. 进行性血胸 应在补充血容量，防治低血容量性休克的同时立即剖胸探查、止血。

3. 凝固性血胸 为预防感染和血块机化，于出血停止后数日行开胸手术，清除积血和血凝块；对于已机化的血凝块，待病情稳定后，早期行血块清除和胸膜表面纤维组织剥除术。

二、非手术治疗护理/术前护理

1. 现场急救 包括心肺复苏、保持呼吸道通畅、止血、包扎、固定等。胸部有较大异物者，不能立即直接拔出，以免出血不止。

2. 病情观察

(1) 密切观察生命体征：尤其注意呼吸的频率、节律及深浅度，有无缺氧征象，如有异常应立即报告医师予以处理。

(2) 观察有无活动性出血：若胸腔闭式引流的量每小时超过 200 mL，并持续 3 h 以上，病人脉搏逐渐加快、血压持续下降，经补充血容量后血压仍不稳定，血红细胞计数、血红蛋白和血细胞比容持续降低，胸部 X 线显示胸膜腔阴影持续增大，提示有进行性血胸的可能，应立即通知医师并做好手术准备。

3. 静脉补液 迅速建立静脉通路，积极补充血容量，以防治休克。注意补液的速度和量。

三、术后护理

1. 病情观察 监测生命体征及胸腔闭式引流情况，若发现有活动性出血的征象，应立即报告医师并协助处理。

2. 维持有效的呼吸功能 密切观察呼吸型态、频率及呼吸音等变化；麻醉清醒，生命体征平稳者，可取半卧位；协助病人深呼吸及有效咳嗽、排痰，及时清除呼吸道分泌物；根据病情给予吸氧，观察血氧饱和度。

3. 胸膜腔闭式引流的护理 参见本节“胸腔闭式引流病人的护理”相关内容。

4. 防治感染 密切观察体温变化，局部伤口及全身情况；遵医嘱合理应用抗生素；鼓励病人深呼吸、有效咳嗽、咳痰，预防肺部感染。充分引流胸膜腔内积血，严格执行无菌操作技术，保持引流通畅，预防胸腔内继发感染。

四、健康教育

1. 休息与营养 指导病人合理休息，加强营养。

2. 呼吸功能锻炼 教会病人腹式深呼吸及有效咳嗽的方法，指导病人在咳嗽时用双手按压患侧胸壁，以免伤口疼痛。

3. 定期复诊 告知病人若出现呼吸困难、高热等不适，应及时就诊。

四、心脏损伤

案例导入

李先生，36 岁，开车上班的途中，驾驶的小轿车与一卡车相撞，前胸被驾驶盘猛烈撞击，诉胸痛，立即送医院急救，在送入医院途中，李先生一直诉胸痛，且有呼吸困难等症状。入院体检：T 37.8 ℃，R 23 次/分，BP 68/45 mmHg，P 122 次/分。心电图示 ST 段抬高。

工作任务：

1. 李先生可能发生了什么情况？
2. 应该如何护理该病人？

心脏损伤(cardiac contusion)可分为钝性心脏损伤和穿透性心脏损伤。

【病因】

1. 钝性心脏损伤 钝性心脏损伤多由胸前区撞击、减速、挤压、高处坠落、冲击等暴力引起。多发生于右心室，因右心室紧贴胸骨，最易发生损伤。轻者仅引起心肌挫伤，严重者可发生心脏破裂。心肌挫伤是临床上最常见的钝性心脏损伤，轻者仅引起心外膜至心内膜下心肌出血、少量心肌纤维断裂；严重者可发生心肌广泛挫伤及大面积心肌出血坏死，甚至瓣膜、腱索和室间隔等损伤。心肌挫伤修复后可能遗留瘢痕，易诱发室壁瘤。严重心肌挫伤病人主要死亡原因多为严重心律失常或心力衰竭。钝性心脏损伤导致的心脏破裂绝大多数死于事故现场。

2. 穿透性心脏损伤 穿透性心脏损伤多由锐器、刃器或火器等穿透胸壁伤及心脏所致。火器伤多引起心脏贯通伤，病人常死于受伤现场。锐器、刃器所引起的损伤多为盲管伤。心脏介入诊疗过程中，也可因心导管尖端戳伤心脏而引起医源性心脏穿透伤。穿透性心脏损伤的好发部位以右心室最常见，其次是左心室、右心房和左心房。此外，还可导致房间隔、室间隔和瓣膜损伤。

【护理评估】

一、健康史

了解病人有无胸前区或背部受重物、方向盘等撞击的情况；有无从高处坠落的情况；有无腹部和下肢突然遭受暴力挤压的情况；有无突然的加速或减速导致心脏碰撞胸骨或脊柱的情况；有无锐器、子弹、弹片等穿透胸壁等情况的发生。

二、身体状况

（一）症状

1. 钝性心脏损伤 轻者无明显症状，严重者出现胸痛、心悸、气促，甚至心绞痛等症状。

2. 穿透性心脏损伤 穿透性心脏损伤所致心包与心脏裂口较小时，心包裂口易被血凝块堵塞，导致血流不畅而引起心脏压塞。当心包与心脏裂口较大时，心包裂口不易被血凝块堵塞，大部分血液流入胸腔，病人胸壁伤口不断有鲜血涌出，病人面色苍白、皮肤湿冷、呼吸浅促、脉搏细速、血压下降等，很快发生失血性休克、死亡。

（二）体征

1. 钝性心脏损伤 偶尔可闻及心包摩擦音，部分病人有前壁软组织损伤及胸骨骨折。

2. 穿透性心脏损伤

（1）心脏压塞征：静脉压升高，颈静脉怒张；心音遥远，心搏微弱；脉差减小，动脉压降低，称为贝克三联征(Beck's triad)。

（2）心脏杂音：室间隔损伤者，可闻及收缩期杂音；若有瓣膜损伤，可闻及收缩期或舒张期杂音。

（三）辅助检查

1. 心电图检查 可见 ST 段抬高，T 波低平或倒置，房性、室性期前收缩或心动过速等心律失常的情况。

2. 超声心动图 心脏挫伤行超声心动图检查可显示心脏结构和功能的改变，食管超声心动图可减少胸部损伤时经胸探头检查的痛苦，还能提高心肌挫伤的检出率。对于穿透性心脏损伤，超声心动图可明确有无心包积血及积血量。

3. 血生化检查 心脏严重挫伤时，磷酸肌酸激酶及同工酶、乳酸脱氢酶及同工酶明显升高。

4. 心包穿刺 抽出血液可确诊穿透性心脏损伤。

5. 手术探查 穿透性心脏损伤病情发展迅速，胸部 X 线检查、心电图、超声心动图，甚至心包穿刺术都是耗时而准确性不高的检查，因此，为了避免延误抢救时机，对于伤后时间短、生命体征尚平稳，不能排除心脏损伤的病人，应立即送入手术室，在局部麻醉下扩探伤道以明确诊断。

（四）心理、社会状况

突然的意外伤害可使病人出现焦虑、恐惧，尤其是发生大出血，病人有濒死感，担心预后。应了解病人焦虑、恐惧的原因和严重程度，病人及家属的认知程度及心理、经济承受能力等。

【常用护理诊断/问题】

1. 组织灌注量改变 与失血引起的血容量不足有关。

2. 低效性呼吸型态 与疼痛、胸部活动受限、肺组织受压有关。

3. 急性疼痛 与损伤有关。

4. 焦虑/恐惧 与外伤及惧怕手术有关。

5. 潜在并发症:心律失常、心力衰竭等。

【护理措施】

一、治疗原则

1. 心脏挫伤 主要是休息、严密监护、吸氧、镇痛、补充血容量等非手术治疗措施,必要时手术治疗。

2. 心脏破裂 对已有心脏压塞或失血性休克者,应立即行开胸手术。心脏介入诊疗所致的医源性心脏损伤,因其伤口口径较小,发现后应立即终止操作,拔除心导管,给予鱼精蛋白中和肝素的抗凝作用,进行心包穿刺抽血,多能获得成功,从而避免开胸手术。

二、非手术治疗护理/术前护理

1. 急救护理 怀疑有心脏压塞者,立即配合医师行心包穿刺术,以解除急性心脏压塞,并尽快做好剖胸探查术前准备。

2. 补充血容量 迅速建立至少2条静脉通路,在监测中心静脉压的前提下输液、输血,以补充血容量。经急救和抗休克后,若病情仍无明显好转且出现胸腔内活动性出血者,应立即做好剖胸探查止血的准备。

3. 病情观察 密切观察生命体征、神志、瞳孔、中心静脉压、血氧饱和度、尿量、心脏压塞等情况。

4. 吸氧 给予氧气吸入,以纠正低氧血症。

5. 镇痛 剧烈疼痛者,遵医嘱给予麻醉性镇痛药,观察药物的疗效和不良反应。

6. 预防感染 遵医嘱合理、足量、有效使用抗生素。

7. 休息 指导病人卧床休息。

8. 心理护理 病人病情严重,有濒死感,应尽量减少与病人的交谈,多用肢体语言表达对病人的关心。鼓励病人家属多陪伴、关心、安慰病人。及时满足病人的合理要求,在病人面前不谈论疾病的严重性。

三、术后护理

重点是观察病情、心电监护、保持呼吸道通畅、预防感染、保护心功能及做好胸膜腔闭式引流的护理等。

四、健康教育

(1) 注意安全,防止意外事故的发生。

(2) 指导病人练习腹式呼吸及有效咳嗽、排痰。

(3) 注意加强休息。

五、胸腔闭式引流病人的护理

案例导入

王某，男，26 岁。因打架被刺伤右胸疼痛难忍 1 h 入院。查体：T 36.5 ℃，P104 次/分，R28 次/分，BP90/58 mmHg。意识清楚，表情紧张，烦躁不安，呼吸急促，口唇紫绀；气管向左侧移位，右侧前胸壁有一 2 cm×2 cm 创口，创口有活动性出血，伤口可听到“嘶嘶”声。右侧胸部叩诊呈鼓音，右肺呼吸音较左侧明显减弱；心率快、律齐。X 线：右侧血气胸，肺压缩 60%。初步诊断：右侧血气胸。入院后立即进行清创、止血、补液、吸氧等急救处理，并行胸腔闭式引流。

工作任务：

1. 对该病人应如何急救？
2. 如何进行胸腔闭式引流的护理？
3. 对该病人应采取哪些护理措施？

胸膜腔闭式引流（closed thoracic drainage）又称水封闭式引流，是胸腔内插入引流管，管的下方置于引流瓶水中，利用水的作用，维持引流单一方向，避免逆流，以重建胸膜腔负压。

【目的】

引流胸膜腔内积气、血液及渗液；重建胸膜腔内负压，维持纵隔的正常位置；促进肺复张。

【适应证】

气胸、血胸、脓胸；胸腔穿刺术治疗后肺无法复张者；剖胸手术后引流。

【置管的位置】

根据体征和胸部 X 线检查结果，以明确胸膜腔内气体、液体积聚的部位，从而确定胸腔闭式引流管的置管位置（图 7-1-5）。

1. 排气 由于积气多向胸膜腔上方积聚，因此气胸引流管一般放置在患侧锁骨中线第 2 肋间隙，宜选择质地较软，既能引流，又可减少局部刺激和疼痛，管径 1 cm 左右的塑胶管。

2. 排液 引流积液一般在患侧腋中线和腋后线间的第 6 或第 7 肋间隙放置引流管，选择质地较硬、不易折叠和堵塞，管径为 1.5～2 cm 的橡皮管，利于引流通畅。

3. 排脓 引流脓液通常在脓液集聚的最低位放置引流管。

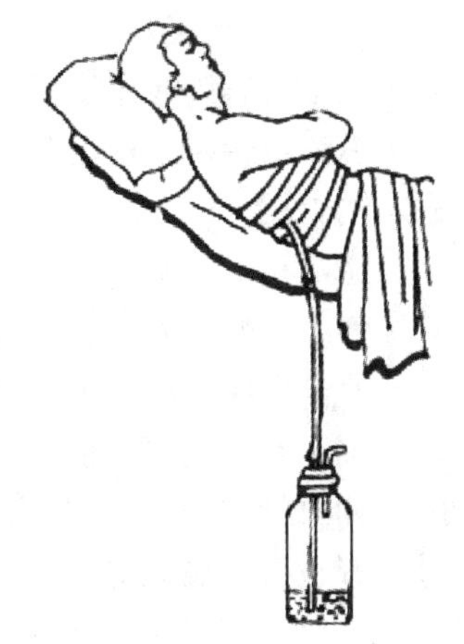

图 7-1-5 胸膜腔闭式引流示意图

【胸腔闭式引流的装置】

传统的胸腔膜闭式引流装置有单瓶、双瓶和三瓶 3 种（图 7-1-6）。目前临床广泛使用的是一次性胸腔引流装置。

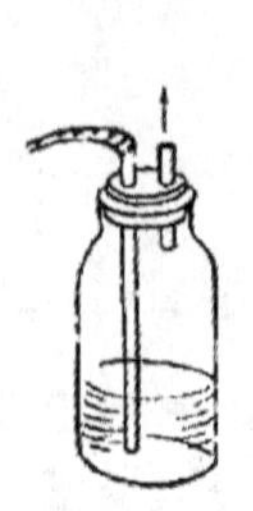
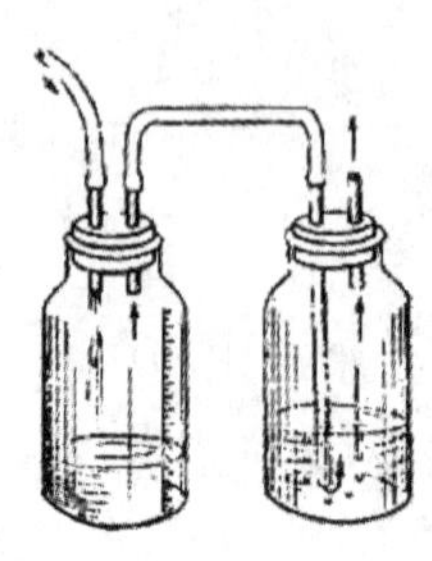
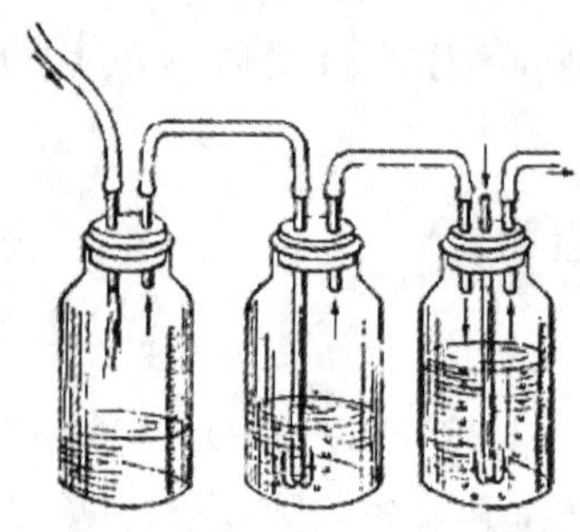

图 7-1-6 胸腔闭式引流装置图

1. 单瓶水封密闭式引流 水封瓶为一个容量 2000～3000 mL 的无菌广口瓶，瓶中装无菌生理盐水约 500 mL，其橡胶瓶塞上有两个孔，分别插入长、短玻璃管，其中长玻璃管的上口露出瓶塞，通过橡皮管连接病人的胸腔引流管，长玻璃管的下口浸没在液面下 3～4 cm；短玻璃管上口与外界大气相通，下口远离液面，使瓶内空气与外界大气相通。使用时在无菌条件下连接，接通装置后即可见长玻璃管内水柱升高至液面以上 8～10 cm，并随病人呼吸上下波动，提示引流管通畅，若无波动，则提示引流不畅。

2. 双瓶水封密闭式引流 在单瓶式水封瓶的前面连接一个集液瓶，在引流胸腔内液体时，水封瓶内的液面不会随引流量的增多而升高，不会增加排气和排液时的阻力，也便于引流液的观察。

3. 三瓶水封密闭式引流 在双瓶式的基础上增加了一个控制抽吸力的负压控制瓶，主要目的是施加抽吸力促进引流。通常引流瓶内抽吸力的大小取决于通气管浸入液面的深度。当抽吸力超过浸入液面的通气管高度产生的压力时，就会将外界空气吸入此引流系统中。若通气管浸入液面下的深度是 15～20 cm，则对该引流装置所施加的负压抽吸力不会大于 15～20 cmH_2O(1.47～1.96 kPa)，可防止抽吸力过大损伤胸膜。

【术前准备】

(1) 向病人介绍胸腔闭式引流的目的和意义，减轻病人紧张、焦虑的心理情绪；向病人及家属介绍操作方法，术中、术后可能出现的不适及并发症，取得病人及家属的理解、支持与配合。

(2) 准备好胸膜腔闭式引流所需用品并严格消毒、灭菌处理。

(3) 遵医嘱使用术前用药。

【操作方法】

(1) 通常在手术室置管，紧急情况下可在急诊室或病人床旁置管。

(2) 病人一般采取半卧位，在腋中线插管时上肢抬高抱头。

(3) 操作步骤 病人可取健侧卧位，头转向对侧。

①先局部常规消毒、铺巾、麻醉后，穿刺针穿刺确定插管部位，在插管部位切开 1.5～2.0 cm 小口，用血管钳分开肌层，沿肋骨上缘进入胸腔。

②选择适合的胸腔导管。

③在胸腔导管末端先用两把血管钳夹闭，头端用长血管钳平行夹持，经胸壁切口插入胸腔。

④退回长血管钳，胸腔导管继续插入胸腔 4～6 cm，切口处缝合 1～2 针以防漏气，并将缝合线打结固定胸腔导管，待准备完毕接水封瓶。

【护理措施】

1. 保持管道的密闭

(1) 引流装置应安装正确,衔接紧密。

(2) 用凡士林纱布严密封闭胸壁引流管伤口。

(3) 水封瓶中长玻璃管应没入水中 3～4 cm,并始终保持直立。

(4) 搬运病人或更换引流瓶时,先用两把止血钳双向夹闭引流管,防止空气进入;放松止血钳时,先将引流瓶安置在低于胸壁引流口平面的位置。

(5) 随时检查引流装置是否密闭,引流管是否连接紧密,引流瓶有无破损,瓶盖是否旋紧,各衔接处是否密封,引流管有无脱落。

2. 妥善固定引流管

(1) 引流管的长度约为 100 cm,应妥善固定于床旁。

(2) 若引流管绕圈,引流液将积聚在环圈处而使引流中断并造成回流压,阻碍引流,故可用像皮筋或胶带条环绕引流管,以别针穿过橡皮筋或胶带条再固定于床单上;或将引流接管两侧的床单捏紧而形成一凹槽,再用别针固定。

(3) 搬运病人时,先用两把止血钳双向夹闭引流管,将水封瓶置于病床上病人双下肢之间,防止滑脱。

3. 严格无菌操作

(1) 引流装置应保持无菌,并定时更换,更换时严格遵守无菌操作原则。

(2) 保持胸壁引流口处敷料清洁、干燥,一旦渗湿,应及时更换。

(3) 引流瓶应低于胸壁引流口水平面 60～100 cm,依靠重力引流,防止引流瓶内液体逆流入胸膜腔,引起感染。

4. 保持引流通畅

(1) 病人取半坐卧位,并经常变换体位,利于引流。

(2) 定时挤捏引流管,防止引流管折叠、扭曲、受压、堵塞。

(3) 鼓励病人咳嗽、深呼吸,有利于胸腔内液体、气体排出,促进肺复张。

5. 观察和记录

(1) 密切观察引流液体的颜色、量和性状,并准确记录。一般情况下,开胸术后 24 h 内引流出的血性液体不超过 500 mL,且引流量逐渐减少,颜色逐渐变淡。若引流液呈鲜红色,每小时引流量超过 200 mL,持续 2～3 h 以上,应考虑胸腔内有活动性出血,应立即报告医师处理。若引流量过少,应检查引流管是否通畅。

(2) 密切观察长玻璃管中水柱波动情况,一般情况下水柱上下波动的范围为 4～6 cm,水柱波动的幅度能反映呼吸道无效腔的大小和胸腔内负压的情况。当引流通畅时,有气体或液体排出,或长玻璃管中的水柱随呼吸上下波动;若水柱波动幅度过大,提示可能存在肺不张;若水柱无波动,则提示引流管不通畅或肺已完全复张。

(3) 若病人出现胸闷、气促、气管向健侧移位等肺受压的症状,应考虑引流管被血块堵塞,需挤压或使用负压间断抽吸引流瓶的短玻璃管,使其通畅,并及时通知医师处理。

6. 处理意外情况

(1) 若引流管不慎从胸腔滑脱,应立即用手捏闭胸壁伤口处皮肤,消毒处理后用凡士林纱布封闭伤口,并协助医师进一步处理。

(2) 若引流瓶破损或引流管从连接处脱落，应立即将胸侧引流管折曲或用双钳夹闭胸侧引流管，并更换引流装置。

7. 拔管

(1) 拔管指征：留置引流 48～72 h 后，若引流瓶中无气体逸出，或引流液颜色变浅且引流量明显减少，24 h 引流液小于 50 mL，脓液小于 10 mL，病人无呼吸困难或气促，胸部 X 线检查显示肺膨胀良好，即可考虑拔管。

(2) 拔管方法：护士协助医师拔管，拔管时嘱病人先深吸一口气，在深吸气末屏气，迅速拔除引流管，并立即用凡士林纱布和厚敷料封闭胸壁伤口，包扎固定。

(3) 拔管后观察：注意观察病人有无胸闷、呼吸困难、发绀、引流口渗液、漏气、出血和皮下气肿等，如发现异常应及时通知医师处理。

能力检测

（吴文君）

第二节 肺癌病人的护理

案例导入

李先生，61 岁，吸烟 20 年，目前已戒除 3 年，平时健康，有慢性咳嗽史。近 2 月来咳嗽加重，且痰中带血，胸片示右上肺 2.5×3.0 cm 肿块，形状不规则。

工作任务：

1. 该病人可能发生了什么情况？
2. 为了明确诊断，需进一步作哪些辅助检查？
3. 针对该病人情况如何进行护理？

【概述】

肺癌(lung cancer)多数起源于支气管黏膜上皮，因此也称为支气管肺癌。发病年龄多在 40 岁以上，男性多见，居全世界和我国城市男性恶性肿瘤发病率和死亡率的第一位。近年来，全世界各国特别是工业发达国家，肺癌的发病率和病死率正在迅速上升，女性肺癌的发病率增长更加明显。

【病因】

肺癌的病因至今尚不完全明确，认为与多种因素有关。吸烟目前被公认为是肺癌的重要风险因素，烟草中含有苯并芘等多种致癌物。开始吸烟年龄越早，肺癌发病率越高。化学物质（石棉、铬、镍、铜、锡、砷、煤烟焦油、石油中的多环芳烃等）、放射性物质、空气污染、免疫功能、代谢活动、饮食因素、肺部慢性感染、遗传易感性、基因突变等都可能与肺癌的发生有关。

【病理生理】

肺癌起源于支气管黏膜上皮,局限于基底膜内者称为原位癌。癌肿可向支气管腔内或邻近组织生长,并可通过淋巴和血液循环转移扩散。

肺癌的分布右肺多于左肺,上叶多于下叶。起源于主支气管、肺叶支气管的肺癌,位置靠近肺门者称为中心型肺癌;起源于肺段支气管以下的肺癌,分布在肺的周围者称为周围型肺癌。

(一) 分类

2004 年世界卫生组织(WHO)对肺癌的病理分型标准进行了修订,按细胞类型将肺癌分为 9 种,其中,临床上最常见的肺癌可分为两类:非小细胞肺癌和小细胞肺癌。

1. 非小细胞肺癌 主要包括以下 3 种组织类型。

(1) 腺癌:发病率明显上升,已成为最常见的类型,多为周围型,其生长速度较慢,但富含血管,局部浸润和血行转移发生较早,淋巴转移发生较晚。细支气管肺泡癌是腺癌的特殊类型。

(2) 鳞状细胞癌(鳞癌):多见于老年男性,与吸烟关系密切,以中心型多见。生长速度较为缓慢,恶性程度较低,病程较长,血行转移发生较晚。倾向于管腔内生长,早期可引起支气管狭窄或阻塞性肺炎;晚期可发生变性、坏死,形成空洞或癌性肺脓肿。

(3) 大细胞癌:多见于老年男性,多为周围型。生长速度较快,肿块多较大,常见中心坏死,恶性程度较高,常在发生脑转移后才发现,预后不良。

2. 小细胞癌 多见于老年男性,中心型多见。细胞形态与小淋巴细胞相似,形如燕麦穗粒。恶性程度高,生长速度快,远处转移早,较早出现淋巴和血行转移,对放疗和化疗敏感,但预后较差。

(二) 转移

1. 直接扩散 癌肿沿支气管壁向支气管管腔内生长,造成支气管腔阻塞。癌肿也可直接扩散侵入邻近肺组织,并可穿越肺叶间裂侵入相邻的其他肺叶;随着肿瘤增大,还可侵犯胸壁、胸腔内其他组织和器官。

2. 淋巴转移 淋巴转移是最常见的扩散途径。癌细胞经支气管和肺血管周围的淋巴管,先侵入邻近的肺段或肺叶支气管周围淋巴结,然后到达肺门淋巴结,或侵入纵隔淋巴结和气管旁淋巴结,最后累及锁骨上淋巴结及颈部淋巴结。

3. 血行转移 多发生在肺癌晚期,小细胞癌和腺癌的血行转移比鳞癌更常见。癌细胞可直接侵入肺静脉,经左心随体循环转移到全身各处,常见有骨骼、脑、肝、肾上腺等。

【护理评估】

一、健康史

1. 一般情况 了解病人的年龄、性别、职业、婚姻状况,有无吸烟和被动吸烟史、开始吸烟的年龄、吸烟的年限、吸烟量等。

2. 既往史 了解病人有无其他部位肿瘤和手术治疗史;有无肺部感染及传染病病史,如肺结核等;有无其他伴随疾病,如糖尿病、冠心病、高血压等。

3. 家族史 了解家族中有无肺癌及其他肿瘤的病人。

二、身体状况

（一）症状

与癌肿的部位、大小，是否压迫和侵犯邻近组织器官以及有无转移等密切相关。

1. 早期肺癌 尤其是周围型肺癌多无明显症状，当癌肿增大后，常引起以下症状。

（1）咳嗽：最常见，可引起刺激性干咳或少量黏液痰，抗感染治疗无效。当癌肿增大引起支气管狭窄时，咳嗽加重，呈高调金属音。若继发肺部感染，可有脓痰，痰量增多。

（2）咯血：若肿瘤破溃可出现血痰，多为痰中带血、血丝或断续地少量咯血；癌肿侵犯大血管可引起大咯血，但很少见。

（3）胸闷、发热：当癌肿引起较大的支气管阻塞时，可引起阻塞性肺炎和肺不张，出现胸闷、气促、局限性哮鸣、发热等症状。

（4）胸痛：为肿瘤侵犯胸膜、胸壁等组织所致，表现为胸部不规则隐痛或钝痛，可随呼吸、咳嗽而加重。

2. 晚期肺癌 除发热、食欲减退、体重减轻、倦怠及乏力等全身症状外，还可出现肿瘤侵犯、压迫邻近组织器官或发生远处转移的表现。

（1）侵犯或压迫膈神经：引起同侧膈肌麻痹。

（2）侵犯或压迫喉返神经：可引起声带麻痹、声音嘶哑。

（3）压迫上腔静脉：引起上腔静脉压迫综合征，导致上腔静脉回流受阻，面部、颈部、上肢和上胸部静脉怒张，皮下组织水肿，上腔静脉压力升高，可出现头痛、头昏或晕厥。

（4）侵犯胸膜及胸壁：可引起持续剧烈的胸痛和胸腔积液，胸腔积液多为血性，大量积液可引起气促。

（5）侵入纵隔、压迫食管：可引起吞咽困难、支气管-食管瘘。

（6）肺上沟瘤，又称 Pancoast 肿瘤：可侵犯纵隔和压迫位于胸廓上口的器官或组织，如第 1 肋间、锁骨下动静脉、臂丛神经等，产生剧烈胸肩痛、上肢静脉怒张、上肢水肿、臂痛和运动障碍等；若压迫颈交感神经则会引起同侧上眼睑下垂、瞳孔缩小、眼球内陷、面部无汗等，称为颈交感神经综合征（Horner 征）。

（7）肿瘤远处转移征象：当肺癌发生血行转移后，可出现脑、骨、肝等器官远处转移的症状。

3. 非转移性全身症状 少数肺癌病人，由于癌肿产生内分泌物质，可出现非转移性全身症状，如骨关节病综合征（杵状指、骨关节痛、骨膜增生等）、Cushing 综合征、重症肌无力、男性乳腺增生、多发性肌肉神经痛等，称为副癌综合征。

（二）体征

早期肺癌体征不明显，肺外转移时引起肝区疼痛、肝大、黄疸、腹水，锁骨上淋巴结肿大等。

（三）辅助检查

1. 痰细胞学检查 痰细胞学检查是肺癌普查和诊断的一种简便有效的方法。尤其是中央型肺癌，其表面脱落的癌细胞可随痰液咳出，痰中找到癌细胞即可确诊。

2. 影像学检查 胸部 X 线和 CT 检查是发现和诊断肺癌的重要方法，大多数肺癌可以经胸部 X 线和 CT 检查获得临床诊断，可了解癌肿的大小，与肺叶、肺段和支气管的关系。CT 可发现 X 线检查隐藏区的早期肺癌病变。肺部可见块状阴影，边缘不清或呈分叶状，周围有毛刺；若有支气管梗阻，可见肺不张；若肿瘤坏死液化可见空洞；若有转移，可见相应的转移灶。PET-CT 能对病灶进行精准定位和分期，可提高诊断的准确性。

3. 纤维支气管镜检查 对中心型肺癌的诊断阳性率较高，可以直接观察肿瘤的大小、部位、范围，并可钳取组织作病理学检查。也可刷取肿瘤表面组织检查或取支气管内分泌物进行细胞学检查。

4. 其他检查 如胸腔镜检查、纵隔镜检查、放射性核素肺扫描检查、经胸壁穿刺活组织检查、转移病灶活组织检查、胸腔积液检查、肿瘤标志物检查、剖胸探查等。

三、心理、社会状况

病人由于对癌肿的恐惧、手术的害怕以及对预后的担心，常经历否认、愤怒、磋商、抑郁、接受等心理变化过程。不同的病人可能有不同的反应程度和表现方式，因此，应根据病人的文化层次、个性特征等了解病人的心理反应，同时对家属的心理反应及对病人的关心、支持情况也应进行评估。

【常用护理诊断/问题】

1. 气体交换受损 与肺组织病变、手术切除、麻醉、肺膨胀不全、呼吸道分泌物潴留等有关。

2. 营养失调:低于机体需要量 与摄入不足、肿瘤消耗增加、手术创伤等关。

3. 焦虑与恐惧 与担心预后、害怕手术、疼痛等有关。

4. 潜在并发症:出血、感染、肺不张、肺炎、支气管胸膜瘘、急性肺水肿、心律失常等。

【护理措施】

一、治疗原则

肺癌多采用以手术为主的综合性治疗。

1. 手术治疗 目的是彻底切除肺部原发癌肿病灶和局部及纵隔淋巴结，尽可能保留健康的肺组织。

目前基本的手术方式为肺切除术加淋巴结清扫术。根据病变的部位和大小决定肺切除的范围。周围型肺癌，施行肺叶切除加淋巴清扫术；中心型肺癌，施行肺叶或一侧全肺切除加淋巴结清扫术。

2. 放射治疗 放射治疗是从局部消除肺癌病灶的一种手段。小细胞癌对放射治疗敏感性较高，鳞癌次之，腺癌最差。用于晚期或肿瘤复发病人可减轻症状，延缓病情进展。

3. 化学治疗 对有些分化程度低的肺癌，特别是小细胞癌对化学治疗特别敏感，鳞癌次之，腺癌最差。

4. 靶向治疗 针对肿瘤特有的基因异常进行治疗。

5. 中医中药治疗 根据病人临床症状、脉象、舌苔等辨证论治，部分病人的症状可得到改善并延长生存期。

6. 免疫治疗 包括特异性免疫和非特异性免疫，用于激发和增强人体免疫功能。

二、非手术治疗护理/术前护理

1. 呼吸道准备 呼吸道准备是术前护理的重点，有利于改善肺泡的通气和换气功能，预防术后感染。

(1) 戒烟：术前应指导病人戒烟2周以上，吸烟会刺激肺泡、气管及支气管，使分泌物增加，支气管上皮纤毛活动减弱或丧失活动能力，妨碍纤毛的清洁功能，影响痰液咳出。

(2) 保持呼吸道通畅：清理呼吸道分泌物，若有大量支气管分泌物，应先行体位引流。若痰液黏稠不易咳出，可行超声雾化吸入，必要时经支气管镜吸出分泌物。观察痰液的颜色、性状和量；遵医嘱给予支气管扩张剂、祛痰药等药物，以改善呼吸状况；大量咯血者，应绝对卧床休息，头偏向一侧，以免发生窒息。

(3) 预防和控制感染：加强口腔卫生；若有龋齿或上呼吸道感染者，遵医嘱使用抗生素以控制感染，以免术后发生肺部感染。

(4) 指导训练：指导病人练习腹式深呼吸、有效咳嗽、排痰和翻身，以预防肺不张和肺部感染。指导病人练习深呼吸训练器和吹气球，以改善呼吸功能，促进术后肺复张。

(5) 机械通气：呼吸功能异常者，使用机械通气治疗。

2. 营养支持 鼓励病人进食高热量、高蛋白、富含维生素、易消化的饮食，提供色香味齐全的均衡饮食，必要时可经肠内或肠外途径补充营养，以改善病人的营养状况，增强机体的抵抗力。

3. 心理护理 主动向病人及家属介绍医院环境、责任医师和护士，对病人的焦虑表示理解并给予安慰，耐心倾听病人的诉说，认真回答病人的提问，以减轻病人的焦虑或恐惧程度。向病人及家属详细说明手术方案及手术后可能出现的并发症，介绍各项治疗护理措施的意义、方法、配合要点及注意事项，让病人有充分的心理准备，并介绍手术成功的案例，以增强病人的信心。主动关心病人，动员病人家属给予病人心理和经济的积极支持。

三、术后护理

1. 病情观察 术后应密切观察呼吸、血压、心率等变化，一般行心电监护24～48 h，必要时延长监护时间。同时观察病人神志、面色、末梢循环等情况，注意有无呼吸窘迫及循环血量不足等情况发生。

2. 安置体位

(1) 麻醉未清醒前取平卧位，头偏向一侧，防止呕吐物、分泌物吸入而导致窒息或吸入性肺炎；麻醉清醒、血压平稳后改为半坐卧位，以利于呼吸和引流。避免采用头低足高仰卧位，以免横膈抬高而影响通气。

(2) 肺段切除术或楔形切除者，尽量选择健侧卧位，以促进患侧肺组织扩张；一侧肺叶切除者，如呼吸功能尚可，可取健侧卧位，有利于患侧肺的扩张；如呼吸功能不好，则取平卧位，以免健侧肺受压而限制肺通气；全肺切除的病人，应避免过度侧卧位，宜取1/4患侧卧位，以预防纵隔移位和压迫健侧肺而影响呼吸循环功能。咯血或支气管瘘管者，取患侧卧位。

3. 维持呼吸道通畅

(1) 给氧：由于肺通气和弥散面积减少、麻醉不良反应、伤口疼痛以及肺膨胀不全，肺切除术后病人会出现不同程度的缺氧，需常规给予鼻导管吸氧 2～4 L/min，并根据血气分析结果调整给氧浓度。

(2) 气管插管的观察：术后带气管插管回病房的病人，应严密观察气管插管的位置和深度，防止滑出或移向一侧支气管，造成通气量不足。观察呼吸频率、节律及幅度，听诊双肺呼吸音，观察有无气促、发绀等缺氧征象及血氧饱和度的情况，如有异常应及时报告医师。

(3) 深呼吸和有效咳嗽：鼓励并协助病人深呼吸和有效咳嗽、排痰。咳嗽前先给病人行由下而上、由外向内叩背或体外振动，使肺叶、肺段处的分泌物松动而移至支气管易于排出。然后指导病人作 3～5 次深呼吸，深吸气后屏气 3～5 秒，然后再用力将痰咳出。病人咳嗽时，可固定胸部伤口(图 7-2-1)，以减轻震动引起的疼痛。

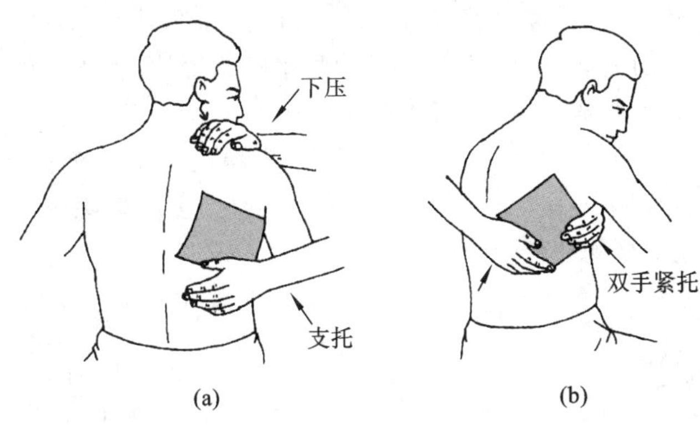

图 7-2-1 固定的方法

(4) 雾化吸入：当呼吸道分泌物黏稠时，可行超声雾化吸入，以稀释痰液，有利于痰液排出。

(5) 吸痰：对于咳痰无力，呼吸道分泌物潴留的病人，可行鼻导管吸痰。留置气管插管者，应随时吸净呼吸道分泌物，必要时协助医师行支气管纤维镜下吸痰或气管切开术。

4. 胸膜腔闭式引流的护理

(1) 常规护理：密切观察引流管是否通畅，定期挤压，防止阻塞。观察引流液的量、颜色和性状，一般术后 24 h 内引流量约为 500 mL。若病人病情平稳，暗红色血性引流液颜色逐渐变淡，每日量小于 50 mL，无气体逸出，胸部 X 线显示肺复张良好，可拔除胸腔引流管。

(2) 全肺切除术后胸腔引流管的护理：全肺切除的病人，由于患侧胸膜腔是空的，纵隔可因两侧胸膜腔内压力不平衡而发生移位，从而导致胸腔内大血管移位、心输出量减少，甚至引起呼吸循环衰竭。故全肺切除术后，胸腔闭式引流管一般呈全钳闭或半钳闭状态，以保持患侧胸腔内有一定的积气和积液，防止纵隔过度摆动。若气管和纵隔明显向健侧移位时，可开放引流管，酌情放出适量的气体或液体，一般每次放液量不宜超过 100 mL，速度宜慢，避免快速大量放液引起纵隔突然移位，导致心搏骤停。半钳闭时注意保持引流管内水柱随呼吸波动的幅度为 4～6 cm。

5. 伤口护理 观察伤口敷料是否干燥、固定，有无渗血、渗液，发现异常应及时报告医师。一般胸部伤口术后 7～9 天可拆除缝线。

6. 营养和输液

(1) 控制输液量和速度：遵医嘱静脉输液，以维持体液平衡。严格掌握输液量和速度，全肺切除者，24 h 补液量应控制在 2000 mL 以内，速度以每分钟 20～30 滴为宜，并控制钠盐摄入量，防止心脏前负荷过重导致急性肺水肿。

(2) 补充营养：当病人麻醉清醒，无恶心、呕吐，拔除气管插管后即可开始饮水。肠蠕动恢复后，可开始进食清淡的流质、半流质饮食；如进食后无不适，可逐渐改为普食。

7. 活动与功能锻炼

(1) 早期下床活动：鼓励病人术后早期活动，有利于改善呼吸功能，促进血液循环，防止肺不张、肺部感染及下肢深静脉血栓，也有利于术后切口愈合及肢体功能恢复。麻醉清醒后，可鼓励病人在床上活动；术后第 1 天，生命体征平稳，可协助病人在床上坐起、坐在床边双腿下垂或在床旁站立；术后第 2 天起，可扶持病人围绕病床在室内行走 3～5 分钟，以后根据病人情况逐渐增加活动量及活动时间。在活动过程中，应妥善固定好引流管，并密切观察病情变化，若出现头晕、气促、心动过速、出汗等症状时，应立即停止活动。

(2) 手臂和肩关节的运动：指导病人进行手臂和肩部活动，预防术侧胸壁肌肉粘连，肩关节僵直及失用性萎缩。病人清醒后，可协助病人进行术侧肩关节及手臂的抬举运动；术后第 1 天开始做肩、臂的主动活动，如手术侧手臂上举、爬墙及肩关节旋前旋后运动，使肩关节的活动范围逐渐恢复至术前水平，防止肩下垂(图 7-2-2)。全肺切除术后的病人，应保持脊柱直立的功能位，防止脊柱侧弯畸形。

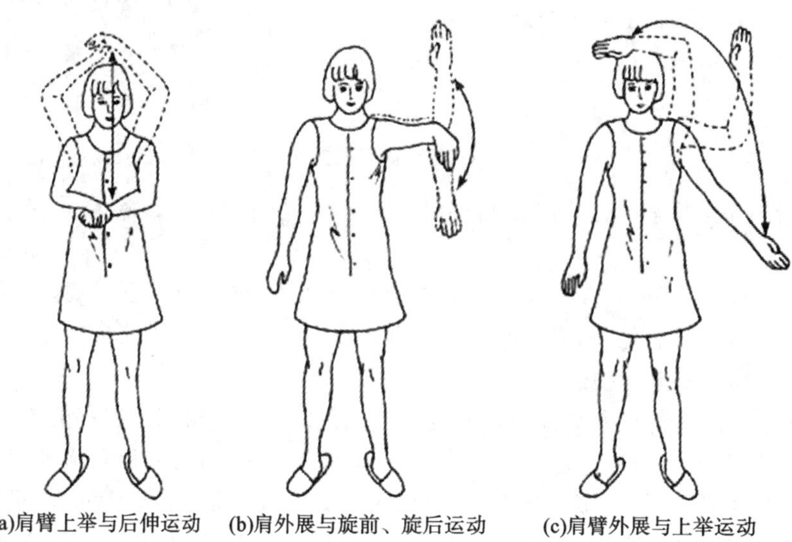
(a)肩臂上举与后伸运动 (b)肩外展与旋前、旋后运动 (c)肩臂外展与上举运动

图 7-2-2 肺癌术后上肢功能康复训练

8. 术后并发症的护理

(1) 胸腔内出血：由于手术时胸膜粘连紧密、止血不彻底或结扎线脱落，胸腔内大量毛细血管充血及胸腔内负压等可导致胸腔内出血。若胸腔内引流出大量血性液体(每小时>100 mL)、呈鲜红色、有血凝块，病人有烦躁不安、血压下降、脉搏细速、尿量减少等血容量不足的表现时，应考虑有活动性出血，需立即通知医师并配合处理。

(2) 肺不张和肺炎：由于伤口疼痛、麻醉抑制、胸带包扎过紧、虚弱无力等因素，病人的呼吸受限以及不能有效咳嗽排痰，导致分泌物堵塞支气管，引起肺炎和肺不张。病人表现为心动过速、发热、哮鸣、发绀、呼吸困难等症状。一旦发生，应立即吸氧，遵医嘱合理使用抗生素，鼓励病人深呼吸和有效咳嗽、排痰，痰液黏稠者可行超声雾化吸入，必要时经鼻导管吸痰或支气管镜吸痰，病情严重时行气管切开，以确保呼吸道通畅。

（3）支气管胸膜瘘：支气管胸膜瘘是肺切除术后严重的并发症之一，多发生于术后1周。表现为持续高热、患侧胸痛、呼吸困难、刺激性咳嗽、咳血性脓痰、患侧呼吸音减弱等症状。将亚甲蓝注入胸膜腔，病人咳出蓝色的痰液即可确诊，应立即报告医师，并安置病人于患侧卧位，以防漏出液流向健侧；使用抗生素以预防感染，继续行胸腔闭式引流，小的瘘口可自行愈合，必要时开胸手术修补。

（4）心律失常：与缺氧、出血，水、电解质及酸碱失衡有关。术前合并糖尿病、心血管疾病的病人更易发生心律失常。术后密切观察心律、心率，一旦发现心律失常，应立即报告医师。遵医嘱使用抗心律失常的药物，及时去除诱发心律失常的原因。

（5）急性肺水肿：由于肺切除，余肺膨胀不全，可使肺泡毛细血管床容积明显减少，尤其是心、肺功能不全的病人，如果输液输血过多过快，可引起急性肺水肿。一旦发生急性肺水肿，应立即减慢输液速度，控制输液量，积极采取酒精湿化吸氧、利尿、强心等治疗措施。

四、健康教育

1. 早期诊断 40岁以上人群应定期进行胸部X线普查，尤其是反复呼吸道感染，久咳不愈或出现血痰者，应作进一步的检查。

2. 休息和营养 指导病人加强营养，保证充分的休息和适当的活动，养成良好的生活习惯，出院后半年内不能从事重体力活动。

3. 康复锻炼 说明手术后活动与锻炼的重要意义，告知病人出院后仍应进行深呼吸运动及有效咳嗽、排痰。鼓励病人出院后坚持活动及功能锻炼，并逐渐增加活动量。

4. 预防感染 保持口腔卫生，预防呼吸道感染。避免出入公共场所或与上呼吸道感染者接触，避免灰尘、烟雾、化学刺激物品的环境。

5. 复诊指导 指导病人出院后定期到医院复查，如有伤口疼痛、剧烈咳嗽及咯血等症状或进行性倦怠等不适时，应及时就诊。术后需进行化学治疗和放射治疗者，应指导病人坚持完成疗程，在治疗过程中监测血常规和肝肾功能。

能力检测

（吴文君）

第三节　脓胸病人的护理

案例导入

王先生，36岁，肺炎久治不愈。近日常有高热、咳嗽、咳黄色脓痰伴胸痛、呼吸急促、速脉、全身乏力、食欲不振等征象。体格检查可见左侧呼吸运动减弱，肋间隙饱满；

患侧语颤减弱；叩诊呈浊音。实验室检查：血常规示 WBC 12×10^9/L，中性粒细胞比例 85%；胸部 X 线示：左肺大片浓密阴影。

工作任务：

1. 该病人发生了什么情况？
2. 如何护理该病人？

脓胸(empyema)是指胸膜腔内的化脓性感染。脓胸按病理发展过程可分为急性脓胸和慢性脓胸；按致病菌可分为化脓性、结核性和特异病原性脓胸；按炎症波及的范围又可分为局限性脓胸和全脓胸(图 7-3-1)。

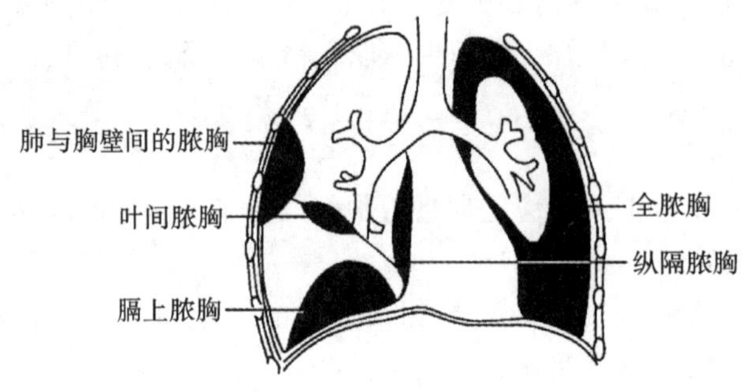

图 7-3-1 脓胸分类示意图

【病因】

脓胸最主要的原发病灶是肺部感染，少数是来源于胸内和纵隔内其他脏器或身体其他部位感染病灶。致病菌可直接由化脓性病灶侵入或经淋巴管侵入胸膜腔而引起感染；全身化脓性感染时，致病菌可经血液循环进入胸膜腔。致病菌以金黄色葡萄球菌较多见。

【护理评估】

一、健康史

了解病人有无肺炎久治不愈或反复发作的感染病史，如肺部感染、邻近组织化脓性感染；有无胸部手术、胸部创伤、菌血症或脓毒症等；有无急性脓胸治疗不及时或处理不当；有无支气管胸膜瘘或食管瘘、与胸腔毗邻的慢性感染病灶、潜在的肺结核病灶破溃、胸腔内异物存留等病史。

二、身体状况

(一) 急性脓胸

1. 症状 主要表现为急性化脓性感染和呼吸功能障碍。病人常有高热、脉速、胸痛、呼吸急促、食欲减退、全身乏力等症状，积脓较多时有胸闷、咳嗽、咳痰等症状，严重者可出现发绀、休克。

2. 体征 患侧肋间隙饱满，呼吸运动减弱；患侧语颤减弱，叩诊呈浊音；脓气胸时上胸部叩诊呈鼓音，下胸部叩诊呈浊音；听诊呼吸音减弱或消失。

(二) 慢性脓胸

急性脓胸的病程如果超过 3 个月，即发展为慢性脓胸。

1. 症状 因长期感染和营养消耗，病人常有长期低热、消瘦、食欲减退、贫血、低蛋白血症等慢性全身中毒症状，可伴有慢性咳嗽、咳脓痰、气促等症状。

2. 体征 胸廓内陷，呼吸运动减弱，肋间隙变窄；支气管及纵隔移向患侧；听诊呼吸音减弱或消失；可有杵状指(趾)；严重者脊柱侧凸。

(三) 辅助检查

1. 实验室检查 急性脓胸病人血白细胞计数和中性粒细胞比例升高；慢性脓胸病人红细胞计数、血细胞比容和血清蛋白水平降低。

2. 胸部X线检查

(1) 急性脓胸：少量积液时肋膈角变钝；中等量以上积液显示为内低外高的弧形致密阴影，呈典型的S形；大量积脓者患侧呈大片致密阴影。

(2) 慢性脓胸：X线检查显示胸膜增厚，肋间隙变窄及大片密度增强模糊阴影，膈肌升高，纵隔向患侧移位。脓胸造影或瘘管造影可明确脓胸的范围和部位，但支气管胸膜瘘者慎用或禁用。

3. 胸腔穿刺 胸腔穿刺抽得脓液即可确诊脓胸。取脓液送镜检，细菌培养和药敏试验可指导有效抗生素的选择。

三、心理、社会状况

急性脓胸起病急、病情发展快，病人常有紧张、焦虑的心理反应；慢性脓胸因久病慢性消耗，病人一般状况差，心理负担较重，又因疾病长期折磨，病人常表现烦躁，情绪低落，敏感多疑，可产生悲观厌世的情绪，对治疗失去信心。应评估病人及家属对疾病的了解程度，以及经济承受能力等。

【常用护理诊断/问题】

1. 气体交换受损 与脓液压迫肺组织及胸壁运动受到限制有关。

2. 体温过高 与感染有关。

3. 营养失调:低于机体需要量 与营养摄入不足、代谢增高、消耗增加有关。

4. 急性疼痛 与炎症刺激有关。

【护理措施】

一、治疗原则

1. 急性脓胸

(1) 消除病因：积极治疗原发病灶，如食管气管瘘、支气管残端瘘等。

(2) 控制感染：根据药敏试验结果选择有效、足量的抗生素。

(3) 尽早排净积脓：为控制感染和改善呼吸，可每日或隔日一次行胸腔穿刺抽脓。抽脓后，胸腔内注射抗生素。脓液多时，应分次抽吸，每次抽脓量不应超过1000 mL，以防纵隔移位，穿刺过程中及穿刺后应注意观察病人有无不良反应。脓液黏稠不易抽出，或经治疗后脓液仍不减少，病人症状不见明显改善，或伴有气管、食管瘘或腐败性脓胸等，均应及早行胸腔闭式引流术。

(4) 营养支持：补充营养，纠正水、电解质及酸碱失衡，纠正贫血等。

2. 慢性脓胸 慢性脓胸久治不愈者多采用手术治疗，目的是清除异物，消灭脓腔，尽可能保存肺功能。常用胸膜纤维板剥除术、胸膜肺切除术和胸廓成形术等手术方法。

二、非手术治疗护理/术前护理

1. 加强营养 鼓励病人进食高热量、高蛋白、富含维生素、易消化的食物,根据病人口味及需要制订食谱,合理调配饮食,保证营养的供给,必要时遵医嘱给予多次少量输血或血浆。

2. 减轻疼痛 指导病人作腹式深呼吸,减少胸廓活动度,减轻疼痛;必要时给予镇静、镇痛药物。

3. 降温 高热者给予物理降温,必要时遵医嘱应用药物降温,并鼓励病人多饮水。

4. 改善呼吸功能

(1) 体位:病人取半卧位,有利于呼吸和引流。有支气管胸膜瘘者取患侧卧位,以免脓液流向健侧引起窒息。

(2) 吸氧:根据病人呼吸情况,给氧 2～4 L/min。

(3) 保持呼吸道通畅:痰液较多者,可协助病人排痰或体位引流,遵医嘱合理使用抗生素以控制感染。

(4) 手术治疗的护理:协助医师进行胸腔穿刺、胸腔闭式引流术等治疗。

5. 心理护理 急性期起病急,病情重,应关心、体贴病人,消除病人的紧张情绪。慢性期病程长,一般状况较差,应帮助其解决生活上的困难,耐心解释疾病有关的问题,鼓励病人树立信心,保持乐观态度,积极配合治疗。

三、术后护理

1. 病情观察 严密监测病人的生命体征及神志,注意观察病人有无呼吸困难、发绀等情况,观察引流液的性状和量,发现异常应及时通知医师。

2. 维持有效呼吸

(1) 控制反常呼吸:慢性脓胸病人行胸廓成形术后,应取术侧向下卧位,用厚棉垫、胸带加压包扎以控制反常呼吸。包扎要松紧适宜,应经常检查,随时调整。

(2) 呼吸功能训练:鼓励病人进行有效咳嗽、排痰、深呼吸、吹气球、使用呼吸功能训练器等,促进肺膨胀,增加通气量。

3. 胸膜腔引流的护理

(1) 急性脓胸:如能及时彻底排出脓液,使肺逐渐膨胀,脓腔闭合,一般可治愈。

(2) 慢性脓胸:应注意引流管不能过细,引流位置适当,勿插入太深,以免影响脓液排出;若脓腔明显缩小、脓液不多、纵隔已固定,则可将胸膜腔闭式引流改为开放式引流。开放式引流者,保持创口周围皮肤清洁,及时更换敷料,妥善固定引流管。引流口周围皮肤涂氧化锌软膏,防止发生皮炎。行胸膜纤维板剥脱术后病人易发生大量渗血,如病人血压下降、脉搏增快、尿量减少、烦躁不安,呈贫血貌,或胸腔闭式引流术后 2～3 h 内引流量大于 100 mL/h 且呈鲜红色时,应立即报告医师,遵医嘱快速输血,给予止血药,必要时再次开胸止血。

4. 康复训练 胸廓成形术后,由于手术切断了胸部、背部某些肌群,特别是肋间肌,可能会引起脊柱侧弯及手术侧肩关节运动障碍。因此,要求病人采取直立姿势,坚持练习头部前后左右回转运动,练习上半身的前屈运动及左右弯曲运动,自手术后第 1 天起开始指导病人做上肢屈伸、抬高上举、旋转等运动,使之恢复到术前的活动水平。

四、健康教育

1. 预防疾病 注意保暖，防止受凉，预防肺部感染。及时发现感染症状并积极治疗。

2. 有效治疗 指导病人遵医嘱按时服药。定期复查肺功能，如有不适，及时复诊。

3. 疾病康复 指导病人合理安排休息，保证充足睡眠，避免劳累；加强营养，鼓励病人进食高蛋白、高热量、富含维生素、易消化的食物；指导病人进行呼吸功能锻炼及有氧运动，如深呼吸、吹气球、打太极拳、散步等，以增加肺活量、改善呼吸功能。

能力检测

（吴文君）

第四节 食管癌病人的护理

案例导入

李先生，66 岁，近 2 个月自觉食管内有异物感，进食后哽噎。有 15 年吸烟史，不喝酒。食管吞钡 X 线检查可见局限性管壁僵硬，蠕动中断。

工作任务：

1. 该病人可能发生了什么情况？导致该病的原因可能有哪些？
2. 如何护理该病人？

食管癌(esophageal carcinoma)是一种常见的消化道恶性肿瘤，其发病率和死亡率各国差异很大。我国是世界上食管癌的高发地区之一，发病年龄多在 40 岁以上，以 60～64 岁较多，男性多于女性。

【病因】

食管癌的病因尚未明确，可能与以下因素有关。

1. 亚硝胺与真菌 亚硝胺是目前公认的化学致癌物，在高发地区的粮食和饮水中，亚硝胺含量较高。各种霉变食物能产生亚硝胺，有些真菌能促进亚硝胺及前体的形成，促进癌肿的发生。

2. 营养不良及微量元素的缺乏 饮食中缺乏动物蛋白、新鲜蔬菜和水果，维生素 A、维生素 B_2 以及维生素 C 缺乏，是食管癌的危险因素。食物、饮水和土壤中长期缺乏钼、铜、锰、铁、氟、锌等微量元素，也与食管癌的发生有关。

3. 饮食及卫生习惯 吸烟、长期饮烈性酒、进食过快、食物过热及过硬等可引起食管上

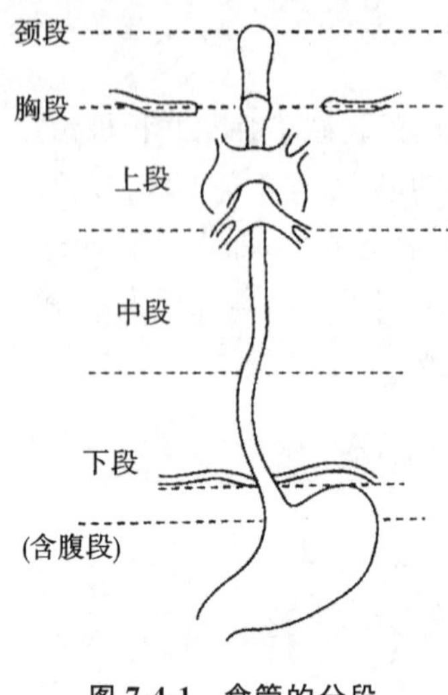

图 7-4-1 食管的分段

皮损伤，增加对致癌物的敏感性。此外，口腔不洁或存在龋齿等慢性疾病也与食管癌的发生有关。

4. 遗传因素和基因 食管癌的发生呈家族聚集现象，河南省林州市食管癌有阳性家族史者占 60%。在食管癌高发家族中，染色体数目及结构异常者显著增多。

5. 其他因素 食管的慢性炎症如反流性食管炎、食管白斑、瘢痕性食管狭窄、食管息肉等均有癌变的危险。

【病理生理】

食管癌多发生在中胸段，下胸段次之，上胸段较少(图 7-4-1)。组织学类型绝大多数为鳞状上皮癌，占 95%以上。

（一）分型

按病理学形态，食管癌可分为如下 5 型。

1. 髓质型 最常见。约占 60%。管壁明显增厚并向管腔内外扩展，使癌瘤的上下端边缘呈坡状隆起，多数累及食管周径的全部或大部分，恶性程度高。

2. 蕈伞型 占 15%左右。瘤体向管腔内呈蘑菇样突起，隆起的边缘与周围的黏膜境界清楚，瘤体表面多有浅表溃疡，底部凹凸不平。

3. 缩窄型 占 10%左右。又称硬化型，瘤体形成明显的环状狭窄，累及食管的全部周径，较早出现梗阻症状。

4. 溃疡型 占 10%左右。瘤体的黏膜面呈现溃疡，深陷入肌层而边缘清楚，阻塞程度较轻。

5. 腔内型 较少见，占 2%～5%。癌肿呈息肉样向食管腔内突出。

（二）转移途径

1. 直接扩散 食管癌最先向黏膜下层扩散，继而向上、下及全层浸润，可穿破外膜侵入邻近器官。

2. 淋巴转移 食管癌主要的转移途径。

3. 血行转移 较少见，发生较晚，主要向肺、肝、肾、骨骼等转移。

【护理评估】

一、健康史

1. 一般情况 包括年龄、性别、职业、婚姻、营养状况、是否饮酒、有无吸烟或被动吸烟史、居住地和饮食习惯等。

2. 既往史 了解病人有无身体其他部位的肿瘤和手术史；有无传染病病史，如肺结核等；有无食管慢性炎症；有无伴随疾病，如糖尿病、冠心病、高血压等。

3. 家族史 了解病人家族中有无食管癌或其他肿瘤病人。

二、身体状况

1. 症状

(1) 早期:常无明显症状,吞咽粗硬食物时可能偶有不适感,如哽噎感、胸骨后烧灼感或针刺样疼痛。食物通过缓慢或有停滞感、异物感。哽噎、停滞感在饮水后缓解消失,以上症状时轻时重,进展缓慢。

(2) 中晚期:以进行性吞咽困难为典型症状,先是难以咽下干硬食物,继之半流质食物、流质食物,最后水和唾液也难以咽下。病人逐渐消瘦、脱水、贫血、乏力。随着肿瘤发展,癌肿可侵犯邻近器官或组织,出现相应的症状。癌肿侵犯喉返神经,可引起声音嘶哑;穿透大血管,可出现致命性大呕血;癌肿侵犯气管,可形成食管-气管瘘,进食或饮水时剧烈呛咳,并继发肺部感染。

2. 体征 中晚期病人发生淋巴转移者,可触及锁骨上淋巴结肿大;晚期病人出现恶病质。若发生肝、脑等脏器转移者,可有肝区疼痛、肝肿大、黄疸、腹水、昏迷等。

三、辅助检查

1. 食管吞钡 X 线检查 早期可见局限性管壁僵硬,蠕动中断;局部食管黏膜皱襞紊乱、粗糙或有中断现象;小的充盈缺损;小龛影或溃疡。中、晚期可见充盈缺损、管腔狭窄和梗阻,病变段管壁僵硬。严重狭窄者近端食管扩张。

2. 脱落细胞学检查 我国首创的一种简便易行用于普查筛选食管癌的诊断方法。用带网气囊食管细胞采集器做食管拉网脱落细胞检查,早期阳性率可达 90%以上。

3. 食管纤维内镜检查 可直视病变部位,并可钳取活组织做病理学检查,是诊断食管癌的可靠方法。

4. CT 和 MRI 有助于了解癌肿向管腔外扩展的范围以及淋巴结转移情况。

四、心理、社会情况

当被确诊为食管癌后,病人会产生不同程度的焦虑、恐惧、悲哀或绝望感,同时因进行性加重的吞咽困难、疼痛等症状导致病人承受生理上的巨大打击,并对预后产生极大的担忧。

【常用护理诊断/问题】

1. 营养失调:低于机体需要量 与进食减少或不能进食、消耗增加等有关。

2. 体液不足 与吞咽困难、水分摄入不足有关。

3. 焦虑/恐惧 与对癌症的恐惧及担心疾病预后有关。

4. 潜在并发症:吻合口瘘、肺不张、肺炎、出血、乳糜胸等。

【护理措施】

一、治疗原则

以手术为主,辅助以放射治疗和化学治疗等综合治疗。

1. 手术治疗 手术是治疗食管癌的首选方法。早期食管癌首选根治性手术,切除范围包括癌肿在内的上下各 5～8 cm 范围的食管,以及肿瘤周围的纤维组织和淋巴结,切除肿瘤及食管后,采用胃或结肠经食管床上提至胸腔内与食管残端吻合。对晚期食管癌、不能进行根治手术或放射治疗、进食困难者，可作姑息性手术，如胃或空肠造瘘术、食管腔内置管术、食管分流术等。

2. 非手术治疗 放射治疗和化学药物治疗适用于手术前后辅助治疗及晚期病人缓解症状或延缓病情发展。免疫治疗及中药治疗等也有一定疗效。

二、非手术治疗护理/术前护理

1. 心理护理 病人往往对进行性加重的吞咽困难和日渐消瘦的营养状况感到焦虑、恐惧；病人有强烈的求生欲望，迫切希望能早日手术；但对手术效果及疾病的预后表现出紧张、恐惧、情绪低落、失眠、食欲下降等。因此，护士应加强与病人及家属的沟通，了解病人的心理状况，讲解手术和治疗的意义、方法、大致过程、配合要点及注意事项，耐心实施心理疏导，使其树立信心，配合手术治疗。为病人营造安静舒适的环境，以促进睡眠，必要时使用镇静类药物。鼓励病人家属在心理上、经济上对病人积极支持和配合，解除病人的后顾之忧。

2. 营养支持和维持水、电解质平衡 食管癌病人可出现不同程度的营养不良、水及电解质紊乱，使其对手术的耐受力下降，故术前应评估病人的营养状况，及时对病人进行营养支持。鼓励病人进食高热量、高蛋白质、丰富维生素、易消化的流质或半流质饮食；对不能进食或一般情况差者，可遵医嘱静脉补充水、电解质或提供肠内、肠外营养。

3. 口腔护理 口腔内细菌可随食物、唾液进入食管，而食管梗阻可造成食物积存，易引起细菌繁殖，造成局部感染，影响术后吻合口愈合，故应加强口腔护理，保持口腔清洁。不能进食的病人每天用漱口液漱口数次；餐后或呕吐后，马上给予漱口或口腔清洁；积极治疗口腔慢性病灶。

4. 呼吸道准备 对吸烟者，术前严格戒烟 2 周。对于患有慢性支气管炎、肺气肿的病人，术前应用抗生素以控制呼吸道感染；术前指导并训练病人有效咳嗽、咳痰和腹式深呼吸，以促进排痰、减少术后呼吸道分泌物、增加肺部通气量、改善缺氧，预防术后肺不张和肺炎的发生。

5. 胃肠道准备 ①术前 3 日改为流质饮食，术前禁食 12 h，禁饮 8 h；②食管癌出现梗阻和炎症者，术前 1 周遵医嘱口服抗生素溶液，以起到局部抗感染的作用；③对进食后有滞留或反流者，术前 1 日晚遵医嘱用抗生素加生理盐水 100 mL 经鼻胃管冲洗食管及胃，以减轻局部充血水肿，减少术中污染，防止吻合口瘘；④结肠代食管手术者，术前 3～5 日口服肠道不吸收抗生素，如新霉素、庆大霉素或甲硝唑，术前 2 日进食无渣流食，术前晚行清洁灌肠或全肠道灌洗后禁食禁饮；⑤术日晨放置胃管，如通过梗阻部位困难者，不可强行置入，以免穿破食管，可插管至梗阻部位上端，待术中直视下再将其置入胃中。

三、术后护理

1. 病情观察 每 15～30 分钟监测 1 次生命体征，待生命体征平稳后改为每 0.5～1 h 测量 1 次，维持生命体征平稳。

2. 饮食护理 ①由于食管血供差，又缺乏浆膜层，吻合口愈合较慢，术后 3～4 日吻合口处于充血水肿期，需严格禁食禁饮。拔除胃管前不要将唾液或痰液咽下，以免发生吻合口感染。②禁食期间持续胃肠减压，经静脉补充液体和营养。③待肛门排气后即可停止胃肠减压。停止胃肠减压 24 h 后，若无呼吸困难、胸内剧痛、患侧呼吸音减弱及高热等吻合口瘘的症状时，可开始进食。先试饮少量水，术后 5～6 日可进少量全清流质饮食，每 2 h 给予 100 mL，每日 6 次，如无不适，逐渐增加至全量。一般术后 2 周左右可进食半流质饮食，术后 3 周病人若无不适可进普通饮食。但仍要少食多餐，细嚼慢咽，进食不宜过多、过快，避免进食生、冷、硬及粗糙食物(包括质硬的药片和带骨刺的鱼肉、花生、豆类等)，以免发生晚期吻合口瘘。④嘱病人进食后 2 h 内勿平卧，睡眠时将床头抬高，防止胃液反流至食管引起恶心、呕吐等症状。

3. 胃肠减压的护理 食管癌切除行胃代食管术后，易发生胃内气体及液体潴留，吻合口张力增加，并在胸内直接压迫心肺，影响呼吸和循环功能。为了减轻腹胀和残胃胀气对吻合口的影响，防止吻合口瘘的发生，术后需行胃肠减压。①术后持续胃肠减压期间，应保持引流通畅，妥善固定胃管，防止脱出，严密观察并准确记录引流物的量、颜色及性状；②术后 6～12 h 可从胃管内抽吸出少量血性或咖啡色液体，以后引流液颜色逐渐变淡，若引流出大量鲜血或血性液体，病人出现烦躁、血压下降、脉搏增快、尿量减少等，应考虑吻合口出血，应立即通知医师处理；③经常挤捏胃管，防止管腔堵塞，如出现引流不畅，可用少量生理盐水冲洗，但不能强行加压，避免增加吻合口张力，导致吻合口瘘；④胃管脱出后不能再盲目插入，以免戳穿吻合部位，造成吻合口瘘；⑤术后胃管放置 3～4 天，待肛门排气、胃肠减压引流量减少后拔除胃管。

4. 结肠代食管术后护理 ①密切观察腹部体征，发现异常应及时通知医师；②保持置于结肠袢内的减压管引流通畅；③若从减压管内引流出大量血性液体或呕吐大量咖啡样液体并伴全身中毒症状，应考虑代食管的结肠袢坏死，立即通知医师处理并配合抢救；④结肠代食管术后，由于结肠的逆行蠕动，病人常可嗅到粪臭味，应向病人解释原因，并指导其注意口腔卫生，一般半年后症状会逐步减轻。

5. 胸膜腔闭式引流的护理 保持引流管通畅，观察引流液的量、颜色及性状，并准确记录，注意有无活动性出血、吻合口瘘和乳糜胸的发生。

6. 并发症的护理

(1) 吻合口瘘：食管癌术后最严重的并发症，多发生在术后 5～10 天。表现为呼吸困难、胸痛、患侧胸腔积液和全身中毒症状，如寒战、高热甚至休克等。一旦出现上述症状，应立即通知医师并配合抢救。包括：①嘱病人立即禁食；②行胸膜腔闭式引流及营养支持；③遵医嘱应用抗生素控制感染；④如出现休克症状，应积极抗休克治疗；⑤严密观察病情，需再次手术者，积极完善术前准备。

(2) 乳糜胸：多因伤及胸导管所致。多发生在术后 2～10 天，少数病例出现在术后 2～3 周后。术后早期由于禁食，乳糜液脂肪含量少，胸腔闭式引流液为淡血性或淡黄色，但量较多；恢复进食后，乳糜液漏出量增多，大量积聚在胸腔，可压迫肺及纵隔并使之移向健侧。由于乳糜液中 95%以上是水，并含大量脂肪、蛋白质、胆固醇、酶、抗体和电解质，如未能及时治疗，短时间内病人可因全身消耗和衰竭而死亡。若发现上述症状，立即通知医师并协助处理：①立即行胸膜腔闭式引流；②禁食、给予肠外营养支持；③必要时行胸导管结扎术。

四、健康教育

1. 疾病预防 加强防癌宣传教育，改良饮水；避免进食霉变的食物；避免过烫、过硬的食物；戒烟限酒，多吃新鲜蔬菜和水果；积极治疗食管慢性炎症；高危人群定期普查和筛检。

2. 饮食指导 嘱病人少食多餐，由流质到普食，逐渐增加食量，细嚼慢咽，避免进食刺激性食物与碳酸饮料，避免进食过多、过快及生、冷、硬、刺激性食物，质硬的药片应研碎后服用，避免进食产气的食物如花生、豆类等，以免发生吻合口瘘。

3. 活动与锻炼 保证充分的睡眠，劳逸结合，逐渐增加活动量，加强功能锻炼，防止肌肉萎缩，预防术侧肩关节强直及失用性萎缩。

4. 复诊指导 嘱病人出院后应定期复查，了解有无癌肿复发或转移，坚持后续治疗。若术后3～4周再次出现吞咽困难，可能有吻合口狭窄，应及时就诊。

能力检测

（吴文君）

第五节 急性乳腺炎病人的护理

案例导入

女性，25岁，产后第23天，右乳胀痛伴发热。查体：体温38.4 ℃，右乳外上象限皮温高，红肿，有一痛性硬结，直径约4 cm，无波动感。

工作任务：

1. 该病人可能的临床诊断是什么？
2. 应该采取哪些护理措施？

急性乳腺炎(acute mastitis)是乳腺的急性化脓性感染，好发于产后哺乳期的妇女，尤以产后3～4周的初产妇多见。致病菌多为金黄色葡萄球菌。

【病因】

1. 乳汁淤积 乳汁淤积有利于细菌生长繁殖，是引起急性乳腺炎的主要原因。乳头发育不良(过小或凹陷)、乳汁分泌过多、婴儿吸乳过少、乳管不通畅等，都可影响乳汁排空，造成乳汁淤积。

2. 细菌入侵 引起感染的主要途径是乳头皲裂或破损时细菌沿淋巴管入侵。婴儿患口腔炎或含着乳头睡觉也可使细菌直接侵入乳管。

【护理评估】

一、健康史

了解病人有无乳头凹陷，有无乳汁淤积等情况；婴儿有无口腔感染；病人有无乳头皲裂及不良哺乳习惯等。

二、身体状况

（一）症状

患侧乳房胀痛，随着病情发展，病人可出现高热、寒战和脉率增快等全身中毒症状，严重感染者可出现脓毒症表现。

（二）体征

患侧乳房局部红、肿、发热，有压痛性硬块或脓肿。患侧乳房可同时存在数个炎性病灶而先后形成多个脓肿，脓肿可以是单房或多房性脓肿。表浅脓肿可触及波动感，脓液可自行向外破溃流出。深部脓肿也可向深部穿透至乳房与胸肌间的疏松组织中，形成乳房后脓肿（图 7-5-1）。病人常有患侧腋窝淋巴结肿大和触痛。

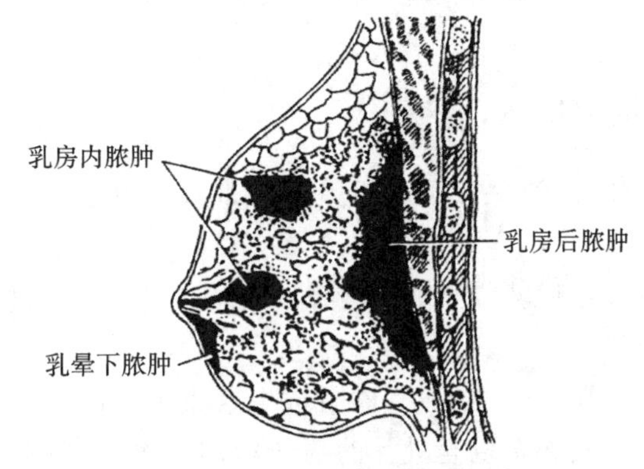

图 7-5-1　乳房脓肿的不同部位

（三）辅助检查

1. 实验室检查　血常规可见白细胞计数及中性粒细胞比例升高。

2. 诊断性穿刺　在乳房肿块压痛最明显的部位穿刺，抽出脓液即可确诊脓肿形成。

三、心理、社会状况

病人由于乳房胀痛、发热及食欲减退等症状，以及对婴儿喂养及产后康复的担忧，常有较重的心理负担，应评估病人及家属对疾病的了解程度及应对能力。

【常用护理诊断/问题】

1. 急性疼痛　与乳房炎症刺激、乳汁淤积有关。

2. 体温过高　与炎症有关。

3. 皮肤完整性受损　与手术切开引流或脓肿破溃有关。

4. 焦虑　与担心乳腺炎症影响婴儿喂养等有关。

【护理措施】

一、治疗原则

包括控制感染，排空乳汁。脓肿形成前主要是抗感染、促进炎症消散，脓肿形成后需及时行脓肿切开引流。

1. 非手术治疗

(1) 局部处理:局部热敷、理疗、外敷金黄散或鱼石脂软膏以促进炎症消退。

(2) 使用抗生素:首选青霉素治疗或用耐青霉素酶的苯唑西林,或根据细菌培养和药物敏感试验结果选择有效抗生素。原则是早期、足量使用抗生素。

(3) 终止乳汁分泌:对感染严重、脓肿切开引流后并发乳瘘者,应采取终止乳汁分泌的措施。常用方法:溴隐亭 1.25 mg,口服,每日 2 次,共 7～14 日;或己烯雌酚 1～2 mg,口服,每日 3 次,共 2～3 日;也可苯甲酸雌二醇 2 mg,肌内注射,每日 1 次,至乳汁分泌停止;还可用炒麦芽 60 g,每日 1 剂水煎,分 2 次服,共 2～3 日。

(4) 中药治疗:服用蒲公英、野菊花等清热解毒类中药。

2. 手术治疗 一旦形成脓肿,应及时切开引流。为避免损伤乳管而形成乳瘘,切口呈放射状至乳晕处;乳晕部脓肿应沿乳晕边缘做弧形切口;乳房深部脓肿或乳房后脓肿可沿乳房下缘做弧形切口。

二、非手术治疗的护理/术前护理

1. 一般护理 注意休息,避免劳累。指导病人摄入高蛋白、高热量、高维生素、低脂肪食物,保证足量水分摄入。

2. 排空乳汁 患乳暂停哺乳,定时用吸乳器吸空乳汁,或用手、梳子背沿乳管方向加压按摩,以促进乳汁排出。

3. 用药护理 遵医嘱局部药物外敷,口服抗生素或中药以控制感染,必要时遵医嘱使用药物终止泌乳,避免使用可被分泌至乳汁的药物,如氨基糖苷类、磺胺类和甲硝唑等,以免对婴儿造成不良影响。

4. 对症护理 指导病人用宽松的胸罩托起患乳,以减轻疼痛和肿胀。热敷或理疗,以促进血液循环和炎症消退。高热者,予以物理降温,必要时应用解热镇痛药。

三、术后护理

对形成脓肿者需行脓肿切开引流,同时保持引流通畅,密切观察引流液的颜色、量、性状,及时更换敷料。

四、健康教育

1. 避免乳汁淤积 这是预防乳腺炎的关键,告知病人每次哺乳后应将剩余的乳汁排空。

2. 保持皮肤清洁 产妇要勤换内衣,定期沐浴。每次哺乳前后均需清洁乳头,以保持局部清洁。

3. 纠正乳头内陷 乳头内陷者在妊娠期或哺乳期每天提拉、挤捏乳头。

4. 防止乳头、乳晕破损 可涂抹自身乳汁或羊毛脂乳头修复霜以保护乳头皮肤,哺乳前不需擦掉,因其具有抑菌、滋润、促进表皮修复的功能。乳头、乳晕破损或皲裂者,应暂停哺乳,改用吸乳器吸出乳汁哺育婴儿;局部用温水清洗后涂抹抗生素软膏,待伤口愈合后再哺乳。

5. 养成良好的哺乳习惯 产后尽早开始哺乳,按需哺乳,每次哺乳时将乳汁吸净,如有淤积及时用吸乳器或手法按摩排空乳汁；注意婴儿口腔卫生，不让婴儿含着乳头睡觉，及时治疗婴儿口腔炎症。

能力检测

（吴文君）

第六节　乳腺癌病人的护理

案例导入

女性，42岁，1个月前洗澡时无意中发现左乳包块，无自觉症状，未见明显增大。检查：左乳外上象限可扪及一约2.0 cm×1.5 cm×1.5 cm包块，质地硬，无压痛，与皮肤有轻度粘连。左腋下可扪及直径1 cm大小结节。

工作任务：

1. 该病人目前主要的护理诊断有哪些？
2. 对该病人如何进行护理？

乳腺癌是女性发病率最高的恶性肿瘤，在我国，乳腺癌的发病率呈上升趋势，尤其是在东部沿海地区和经济发达的大城市，其发病率增加尤其显著。近年来，全球乳腺癌的死亡率逐步下降，但在我国，特别是广大农村地区，乳腺癌的死亡率下降趋势并不明显。

【病因】

乳腺癌的病因尚不清楚，目前认为与下列因素有关：①雌激素作用：雌酮及雌二醇对乳腺癌的发生有直接关系，45～50岁发病率较高，可能与年长后体内雌酮含量升高有关。②家族史：一级女性亲属中有乳腺癌病史者，其发病率是普通人群的2～3倍。③月经婚育史：月经初潮早、绝经年龄晚、未育、初次足月产年龄较大或未哺乳者发病率增加。④乳腺良性疾病：部分乳房良性疾病，如乳腺小叶上皮高度增生或不典型增生可能与乳腺癌发病有关。⑤饮食与营养：营养过剩、高脂饮食、肥胖可增加乳腺癌的发病几率。⑥环境因素和生活方式：如北美、北欧地区乳腺癌的发病率为亚洲、非洲、拉美地区的4倍。

【病理生理】

1. 病理分型

(1) 非浸润性癌（即原位癌，包括导管内癌、小叶原位癌、乳头湿疹样乳癌），此型属早期，预后较好。

(2) 早期浸润性癌（包括早期浸润性导管癌、早期浸润性小叶癌），此型仍属早期。

(3) 浸润性特殊癌（包括乳头状癌、髓样癌、小管癌、腺样囊性癌、黏液腺癌、顶泌汗腺样癌、鳞状细胞癌等),此型一般分化较高,预后尚好。

(4) 浸润性非特殊癌,包括浸润性小叶癌、浸润性导管癌、硬癌、髓样癌(无大量淋巴细胞浸润)、单纯癌、腺癌等,此型一般分化较低,预后较差,约占乳腺癌的80%,是最常见的类型。

(5) 其他罕见癌或特殊类型癌,如炎性乳腺癌、乳头湿疹样乳腺癌等。

2. 转移途径

(1) 局部浸润:癌细胞直接蔓延侵犯皮肤、胸肌、胸筋膜等周围组织。

(2) 淋巴转移:乳房的淋巴网非常丰富,淋巴液输出有4条途径:①乳房大部分淋巴液流至同侧腋窝淋巴结,进而流向锁骨下淋巴结,再到锁骨上淋巴结,可经胸导管(左)或右侧淋巴导管侵入静脉而向远处转移;②部分乳房内侧的淋巴液通过肋间淋巴管流向胸骨旁淋巴结;③两侧乳房间皮下有交通淋巴管;④乳房深部淋巴网可沿腹直肌鞘和肝镰状韧带通向肝。其中以腋窝淋巴结转移最常见。

(3) 血运转移:癌细胞可经淋巴途径进入静脉,也可直接侵入血循环而发生远处转移。最常见的远处转移部位依次为肺、骨和肝脏。

【护理评估】

一、健康史

1. 一般情况 包括年龄、性别、职业、婚姻、饮食习惯、生活环境、有无肥胖等。

2. 既往史 包括月经史、婚育史、哺乳史等,是否患有乳房良性肿瘤。

3. 家族史 了解病人家族中有无乳腺癌或其他肿瘤病人。

二、身体状况

1. 乳房肿块

(1) 早期:患侧乳房出现无痛性、单发的小肿块,病人多在无意中发现。肿块多位于乳房外上象限,质地较硬,表面不光滑,与周围组织分界不清,在乳房内不易推动。

(2) 晚期:癌肿侵入胸肌筋膜和胸肌时,肿块固定而不易推动。癌细胞侵犯大片乳房皮肤时,皮肤表面可出现多个坚硬小结节或条索,呈卫星样围绕原发病灶,称为卫星结节;结节彼此融合成片,并可延伸至背部及对侧胸壁,使胸壁紧缩呈铠甲状,病人呼吸运动受限,称为铠甲胸。若癌肿侵犯皮肤,可使皮肤破溃形成菜花样溃疡,常有恶臭,易出血。

2. 乳房外形改变 随着肿瘤生长,可引起乳房外形的改变。①酒窝征:癌肿侵及乳房悬韧带(Cooper 韧带),可使其缩短致癌肿表面皮肤凹陷,出现"酒窝征"。②乳头凹陷:邻近乳头或乳晕的癌肿侵犯到乳管,使之缩短,可将乳头牵向癌肿一侧,使乳头凹陷或向一侧偏斜。③橘皮征:如癌细胞堵塞皮肤、皮下淋巴管,可引起淋巴回流障碍,出现真皮水肿,乳房皮肤呈"橘皮样"改变。

3. 转移征象 ①淋巴转移:以同侧腋窝淋巴结转移最为常见,先为少数散在、质硬、无痛、可推动的淋巴结;继而肿大的淋巴结增多并融合成团,甚至与皮肤和深部组织粘连,不易推动。②血运转移:乳腺癌转移到肺时可出现胸痛、呼吸困难;转移到骨骼时引起局部疼痛、病理性骨折;转移到肝脏时可有肝大或黄疸。

4. 特殊类型乳腺癌 ①炎性乳腺癌:发病率低,年轻女性多见。患侧乳房皮肤发红、水肿、增厚、粗糙、表面温度增高，犹如急性炎症，无明显肿块。癌肿可迅速浸润至整个乳房，并常累及对侧乳房。恶性程度高，预后极差，病人常在发病后数月内死亡。②乳头湿疹样乳腺癌：较少见。乳头瘙痒、灼痛，乳头和乳晕皮肤发红、糜烂，如湿疹样，可形成溃疡，有时覆盖黄褐色鳞屑样痂皮。部分病人在乳晕区可扪及肿块。恶性度低，发展慢。

5. 辅助检查

(1) X线检查：乳房钼靶X线摄片可作为乳腺癌的普查方法，是早期发现乳腺癌最有效的方法。显示为密度增高的肿块影，边界不规则或呈毛刺征，或见细小钙化点。

(2) 超声检查：可显示肿瘤的部位、大小，还可探查有无腋窝淋巴结转移。结合彩色多普勒检查观察血液供应情况，可提高判断的敏感性，为肿瘤的定性诊断提供依据。

(3) MRI：对软组织分辨率高，敏感度高于钼靶X线检查。

(4) 病理学检查：常用的活检方法有乳头溢液涂片、细针穿刺细胞学检查、活体组织切片检查等，均有助于明确诊断。

三、心理、社会状况

病人及家属面临疾病对生命的威胁，同时又担心手术对身体外形造成的变化，以及对内分泌治疗、放疗和化疗出现的不良反应等均会产生焦虑不安，甚至恐惧心理。应了解病人有无焦虑、恐惧及严重程度；了解病人及家属对疾病的认知情况、家庭经济承受能力等。

【常见护理诊断/问题】

1. 身体意象紊乱 与乳房切除后引起外形改变或化疗导致脱发等因素有关。

2. 焦虑/恐惧 与对手术及预后担心有关。

3. 有组织完整性受损的危险 与留置引流管、患侧上肢淋巴引流不畅、头静脉结扎、腋静脉栓塞等有关。

4. 知识缺乏 缺乏术后患肢功能锻炼的知识。

【护理措施】

一、治疗原则

乳腺癌采用以手术治疗为主，辅以放疗、化疗、内分泌、生物治疗等综合性治疗。

1. 手术治疗 对于病灶局限于局部及区域淋巴结的病人，手术治疗是首选的治疗方法。

(1) 乳腺癌根治术：切除整个乳房、胸大肌、胸小肌、腋窝及锁骨下淋巴结。

(2) 乳腺癌扩大根治术：在乳腺癌根治术的基础上，切除胸廓内动、静脉及胸骨旁淋巴结。

(3) 乳腺癌改良根治术：有2种术式，一种是保留胸大肌，切除胸小肌，另一种是保留胸大肌和胸小肌。该术式保留了胸肌，术后胸部外观影响较小，是目前常用的手术方式。

(4) 全乳房切除术：切除整个乳腺，包括腋尾部及胸大肌筋膜。适用于原位癌、微小癌或年老体弱不能耐受根治术者。

(5) 保留乳房的乳腺癌切除术：完整切除肿块及周围1～2 cm的组织。术后必须辅助放疗或化疗。

2. 化疗 化疗是一种必要的全身性辅助治疗，可提高手术治疗效果和病人的生存率。

乳腺癌是实体瘤中应用化疗最有效的肿瘤之一。化疗应在术后早期开始，一般主张联合用药，治疗期不宜过长，以半年左右为宜。常用化学治疗药物为蒽环类药物和紫杉类药物。

3. 放疗 放疗是局部治疗的重要手段之一，可减少局部复发率，根据情况可在手术前或手术后进行。

4. 内分泌治疗 ①他莫昔芬：又称三苯氧胺。可降低乳腺癌术后复发及转移，主要用于雌激素受体(ER)和孕激素受体(PgR)阳性的绝经前女性病人。②芳香化酶抑制剂：如阿那曲唑、来曲唑等。该药通过抑制肾上腺分泌的雄激素转变为雌激素过程中的芳香化环节，以达到降低雌二醇、治疗乳腺癌的目的。适用于ER受体阳性的绝经后女性。

5. 生物治疗 如使用曲妥珠单抗注射液，通过转基因技术制备，对人表皮生长因子受体2(HER2)有过度表达的乳腺癌病人有一定效果，特别是对其他化疗药物无效的也能有部分疗效。

二、非手术治疗护理/术前护理

1. 心理护理 关心、体贴病人，鼓励病人说出焦虑、恐惧的原因，有针对性地进行心理护理。向病人及家属说明手术治疗的必要性和重要性，告知手术的大致过程及配合要点，手术后外形的变化，并告诉病人乳房重建的可能性。对病人提出的问题耐心解释，争取病人家属的理解和支持，增强病人战胜疾病的信心。

2. 终止妊娠或哺乳 妊娠期初期及哺乳期发生乳腺癌的病人，应立即终止妊娠或停止哺乳，以免因激素作用加重病情。

3. 术前准备 做好术前常规准备。对手术范围大、需要植皮者，除常规备皮外，还要做好供皮区的皮肤准备。对皮肤已发生癌性溃疡的病人，术前每日换药至创面好转。

三、术后护理

1. 体位 术后麻醉清醒，血压平稳后取半卧位，以利于呼吸和引流。

2. 病情观察 密切观察病人生命体征的变化，伤口敷料渗血、渗液情况。乳腺癌扩大根治术有损伤胸膜的可能，引起气胸的可能，病人若出现胸闷、呼吸困难，应及时报告医师处理。

3. 伤口护理

(1) 加压包扎：手术部位用胸带或弹力绷带加压包扎，使皮瓣紧贴胸壁，防止皮瓣下积液。注意包扎松紧度要合适，以容纳1指为宜，以维持正常血液循环且不影响呼吸。包扎期间应告知病人不能自行松解绷带，瘙痒时不能将手指伸入敷料下搔抓。

(2) 观察皮瓣的血液循环：注意观察皮瓣的颜色及创面愈合情况，正常皮瓣温度比健侧略低，颜色红润，与胸壁紧贴；如皮瓣颜色暗红，提示血液循环不良，有皮瓣坏死的可能，应报告医师及时处理。

(3) 观察患侧肢端血液循环：观察肢端皮肤的颜色、温度、感觉、运动及动脉搏动情况。如肢端发麻、皮肤发绀、皮温降低、动脉搏动消失，提示腋窝部血管受压，肢端血液循环障碍，应及时调整胸带的松紧度。

4. 引流管护理 乳腺癌根治术后，皮瓣下放置引流管并接负压引流装置，有利于及时引流出皮瓣下积血、积液，使皮瓣紧贴胸壁，有利于皮瓣愈合。

(1) 妥善固定引流管:引流管长度适宜,病人卧床时将其固定于床旁,下床后固定于上衣。

(2) 保持引流通畅:定时挤压引流管,防止管道堵塞、受压和扭曲。

(3) 观察引流液的颜色、量和性状:术后 1～2 天,每日引流血性液体 50～200 mL,以后引流液颜色逐渐变淡、量逐渐减少。

(4) 拔管:若引流液转为淡黄色,连续 3 日每日引流量少于 10～15 mL,创面与皮肤紧贴即可拔管。若拔管后仍有皮下积液,可在严格消毒后穿刺抽液并局部加压包扎。

5. 预防患侧上肢肿胀 患侧腋窝淋巴结切除、腋静脉栓塞、头静脉结扎、局部积液或感染等因素均可导致上肢静脉和淋巴回流障碍,引起患侧上肢肿胀。

(1) 避免损伤:术后忌在患侧上肢测血压、抽血、注射或输液等;避免患肢过度活动、负重及外伤。

(2) 抬高患肢:平卧时患肢下方垫枕抬高 10°～15°,肘关节轻度屈曲;半卧位时屈肘 90°放于胸腹部;下床活动时用吊带托扶或用健侧手将患肢抬高于胸前,需他人扶持时只能扶健侧,以防皮瓣移位而影响愈合;避免患肢下垂过久。

(3) 促进肿胀消退:指导病人向心性按摩患侧上肢或进行握拳、屈肘、伸肘运动,以促进淋巴回流;肢体肿胀严重者,用弹力绷带包扎或戴弹力袖以促进淋巴回流;局部感染者,应及时使用抗生素治疗。

6. 患侧上肢功能锻炼 由于手术切除了胸部肌肉、筋膜和皮肤,患侧肩关节的活动功能明显受限。术后应鼓励病人早期开始患侧上肢的功能锻炼,最大限度恢复肩关节的功能,预防或减少术后残疾。

(1) 术后 24 h 内:可活动手指、腕部,可作伸指、握拳、屈腕等锻炼。

(2) 术后 1～3 日:可进行上肢肌肉等长收缩,利用肌肉泵的作用促进血液和淋巴回流。

(3) 术后 4～7 日:鼓励病人用患侧手洗脸、刷牙、进食等,并练习以患侧的手摸对侧肩部及同侧的耳朵。

(4) 术后 1～2 周:术后 1 周皮瓣基本愈合,可开始进行肩关节活动,以肩部为中心,前后摆动;术后 10 日左右皮瓣与胸壁粘连牢固,可进行肩关节全方位锻炼,如抬高患侧上肢、手指爬墙、梳理等锻炼,直至患侧手指能高举过头,并能用患侧的手摸到健侧的耳朵。术后 7 日内不上举肩关节,10 日内不外展肩关节;不要以患侧肢体支撑身体,以免皮瓣移位。

四、健康教育

1. 饮食与活动 鼓励病人进食高蛋白、高热量、富含维生素、低脂肪的食物,以增强机体的抵抗力。术后近期避免患侧上肢搬动、提取重物,继续加强功能锻炼。

2. 避免妊娠 术后 5 年内应避孕,防止乳腺癌的复发。

3. 坚持治疗 放疗期间注意保护皮肤,出现放射性皮炎应及时就诊。放疗或化疗期间应定期检查肝、肾功能及血常规,若白细胞计数 $<3\times10^9$/L,应暂停放疗或化疗。

4. 义乳或假体 指导乳房切除术后病人佩戴义乳,开始选用无重量的义乳,以后可根据恢复情况选用有重量的义乳,保持义乳清洁,放置时勿受压变形。根治术后 3 个月可行乳房再造术,但有肿瘤转移或乳腺炎者,严禁植入假体。

5. 乳房自我检查 定期乳房自我检查有助于早期发现乳房的病变。20 岁以上的女性,尤其是高危人群,应每月进行1次乳房自我检查。最好在月经周期的7～10天,或月经结束后2～3天,绝经后的妇女可固定在每个月的某一天进行检查。40岁以上的女性或乳腺癌术后的病人每年还应进行钼靶X线检查。

(1) 视诊:站在镜前,两臂放松垂于身体两侧、向前弯腰或双手上举置于枕后,观察两侧乳房的大小和外形是否对称;有无局限性隆起、凹陷或橘皮样改变;有无乳头内陷或移位等。

(2) 触诊:病人平卧或侧卧,肩下垫薄枕或将手臂置于头下。将示指、中指和无名指并拢,平放于乳房,用指腹进行乳房环形触诊,忌用手指抓捏乳房。从乳房外上象限开始,依次检查外上、外下、内下、内上象限,然后检查乳头、乳晕,最后检查腋窝有无肿大淋巴结,如发现肿块和乳头溢液,应及时到医院处理。

能力检测

(吴文君)

第七节 乳房其他疾病病人的护理

一、乳腺囊性增生病

案例导入

女性,43岁,发现右侧乳房肿块一周,自诉胀痛。体查:右乳外上象限可触及1.5 cm×1.0 cm质硬肿物,活动度小。

工作任务:

为明确诊断应指导病人做何种检查?

乳房囊性增生病是女性多发病,多见于中年妇女。本病是乳腺组织的囊性增生,可发生于腺管周围并伴有大小不等的囊肿形成;也可发生于腺管内,表现为不同程度的乳头状增生伴乳管囊性扩张;也有发生在小叶实质者,主要是乳管及腺泡上皮增生。

【病因】

本病的发生与内分泌失调有关。一是体内雌、孕激素比例失调,黄体素分泌减少、雌激素量增多,导致乳腺实质过度增生和复旧不全;二是部分乳腺实质成分中女性激素受体的质和量发生异常,使乳腺各部分发生不同程度的增生。

【护理评估】

(一) 症状

突出的表现是乳房胀痛,乳房胀痛具有周期性的特点,往往在月经前疼痛加重,月经后减轻或消失，有时整个月经周期都有疼痛。

（二）体征

可检查到乳房肿块。一侧或双侧乳腺内有大小不等，质韧而不硬的单个或多个结节，可有触痛，与周围组织分界不明显，与皮肤无粘连，也可为弥漫性增厚。少数病人可出现黄绿色、血性或无色浆液性乳头溢液。

（三）辅助检查

钼靶X线、超声检查有助于本病的诊断。

【护理措施】

（一）治疗原则

1. 非手术治疗 主要是观察和药物对症治疗。症状严重者可用中药调理，如口服逍遥散，以缓解症状，必要时也可选用雌激素受体拮抗剂（如他莫昔芬等）和维生素类药物联合治疗。若肿块无明显消退，或观察过程中有恶变可疑者，应切除组织并做病理检查。

2. 手术治疗 病理检查有不典型上皮增生者，则可结合其他因素决定手术。

（二）非手术治疗护理

1. 减轻疼痛 加强心理护理，向病人解释疼痛的原因，消除病人的顾虑；局部用乳罩托起乳房，但不宜过紧；遵医嘱服用中药进行对症治疗。

2. 定期检查 嘱病人定期进行乳房自我检查，每隔2～3个月到医院复诊，有对侧乳腺癌或乳腺癌家族史者应密切随访，以便及早发现恶变。

二、乳房纤维腺瘤

乳房纤维腺瘤是女性常见的乳房良性肿瘤，好发年龄为20～25岁。

【病因】

本病的发生与小叶内纤维细胞对雌激素的敏感性异常增高或与纤维细胞内雌激素受体的质和量异常有关。

【护理评估】

（一）症状

病人常无明显自觉症状，主要表现为乳房肿块，约75%为单发，少数为多发，多为偶然扪及。

（二）体征

肿块多见于乳房外上象限，肿块增大缓慢，呈圆形或卵圆形，边界清楚，表面光滑，质地似硬橡皮球的弹性感，多无压痛，易于推动。

【护理措施】

（一）治疗原则

乳房纤维腺瘤虽为良性肿瘤，但有肉瘤变的可能。手术切除是治疗本病唯一有效的方法，切除的肿块常规做病理检查。

（二）非手术治疗护理

1. 疾病指导 告诉病人乳房纤维腺瘤的病因及治疗方法。

2. 复诊指导 暂时不做手术的病人应密切观察肿块的变化，明显增大者应及时就诊。

（三）术后护理

行肿瘤手术切除的病人，应保持伤口敷料的清洁、干燥。

三、乳管内乳头状瘤

乳管内乳头状瘤是发生在乳管内的良性肿瘤，多见于40～50岁妇女。乳管内乳头状瘤多发生在乳管靠近乳头1/3段膨大处。瘤体一般很小，带蒂而有绒毛，突入管腔，因血管丰富，故容易出血。

【护理评估】

（一）症状

一般无自觉症状，乳头溢液为主要表现，溢液多为血性。

（二）体征

因肿瘤较小，常不易触及。少数病人在乳晕区可扪及圆形、质软、可推动的小肿块，轻压此肿块常可有乳头血性液体溢出。

（三）辅助检查

B超检查有时可发现肿块；X线乳腺管造影、乳管内镜、乳头溢液涂片细胞学检查有助于诊断。

【护理措施】

（一）治疗原则

乳管内乳头状瘤有6%～8%的恶变率，故应尽早手术治疗，切除病变的乳管系统，并常规作病理检查，若有恶变应施行乳腺癌根治术。对年龄较大、乳管上皮增生活跃者，可行单纯乳房切除术。

（二）非手术治疗护理/术前护理

告诉病人乳头溢液的病因及治疗方法，减轻焦虑、恐惧心理。

（三）术后护理

术后保持伤口敷料的清洁、干燥。

能力检测

（吴文君）

本章小结

本项目主要介绍胸外科较常见疾病如：胸部损伤、肺癌、脓胸、食管癌、乳房疾病等。通过学习，要求学生掌握急性乳房炎、乳癌、肺癌、胸部损伤、食管癌等疾病开胸手术前后的护理诊断及护理措施、健康教育。熟悉上述疾病的病因、临床表现、诊断要点、处理原则和健康评估。了解胸部的解剖生理要点、上述疾病的病因及病理生理。

在学习过程中应注意比较不同胸部疾病的表现特点，全面理解各项护理措施的意义。规范进行护理操作训练，培养严谨的工作作风和综合分析与处理的能力。

第八章
颅脑外科疾病病人的护理

第一节　颅内压增高与脑疝病人的护理

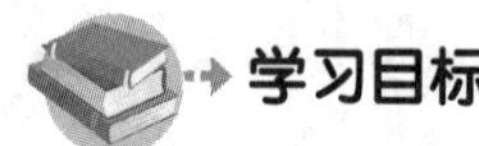

识记　1. 能简述颅内压增高、头皮损伤、颅骨骨折、脑损伤、脑脓肿、颅内肿瘤、脑血管疾病的概念、主要症状与体征、护理要点。

2. 能解释颅内压增高三主征、Cushing 反应、脑疝、脑震荡、中间清醒期的概念。

3. 能简述颅内压增高与脑疝的急救措施。

理解　能列举脑脊液外漏病人预防颅内感染的方法。

运用　1. 能正确评估颅内压增高、脑疝、脑损伤等病人的身体状况。

2. 能运用所学知识对颅内压增高、脑疝、脑损伤等病人实施整体护理。

3. 能对颅脑损伤术后病人给予正确的护理和健康指导。

案例导入

李先生，55 岁，头痛 3 个月，多见于清晨，低头、用力时加重。头痛时，有恶心呕吐，与进食无关。经常出现癫痫发作。CT 检查诊断为颅内占位性病变，为行手术而入院。该病人入院后第 3 天，清晨因用力排便，突发剧烈头痛，呕吐，左侧肢体瘫痪，意识丧失。体检：血压 150/88 mmHg，呼吸 15 次/分，脉搏 55 次/分，右侧瞳孔散大，对光反射消失。

工作任务：

1. 病人入院第三天出现了何种问题，为什么？

2. 病人目前存在哪些护理诊断/问题？

3. 目前的急救护理措施有哪些？

一、颅内压增高病人的护理

【概述】

颅内压(intracranial pressure,ICP)是指颅腔内容物(脑组织、脑脊液和血液)对颅腔内壁所产生的压力。一般以侧卧时腰椎穿刺测得的脑脊液压或直接穿刺脑室测定脑脊液静水压来表示,还可以采用颅内压监护系统进行动态观察。颅腔与脑组织、脑脊液和血液是颅内压形成的物质基础。当颅缝闭合后,成人颅腔容积固定不变,为 1400~1500 mL。颅腔的内容物使颅内维持一定的压力。成人的正常颅内压为 0.7~2.0 kPa(70~200 mmH_2O),儿童的正常颅内压为 0.5~1.0 kPa(50~100 mmH_2O)。

当颅腔内容物体积增加或颅腔容积减少,超过颅腔可代偿的容量,导致成人颅内压持续高于 2.0 kPa(200 mmH_2O),儿童高于 1.0 kPa(100 mmH_2O),出现头痛、呕吐和视神经乳头水肿三大病症,伴有意识、瞳孔、生命体征及肢体活动改变时,称为颅内压增高。如不能及时诊断和去除引起颅内压增高的病因,病人很可能引发脑疝危象而死亡。

【病因】

1. 颅腔内容物的体积或量增加

(1) 脑体积增大:最常见的原因是脑水肿。脑组织损伤、炎症、缺血缺氧、中毒等均可导致脑水肿。

(2) 脑脊液增多:脑脊液分泌过多、吸收障碍或脑脊液循环障碍导致脑积水。

(3) 脑血流量增加:高碳酸血症时二氧化碳分压增高,引起脑血管扩张、静脉窦血栓所致颅内静脉回流受阻、过度灌注等均可使脑血流量增多。

2. 颅腔容积或颅内空间变小

(1) 先天性畸形:狭颅症、颅底凹陷症等使颅腔容积变小。

(2) 颅内空间相对变小:外伤致大片凹陷性颅骨骨折;颅内占位性病变如颅内血肿、脑肿瘤、脑脓肿和脑寄生虫病等使颅内空间缩小。

【护理评估】

一、健康史

1. 健康史 评估病人姓名、年龄、家庭住址、职业等一般资料。婴幼儿颅缝未闭合,幼儿的颅缝融合尚未牢固,老年人脑萎缩都可使颅腔内代偿能力增加,从而延缓病变的发展。

2. 颅内压增高因素与相关因素 了解病人有无颅脑外伤史,颅内肿瘤、炎症病史;有无引起腹内压、胸内压增高的因素如便秘、咳嗽等;有无高热、癫痫病史,是否合并有其他系统疾病,如肝性脑病、尿毒症等。此类疾病均为加重颅内压增高的因素,或引起颅内压升高的相关因素。

二、身体状况

(一) 症状

1. 头痛 最常见、最主要的症状。因增高的颅内压使脑膜血管和神经受牵拉和刺激所致。头痛时间晨晚较重,头痛部位额颞多发,可从颈枕部向前方放射至眼眶。头痛性质以胀痛和撕裂样痛多见。随颅内压的持续增高而进行性加重,在用力、咳嗽、打喷嚏、弯腰或低头活动时加重。

2. 呕吐 剧烈头痛时可伴有恶心、呕吐。呕吐多呈喷射状,因迷走神经受刺激所致。虽与进食无直接关系,但常见于餐后,呕吐后头痛可缓解。严重呕吐可致电解质紊乱。

3. 视神经乳头水肿 视神经乳头水肿是颅内压增高重要的客观体征之一。因视神经受压、眼底静脉回流受阻所致。表现为眼底视网膜静脉曲张,视神经乳头(视盘)充血、水肿、边缘模糊不清,中央凹变浅或消失。严重者视神经乳头周围可见片状或火焰状出血。若水肿长期存在,则视盘颜色苍白,继而视力下降、视野向心缩小,出现视神经继发性萎缩。严重者视力恢复困难,甚至失明。

头痛、呕吐、视神经乳头水肿,合称颅内压增高的"三主征",是颅内压增高病人最典型的临床表现。三主征各自出现的时间并不一致,可以其中一项为首发症状。

4. 意识障碍 急性颅内压增高病人意识障碍呈进行性发展;慢性者则表现为神志淡漠、反应迟钝或时轻时重。

5. 脑疝 脑疝是颅内压增高最严重的并发症(具体叙述见"脑疝"内容)。

(二) 体征

1. Cushing 反应(库欣反应) 早期代偿时,表现为血压增高尤其是收缩压增高,脉压增大,脉搏慢而有力,呼吸深慢(即"两慢一高");后期失代偿时,血压下降,脉搏细快,呼吸浅快不规则,甚至呼吸停止,终因呼吸循环衰竭而死亡。此种生命体征的变化称为库欣反应。

2. 其他 小儿可有头颅增大、头皮静脉怒张、囟门饱满、颅缝增宽。头颅叩诊时呈破罐音(Macewen 征)。成人可出现阵发性黑蒙、头晕、猝倒,头颅一侧或双侧外展神经麻痹,可出现复视。

知识链接

库欣反应,又称全身血管加压反应。命名源于美国神经外科学家哈维·库欣。库欣于 1900 年曾用等渗盐水灌入狗的蛛网膜下腔以造成颅内压增高,观察到当颅内压增高接近动脉舒张压时,会出现血压升高、脉搏减慢、脉压增大,继之出现潮式呼吸、血压下降、脉搏细弱,最终呼吸停止,心脏停搏而导致死亡。这一实验结果与临床上急性颅脑损伤所见情况十分相似。

(三) 辅助检查

1. 影像学检查

(1) CT、MRI:目前 CT 是诊断颅内占位性病变的首选检查。CT 和 MRI 检查能显示病变的位置、大小和形态,均能较准确地定位诊断并可帮助定性诊断。加之无创伤性特点,易于被病人接受。MRI 检查时间较长,对颅骨骨质显像差。

(2) 脑造影检查:包括数字减影血管造影(DSA)、脑血管造影、脑室造影等。其中数字减影血管造影,安全性高,图像清晰,疾病的检出率高。对怀疑脑血管畸形或血运丰富的颅脑肿瘤,可提供定位和定性诊断。

(3) 头颅 X 线摄片:X 线对颅骨骨折有重要诊断价值。颅内压增高时,可见脑回压迹增多,蛛网膜颗粒压迹增大,鞍背骨质稀疏及蝶鞍扩大等。小儿可见颅缝分离。但单独作为诊断颅内占位性病变的辅助检查手段现已少用。

2. 腰椎穿刺 腰椎穿刺可以直接测量颅内压力，同时取脑脊液做生化指标检查。但对有明显颅内压增高症状和体征者应禁用，有引起脑疝的危险。

3. 颅内压监测 临床需要监测颅内压者，可植入颅内压力传感器，进行持续监测。

4. 眼科检查 可通过眼底检查、光学相关断层扫描等观察视乳头形状、边缘清晰度、色泽变化，视网膜动静脉直径和比例等。

三、心理、社会状况

了解病人有无因头痛、呕吐等不适所致的烦躁不安、焦虑等心理反应。了解病人及家属对疾病的认知和适应程度，家庭经济状况以及家属对病人的关心和支持程度。

【常见护理诊断/问题】

1. 疼痛:头痛 与颅内压增高有关。

2. 有脑组织灌注无效的危险 与颅内压增高、脑疝有关。

3. 有体液不足的危险 与颅内压增高引起频繁呕吐、不能进食和脱水治疗等有关。

4. 有受伤的危险 与颅内压增高引起视力障碍、复视、意识障碍等有关。

5. 潜在并发症:脑疝。

【护理措施】

一、治疗原则

(一) 非手术治疗

1. 一般治疗 对于颅内压增高的病人应留院观察，密切观察生命体征变化及意识和瞳孔变化，及时掌握病情发展；有条件可做颅内压监测；不能进食的病人应当补液，注意水电解质和酸碱平衡；避免病人用力排便，可用缓泻剂；保持呼吸道通畅，对昏迷病人及咳痰困难者行气管切开等。

2. 脱水治疗 脱水药物可使脑组织水分向血液循环内转移，缩小脑体积，达到降低颅内压的作用。常用的药物有渗透性脱水剂(20%甘露醇等)和利尿性脱水剂(氢氯噻嗪、呋塞米等)。长期脱水需警惕水和电解质紊乱，休克及心、肾功能障碍，或颅内有活动性出血而无立即手术条件者，禁用脱水剂。

3. 糖皮质激素治疗 糖皮质激素可降低毛细血管通透性，稳定血脑屏障，预防和缓解脑水肿，并通过加速消退水肿和减少脑脊液生成，降低颅内压。常用药物有地塞米松、氢化可的松、泼尼松等。治疗中应注意防止并发高血糖、应激性溃疡和感染。

4. 亚低温冬眠疗法 临床上一般采用轻度低温(33～35 ℃)或中度低温(28～32 ℃)降温方法，统称为亚低温。亚低温冬眠疗法是应用药物和物理方法使病人处于亚低温状态，以降低脑耗氧量和脑代谢率、减少脑血流量、改善细胞膜通透性、增加脑对缺血缺氧的耐受力、减轻脑水肿，从而降低颅内压。

5. 辅助过度换气 目的是使体内 CO_2 排出，当 $PaCO_2$ 每下降 1 mmHg 时，可使脑血流量递减 2%，从而使颅内压相应下降。但脑血流量减少会加重脑缺氧，故应行血气分析监测。

6. 脑脊液体外引流术 有颅内压监护条件时，行脑室穿刺缓慢引流脑脊液，可缓解颅内压增高。

7. 抗生素治疗 控制颅内感染或预防感染。

8. 对症治疗 头痛者给予镇痛剂，但禁用吗啡和哌替啶，以免抑制呼吸中枢；呕吐者应禁食，并注意维持水、电解质及酸碱平衡；对高热者进行有效降温，减少脑缺氧；有抽搐发作者，给予抗癫痫药物治疗。

（二）手术治疗

手术去除病因是最根本和有效的治疗手段。对无手术禁忌的颅内占位性病变，首先考虑手术切除病变。非功能区的良性病变，争取根治性切除，难以根治的，可做大部切除、部分切除或减压术。有脑积水者行脑脊液分离术，即将脑室内液体经特殊导管分流入蛛网膜下腔、心房或腹腔。颅内压增高引起脑疝者，应进行紧急抢救或手术处理。

二、非手术治疗护理/术前护理

1. 一般护理

(1) 休息与体位：指导病人卧床休息，保持情绪稳定，抬高床头15°～30°，利于颅内静脉回流，减轻脑水肿。

(2) 饮食与营养：控制液体摄入量。神志清醒者，给予普食，但需限制钠盐摄入。不能进食者，成人每日补液量不超过2000 mL，其中等渗盐水不超过500 mL，保持24 h尿量不少于600 mL。控制输液速度，防止短时间内输入大量液体，加重脑水肿。维持水电解质及酸碱平衡。

(3) 心理护理：通过加强护患沟通，了解病人的心理状态，对病人给予精神鼓励与支持，消除紧张、恐惧心理，使其更好配合检查与治疗。

2. 病情观察 密切观察病人意识、生命体征及瞳孔的变化。观察病人有无肢体活动障碍和癫痫发作，警惕颅内高压危象的发生，有条件时可做颅内压监护，以掌握病情发展的动态并指导治疗。

(1) 意识状态：意识反映大脑皮层和脑干的功能状态。意识障碍程度的评定，目前主要采用意识状态分级法(表8-1-1)，将意识分为清醒、模糊、浅昏迷、昏迷和深昏迷五级。格拉斯哥昏迷计分法(Glasgow coma scale，GCS)，依据病人睁眼、语言及运动反应进行评分，三项相加累计得分，最高分为15分，8分以下为昏迷，最低分为3分，分数越低，表示意识障碍越严重(表8-1-2)。

表8-1-1 意识状态分级

意识状态	语言刺激反应	痛刺激反应	生理反应	大小便自理	配合检查
清醒	灵敏	灵敏	正常	能	能
模糊	迟钝	不灵敏	正常	有时不能	尚能
浅昏迷	无	迟钝	正常	不能	不能
昏迷	无	无防御	减弱	不能	不能
深昏迷	无	无	无	不能	不能

表 8-1-2 格拉斯哥昏迷计分

睁眼反应	计分	语言反应	计分	运动反应	计分
自动睁眼	4	回答正确	5	遵命动作	6
呼唤睁眼	3	回答错误	4	痛觉定位	5
刺痛睁眼	2	含混不清	3	疼痛躲避	4
不能睁眼	1	有声无语	2	肢体屈曲	3
		不能发音	1	肢体过伸	2
				无动作	1

(2) 瞳孔改变:正常瞳孔等大、等圆,在自然灯光下直径 3～4 mm,直接、间接对光反射灵敏。严重颅内压增高继发脑疝时,患侧初期瞳孔缩小,对光反射迟钝。后期随病情进展动眼神经麻痹,患侧瞳孔逐渐扩大,直接或间接对光反射消失。观察瞳孔时应注意病人是否应用过散瞳或缩瞳剂,是否有白内障等疾病。

(3) 生命体征改变:注意观察呼吸的频率和深度,脉搏频率、节律及强度、血压和脉压差的变化。血压上升、脉搏缓慢有力、呼吸深而慢,同时有进行性意识障碍,是颅内压增高所致的代偿性生命体征变化。

(4) 肢体功能:病变对侧肢体肌力有无减弱和麻痹,是否存在双侧肢体自主活动消失,有无阳性病理征。

(5) 颅内压监护:可动态观察病人颅内压的变化。颅内压进行性增高提示有引发脑疝的可能;颅内压持续增高提示预后较差。监护过程应严格无菌操作,预防感染,监护时间不宜超过一周。

3. 预防颅内压骤升

(1) 休息:保持病室安静,避免情绪激动。尽量减少搬运病人。清醒病人不要用力坐起、提重物、弯腰、低头以及用力活动等。

(2) 保持呼吸道通畅:呼吸道梗阻,病人呼吸用力,胸腔压力升高,加重颅内压增高。及时清理呼吸道分泌物,防止窒息。昏迷病人有舌根后坠者,可托起其下颌,开放气道,放置口咽通气管,必要时配合医师进行气管切开术;加强基础护理,按时为病人翻身、叩背,防止肺部并发症的发生。

(3) 避免剧烈咳嗽和便秘:剧烈咳嗽和用力排便可加重颅内压增高。及时控制呼吸道感染,防止剧烈咳嗽、打喷嚏。鼓励病人多吃蔬菜和水果等富含纤维素食物,并给缓泻剂以防止发生便秘。对已有便秘者,予以开塞露或低压小剂量灌肠。必要时戴手套,把干硬粪块抠出来,禁忌高压及大量液体灌肠。

(4) 及时控制癫痫发作:癫痫发作可加重脑缺氧及脑水肿,注意观察有无癫痫症状出现,遵医嘱定时定量给予抗癫痫药物;一旦发作应协助医师及时给予抗癫痫及降颅压处理。

4. 对症护理

(1) 疼痛:遵医嘱使用高渗性脱水剂,必要时给予镇痛剂,但禁用吗啡和哌替啶,以免抑制呼吸中枢。

(2) 呕吐:应禁食和维持水、电解质及酸碱平衡。及时清除呕吐物,防止误吸,观察并记录呕吐物的量和性状。

(3) 高热:进行有效降温,减少脑缺氧。必要时行冬眠低温疗法。

(4) 躁动:寻找原因,遵医嘱给予镇静药物,切忌强行约束。

5. 脱水治疗的护理

(1) 遵医嘱使用高渗性和利尿性脱水剂。常用20%甘露醇250 mL,在30 min内快速静脉滴注,输注后10～20 min颅内压开始下降,维持4～6 h,可重复使用。同时静脉注射利尿剂呋塞米20～40 mg,降低颅内压效果更好。

(2) 脱水治疗期间应观察血压、脉搏、尿量变化。给药后1 h内不要大量喝水,记录24 h出入量,尤其尿量,注意用药反应及有无血容量不足、水电解质失衡等副作用。

(3) 使用脱水药物时应严格按医嘱定时、反复使用,停药前逐渐减量或延长给药间隔时间,防止颅内压增高的反跳现象。严密观察其输注速度及治疗效果,特别是对于老年人、儿童及心肺功能不良病人。

6. 激素治疗的护理 常用地塞米松5～10 mg,每日1～2次静脉注射,治疗期间应注意高血糖、感染和应激性溃疡的发生。

7. 亚低温冬眠疗法的护理 适用于各种原因引起的严重脑水肿、中枢性高热病人。儿童和老年人慎用。休克、全身衰竭或有房室传导阻滞者禁用。

(1) 环境和物品准备:将病人安置于一个安静、光线宜暗的单间,室温在18～20 ℃。室内备氧气、冬眠药物、水温计、冰袋或冰毯、吸痰装置、急救药物及器械和护理记录单等,由专人护理。

(2) 降温方法:遵医嘱给予足量冬眠药物,常用的有冬眠Ⅰ号(氯丙嗪、异丙嗪、哌替啶)和冬眠Ⅱ号(异丙嗪、哌替啶、二氢麦角碱),待自主神经被充分阻滞,病人进入昏睡状态,御寒反应消失,方可加用物理降温措施。降温速度以每小时下降1 ℃为宜,体温降至肛温32～34 ℃、腋温31～33 ℃较为理想。冬眠药物最好经静脉滴注,物理降温方法可采用头部戴冰帽或在体表大动脉(颈动脉、腋动脉、肱动脉、股动脉)等放置冰袋。此外,还可通过降低室温、减少被盖、体表覆盖冰毯或冰水浴巾等方法,使病人体温维持在治疗要求的范围内。

(3) 病情观察:严密观察生命体征、意识、瞳孔变化和神经系统病症,做好记录。冬眠低温治疗期间,若脉搏超过100次/分钟,收缩压低于100 mmHg,呼吸次数减少或不规则时,应及时通知医师处理。

(4) 饮食:冬眠低温疗法治疗期间病人机体代谢率降低,能量及水分的需求相对减少。每日液体入量不宜超过1500 mL。鼻饲食物要与体温相同。观察病人胃排空情况,防止反流和误吸。

(5) 预防并发症:冬眠低温疗法治疗期间病人昏睡、卧床、体温低,容易发生并发症。加强呼吸道管理预防肺部并发症;加强皮肤护理,防止压疮和冻伤的发生;注意眼睛的保护,避免发生暴露性角膜炎。

(6) 复温的护理:冬眠低温治疗时间一般为3～5天。缓慢复温,先停止物理降温,然后停冬眠药物,注意保暖,为病人加盖被毯,让体温自然回升。必要时使用电热毯,温度应适宜,避免烫伤。

8. 辅助过度换气的护理 辅助过度换气,通过降低$PaCO_2$来减少脑血流,从而降低颅内压,故应监测血气分析。治疗期间维持PaO_2在90～100 mmHg(12～13 kPa),$PaCO_2$在25～30 mmHg(3.33～4.0 kPa)水平为宜,且治疗持续时间不宜超过24 h,以免引起脑缺血。

9. 脑室引流的护理

(1) 严格无菌操作,妥善固定引流装置:引流管的开口高于侧脑室平面 10～15 cm。每天定时更换引流袋,搬动病人和更换引流袋时夹闭引流管,防止空气进入或脑脊液反流,引起颅内感染。

(2) 控制引流速度及量:每天引流量不超过 500 mL。可适当抬高或降低引流袋位置,以控制速度和流量。术后早期适当提高引流袋的位置,减缓速度。过多过快引流脑脊液可能导致颅内压急剧下降引起脑疝等意外。颅内感染病人脑脊液分泌增多,引流量可以适当增加,但同时需注意补液。

(3) 保持引流的通畅:应避免引流管受压、扭曲、成角、折叠,适当限制病人的头部活动以免牵拉引流管。引流管内有液体流出且引流管内液面随病人呼吸、脉搏而上下波动,则提示引流管通畅。

(4) 观察并记录脑脊液颜色、性状和量:正常脑脊液无色透明,无沉淀。手术后 1～2 天可略呈血性,以后变淡。若脑脊液中有较多血液或血色渐加深,提示脑室内出血,若引流液混浊,呈毛玻璃状或有絮状物则提示颅内感染。应及时报告医师。

(5) 拔管:持续引流时间通常不超过 1 周;开颅术后一般引流 3～4 天。拔管前应试行夹管或者抬高引流袋 24 h,观察有无头痛、呕吐等颅内压增高现象。若病人出现上述症状应立即开放引流。若未出现上述症状,可拔管。拔管时,先夹闭引流管,以免管内液体逆流入脑室引起感染。拔管后加压包扎,嘱病人卧床休息,减少活动,若切口处有脑脊液漏出应告知医师妥善处理,避免颅内感染。

三、术后护理

1. 颅内占位性病变术后护理 参见本章第六节颅内肿瘤病人的护理相关内容。

2. 脑脊液分流术的护理 严密观察病情变化,防治并发症的发生,如脑室-腹腔引流易引起腹部并发症、脑室心房分流术可引起心血管并发症等,如有异常,及时通知医师并协助处理。

四、健康教育

(1) 向病人及其家属介绍疾病相关知识,防止剧烈咳嗽、便秘、用力等诱发颅内压骤升的因素,避免脑疝发生。

(2) 指导病人及家属学习和掌握康复知识和技能,循序渐进地进行多方面训练,最大限度恢复生活自理能力。

(3) 复诊指导 指导病人若出现头痛进行性加重伴呕吐,需及时就诊,以明确诊断。

二、脑疝病人的护理

【概述】

脑疝(brain hernia)是指颅腔内某分腔有占位性病变时,各分腔之间压力不平衡,脑组织从高压区向低压区移位,使脑组织、血管、神经等重要结构受压或移位,被挤到附近的生理孔隙(大脑镰下间隙、小脑幕裂孔、枕骨大孔等)或病理性孔隙或孔道中,从而出现一系列严重的临床症状。脑疝是颅内压增高的危象和引起死亡的主要原因。

【病因】

脑内任何部位占位性病变发展到一定程度均可导致颅内各分腔因压力不均衡而诱发脑疝。常见病因:①外伤所致的颅内血肿;②脑脓肿;③颅内肿瘤;④颅内寄生虫和各种炎性肉芽肿;⑤医源性因素如不适当操作如腰椎穿刺、引流脑脊液过快过多等。

知识链接

脑疝分类

根据移位的脑组织及其通过的硬脑膜间隙和孔道,可将脑疝分为三类:①小脑幕切迹疝,又叫颞叶沟回疝,是位于颞叶海马回、沟回的脑组织通过小脑幕切迹被挤向幕下。②枕骨大孔疝,又叫小脑扁桃体疝,是小脑扁桃体及延髓经枕骨大孔形成。③大脑镰下疝又叫扣带回疝,是一侧半球的扣带回经镰下孔进入对侧分腔(图 8-1-1)。在临床上以小脑幕切迹疝和枕骨大孔疝多见。

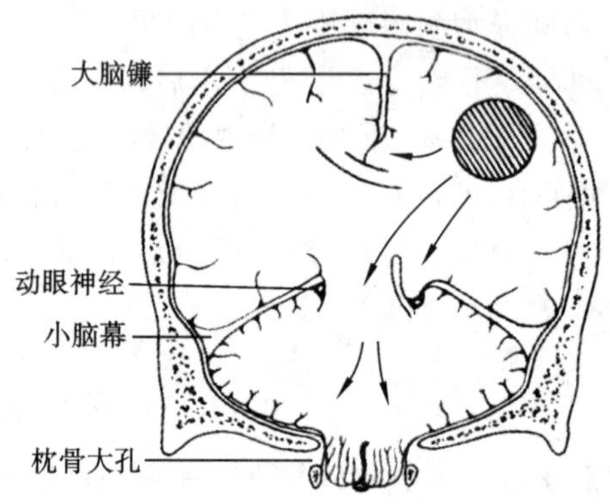

图 8-1-1 大脑镰下疝(上)、小脑幕切迹疝(中)、枕骨大孔疝(下)

【护理评估】

一、健康史

主要评估病人既往健康状况,有无引起颅内压增高的疾病,如颅内肿瘤等。颅内压增高病人有无剧烈咳嗽、用力排便、提重物等引起颅内压急剧增高的诱因。最近有颅脑外伤史的病人,了解其受伤过程,判断有无脑损伤,有无其他合并伤等。

二、身体状况

(一) 症状与体征

1. 小脑幕切迹疝

1) 症状

(1) 颅内压增高:进行性加重的剧烈头痛和与进食无关的频繁呕吐伴烦躁不安,视神经乳头水肿可有可无。

(2) 进行性意识障碍:由于脑干网状上行激动系统受累,病人随脑疝进展出现嗜睡、浅昏迷至深昏迷。

2) 体征

(1) 生命体征改变 病人早期可出现 Cushing 综合征;当病情恶化,病人可出现血压忽高忽低,呼吸浅不规则,脉搏快而弱,体温过高或不升,最后可因呼吸、心跳停止而死亡。

(2) 瞳孔改变:初期因患侧动眼神经受刺激导致瞳孔缩小,对光反射迟钝,后期随病情进展动眼神经麻痹,患侧瞳孔逐渐扩大,直接或间接对光反射消失,伴有患侧上睑下垂、眼球外斜(图 8-1-2)。晚期中脑受压出现脑干供血障碍,脑内动眼神经核功能丧失,双侧瞳孔均散大固定,对光反射消失。

(3) 运动障碍:表现为病变对侧肢体肌力减弱或麻痹,肌张力增高,腱反射亢进,病理征阳性。随病情发展可致双侧自主活动减少或消失,严重者可出现去大脑强直发作,这是脑干严重受损的表现。

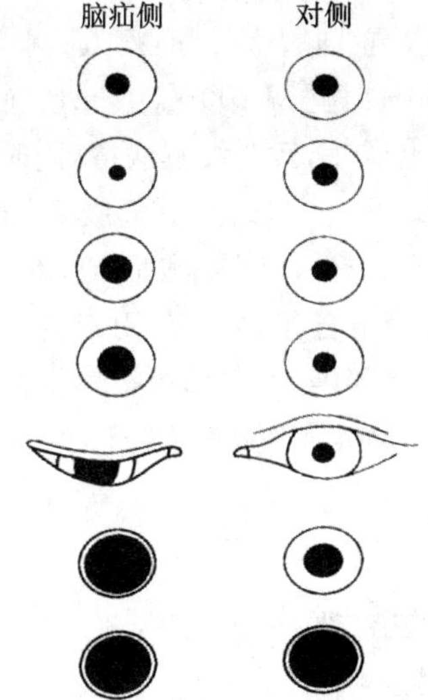

图 8-1-2 一侧小脑幕切迹疝引起的典型瞳孔变化过程

2. 枕骨大孔疝 多见于幕下占位性病变,或行腰椎穿刺放出脑脊液过快过多所致。由于颅后窝容积小,对颅内压代偿能力小,病情变化快。表现为:①剧烈头痛和频繁呕吐;②颈项强直、强迫头位;③生命体征改变迅速,意识障碍和瞳孔改变出现较晚。由于延髓直接受压,病人可突发呼吸、心跳停止而死亡。

(二) 辅助检查

1. 头颅 CT 目前最常用检查技术,安全、可靠。小脑幕切迹疝时可见基底池(鞍上池)、环池、四叠体池变形或消失。

2. MRI 分辨率高于 CT。可观察脑疝时脑池的变形、消失情况,直接观察到沟回、海马旁回、间脑、脑干及小脑扁桃体等脑内结构。

三、心理、社会状况

评估病人及家属是否了解疾病的相关知识,以及病人及其家属对疾病的恐惧、焦虑程度;了解病人的经济承受能力等。

【常见护理诊断/问题】

1. 疼痛:头痛 与颅内压增高、脑疝有关。

2. 有脑组织灌注量无效的危险 与颅内压增高、脑疝有关。

3. 有体液不足的危险 与颅内压增高引起剧烈呕吐及使用脱水剂等有关。

4. 潜在并发症:意识障碍,呼吸、心搏骤停。

【护理措施】

(一) 治疗原则

脑疝是由于急性颅内压增高造成的危象,一旦出现脑疝的典型症状,应立即快速静脉输注高渗性脱水剂,降低颅内压,缓解病情,争取时间。确诊后尽快手术去除病因,切除颅内肿瘤或清除颅内出血。一时难以确诊或已确诊但病因无法直接去除时，可以作侧脑室穿刺引流术、脑脊液分流术、减压术等姑息性手术，以降低颅内压，抢救脑疝。

（二）脑疝急救护理

（1）立即脱水治疗：病人一旦出现脑疝症状，应立即静脉输注高渗药物以降低颅内压。首选 20%甘露醇 200～500 mL 静脉滴注，并快速静脉滴注地塞米松 10 mg，呋塞米（速尿）40 mg 静脉推注，暂时缓解病情，同时观察脱水效果，做好手术前准备。

（2）保持呼吸道通畅，吸氧，准备气管插管及呼吸机。病人取平卧位，头偏向健侧，抬高床头 15°～30°，以利静脉回流，减轻脑水肿。昏迷时间较长的病人应取侧卧位，以防止舌后坠及呼吸道分泌物增多，引起窒息。保持呼吸道通畅，并为病人吸氧，以维持适当血氧浓度。发生呼吸骤停者，立即进行气管插管和辅助呼吸。

（3）密切观察病情变化：严密观察病人生命体征、瞳孔、意识及肢体活动等，及早发现情况，及时处理。

（4）做好紧急手术准备。

能力检测

（邵广宇）

第二节　头皮损伤病人的护理

案例导入

男性，50 岁，外伤后头部流血 20 min。体格检查：T 37 ℃，P 80 次/分，R 20 次/分，BP 130/80 mmHg，全身皮肤黏膜无黄染，浅表淋巴结不大，头颅大小形态如常，头顶部有一 5 cm 大小之皮肤裂伤，稍红肿，创缘整齐，血流不止，深达骨膜。双侧瞳孔等大正圆，对光反应敏感。耳鼻口腔未见异常。头颅 CT 显示无明显异常。

工作任务：

1. 病人目前存在哪些护理诊断/问题？
2. 对该病人目前存在的护理问题应采取哪些护理措施？

【概述】

头皮损伤(scalp injury)是最常见的颅脑损伤，系因外力作用使头皮完整性或皮内结构发生改变。均由直接外力造成，损伤类型与致伤物种类密切相关。根据致伤原因和表现特点的不同，头皮损伤可分为头皮血肿、头皮裂伤和头皮撕脱伤。

知识链接

头皮是覆盖在头颅穹窿部的软组织，自外向里分为5层结构：皮肤、皮下组织、帽状腱膜、帽状腱膜下层、骨膜。①皮肤：厚且致密，再生能力强。内含丰富汗腺、皮脂腺、淋巴、毛囊和头发。②皮下组织：为众多致密结缔组织分隔的小叶，其间充以脂肪、血管和神经，位于皮下和帽状腱膜之间。③帽状腱膜为白色坚韧的膜状结构。前连额肌，后连枕肌，侧方与颞浅筋膜融合，该层与皮肤紧密连接，与骨膜连接疏松。④帽状腱膜下层为薄层疏松结缔组织，内有许多导血管和颅内静脉窦相通，是静脉窦栓塞和颅内感染的途径之一。⑤骨膜贴附于颅骨表面，在颅缝处贴附紧密，其余部位贴附比较疏松，故骨膜下血肿常局限于某一颅骨，不超过颅缝。

一、头皮血肿

头皮血肿(scalp hematoma)多因钝器打击或碰撞所致。根据血肿位于头皮内的不同层次分为皮下血肿(subcutaneous hematoma)、帽状腱膜下血肿(subgaleal hematoma)和骨膜下血肿(subperiosteal hematoma)3种。

【病因】

皮下血肿，位于皮肤表层和帽状腱膜之间，常见于产伤或碰伤。帽状腱膜下血肿，位于帽状腱膜和骨膜之间，常因切线暴力所致。骨膜下血肿：位于骨膜和颅骨外板之间，常因颅骨骨折引起。

【护理评估】

一、健康史

评估病人受伤时间、致伤原因、致伤强度和致伤部位，受伤后表现以及有无高血压、癫痫病史等。了解现场急救情况，用药情况及止血、止痛措施。

二、身体状况

（一）症状与体征

1. 皮下血肿 因受皮下纤维隔限制，血肿体积较小，范围局限，无波动，不易扩散。张力高，压痛明显，边缘隆起，中央凹陷。

2. 帽状腱膜下血肿 帽状腱膜下组织松弛，出血易扩散，可蔓延至全头部，失血量多。头颅增大，肿胀，波动感明显。

3. 骨膜下血肿 骨膜在骨缝处紧密连接，血肿多以骨缝为界，局限于某一颅骨范围内，张力较高。

（二）辅助检查

1. 实验室检查 血常规检查可了解机体对创伤的反应情况，有无继发感染；通过血红蛋白了解出血的严重程度。

2. 影像学检查 X线、CT、MRI等检查有助于发现有无合并颅骨骨折和颅脑损伤及严重程度。

三、心理、社会状况

评估病人是否了解疾病及其治疗的相关知识，以及由于突发的意外伤害对工作和生理的影响程度等。

【常见护理诊断/问题】

1. 焦虑/恐惧 与头皮损伤及出血有关。

2. 疼痛 与头皮血肿有关。

3. 潜在并发症：感染、失血性休克。

【护理措施】

（一）治疗原则

较小的头皮血肿无须特殊处理，1～2 周可自行吸收；伤后给予冷敷以减少出血和疼痛，24 h 后改用热敷以促进血肿吸收；切忌用力揉搓，血肿较大者需在无菌操作下穿刺并加压包扎。

（二）非手术治疗护理/术前护理

1. 一般护理

（1）休息与体位：疼痛剧烈时卧床休息，必要时遵医嘱使用止痛药物。

（2）饮食与营养：鼓励病人进食高蛋白、高热量、高维生素易消化食物。

（3）心理护理：了解病人的心理状况，加强护患沟通，对其给予精神上的鼓励和支持，消除病人紧张心理，鼓励积极配合治疗及护理。

2. 病情观察 注意观察病人的意识状况、生命体征和瞳孔变化等，警惕合并颅骨骨折及脑损伤。注意头皮血肿的形状、大小和张力的变化，如有异常报告医师并积极配合处理。

3. 对症护理

（1）减轻疼痛：头皮血肿发生后 24 h 内冷敷血肿局部，可减少出血和减轻疼痛。24～48 h 后可用热敷局部血肿，促进血肿的吸收。遵医嘱给予止血、镇痛药。

（2）预防感染：常规使用抗生素预防和控制感染。

（3）预防并发症：血肿加压包扎，嘱病人勿用力揉搓，以免增加出血。经反复穿刺加压包扎血肿仍不能缩小者，需注意是否有凝血障碍或其他原因。

（三）健康教育

（1）发生头皮血肿时，指导病人勿涂擦药酒或用力按揉推拿，避免加重局部出血。

（2）若血肿较大，应由医师进行处理；禁止自行用针随便穿刺放血，防止继发感染。

（3）出院后如果病人自觉不适，应及时到医院进一步诊治。

二、头皮裂伤

头皮裂伤(scalp laceration)是常见的开放性损伤，常由锐器或钝器打击而引起。由于帽状腱膜具有纤维小梁结构的解剖特点，头皮血管破裂后，血管不易自行收缩而出血较多，可致失血性休克。

【护理评估】

一、健康史

重点询问受伤时间、致伤原因、致伤时情况，伤前有无酗酒、癫痫、高血压、心脏病等病史以及受伤当时急救及用药情况。

二、身体状况

（一）症状与体征

1. 出血 头皮伤口处可见动脉性出血，严重者可呈喷射状出血。

2. 失血性休克 因血管丰富、出血量大，不易自止，可致失血性休克。

3. 头皮损伤 伤口大小、深度不一，创缘规则或不规则，可有组织缺损。锐器所致头皮裂伤创缘整齐。钝器打击或头部碰撞造成的头皮裂伤，创缘多不规则，常伴颅骨骨折或脑损伤。

（二）辅助检查

头颅 X 线、头颅 CT 可判断有无颅骨骨折。

（三）心理、社会状况

评估病人由于突如其来的创伤有无紧张、焦虑、恐惧的心理以及了解其对工作和生活的影响程度等。

【常见护理诊断/问题】

1. 焦虑/恐惧 与头皮裂伤及出血有关。

2. 有感染的危险 与头皮裂伤有关。

【护理措施】

（一）治疗原则

现场加压包扎止血，及早进行清创缝合术。由于头皮供血丰富，即使受伤已超过 24 h，只要没有明显的感染征象，仍可进行彻底清创一期缝合；探查有无骨折、异物或碎骨片，若有脑脊液或脑组织溢出按开放性脑损伤处理；常规使用抗生素预防感染，并注射破伤风抗毒素。

（二）非手术治疗护理/术前护理

1. 减轻和控制疼痛 对疼痛病人，可指导其采取舒适卧位，深呼吸，必要时遵医嘱使用止痛剂，合并有脑损伤时禁忌使用吗啡镇痛。

2. 病情观察 注意观察有无休克、感染发生，有无颅骨骨折和脑损伤。

3. 心理护理 及时疏导病人紧张情绪，鼓励病人积极配合治疗。

（三）术后护理

1. 伤口护理 局部加压包扎止血，注意创面有无渗血和感染，保持敷料清洁干燥。

2. 预防感染 严格无菌操作，常规使用抗生素预防感染，并注射破伤风抗毒素。遵医嘱补液和输血等。

（四）健康教育

（1）在日常工作、生活中应避免外力撞击头部而引起头皮裂伤。

(2) 如发生头皮裂伤，现场加压包扎止血，及早到医院行清创缝合术。

三、头皮撕脱伤

头皮撕脱伤(scalp avulsion)是最严重的头皮损伤。多因发辫被卷入旋转的机器内所致，使大片头皮自帽状腱膜下或连同骨膜一并撕脱。分为完全撕脱和不完全撕脱两种。伤者常因大量出血及剧烈疼痛而发生休克，有时可合并颈椎损伤，较少合并颅骨和脑损伤。

【护理评估】

(一) 健康史

要重点评估受伤经过，了解现场急救情况，用药情况及止血、止痛措施。了解重要疾病史，有无高血压、癫痫等。

(二) 身体状况

1. 症状 头皮部分或整块自帽状腱膜下撕脱，病人可因剧烈疼痛，大量失血而发生休克。

2. 体征 大块头皮自帽状腱膜下层连同骨膜层一并撕脱，头皮缺损和颅骨外露。

3. 辅助检查 头颅X线检查可判断有无颅骨骨折。

(三) 心理、社会状况

了解病人的情绪反应，及时疏导，动员病人的社会支持系统。

【常见护理诊断/问题】

1. 疼痛 与头皮撕脱伤有关。

2. 焦虑/恐惧 与头皮撕裂伤及出血有关。

3. 潜在并发症: 感染、休克。

【护理措施】

(一) 治疗原则

头皮不完全撕脱，争取在伤后6～8 h内清创缝合。头皮完全撕脱，急救过程中用无菌敷料包扎止血同时保留撕脱的头皮，用无菌敷料或干净布块包裹，隔水放置在盛有冰块的容器内，随病人一同送至医院，争取清创后再植。严格无菌操作规程，常规使用抗生素预防感染，给予止痛剂镇痛。及时止血和补充血容量，防治休克。

(二) 非手术治疗护理/术前护理

1. 一般护理

(1) 休息与体位:嘱其卧床休息，对休克病人应取休克卧位(仰卧中凹位)。

(2) 心理护理:突如其来的创伤、疼痛、失血及容颜的改变，使病人产生焦虑、恐惧、自怜甚至自弃心理，护理人员应耐心、仔细地倾听病人的陈述，向病人介绍病情、治疗手段和注意事项，指导病人正确面对损伤，以取得配合，消除紧张情绪。

2. 病情观察 密切观察病人血压、脉搏、呼吸、尿量和神志的变化，注意有无休克和脑损伤的发生。

3. 对症护理

(1) 预防感染:遵医嘱全身使用有效抗生素及注射破伤风抗毒素。

(2) 减轻疼痛:绝对卧床休息，禁止随意搬动病人，以免加重疼痛，协助病人采取舒适卧位，必要时遵医嘱使用镇痛药物。

(3) 抗休克护理：密切观察生命体征变化，及时发现休克征象。一旦出现休克，立即开放静脉通路，及时补液，做好抗休克护理。

(三) 术后护理

1. 伤口护理 保持敷料整洁和干燥，保持引流通畅；注意创面有无渗血以及皮瓣坏死和感染情况。为保证再植成活，植皮区不能受压。

2. 预防感染 严格无菌操作规程，密切观察有无全身和局部感染表现；遵医嘱应用抗生素和破伤风抗毒素。

(四) 健康教育

1. 预防为主 头皮撕脱伤多发生于青年女性，伤后常遗留有永久性瘢痕及秃发，给病人造成终生痛苦。故在工作中必须严格执行各项操作规程，以确保安全，防止意外事故的发生。

2. 指导病人在外出前选择适宜的假发 鼓励病人尽量多走出户外，多与人群交流，鼓励病人恢复正常工作学习。

能力检测

(邵广宇)

第三节 颅骨骨折病人的护理

案例导入

李先生，25岁，头部外伤后3 h入院。病人3 h前不慎从高处摔下，当时头部着地。体格检查：T 36.5 ℃，P 68次/分，R 19次/分，BP 112/84 mmHg。神志清，痛苦面容，双侧瞳孔等大等圆，直径2.5 mm，对光反射灵敏，双眼青紫、肿胀明显，鼻腔有血性水样液流出，并自觉有腥味液体流入咽部。

工作任务：

1. 该病人可能出现了何种颅脑损伤，为确诊需做什么辅助检查？
2. 病人目前主要存在哪些护理诊断/问题？
3. 对该病人目前存在的护理问题应采取哪些护理措施？

【概述】

颅骨骨折(skull fracture)是指暴力作用于颅骨，引起颅骨结构的改变。颅骨骨折的严重性并不在于骨折本身，而在于骨折同时并发的颅内血肿、脑膜、血管以及脑神经的损伤。

知识链接

颅骨是类似球形的骨壳，容纳和保护颅腔内容物。颅骨可分为颅盖和颅底两部分。

按骨折部位分为颅盖骨折和颅底骨折；按骨折与外界是否相通分为开放性和闭合性骨折；按骨折形态分为线形骨折和凹陷型骨折。

一、颅盖骨折

颅盖骨折(fracture of skull vault)是指发生在颅盖部分的骨折。当暴力作用于头部，颅骨的变形超过其弹性限度时，则可发生骨折。以顶骨最多见，额骨次之。颅盖骨折分为线性骨折和凹陷性骨折两种，其中前者发生率最高，骨折处可有头皮挫伤或头皮血肿，常伴骨膜下血肿。凹陷性骨折在骨折处常有头皮肿胀与血肿，可合并脑挫伤，骨折片伤及静脉窦时可合并颅内血肿。

【护理评估】

一、健康史

重点评估受伤原因、受伤过程，判断有无脑损伤，有无其他合并伤。了解现场急救情况，用药情况及止血、止痛措施。了解有无重要疾病史，如高血压、癫痫等。

二、身体状况

(一) 症状与体征

1. 线性骨折 局部压痛、肿胀；并常伴局部骨膜下血肿。应警惕合并脑损伤和颅内血肿的可能。

2. 凹陷性骨折 多见于额、顶部。单纯性凹陷性骨折，多为闭合性损伤，头皮完整，不伴有脑损伤。粉碎性凹陷性骨折常伴有硬脑膜和脑组织损伤，或骨折位于脑重要功能区，引起颅内出血、偏瘫、失语、癫痫等神经系统定位体征。

(二) 辅助检查

1. X线平片 颅盖骨折时，X线平片可帮助了解有无骨折片陷入及陷入的深度和有无合并脑损伤。

2. 头部CT 可确诊骨折情况，并有助于脑损伤的诊断。

三、心理、社会状况

了解病人因颅盖骨折而引起的焦虑、恐惧心理反应的程度，对疾病知识的了解程度及家属对病人的关心程度和支持能力。

【常见护理诊断/问题】

1. 疼痛 与损伤和颅内压增高有关。

2. 焦虑/恐惧 与颅骨骨折的诊断及担心疗效有关。

3. 潜在并发症:骨膜下血肿、颅内压增高、癫痫。

【护理措施】

(一)治疗原则

单纯的线形骨折或凹陷性骨折下陷较轻,范围不大者可观察,一般无须特殊处理。若凹陷深度大于1 cm;位于重要功能区;合并脑损伤、大面积的骨折片陷入颅腔引起颅内压增高者或并发脑疝者;骨折片刺入脑内;骨折片压迫脑组织引起神经系统体征或癫痫者需手术整复或摘除陷入之骨片。

(二)非手术治疗/术前护理

1. 一般护理

(1)休息与体位:如有颅盖凹陷性骨折,应绝对卧床休息,抬高床头15°~30°,有利于颅内静脉回流。

(2)饮食与营养:遵医嘱补充液体与电解质,维持水、电解质及酸碱平衡。鼓励病人合理饮食,加强营养,以利疾病恢复。

(3)心理护理:评估病人的心理状态,给予精神鼓励和支持,帮助病人减轻焦虑、恐惧程度,向病人及家属介绍治疗方法、给予必要的健康教育。

2. 病情观察 密切观察生命体征,观察有无头痛、呕吐、意识障碍等颅内压增高表现,警惕硬膜外血肿的发生。观察有无偏瘫、失语、视野缺损等局灶症状与体征,警惕凹陷性骨折压迫脑组织。发现异常及时通知医师进行处置。

3. 对症护理

1)缓解疼痛:对剧烈疼痛者,可遵医嘱给予止痛剂。

2)预防感染:常规使用破伤风抗毒素和抗生素抗感染。

3)并发症的护理

(1)骨膜下血肿:线性骨折常伴有骨膜下血肿,注意观察血肿范围和出血量,遵医嘱给予止血、镇痛药。

(2)颅内压增高和脑疝:参见本章第一节相关内容。

(3)癫痫:凹陷性骨折病人可因脑组织受压出现癫痫,遵医嘱使用抗癫痫药物,注意观察病情和药物作用。

(三)健康教育

(1)指导有颅骨缺损病人,避免局部碰撞,以免造成脑组织损伤。嘱病人伤后6个月左右可做颅骨成形术。

(2)对颅盖骨折后有癫痫发作史者,指导其按医嘱服用抗癫痫药物,不能自行停药或减量,指导其家属关于癫痫发作时的急救措施。

二、颅底骨折

颅底骨折(fracture of skull base)是由强烈间接暴力所致或由颅盖骨折延伸而来,多为线性骨折。因颅底部的硬脑膜与颅骨贴合紧密,颅底骨折易撕裂硬脑膜,出现脑脊液外漏成为开放性骨折。颅底骨折按其解剖部位可以分为颅前窝骨折、颅中窝骨折和颅后窝骨折。

【护理评估】

一、健康史

评估病人致伤原因，致伤强度以及作用部位；了解现场急救情况，用药情况及止血、止痛措施；了解伤后表现、有无耳、鼻出血或流液，局部有无淤斑，有无脑神经受损症状；了解有无重要疾病史，高血压、癫痫等。

二、身体状况

（一）症状与体征

损伤部位不同，其临床表现各异（表 8-3-1）。

表 8-3-1　颅底骨折的临床表现

骨折部位	脑脊液漏	淤斑位置	可能累及的脑神经及相应症状
颅前窝	鼻漏	眶周（熊猫眼征）、球结膜下（兔眼征）	嗅神经-嗅觉障碍 视神经-视觉减退或失明
颅中窝	鼻漏和耳漏	乳突区（Battle 征）	面神经-周围性面瘫 听神经-耳鸣，听力障碍
颅后窝	无	乳突部、枕下部、咽后壁	偶有Ⅸ～Ⅻ对脑神经损伤

（二）辅助检查

1. 实验室检查　耳、鼻流出液做葡萄糖定量检测，有助于明确有无脑脊液漏并可与鼻腔分泌物鉴别。

2. 影像学检查　X 线检查对颅底骨折意义不大。CT 扫描可清楚显示骨折的部位，有助于眼眶及视神经管骨折的诊断，还可了解有无脑损伤，故有重要价值。

三、心理、社会状况

评估病人对疾病的了解程度，对治疗及其配合事项的知情情况，由于疾病治疗时间较长，注意评估病人及家属的焦虑、恐惧、无助等心理反应及程度，并给予及时的疏导和鼓励。

【常见护理诊断/问题】

1. 知识缺乏　缺乏脑脊液外漏的护理知识。

2. 有感染的危险　与脑脊液外漏有关。

3. 潜在并发症：颅内压增高、颅内低压综合征、颅内出血等。

【护理措施】

（一）治疗原则

颅底骨折本身无须特殊处理，重点是预防颅内感染。脑脊液漏属于开放性损伤，需给予破伤风抗毒素（TAT）及抗生素治疗，以预防感染。多数脑脊液漏能在 1～2 周自愈，持续 4 周以上未愈合者应及时进行硬脑膜修补，封闭漏口。若骨折片或血肿压迫视神经或面神经，应尽早行手术减压。

（二）非手术治疗护理/术前护理

1. 一般护理

(1) 休息与体位：脑脊液外漏时，需绝对卧床休息，取头高位，头部抬高 15°～30°，头偏向患侧，借重力作用使脑组织移至颅底，促使脑膜粘连以利漏口封闭。

(2) 饮食与营养：进食高蛋白质、易消化、营养丰富的食物，避免刺激性和坚硬、需用力咀嚼的食物。多吃蔬菜、水果等，以保持大便通畅，防止便秘，呕吐剧烈者禁食。

(3) 心理护理：病人颅底骨折出现脑脊液漏，颅神经损伤症状时，大都十分紧张；加之住院期间需长期卧床，日常活动受到限制，治疗费用高，病人可出现焦虑、烦躁情绪，要针对以上情况做好知识宣教，使病人了解颅底骨折的相关知识，保持良好心态，积极配合治疗。

2. 病情观察

(1) 观察有无体温升高、脑膜刺激征等颅内感染征象，及时发现和处理。

(2) 明确有无脑脊液外漏并估计外漏量。观察并询问病人是否经常有腥味液体流至咽部。颅脑外伤后，若有淡红色液体自病人鼻腔、外耳道流出，可疑为脑脊液漏，但需与血性渗液区分。脑脊液漏还需与鼻腔分泌物进行鉴别。在鼻前庭或外耳道口松松放置干棉球，随湿随换，观察 24 h 浸湿棉球数，估计并记录脑脊液外漏量。

知识链接

脑脊液鉴别方法

1. 脑脊液漏与血液鉴别。正常脑脊液为无色透明液体，可因混有少量血液而呈淡红色。脑脊液因不含纤维蛋白原，放置无凝块或沉淀。可将待查血性液滴在白色滤纸上，若血迹周围有淡红色月晕样浸渍圈，则为脑脊液漏；也可通过红细胞计数与周围血红细胞比较，以明确诊断。

2. 脑脊液漏与鼻腔分泌物进行鉴别。脑脊液中葡萄糖含量约为血糖的 60%，而鼻腔分泌物中不含糖，可用尿糖试纸测定或葡萄糖定量(脑脊液葡萄糖含量在 1.7 mmol/L以上)来明确诊断。

(3) 警惕颅内低压综合征，详见“并发症的观察与护理”相关内容。

3. 脑脊液漏的护理 当有脑脊液外漏时，应加强耳、鼻、呼吸道护理，预防颅内感染。

(1) 体位：绝对卧床休息，取头高位，头部抬高 15°～30°，头偏向患侧，借重力作用使脑组织移至颅底，促使脑膜粘连以利漏口封闭。

(2) 局部清洁消毒，保持外耳道、鼻腔和口腔清洁：颅底骨折出现脑脊液漏时，头部垫消毒治疗巾，污染时及时更换。每日 2 次清洁、消毒鼻前庭或外耳道内的血迹和污垢，防止液体引流受阻而逆流。在鼻前庭或外耳道口松松放置干棉球，随湿随换，观察 24 h 浸湿棉球数，估计并记录脑脊液外漏量。

(3) 严禁从鼻腔吸痰和放置胃管；禁止严堵深塞鼻腔和外耳道；禁止耳鼻滴药和冲洗；禁忌腰椎穿刺。

(4) 避免用力咳嗽、打喷嚏、擤鼻涕；避免用力排便，以免颅内压的骤然变化导致脑脊液反流。

(5) 用药护理：遵医嘱给予抗生素和破伤风抗毒素治疗。

4. 并发症的观察与护理

(1) 颅内感染:做好脑脊液漏护理,是预防颅内感染的关键。保持局部清洁,每日清洁外耳道、鼻腔、口腔,防止逆行感染;遵医嘱应用抗生素预防感染,并注射破伤风抗毒素。

(2) 颅内低压综合征:若脑脊液外漏过多,颅内压过低可导致颅内血管扩张,出现剧烈头痛、眩晕、呕吐、厌食、反应迟钝、脉搏细弱、血压偏低等症状。头痛立位时加重,卧位时缓解。一旦发生应取平卧位,头稍抬高,以防脑脊液外漏过多;遵医嘱补充大量水分以缓解症状。

(三) 健康教育

(1) 指导有颅骨缺损的病人,避免局部碰撞,以免造成脑组织损伤。嘱病人伤后6个月左右可做颅骨成形术。

(2) 有剧烈头痛、眩晕、呕吐等不适时及时到医院就诊。

能力检测

(邵广宇)

第四节 脑损伤病人的护理

案例导入

李女士,40岁,被汽车撞击头部着地,当即昏迷,20 min后清醒。对受伤事件描述不清。诉头痛、头晕、恶心、呕吐。体检:神志清,双侧瞳孔等大,对光反射灵敏,四肢肌张力正常,病理征阴性,CT未见异常。

工作任务:

1. 病人最可能的医疗诊断是什么?

2. 此病人主要护理措施有哪些?

【概述】

脑损伤(brain injury)是指暴力作用导致脑膜、脑组织、脑血管及脑神经的损伤。主要是由于暴力直接或间接传导到头部所引起。

脑损伤的分类:①根据损伤病理改变发生先后分原发性和继发性脑损伤,前者指暴力作用头部后立即发生的脑损伤,包括脑震荡和脑挫裂伤;后者是指受伤一段时间后出现的脑受损病变,主要有脑水肿和颅内血肿等。②根据伤后脑组织是否与外界相通分为开放性和闭合性脑损伤。前者多由锐器和火器直接造成,伴有头皮损伤、颅骨骨折和硬脑膜破裂,有脑脊液漏;后者多由间接暴力所致,脑膜完整,无脑脊液漏。

一、脑震荡

脑震荡(cerebral concussion)是指一过性的脑功能障碍,无肉眼可见的神经病理改变,显微镜下可见神经组织结构紊乱,是一种最常见的轻度原发性脑损伤。

【护理评估】

一、健康史

评估受伤原因,伤后有无昏迷和近事遗忘,昏迷时间的长短,有无呕吐及其次数,伤前有无高血压,癫痫等既往病史。

二、身体状况

1. 症状

(1) 短暂意识障碍:病人在伤后立即出现短暂意识障碍,持续数秒或者数分钟,一般不超过 30 min。有的仅表现为瞬间意识混乱或恍惚,并无昏迷。

(2) 自主神经和脑干功能紊乱:病人同时可伴有皮肤苍白、出汗、血压下降、心动徐缓、呼吸浅慢、肌张力降低、各种生理反射迟钝或消失等自主神经和脑干功能紊乱表现。

(3) 逆行性遗忘:清醒后大多不能回忆伤前及受伤当时情况,而对往事记忆清楚。

(4) 常伴有头痛、头昏、呕吐、恶心、失眠、耳鸣、情绪不稳、记忆力减退等症状,一般持续数日或数周。

2. 体征 神经系统检查无阳性体征,脑脊液无明显改变,CT 无阳性发现。

3. 辅助检查 脑脊液检查及头颅 X 线、CT 等检查无异常发现。

三、心理、社会状况

评估病人因突发意外伤害的心理承受能力,对疾病相关知识的了解程度等。

【常见护理诊断/问题】

1. 疼痛 头痛与脑震荡有关。

2. 焦虑/恐惧 与脑震荡相关知识缺乏及担心疾病的预后有关。

【护理措施】

(一) 治疗原则

脑震荡一般无须特殊处理,卧床休息 1～2 周可完全恢复。必要时给予镇静止痛药物。

(二) 非手术治疗护理

1. 一般护理

(1) 休息与体位:限制人员探视,卧床休息 1～2 周,并将头部抬高 15°～30°。病人多在 2 周内可恢复正常。

(2) 饮食与营养:鼓励病人进食营养丰富,易消化的食物。

(3) 心理护理:加强护患沟通,向病人做好疾病知识宣教,说明本病对日常生活和工作的影响小,恢复快,以减轻病人的焦虑情绪。对少数神经官能症症状持续时间较长者,应加强心理护理。

2. 病情观察 少数病人可合并严重颅脑损伤,需严密观察意识、瞳孔、肢体活动及生命体征的变化，如发现病人出现头痛、恶心、呕吐和意识的改变，立即通知医师，并配合医师进行处理。

3. 对症护理 遵医嘱对疼痛明显者给予镇静止痛药物。

（三）健康教育

(1) 嘱病人加强休息，保证充足睡眠，避免用脑过度，增加营养，适当增加体育锻炼，避免劳累。

(2) 加强安全意识的教育，防止意外伤害。

二、脑挫裂伤

脑挫裂伤(cerebral contusion and laceration)是指暴力作用于头部，造成脑实质的器质性损伤。其包括脑挫伤和脑裂伤，前者脑组织损伤稍轻，软脑膜完整。后者软脑膜、血管、脑组织同时破裂，伤后易出现蛛网膜下腔出血，脑水肿、颅内压增高甚至脑疝。两者常并存，合称为脑挫裂伤。

【护理评估】

一、健康史

评估受伤的原因、时间，致伤物的强度、作用部位，以及受伤后有无出现头痛、呕吐、意识改变，偏瘫、失语等症状与体征。了解急救措施及使用的药物。了解既往病史有无高血压、癫痫等。

二、身体状况

（一）症状

1. 意识障碍 意识障碍是脑挫裂伤最突出的症状之一。一般伤后立即出现昏迷，时间绝大多数超过半小时，可达数小时、数日、数月不等，甚至发生迁延性昏迷。

2. 头痛、恶心、呕吐 脑挫裂伤最常见的症状。由于脑挫裂伤后，颅内压升高，蛛网膜下腔出血及植物神经功能紊乱，可有持续性剧烈头痛伴频繁呕吐。疼痛可局限，亦可为全头疼痛，间歇或持续性，在伤后1～2周内最明显，以后逐渐减轻或一度好转又加重。

3. 颅内压增高、脑疝 继发于脑水肿和颅内血肿，表现为早期的意识障碍或瘫痪程度加重，或意识好转后又加重。

（二）体征

若伤及脑功能区，在受伤当时立即出现与受伤部位相应的神经功能障碍和体征。如语言中枢受损出现失语，运动中枢受损出现锥体束征、肢体抽搐或偏瘫等。若伤及额、颞叶前端“哑区”等，可无局灶性症状和体征。

（三）辅助检查

(1) 影像学检查：CT检查为首选项目，可显示脑挫裂伤部位、范围及脑水肿程度和有无脑室受压及中线结构移位等；对开放性脑损伤可了解伤口、碎骨片和异物的具体情况，明确定位；MRI检查时间较长，一般较少用于急性颅脑损伤的诊断。但对较轻的脑挫伤病灶显示优于CT；X线检查有助于了解颅骨骨折情况。

（2）腰椎穿刺检查：腰椎穿刺脑脊液有大量红细胞，可与脑震荡鉴别。同时可测量颅内压或引流血性脑脊液，以减轻症状。但颅内压明显增高者禁忌腰穿。

三、心理、社会状况

评估病人及家属的心理状况和对疾病的认识程度。

【常用护理诊断/问题】

1. 意识障碍 与脑损伤、颅内压增高有关。

2. 清理呼吸道无效 与意识障碍有关。

3. 营养失调：低于机体需要量 与呕吐、长期不能进食有关。

4. 潜在并发症：颅内压增高、脑疝、癫痫、感染、废用综合征、蛛网膜下腔出血、消化道出血等。

【护理措施】

（一）治疗原则

以非手术治疗为主，防治脑水肿，减轻脑损伤后的病理生理反应，预防并发症。

1. 非手术治疗 严密观察病情；保持呼吸道畅通，防治呼吸道感染；营养支持和维持水、电解质及酸碱平衡；处理高热、躁动及癫痫，及时镇静、止痛、抗癫痫等对症处理，禁用吗啡和哌替啶；防治脑水肿是治疗脑挫裂伤的关键；促苏醒、脑保护和脑功能恢复治疗。

2. 手术治疗 继发性脑水肿严重；颅内血肿清除后，颅内压无明显缓解或一度好转又恶化出现脑疝者考虑局部病灶清除术或减压术。

（二）非手术治疗的护理/术前护理

1. 一般护理

（1）休息与体位：抬高床头 15°～30°，昏迷者头偏向一侧，或侧卧位，防止口腔分泌物吸入气管引起呛咳或窒息。

（2）饮食与营养：昏迷期间禁食，静脉输液补充，或给予鼻饲管喂养，恢复期可给予易消化饮食，记录 24 h 出入水量并维持水、电解质、酸碱平衡。

（3）心理护理：由于伤后昏迷时间较长，恢复时间长，病人及家属常表现出精神紧张、忧虑、烦躁等情绪，应耐心向其解释病情和各种治疗、护理的必要性，以取得合作，促进康复。

2. 病情观察 对脑损伤病人进行动态病情观察是护理的要点之一，可早期发现脑疝征兆，同时为判断疗效和及时实施治疗措施提供重要依据。

（1）意识状态：意识状态反应大脑皮质功能及病情轻重。意识状态改变是脑挫裂伤病人最常见的变化之一。伤后立即出现意识障碍，是原发性脑损伤的表现，伤后清醒后意识障碍又继续加重，是颅内压增高形成脑疝的表现。躁动病人突然出现安静昏睡，应立即报告医师并复查 CT。意识障碍程度判断可参考本章第一节相关内容。

（2）生命体征：病人伤后可出现持续的生命体征紊乱。①体温：伤后早期，常因组织创伤反应，出现中等程度发热；若伤后昏迷，体温持续超过 40 ℃，为中枢性高热，提示下丘脑或脑干损伤；若伤后数日体温升高，常提示有感染性并发症。②呼吸、脉搏、血压：三者呈综合性改变，为避免病人躁动影响检查准确性，应先测呼吸，再测脉搏，后测血压。注意呼吸节律和深度、脉搏快慢和强弱以及血压和脉压变化。若伤后出现血压升高、脉搏减慢、呼吸深慢，则提示颅内压增高。

(3) 瞳孔:应观察瞳孔大小、形态及对光反射以及眼裂的大小、眼球的位置及活动情况等。每15～30 min观察一次瞳孔,如有异常,及时报告医师。①若伤后立即出现一侧瞳孔散大,对光反射消失,但病人的生命体征平稳、神志清醒,多为动眼神经损伤。②若伤后一侧瞳孔散大,对侧肢体活动障碍,提示脑受压或脑疝。③双侧瞳孔大小形态多变,对光反射消失伴眼球分离或异位,多为脑干损伤的表现。④眼球不能外展且有复视者,多为外展神经受损。⑤眼球震颤常见于小脑或脑干损伤。⑥间接对光反射的有无可以鉴别视神经损伤与动眼神经损伤,视神经损伤间接对光反射存在,动眼神经损伤间接对光反射消失。要注意某些药物对瞳孔的影响,如有机磷农药中毒、毛果芸香碱、吗啡、氯丙嗪可使瞳孔缩小,阿托品、麻黄碱、可卡因等药物可使瞳孔散大。

(4) 神经系统体征:当一侧大脑皮质运动区损伤,伤后可立即出现对侧肢体的肌力减退且相对稳定;伤后一段时间才出现一侧肢体运动障碍,进行性加重伴意识障碍和瞳孔变化多为小脑幕切迹疝,使中脑受压、锥体束受损所致。

3. 对症护理

(1) 高热的护理:高热可造成脑组织缺氧,加重脑损害。当脑干、下丘脑损伤时可出现中枢性高热,可采用人工冬眠低温疗法;对感染所致发热,主要遵医嘱使用抗生素并辅以物理降温。

(2) 躁动的护理:突发的躁动不安,常是病人意识恶化的先兆,可能伴有颅内血肿和脑水肿的发生;意识模糊的病人出现躁动不安,可能是因为疼痛、颅内压增高、尿潴留、肢体受压等引起,需查明原因及时排除,慎用镇静剂;对躁动病人不可强加约束,以防过度挣扎使颅内压进一步增高。避免坠床和抓伤,必要时专人护理。

4. 并发症的护理

1) 颅内压增高和脑疝:参见本章第一节相关内容。

2) 昏迷的护理

(1) 压疮:长期卧床病人需保持皮肤清洁干燥,定时翻身。注意耳廓、骶尾部、足跟骨隆突部位和敷料覆盖部位是否有压疮。

(2) 废用综合征:加强肢体功能锻炼,每日2～3次做四肢关节被动活动和肌肉按摩,保持四肢关节功能位,预防关节痉挛、肌萎缩。

(3) 坠积性肺炎:保持呼吸道通畅,定期翻身叩背,防止误吸和呼吸道感染。

(4) 泌尿系统感染:对尿潴留、留置导尿的病人特别注意防止泌尿系统感染。留置尿管时间不宜过长,必须导尿时,严格无菌操作。需长期导尿者,宜行耻骨上膀胱造瘘术以减少泌尿系统感染。

(5) 暴露性角膜炎:定期清除眼分泌物,并滴抗生素眼药水。眼睑闭合不全者,用无菌纱布覆盖或涂眼药膏保护,预防暴露性角膜炎和角膜溃疡。

3) 外伤性癫痫护理:任何部位脑损伤均可能导致癫痫。颅内血肿、脑挫裂伤、蛛网膜下隙出血可早期出现癫痫发作,脑瘢痕、脑萎缩可引起晚期癫痫发作。对癫痫病人应掌握其先兆,做好预防措施。发作时应有专人护理,用牙垫防止舌咬伤;及时清理呼吸道分泌物,保持呼吸通畅。外伤性癫痫可用苯妥英钠预防,发作时可用地西泮制止抽搐。癫痫完全控制后,继续用药1～2年,逐渐减量后停药,以防突然停药所致复发。

4) 蛛网膜下隙出血护理:多由脑裂伤所致,病人可有头痛、发热、颈项强直等脑膜刺激征表现。遵医嘱给予解热镇痛药对症处理。病情稳定时，排除颅内血肿、颅内压增高、脑疝征象后可行腰椎穿刺，放出血性脑脊液缓解头痛。

5）消化道出血护理：应激性溃疡及糖皮质激素应用可诱发急性胃肠黏膜病变，引起消化道出血。遵医嘱补充血容量，停用糖皮质激素，使用胃酸分泌抑制剂如西咪替丁等。及时清理呕吐物，避免误吸。

（三）术后护理

详见本书第六节颅内肿瘤病人的护理。

（四）健康教育

1. 康复指导 脑损伤后遗留的运动、语言或智力障碍在伤后1～2年内有部分恢复的可能，鼓励病人树立信心，协助制订康复计划，坚持功能锻炼，以提高生活自理能力及社会适应能力。

2. 其他 对有外伤性癫痫的病人，外出时应有人陪伴，不可单独骑车、驾车、游泳、攀高等，以防意外，并应坚持长期服用抗癫痫药物，不可自行中断服药。

三、颅内血肿

【概述】

颅内血肿(intracranial hematoma)是颅脑损伤中最常见、最危险而又可逆的继发病变。颅内血肿形成后，可引起颅内压增高而导致脑疝的发生，如未及时发现处理，可危及病人生命。颅内血肿按照发病时间可分为急性(<3天)、亚急性(3天～3周)和慢性(>3周)3种类型；按照血肿的来源和部位分为硬脑膜外血肿(epidural hematoma，EDH)、硬脑膜下血肿(subdural hematoma，SDH)和脑内血肿(intracerebral hematoma，ICH)。

【病因】

1. 硬脑膜外血肿 可发于任何年龄，但小儿少见。出血积聚于颅骨与硬脑膜之间，与颅骨损伤有密切关系。硬脑膜外血肿多见于颅盖骨折，出血主要来源于脑膜中动脉，血肿多见于颞部、额顶部和颞顶部。

2. 硬脑膜下血肿 最常见的颅内血肿，约占外伤性颅内血肿的40%，可分为急性、亚急性和慢性。出血积聚于硬脑膜与蛛网膜之间。急性或亚急性型硬脑膜下血肿多见于额颞部，出血主要来源于挫裂的脑实质血管，大多由对冲性脑挫裂伤所致；慢性硬脑膜下血肿好发于老年人，多有轻微头部外伤史或无外伤史而与营养不良、维生素C缺乏、血管性疾病等有关。慢性硬膜下血肿可形成完整包膜，进展缓慢，可出现脑受压和颅内压增高症状。

3. 脑内血肿 比较少见，在闭合性颅脑损伤中，发生率仅为0.5%～1%。血肿发生在脑内，浅部血肿常与脑挫裂伤所致硬脑膜下血肿共存，多伴有颅骨凹陷性骨折；深部血肿多见于老年人，多由脑受力变形或剪切力使深部血管撕裂所致。血肿位于白质，脑表面可无明显挫伤。

【护理评估】

一、健康史

了解病人受伤时间、原因、致伤源的强度及作用部位；了解头部有无伤口，有无意识改变，神经系统病征以及有无合并胸腹、脊柱的联合伤等；了解现场急救措施及用药情况；了解有无高血压、癫痫等既往病史。

二、身体状况

（一）症状与体征

1. 硬脑膜外出血

（1）意识障碍：意识障碍与原发性脑损伤的轻重和出血速度密切相关。通常在伤后数小时甚至1～2天内发生。其典型表现是在原发性意识障碍后有一个中间清醒期，然后再度出现意识障碍，并逐渐加重，即昏迷-清醒-昏迷。两次意识障碍的发生机制不同，前者是由原发性脑损伤引起，后者为继发性血肿及颅内压增高所致。如果原发性脑损伤较重或血肿形成迅速，则可能不出现中间清醒期。

（2）颅内压增高及脑疝表现：一般成人幕上血肿大于20 mL、幕下血肿大于10 mL，即可导致颅内压增高症状。血肿进一步增大可形成脑疝。详见本章第一节相关内容。

2. 硬脑膜下血肿

（1）急性和亚急性硬脑膜下血肿：症状类似于硬脑膜外血肿，因脑实质损伤重，原发性意识障碍时间长，中间清醒期不明显。颅内压增高征象在1～3天内进行性加重。

（2）慢性硬脑膜下血肿：较少见，多见于老年人。多数致伤外力小，出血缓慢。病人可有慢性颅内压增高、偏瘫失语等局灶症状和体征，有时可有智力障碍、精神失常、记忆力减退等表现。易误诊为老年性痴呆、神经官能症、高血压脑病、脑血管意外或颅内肿瘤等，中老年人如有上述临床表现，不论有无头部外伤史，应注意鉴别诊断。

3. 脑内血肿　以进行性加重的意识障碍为主，当血肿累及重要功能区，可出现偏瘫、失语、局灶性癫痫等定位体征。

（二）辅助检查

CT有助于明确诊断，可直接显示血肿大小、部位，还可了解脑室受压和中线结构移位的程度及并存的脑挫裂伤、脑水肿等情况。

1. 硬脑膜外血肿　CT表现为颅骨内板与硬脑膜之间的双凸镜形或弓形高密度影。

2. 硬脑膜下血肿　急性或亚急性硬脑膜下血肿：CT表现为脑组织表面新月形高密度混杂密度影，多伴有脑挫裂伤；慢性硬膜下血肿：在脑表面可见新月形、半月形低密度影，中线移位、脑室受压。还可见到脑萎缩及包膜的增厚钙化等。

3. 脑内血肿　表现为脑挫裂伤区附近或脑深部白质内圆形或不规则高度影。

三、心理、社会状况

评估家属对病人的关心程度和支持能力。

【常用护理诊断/问题】

1. 意识障碍　与颅内血肿、颅内压增高有关。

2. 知识缺乏　缺少有关疾病治疗，术后预防复发的康复知识。

3. 潜在并发症：颅内压增高、脑疝、颅内感染、术后血肿复发。

【护理措施】

（一）治疗原则

1. 手术治疗　颅内血肿一经确诊原则上应立即手术治疗，开颅清除血肿并彻底止血。

慢性硬脑膜下血肿已形成完整包膜者多采用颅骨钻孔引流术，术中置管冲洗清除血肿，术后保持引流 2～3 天，以利脑组织膨出和消灭死腔。脑内血肿多采用骨瓣或骨窗开颅。少数深部血肿，可选用开颅血肿清除或钻孔引流术。

2. 非手术治疗 若颅内血肿较小，病人无意识障碍和颅内压增高症状和体征，可在严密病情观察下行脱水等非手术治疗。若发现病情变化或血肿增大，有脑疝早期症状者应立即行手术治疗。

（二）非手术治疗护理/术前护理

1. 一般护理

(1) 休息与体位：绝对卧床休息，抬高床头 15°～30°；以利静脉回流，降低颅内压。如复查 CT 时需搬动病人时，有引流管者，暂时夹闭引流管，保持头部与躯体成一条直线。

(2) 饮食与营养：昏迷病人禁食，可通过静脉补充水和电解质，也可通过鼻饲胃管予以营养支持，清醒和术后饮食需有规律、不能过饱，多食富含蛋白、维生素易消化食物，戒烟、酒，保持大便通畅。

(3) 心理护理：由于颅内血肿病人及家属心理负担极重，应针对其不良心理状态予以疏导，加强关于疾病知识的宣教，以增强病人及家属的信心。对在治疗护理中需要得到配合的事项进行详细说明，以取得病人合作。

2. 病情观察 密切观察生命体征、意识、瞳孔及肢体改变，及早发现异常情况，及时报告医师处理。

3. 对症护理

(1) 保持呼吸道通畅：及时清理口腔及呼吸道分泌物，呕吐物，观察痰液的性质和量，每 1～2 h 翻身、叩背一次，保持病室内空气新鲜。

(2) 高热的护理：若脑外伤累及体温调节中枢，可发生中枢性高热，可遵医嘱使用冬眠药物、物理降温以及皮质激素治疗；如因感染而致的发热，遵医嘱在使用抗生素治疗的同时辅以物理降温。

（三）术后护理

颅内血肿为继发性脑损伤，在执行原发性脑损伤相关护理措施之外，还应加强以下护理工作。

1. 病情观察 密切观察病人意识状态、生命体征，瞳孔变化等，一旦发现颅内压增高征象，应积极采取措施降低颅内压，同时做好术前准备。术后观察病情变化，判断血肿清除效果并及时发现术后血肿复发迹象。

2. 留置引流管的护理

(1) 体位：病人取平卧位或头低足高患侧卧位，以便充分引流。

(2) 引流瓶(袋)应低于创腔 30 cm，保持引流管通畅。

(3) 注意观察引流液的性质和量。

(4) 术后 3 日左右行 CT 检查，证实血肿消失后可拔管。

3. 其他 慢性硬脑膜下血肿术后不使用强力脱水剂，亦不严格限制水分摄入，以免颅内压过低影响脑膨出。

（四）健康教育

(1) 对存在偏瘫、失语、或生活不能自理的病人，病情稳定后即开始康复锻炼。耐心指导病人，制订合适目标，指导加强肢体、语音的训练，促进其早日康复。

(2) 指导家属生活护理方法及注意事项。

能力检测

（邵广宇）

第五节　脑脓肿病人的护理

案例导入

某女，18岁，主诉“左侧头痛，右腿无力，不能抬起1天”入院。病人左耳流脓4年，感冒后加重，半个月前疼痛加重，继之同侧头痛伴寒战、高热、恶心、呕吐、无头晕。在当地医院治疗，每日予青霉素800万U及地塞米松10 mg，治疗无效，头痛加重，右腿无力，不能抬起1天，转来我院治疗，经颅脑CT示：左侧颞部有一大小约3.2 cm×2.2 cm的脓肿，拟定手术治疗。

工作任务：

1. 该病人需做哪些检查？
2. 术后如何护理？

【概述】

脑脓肿(intracerebral abscess)是指化脓性病原体侵入脑内引起的化脓性炎症和局限性脓肿。主要病原体是化脓性细菌，其次是真菌及原虫。

可发生于任何年龄，以青、中年多见，脑脓肿可发生在脑内任何部位，可单发或多发。

【病因】

耳源性脑脓肿最常见，继发于慢性化脓性中耳炎或乳突炎；血源性脑脓肿多为多发性小脓肿，致病菌经血液循环进入脑组织；其他还有外伤性、鼻源性和原因不明的隐源性脑脓肿。

【护理评估】

一、健康史

了解其他部位有无感染病史以及有无颅脑外伤手术史等。

二、身体状况

(一) 症状

(1) 局限性脑炎或脑膜炎：起病早期主要表现为畏寒、发热、头痛、呕吐及轻度的脑膜刺激征。

(2) 中毒性症状:脓肿形成期可出现发热或体温正常或低于正常,食欲不振,全身乏力等。

(3) 颅内压增高及局部脑受压症状:表现为持续性剧烈头痛,夜间加剧;与饮食无关的喷射状呕吐,意识障碍;与体温不一致的徐缓脉搏;以及打呵欠,频繁的无意识动作及性格行为改变等。

(4) 脑疝形成和脓肿破溃:随病情发展,颅内压增高可致脑疝、昏迷、呼吸和循环衰竭而死亡;接近脑表面或脑室的脓肿,若突然破溃,可使病情迅速恶化,病人出现高热、昏迷、抽搐、角弓反张,如不及时救治,可迅速死亡。

(二) 体征

脑脓肿位于半球者可见对侧肢体偏瘫,对侧肢体强直性痉挛,同侧瞳孔散大,出现对侧锥体束征;脓肿位于小脑者可表现为强迫头位,眼球震颤、步态不稳,共济失调和同侧肢体肌张力降低,眼底检查可见眼底静脉怒张、出血。

(三) 辅助检查

1. 实验室检查

(1) 血常规检查:白细胞计数和中性粒细胞数增加。

(2) 脑脊液检查:脑脊液蛋白质含量增高,并有白细胞计数轻度增加,血沉加快。

2. 影像学检查 CT 和 MRI 扫描可以确定脓肿的部位、大小、数目、形态,是诊断的首选方法。

三、心理、社会状况

评估病人及家属的心理状况,对疾病相关知识的了解程度以及对治疗和护理的配合程度。

【常见护理诊断/问题】

1. 体温过高 与颅内感染有关。

2. 脑组织灌注异常 与颅内压增高有关。

3. 潜在并发症:颅内压增高、脑疝。

【护理措施】

(一) 治疗原则

1. 非手术治疗

(1) 控制感染:在脓肿未完全局限前,应积极抗感染,选择致病菌敏感的抗生素,使用抗生素要及时、剂量要充足,抗菌谱全面,一般脓肿切除术后应用抗生素不少于 2 周。

(2) 降低颅内压:采用甘露醇等高渗溶液快速、静脉滴注,防治因脑水肿而引起颅内压增高。

2. 手术治疗 在脓肿形成后,手术是其唯一有效的治疗方法。穿刺抽脓术,简单易行,常作为紧急救治的措施。对于外伤性脑脓肿,感染或颅内有异物存留可行切开引流术。对脓肿包膜形成好,位于非重要功能区者,可行脓肿切除术。

（二）非手术治疗护理/术前护理

1. 一般护理

（1）休息与体位：脓肿形成期应绝对卧床休息，保证充足睡眠，减少机体损耗，提高抗病能力。小脑脓肿术后取侧卧位或侧俯卧位，大脑脓肿术后取平卧或头高位，避免局部受压，同时有利于减轻脑水肿。

（2）饮食与营养：脑脓肿病人病程长、频繁呕吐，体质消耗大，应给予营养丰富的高蛋白质、高热量、易消化饮食；对昏迷者给予鼻饲流质软食，改善其营养状态；术后麻醉清醒后 6 h，可根据具体情况先给予少量流质饮食，以后逐渐改为半流质、软食。

（3）心理护理：向病人讲解该病的发病机制，疾病过程，避免不良刺激，帮助病人消除消极的心理，增加战胜疾病的勇气，保持情绪稳定，积极配合治疗和护理。

2. 病情观察 严密观察生命体征变化及呼吸、头痛等变化。如病人突然出现高热、昏迷、抽搐、颈部强直等症状，应考虑脓肿破溃，立即通知医师并配合处理。

3. 用药护理 遵医嘱给予抗菌药物控制感染。若出现高热，及时给予药物及物理降温。

4. 对症护理

（1）高热的护理：脑脓肿形成期可有高热、脓肿形成后体温多正常或低于正常，少数病人体温可轻度升高，手术治疗后可有短时间体温升高后恢复正常。对持续高热者可采用人工冬眠疗法与物理降温。

（2）便秘的护理：避免用力排便以免引起颅内压增高，便秘时应用缓泻剂或低压灌肠。

（3）防止意外受伤：有癫痫发作、意识障碍的病人，应使用床栏，约束带，防止坠床。有癫痫发作者连续服药，控制癫痫大发作。

（4）脑疝的护理：参见本章第一节相关内容。待生命体征稳定后应行颅骨钻孔穿刺抽脓。

（三）术后护理

1. 用药护理 遵医嘱使用抗菌药物控制感染。

2. 做好脓腔的引流

（1）协助病人取舒适体位，脓腔引流管置于脓腔的中心部位，至少低于脓腔 30 cm，以充分引流。

（2）术后 24 h 后，当创口周围粘连形成时才可用生理盐水低压囊内冲洗，冲洗完后注入抗菌药物，再夹闭引流管 2～4 h。

（3）保持引流管局部敷料的干燥固定，头部敷料渗湿时应查明原因并通知医师更换。

（4）每 24 h 在无菌技术条件下更换引流袋，在更换时，先关闭引流管，再用 0.5％碘伏消毒，然后连接引流管，防止气体进入颅内造成颅内积气。

（5）当引流液清亮、血常规指标接近正常、头颅 CT 复查示中线结构复位及脓腔闭合时，可行拨管。

（四）健康教育

（1）对遗留偏瘫、失语的病人要多说鼓励的语言，增加战胜疾病的信心，制订合理目标，指导康复训练，训练病人的语言及听觉功能；对偏瘫病人的瘫痪肢体要经常按摩，以促进局部的血液循环，并进行被动运动和主动运动，防止肌肉萎缩。指导病人瘫痪肢体要保持功能位置，并配合高压氧、针灸、理疗提高机体的修复能力。

(2) 定期来院复诊，如病人出现头痛、高热、呕吐、昏迷、抽搐要考虑脑脓肿复发，应立即来院就医治疗。

能力检测

（邵广宇）

第六节 颅内肿瘤病人的护理

案例导入

方先生，30岁。左耳听力下降伴耳鸣半年，左侧面部感觉功能障碍，步态不稳，闭目站立不稳。CT显示桥小脑角内有2 cm×3 cm大小的占位性病变。

工作任务：

1. 该病人最可能的医疗诊断是什么？

2. 目前有哪些主要的护理诊断/问题，应采取怎样的护理措施？

【概述】

颅内肿瘤(intracranial tumors)包括起源于颅内各种组织的原发性肿瘤或身体其他部位转移到颅内的继发性肿瘤。颅内肿瘤可在任何年龄段发病，以20～50岁多见，在40岁左右为发病高峰期，不同年龄阶段其肿瘤类型，发生部位各有不同。儿童的颅内肿瘤发病以后颅窝和中线部位肿瘤为多。成年人以大脑半球肿瘤多见，为胶质细胞瘤等；老年人以胶质瘤、转移瘤多见。发生率在性别上无明显差异，男性可能略多于女性。发病部位以大脑半球为多，其次为鞍区、脑桥小脑角。

【病因】

颅内肿瘤的发病原因，目前尚不完全清楚。研究表明，细胞染色体上存在着癌基因，加上各种后天诱因促使其发生。脑瘤的诱因可以是遗传因素、物理和化学因素以及生物因素等。电离辐射是唯一明确的胶质瘤和脑膜瘤发病的危险因素。

【分类】

常见的颅内肿瘤有以下几种。

1. 神经胶质瘤(glioma) 最常见，多为恶性，占颅内肿瘤的40%～50%。来源于神经胶质细胞，呈浸润性生长，无完整的包膜，手术不易完全切除，成年人绝大多数生长在下脑半球和脑室，而儿童多生长在小脑半球和脑干。根据瘤细胞的分化情况又可分为星形细胞瘤、多形性胶质母细胞瘤、室管膜瘤、少突胶质瘤、髓母细胞瘤等。治疗以手术治疗为主，可肉眼全切或大部分切除，术后配合化疗或放疗，预后较差。

2. 垂体腺瘤(pituitary adenoma) 来源于腺垂体的良性肿瘤。发病率日渐增多,约占颅内肿瘤的10%。按病理分类有生长激素瘤(GH瘤)、催乳素瘤(PRL瘤)、促肾上腺皮质激素瘤(ACTH瘤)、混合型腺瘤等。早期表现为内分泌症状,如生长激素瘤青少期发病可致巨人症,成年发病可致肢体肥大症;催乳素瘤可致育龄妇女停经、泌乳和不孕。当肿瘤生长到一定程度时突破鞍隔向上生长,出现对称性视力障碍和视野缺损,手术可大部分切除,术后放疗、化疗效果较好。

3. 听神经瘤(acoustic neuroma) 来源于前庭神经鞘膜的良性肿瘤,占颅内肿瘤的8%~10%,位于小脑脑桥角内。首发症状是耳鸣和听力下降,部分病人可有耳聋,晚期可有咳嗽、构音不清、饮水呛咳、吞咽困难、眼球震颤、复视、共济失调等后组颅神经损害和脑干、小脑受压及颅内压增高等症状,治疗以手术切除为主,部分病人因损伤面神经,术后可遗有不同程度的面瘫。

4. 脑膜瘤(meningioma) 约占颅内肿瘤的20%,来源于蛛网膜颗粒,多为良性。大多发生于大脑半球中线附近,呈扩张性生长,有完整的包膜,大部分可手术全切,术后可获得终生治愈,少数为恶性脑膜瘤,预后差。

5. 颅咽管瘤(craniopharyngioma) 来源于胚胎期颅咽管的残余组织,为先天性良性肿瘤,位于鞍上区,大多为囊性,以儿童及青少年多见,男性多于女性。主要表现为内分泌功能低下、发育迟缓、闭经、阳痿、视力障碍,有时可发生尿崩症等,以手术治疗为主。

6. 转移性肿瘤(metastatic tumor) 颅内转移瘤多来自肺、乳腺、消化道、甲状腺等处肿瘤转移至脑的各个部位,出现相应的定位与急性颅内压增高症状。常为急性发病,有时较难发现原发肿瘤的部位。

【护理评估】

一、健康史

评估病人既往健康状况,有无慢性、进行性加重的恶心、呕吐、视力障碍,意识障碍、运动性障碍、感觉障碍以及有无癫痫发作病史等。

二、身体状况

(一) 症状

1. 颅内压增高 90%以上的病人可出现慢性、进行性加重的头痛、恶心、呕吐和视神经乳头水肿等颅内压增高症状与体征。由于颅内肿瘤占位,压迫静脉及脑脊液循环通道,使脑脊液、血管、神经循环受阻,造成脑组织水肿及颅内压增高,严重者还可引起外展神经麻痹、复视、失明、头晕、猝倒或意识障碍等。

2. 局灶性症状 肿瘤刺激、压迫或破坏脑组织或脑神经会产生局部神经功能紊乱。症状和体征的出现取决于颅内肿瘤的部位。如:额叶前部肿瘤表现为精神障碍;颞叶肿瘤可出现某些幻觉;鞍区肿瘤可表现为垂体功能低下或亢进等症状。

(二) 体征

1. 眼底检查 可见视神经乳头水肿,边界不清,静脉迂曲扩张,重者可出现火焰状出血。

2. 定位体征 不同部位脑肿瘤的体征也有所差异,如脑干肿瘤病人表现为交叉性瘫痪，小脑肿瘤病人出现“醉汉步态”等。

（三）辅助检查

颅脑 CT、MRI 扫描是诊断颅内肿瘤的首选方法。二者结合，可明确诊断，并能确定肿瘤位置、大小及瘤周组织情况。

三、心理、社会状况

评估病人和家属对疾病、手术治疗相关知识的了解程度，以及病人和家属对疾病、手术的焦虑、紧张和恐惧程度。

【常见护理诊断/问题】

1. 知识缺乏 缺乏疾病与手术相关知识。

2. 自理能力缺陷 与手术、放疗、化疗和肢体瘫痪有关。

3. 潜在并发症：颅内出血、脑疝、脑脊液漏、尿崩症等。

【护理措施】

（一）治疗原则

1. 手术治疗 切除肿瘤是降低颅内压、解除对脑神经压迫的最直接、最有效的方法。若肿瘤不能完全切除，可行减压术和脑脊液分流术等，以降低颅内压，延长生命。

2. 非手术治疗

（1）降低颅内压：缓解症状为手术治疗争取治疗时间。其方法包括脱水治疗、糖皮质激素治疗、脑室引流等。

（2）放射治疗：作为恶性肿瘤部分切除后辅助治疗手段。

（3）化学治疗：可作为综合治疗的措施之一。在化疗过程中需防止颅内压升高、肿瘤坏死出血及抑制骨髓造血功能等不良反应。如病人体质好可与放疗同时进行。

（4）其他治疗：如基因、免疫、中医等治疗方法，均在进一步探索中。

（二）非手术治疗的护理/术前护理

1. 一般护理

（1）休息与体位：术前保证充足睡眠，卧床时抬高床头 15°～30°，以利颅内静脉回流，降低颅内压。昏迷者头偏向一侧，以免呕吐物误吸。

（2）饮食与营养支持：采取均衡饮食，保证足够的蛋白质和维生素的摄入，睡前不喝咖啡、浓茶，避免大脑兴奋。无法进食者采用鼻饲或胃肠外营养，维持病人水、电解质和酸碱平衡。

（3）心理护理：颅内肿瘤可危险及生命，病人及家属对疾病的预后，手术的安全性、并发症、术后康复等情况特别想了解，应加强护患沟通，向病人及家属讲解手术目的、方案，帮助病人克服悲观情绪，树立战胜疾病的信心，积极配合治疗。

2. 病情观察 严密观察生命体征，瞳孔、神志的变化，如血压升高及脉搏、呼吸缓慢，常提示有继发性血肿的形成，及早发现和处理并发症，并做好记录。

3. 对症护理

（1）保持呼吸道通畅：清醒病人鼓励其自行排痰；及时清理口鼻腔呕吐物和分泌物，定时翻身拍背，痰液黏稠者，可用抗生素加糜蛋白酶雾化吸入，帮助排痰，防止肺部感染。对意识不清或排痰困难者，配合医师施行气管切开术。

(2) 保持大便通畅：便秘时可遵医嘱使用开塞露塞肛或番泻叶泡茶饮用，禁忌应用高压及大量液体灌肠。

(3) 防止受伤：对额叶肿瘤引起的精神异常，蝶鞍区肿瘤引起的双目失明和癫痫的发作都可能导致病人受伤，应注意增加床栏，加强巡视和防护，专人陪伴以防病人发生自伤或意外。

4. 术前准备 做好常规术前检查；术前 2 h 剃净头发并消毒，做好整个头部和颈部的皮肤准备；术前应用阿托品以减少呼吸道分泌物。

（三）术后护理

1. 体位 应根据不同手术部位安置体位，以免切口受压。如幕上开颅手术后病人取健侧卧位；幕下开颅手术后无枕侧卧或侧俯卧位；经口鼻蝶窦入路术后取半卧位，有利于伤口引流；体积较大的肿瘤切除术后，24 h 内手术区保持高位，防突然翻身发生脑和脑干移位。为病人翻身或搬动病人时，应有专人扶持头部，确保头颈成一直线，避免头颈部过度扭曲或震动。

2. 饮食 ①一般颅脑手术后，麻醉清醒，恶心呕吐消失后可给予流食，第 2～3 天给半流饮食，以后逐渐过渡至普通饮食。②昏迷病人经鼻饲供给营养，必要时应用全肠外营养。③颅后窝手术或听神经瘤手术后，因舌咽、迷走神经功能障碍有吞咽困难、饮水呛咳者，应严格禁食禁饮，采用鼻饲供给营养，待吞咽功能恢复后逐渐练习进食。④颅脑手术后因脑水肿反应，应适当控制液体入量，以 1500～2000 mL 为宜，记录 24 h 出入水量，维持水、电解质和酸碱平衡。

3. 伤口引流管的护理 ①为了防止脑组织移位，须保持创口内有一定的液体，在术后 2 天内伤口引流袋放置的位置要与创腔持平，避免引流袋放置的位置低于创口。②为了减少创口残腔，有利于脑组织的膨出，防止创口内液体积聚过多引起颅内压的增高，手术 2 天后，可使引流袋的位置略低于创口，加速创内液体的流出。③由于与脑室相通的引流袋在术后早期引流量较多，可适当抬高引流袋，减缓引流液的流出，创口引流管放置 3～4 日；若血性脑脊液已转为清亮，即可拔除引流管，以防时间过长，形成脑脊液漏。

4. 并发症的预防和护理

(1) 颅内出血：是脑手术后最危险的并发症。密切观察病情，若发现病人出现意识障碍和颅内压增高或脑疝征象，及时报告医师并做好再次手术准备。

(2) 颅内压增高、脑疝：主要与周围脑组织损伤、肿瘤切除后局部血流改变、术中牵拉所致脑水肿有关，多发生在术后 24～48 h 内。护理措施参见本章第一节内容。

(3) 脑脊液漏：注意观察手术切口处，耳、鼻有无脑脊液的漏出，如有异常及时通知医师进行处理。参见本章第三节颅骨骨折相关内容。

(4) 尿崩症：蝶鞍区术后，病人如出现尿量增多，每日在 4000 mL 以上，应警惕尿崩症的发生。应遵医嘱予神经垂体激素治疗，并准确记录 24 h 出入水量，动态了解血清电解质变化，指导临床补液。

（四）健康教育

1. 休息指导 注意休息，避免过于劳累和重体力劳动，行动不便要防止跌伤，最好专人陪伴。

2. 康复指导 加强康复锻炼，鼓励病人对功能障碍肢体，经常做主动和被动运动，防止肌肉萎缩。

3. 防止意外损伤 ①偏瘫或肢体无力者，加强生活护理，防止坠床、跌倒或碰伤。②感觉障碍者禁用热水袋防止烫伤。③视力障碍者注意防止烫伤、摔伤。④眼睑闭合不全者滴眼药水或涂眼膏，以免眼睛干燥，外出需戴墨镜或眼罩保护，以防阳光和异物伤害。⑤癫痫病人尽量不要单独外出活动，以免发生意外时影响抢救。

4. 后续治疗指导 对恶性肿瘤病人，要告诉家人多进行心理咨询，及时帮助纠正心理矛盾，病情允许，术后进行化疗或放疗，嘱病人按时、按量服药，不可擅自停药、换药及增减药量，以免加重病情。鼓励病人树立信心，配合治疗，以促进脑组织康复，提高生存率。

5. 复查指导 术后3～6个月后门诊复查CT或MRI。

能力检测

（邵广宇）

第七节 脑血管疾病病人的护理

案例导入

王先生，68岁，高血压病史20年。因与他人争吵，突发头痛、呕吐、言语不清、跌倒在地。之后出现神志不清、大小便失禁。体检：血压180/100 mmHg，呼吸16次/分，脉搏54次/分。左侧瞳孔直径8 mm，右侧瞳孔直径3 mm。头颅CT示一侧基底节内囊区高密度影。

工作任务：

1. 病人目前最可能的医疗诊断是什么？
2. 目前应采取哪些护理措施？

【概述】

脑血管疾病是指各种血管源性脑病变引起的脑功能障碍。脑血管疾病与心脏病、恶性肿瘤构成了人类三大致死疾病。常见脑血管疾病有下列3种。

1. 颅内动脉瘤(intracranial aneurysm) 指脑动脉壁的异常膨出，是引起自发性蛛网膜下腔出血的最常见原因。80%发生在大脑动脉环(Willis动脉环)的前部及其邻近的动脉主干上，在脑血管意外中占第3位，仅次于脑血栓形成和高血压性脑出血。发病年龄以40～60岁常见。

2. 颅内动、静脉畸形(arteriovenous malformations，AVM) 指先天性脑血管发育异常，

是由一支或几支弯曲扩张的动脉和静脉形成的一个血管团。颅内动、静脉畸形可位于大脑半球的任何部位，以顶叶多见，其次是额叶和颞叶，发病年龄以20～30岁多见，男性稍多于女性。

3. 脑卒中(stroke) 又称“脑血管意外”，是由各种原因引起的脑血管疾病急性发作，引起脑供应动脉狭窄、闭塞或破裂，造成急性脑血液循环障碍，并出现相应临床症状及体征。其包括缺血性脑卒中和出血性脑卒中2种类型，部分脑卒中病人需外科治疗。

(1) 缺血性脑卒中：多发生于60岁以上，占脑卒中病例的60%～70%，在动脉粥样硬化的基础上，颈内动脉或椎动脉血栓形成造成狭窄和闭塞，使脑组织缺血、坏死，出现相应的神经功能障碍及意识改变。由某些引起血流缓慢和血压下降的因素也是本病的诱因。因此，本病常在睡眠中发作。

(2) 出血性脑卒中：多发生于50岁以上的高血压动脉粥样硬化病人，男性多于女性，是高血压病死亡的主要原因。出血是因粟粒状微动脉瘤破裂所致。可因剧烈活动或情绪激动而诱发。

【护理评估】

一、健康史

评估病人的年龄、性别，本次起病的形式、症状及持续时间，有无颅内动静脉畸形、动脉粥样硬化，高血压、创伤等病史。

二、身体状况

(一) 症状和体征

1. 颅内动脉瘤

(1) 局灶症状：取决于动脉瘤的部位、毗邻解剖结构及动脉瘤大小。大于7 mm动脉瘤可出现压迫症状。如动眼神经麻痹引起单侧眼睑下垂、瞳孔散大，内收、上、下视不能，直、间接对光反射消失；大脑中动脉的动脉瘤出血可形成血肿压迫，其他部位动脉瘤出血后诱发脑血管痉挛引起脑梗死，病人可出现偏瘫，失语。巨大动脉瘤影响到视路，病人可有视力视野障碍。

(2) 出血症状：①中、小型动脉瘤未破裂出血，临床可无任何症状，称为未破裂动脉瘤；②动脉瘤一旦破裂出血，临床表现为严重的蛛网膜下腔出血，发病急剧，病人突发剧烈头痛，频繁呕吐，大汗淋漓，体温可升高。颈强直，克氏征阳性。也可出现意识障碍，甚至昏迷。脑膜刺激征多见，严重者可因颅内压增高诱发脑疝。部分病人出血前有劳累，情绪激动等诱因，也有的无明显诱因或在睡眠中发病；③多数动脉瘤破口会被凝血封闭而出血停止，病情逐渐稳定。随着破口周围血块溶解，2周内动脉瘤可能再次破溃出血；

(3) 脑血管痉挛：蛛网膜下隙出血可诱发脑血管痉挛，广泛脑血管痉挛，会导致脑梗死发生，病人表现意识障碍、偏瘫、失语甚至死亡。

2. 颅内、动静脉畸形

(1) 出血：是颅内动静脉畸形最常见症状，占52%～77%，出血可至脑内、硬脑膜下、蛛网膜下腔。发生于脑内血肿时有压迫症状出现，并可遗有部分功能障碍，还可引起交通性脑积水。出血较多者可伴有意识障碍、头痛、呕吐症状等。

（2）癫痫：是较常见的首发症状。可单独出现，也可在颅内出血时发生，与动静脉短路使局部缺血，邻近组织胶质样变有关。

（3）头痛：一半病人有头痛史，为单侧局部或全头痛，间断性或迁延性。

（4）神经功能障碍：周围脑组织缺血萎缩、血肿压迫或合并脑积水所致。可出现运动、感觉、视野以及语言功能障碍。个别病人有三叉神经痛或头颅杂音。

3. 脑卒中

（1）缺血性脑卒中：根据神经功能障碍的轻重程度和症状所持续的时间分为3种类型：①短暂性脑缺血发作（transient ischemic attack，TIA）：可出现突发性单侧肢体运动障碍，感觉障碍、失语、单眼短暂失明，少有意识障碍等颈内动脉缺血的表现，或出现耳鸣、听力障碍、眩晕等椎动脉缺血的表现，症状持续时间短，可反复发作，自行缓解，不留后遗症。②可逆性缺血性神经功能障碍（reversible ischemic neurological deficit，RIND）：症状与TIA基本相同，但神经功能障碍持续时间超过24 h，可达数天或数十天，最后可逐渐恢复。③完全性脑卒中（complete stroke，CS）：症状比前二者更严重，常有意识障碍、神经功能障碍长期不能恢复。

（2）出血性脑卒中：表现为突发意识障碍和偏瘫，严重者可出现深昏迷，完全性偏瘫及大脑强直，生命体征紊乱。

（二）辅助检查

1. 脑血管数字减影造影（DSA） DSA能清楚地显示颈内动脉、椎基底动脉、颅内大血管及大脑半球的血管图像，还可测定动脉血流量。对于动脉瘤、动静脉畸形，不但能提供病变的确切部位，而且对病变的范围及严重程度可清楚地了解，为手术提供可靠的客观依据。另外，对缺血性脑血管疾病，DSA可清楚地显示动脉管腔狭窄、闭塞、侧支循环建立情况等，对于脑出血，可进一步查明出血原因。

2. 头颅CT 可了解大脑半球中线结构有无移位，在急性出血期间，CT可确定出血部位及程度。

3. 头部MRI 能良好地显示病变和脑解剖关系。

三、心理、社会状况

评估病人及家属对疾病的恐惧、焦虑程度，对疾病和手术治疗相关知识的了解程度，对急诊手术有无思想准备等。

【常用护理诊断/问题】

1. 疼痛 与颅内出血及开颅手术有关。

2. 意识障碍 与颅内出血有关。

3. 潜在并发症：颅内压增高、脑疝、癫痫发作、脑脊液漏等。

【护理措施】

（一）治疗原则

1. 颅内动脉瘤 包括了非手术治疗和手术治疗。非手术治疗，主要是防止颅内动脉的出血和再出血以及控制动脉痉挛。手术治疗首选开颅夹闭动脉瘤。

2. 颅内动、静脉畸形 手术切除是其首选。对直径小于3 cm位于重要功能区和脑深部的颅内动、静脉畸形可采用伽马刀治疗；血管内栓塞术对体积较大，血流丰富的颅内动静脉畸形可采用。术后要择期复查 DSA。

3. 缺血性脑卒中 一般先采用非手术治疗，卧床休息，早期抗凝治疗疗效较好，但需动态监测凝血酶原时间，同时给予扩张血管、扩容、血液稀释治疗等。手术治疗是针对于脑动脉完全栓塞者，为改善病变区血运，24 h 可行颈动脉内膜切除术，颅外-颅内动静脉吻合术。

4. 出血性脑卒中 绝对卧床休息，严密监测病情，如病情加重，可考虑开颅清除血肿术。年老、病重、有重要器官功能不全，不宜手术治疗，对出血破入脑室者应加脑室外引流术。

（二）非手术治疗护理/术前护理

1. 一般护理

（1）休息与体位：急性期绝对卧床休息。脑梗死者取平卧位；脑出血者床头抬高 15°～30°；蛛网膜下腔出血者卧床 4～6 周，复发者延长至 8 周，尽量避免移动头部和不必要的操作，每 2～4 h 翻身一次。

（2）饮食与营养：病情危重者禁食 1～2 天，通过静脉途径补充能量和水分，2 天后可鼻饲高蛋白质、高维生素，易消化流质食物。有消化道出血者，应禁食并积极治疗。

（3）心理护理：加强护患沟通，给病人以支持、安慰、鼓励，给病人同情、关心、爱护、体贴和帮助，掌握心理变化规律，根据疾病不同时期的心理变化特点，灵活采取不同的心理护理措施。了解病人的人格特点和行为，进行健康教育。

2. 病情观察 严密观察意识、瞳孔、生命体征的变化，每 15～30 min 观察并记录一次。如病人有意识障碍加重、头痛剧烈、瞳孔大小不等，血压升高、呼吸、脉搏缓慢，应高度怀疑有再次出血或脑疝的可能；若出现突然失语、肢体瘫痪程度加重、意识障碍加深等，则可能有新的脑栓塞形成，应及时通知医师，迅速建立静脉通路，降低颅内压和出血，必要时完善急诊术前准备。

3. 对症护理

（1）保持呼吸道通畅：有意识障碍者取头高侧卧位，及时清除呕吐物和呼吸道分泌物，防止坠积性肺炎的发生。给予氧气吸入，必要时气管内插管或气管切开行机械通气，每日行口腔护理 2 次。

（2）头痛的护理：颅内压增高引起的头痛表现为搏动性头痛，常发生在术后 2～4 天脑水肿高峰期，需使用高渗利尿剂及糖皮质激素治疗，降低颅内压，从而缓解头痛；为了减轻术后血性脑脊液刺激脑膜引起的头痛症状，同时为了降低颅内压，在手术后早期可反复行腰椎穿刺引流血性脑脊液，直至脑脊液清亮，头痛可逐渐消失。由于吗啡、哌替啶有缩小瞳孔、抑制呼吸的不良反应，在颅脑手术后引起的头痛中不能轻易使用，以免影响临床观察、脑术后 24 h 内引起的头痛可用一般止痛剂缓解。

（3）防止意外受伤：对癫痫发作、偏瘫、有意识障碍者要加强防护、保障安全，防止意外的发生。

（三）术后护理

1. 一般护理 绝对卧床休息 24 h，重症监护，病情必须稳定后才可转入普通病房。严密观察生命体征、瞳孔、意识状态，肢体活动及语音功能等，及时发现异常并通知医师处理。

2. 并发症的观察与护理

（1）颅内压增高及脑疝：参考颅内压增高与脑疝病人相关内容。

(2) 脑脊液漏:参考颅骨骨折相关内容。

(四) 健康教育

(1) 指导病人及家属加强肢体功能锻炼和日常生活能力训练。病情稳定后早期开始康复训练,包括肢体的被动及主动运动、语言能力及记忆力等。教会病人及家属常用护理技能,特别是日常生活活动能力训练。为了防止患肢关节挛缩、变形和关节脱位变形,需保持肢体功能位,交替或配合进行患肢按摩与功能锻炼。

(2) 指导病人控制血压,规律服药,保持大便通畅,防止出血性脑卒中病人再次发生脑出血。

(3) 定期接受随访,定期复查。若发现动脉瘤破裂出血表现(如头痛、呕吐、意识障碍、偏瘫等),则应及时就医。

能力检测

(邵广宇)

本章小结

1. 颅内压增高的表现为头痛、呕吐、视神经乳头水肿、库欣综合征和意识障碍等,最严重的并发症是脑疝,常见的有小脑幕切迹疝和枕骨大孔疝。主要的抢救措施是脱水降颅内压治疗,立即快速输入高渗脱水剂,争取尽快手术,去除病因。

2. 头皮损伤包括头皮血肿、头皮裂伤、头皮撕脱伤,其中最严重者为头皮撕脱伤。主要处理是加压包扎止血、及时清创缝合,使用抗生素和止痛药物。头皮撕脱伤应争取在伤后 6～8 h 内清创缝合术,亦可进行植皮。头皮血肿,早期冷敷,24 h 后热敷,待其自行吸收。

3. 颅骨骨折包括颅盖骨骨折和颅底骨骨折。颅盖骨骨折通过 X 线检查确诊,如无脑组织损伤不需特殊治疗。颅底骨骨折需通过观察临床表现和 CT 检查方可确诊。因常伴有硬脑膜破裂,引起脑脊液外漏或颅内积气,故其重点是预防颅内逆行感染。

4. 脑损伤包括脑震荡、脑挫裂伤、颅内血肿。脑震荡是在伤后立即出现短暂的意识丧失,一般持续时间不超过 30 min,意识恢复可表现为逆行性健忘,脑震荡无须特殊治疗。脑挫裂伤主要表现为意识障碍,伤后立即出现昏迷,昏迷时间长。其治疗主要是保持呼吸道通畅,防治脑水肿,病情变化出现脑疝迹象时,需手术开颅行脑减压术或局部病灶清除术。颅内血肿包括硬脑膜下血肿、硬脑膜外血肿和脑内血肿,硬脑膜外血肿可出现典型的“中间清醒期”;硬脑膜下血肿多与脑挫裂伤和脑水肿同时存在,可表现为伤后持续昏迷或昏迷进行性加重;脑内血肿多因脑挫裂伤导致脑实质血管的破裂而引起,常与硬脑下血肿的症状相似,颅内血肿一旦确诊,其原则是手术治疗,以清除血肿、彻底出血。

5. 脑脓肿治疗是在脓肿未完全局限前,应积极抗感染,选择对致病菌敏感的抗生素，在脓肿形成后，手术是其唯一有效措施。

6. 颅内肿瘤其治疗主要是手术治疗为主，还可联合非手术治疗，包括放疗、化疗及对症治疗等。

7. 脑血管疾病主要包括颅内动脉瘤、颅内动静脉畸形、脑卒中（缺血性和出血性脑卒中）。

通过对本项目的学习，让学生掌握颅脑疾病的护理评估和护理措施，熟悉护理诊断和健康教育，并培养学生分析问题、解决问题的能力。

第九章

泌尿、男性生殖外科疾病病人的护理

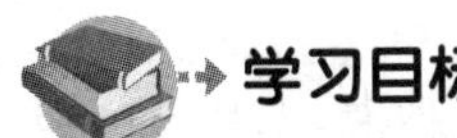

学习目标

识记 1. 能简述泌尿系损伤、泌尿系结石、泌尿系结核、泌尿系肿瘤、良性前列腺增生及前列腺癌、肾移植的概念、主要症状与体征、护理要点。

2. 能解释肾绞痛、TUR综合征、排斥反应等概念。

3. 能简述泌尿系损伤病人的急救措施。

理解 1. 能列举泌尿系结石的预防方法。

2. 能了解泌尿系损伤、泌尿系结石、泌尿系结核、泌尿系肿瘤、良性前列腺增生及前列腺癌、肾移植的辅助检查方法。

运用 1. 能正确评估泌尿系损伤、泌尿系结石、泌尿系结核、泌尿系肿瘤、良性前列腺增生病人的身体状况。

2. 能运用所学知识对泌尿系损伤、泌尿系结石、泌尿系结核、泌尿系肿瘤、良性前列腺增生、肾移植病人实施整体护理。

3. 能对肾移植后病人给予正确的护理和健康指导。

第一节　泌尿系常见症状和诊疗护理

泌尿系统的组成包含肾、输尿管、膀胱及尿道。

知识链接

正常成人每天排尿次数为5～6次，每次尿量300～400 mL。尿频分两种类型，一种为排尿次数明显增加而每次尿量较少，多由泌尿系炎症、结石、前列腺增生或精神因素等引起；若排尿次数增加而每次尿量并不减少甚至增多，生理性原因包括饮水过多或食用利尿性食物；或为病理性，如糖尿病、尿崩症或肾浓缩功能障碍等。

一、常见症状

（一）排尿异常

1. 膀胱刺激征 尿频、尿急、尿痛合称为膀胱刺激征。尿频即排尿次数明显增多，有尿意即难以自控且迫不及待地要排尿但尿量很少者为尿急，排尿时伴有烧灼感或刀割样痛为尿痛。与泌尿系炎症、结石、肿瘤等刺激膀胱有关。

2. 排尿困难 即尿液不能顺畅排出。表现为排尿时间延长、费力、射程短、分叉、尿线变细甚至滴沥等。由膀胱以下尿路梗阻所致。

3. 尿潴留 即膀胱内充满尿液而不能自行排出。可分为急、慢性两种。急性尿潴留常因膀胱出口以下尿路急性梗阻或腹部、会阴部手术刺激等引起。慢性尿潴留常由膀胱出口以下尿路不完全性梗阻如前列腺增生所致，可发展为充溢性尿失禁。

4. 尿失禁 即尿液不受控制地自行由尿道口流出。可分为以下四种情况：①持续性尿失禁，又称真性尿失禁，是指膀胱失去控制排尿的能力使尿液自行排出，膀胱内无尿存留者。常见原因为外伤、手术等引起的膀胱颈和尿道括约肌损伤。②压力性尿失禁，即当腹压增加时尿液不受控制地流出，如突然咳嗽、打喷嚏、大笑时，多见于多次分娩后或绝经后妇女。③假性尿失禁，又称充溢性尿失禁，慢性尿潴留时由于膀胱过度充盈，膀胱内压力超过尿道阻力，使得尿液部分溢出。④急迫性尿失禁，见于严重尿频、尿急的病人，因膀胱不受意识控制而发生收缩引起尿液部分溢出，与严重感染的膀胱有关。

5. 遗尿 指除正常自主排尿外，睡眠中无意识地排尿。新生儿及婴幼儿遗尿为生理性，3 岁以上除功能性外，可因神经源性膀胱、感染、后尿道瓣膜等病理性因素引起。

（二）尿液改变

1. 尿量 正常成人 24 h 尿量 1000～2000 mL，少于 400 mL/24 h 为少尿，少于 100 mL/24 h 为无尿。尿量减少见于急性肾损伤，无尿见于器质性肾损伤。多尿指尿量达 2500 mL/24 h，典型多尿者可超过 3500 mL/24 h。多尿见于大量饮水、使用利尿剂、肾衰竭多尿期、尿崩症或糖尿病等病人。

2. 尿色的观察 正常尿液呈淡黄色、清亮。疾病、饮食、药物等因素均可引起尿色改变。

(1) 血尿：分为镜下血尿和肉眼血尿，可由泌尿系感染、结石、肿瘤、创伤等引起。

①镜下血尿：指肉眼观察尿液无异常，借助于显微镜见到尿液中含红细胞。一般认为每高倍视野中红细胞超过 3 个即有病理意义。

②肉眼血尿：指肉眼能见到血色的尿。一般 1000 mL 尿中含 1 mL 血液即肉眼可见。可根据出现血尿时段分初始血尿、终末血尿、全程血尿。

知识链接

①初始血尿：排尿开始时有血尿，之后为正常尿液，提示病变在尿道。

②终末血尿：排尿到终末时才有血尿，提示病变在膀胱颈部、三角区或后尿道。

③全程血尿:排尿全过程都是血尿,提示病变在膀胱或以上部位。

(2) 晶体尿:尿液可呈石灰水样混浊,静置后有白色沉淀物。晶体尿是尿液中盐类呈过饱和状态、有机或无机物质沉淀、结晶引起。

(3) 脓尿:脓尿是指尿液中含有大量白细胞,一般认为,新鲜尿液离心沉渣每高倍视野中白细胞超过5个即为脓尿,是泌尿系感染的表现。

(4) 乳糜尿:指尿内含有乳糜或淋巴液,若同时含有血液为乳糜血尿,见于丝虫病病人。

3. 尿道分泌物 常因炎症、肿瘤引起。分泌物性质与病因有关,如:大量黄色、黏稠的脓性分泌物是淋菌性尿道炎的典型症状;血性分泌物常提示尿道肿瘤的可能。

(三) 疼痛

疼痛是常见的重要症状,常是因为泌尿道梗阻或者感染引起。尿结石堵塞上尿路时,常出现引起非常剧烈的肾绞痛,如刀割样,还可沿输尿管向下腹部、外阴部和腹内侧放射。

(四) 男性性功能症状

男性性功能症状包括性欲改变、勃起功能障碍、射精功能障碍(早泄、不射精和逆行射精)等。

二、诊疗护理

(一) 器械检查

1. 导尿 经尿道插入导尿管,其目的是:①收集尿培养标本;②测定膀胱容量、压力、残余尿;③进行造影检查或灌注药物;④解除尿潴留。但尿道急性炎症时禁忌此检查。目前最常用的是气囊或 Foley 导尿管。不论是诊断还是治疗,必须严格按照无菌操作要求进行。

2. 尿道探子检查 一般由金属材料做成。常用 18～20F 探条扩张狭窄之尿道。进入尿道动作应轻柔,不能暴力推进,以防尿道破裂。

3. 膀胱镜检查 能直接窥视到尿道及膀胱内的病变,必要时还可取活体组织做病理检查、膀胱内异物钳取或碎石等。通过膀胱镜也可将导管经双侧输尿管口插入输尿管,行逆行肾盂造影或收集肾盂尿送检,亦可进行输尿管套石术或放置输尿管支架管行内引流。但尿道狭窄、膀胱炎症或膀胱容量过小者,不宜做这项检查。

4. 输尿管镜和肾镜检查 输尿管镜一般经尿道、膀胱置入输尿管及肾盂。肾镜通过经皮肾造瘘进入肾盏。输尿管镜和肾镜检查可直接窥视输尿管、肾盂内的病变,也可在直视下取石或碎石、切除或电灼肿瘤、取活体组织检查等。适用于尿石症、肉眼血尿待查或造影显示输尿管充盈缺损等病人。但未纠正的全身出血性疾病、严重的心肺功能不全,未控制的泌尿道感染、病变以及下输尿管梗阻及有膀胱镜检查禁忌证者,不宜做此项检查。

5. 经尿道器械检查的护理

(1) 检查前:应向病人做好解释工作,消除其恐惧心理。彻底清洗、消毒会阴部。除导尿检查外均应排空膀胱。准备好光源、检查器械、消毒用物、标本收集瓶等必需用品。

(2) 检查时:协助病人安置合适体位,配合检查医师消毒,提供检查所需物品,应严格遵守无菌操作原则,观察病人的反应,做好检查中的配合工作,收集并妥善保存标本。

(3) 检查后:遵医嘱用药如常规应用抗生素以预防感染。尿道扩张和内腔镜检查后,病人常出现血尿,告知病人不要紧张,应指导病人多饮水,一般 2～3 日即可自愈。对严重损伤的出血、发热病人,予留院观察,遵医嘱给予输液、止血药及抗生素等治疗,必要时留置导尿管或行膀胱造瘘。

(二) 影像学检查

1. 超声波检查 广泛应用于泌尿外科疾病的筛选、诊断、治疗和随访。临床可用于确定肾肿块性质、结石和肾结水,测定残余尿,测量前列腺体积等。B 超引导下,还可行穿刺、引流和活检等治疗。

2. X 线检查

(1) 尿路平片(KUB):能显示肾的轮廓、大小及位置,腰大肌阴影等,有无尿路结石及结核灶钙化等。为确保平片质量,摄片前应做肠道准备。

(2) 排泄性尿路造影:又称静脉肾盂造影,是经静脉注入有机碘造影剂,通过血液循环到达肾脏并随尿液排泄,从而显示尿路形态,还可观察肾功能。但肾功能严重损害者,禁行此项检查。造影前日口服泻剂排空肠道,检查前禁食 6～12 h,造影前做碘过敏试验。

(3) 逆行肾盂造影:逆行肾盂造影是通过膀胱镜将导管经双侧输尿管口插入输尿管并注入造影剂,能清晰地显示肾盂、输尿管的形态。适用于排泄性尿路造影显影不清晰或有禁忌证者。急性尿路感染及尿道狭窄者,禁做此项检查。

(4) 顺行肾盂造影:通常在 B 超引导下经皮穿刺肾盂,注入造影剂,能较好地显示上尿路形态。用于排泄性尿路造影显影不良、逆行肾盂造影失败或有上述两种检查的禁忌证而又怀疑为上尿路梗阻性病变者。

(5) 肾血管造影:常用选择性肾动脉或肾静脉造影及血管数字减影造影等方法,显示肾血管分布情况。用于肾血管疾病、肾损伤、肾肿瘤的诊断等。在造影前要做碘过敏试验,造影后穿刺点局部加压包扎,平卧 24 h,注意观察远端肢体动脉受压情况。造影后鼓励病人多饮水,必要时静脉输液 1000 mL 以利造影剂的排泄。

3. 电子计算机体层扫描(CT) 能为泌尿、男性生殖系统肿瘤的诊断与分期提供可靠依据。

4. 磁共振成像(MRI) 能显示被检查器官的组织结构和功能,还可显示脏器血流灌注信息。

(三) 膀胱冲洗

将一定量的水分或药液通过留置的导尿管或耻骨上造瘘管注入膀胱后再经导管排出,如此反复多次将膀胱内残渣、血液、脓液等冲出防止感染或堵塞的操作,称为膀胱冲洗。常用冲洗液有 0.02%呋喃西林、0.02%雷佛奴尔、3%硼酸及等渗盐水等。

1. 膀胱冲洗的方法 在留置导尿的基础上,输液瓶内装冲洗药液挂在床旁输液架上,下端以无菌操作连接 Y 型管,分别连接与导尿管和排尿管引流管相接,瓶高距病人骨盆 1 m 左右,Y 型管高度略低于耻骨联合平面,以利于膀胱内液体排空。冲洗时先将引流管夹闭,以 40～60 滴/分速度输注冲洗液,每回注入 50～100 mL 之后夹闭输液管开放引流管,冲洗液流出,如此反复 3～4 次,或冲洗至流出液清澈为止(图 9-1-1)。

2. 膀胱冲洗的护理

(1) 水温 35～37 ℃,膀胱有出血的用 4 ℃左右的冷冲洗液。

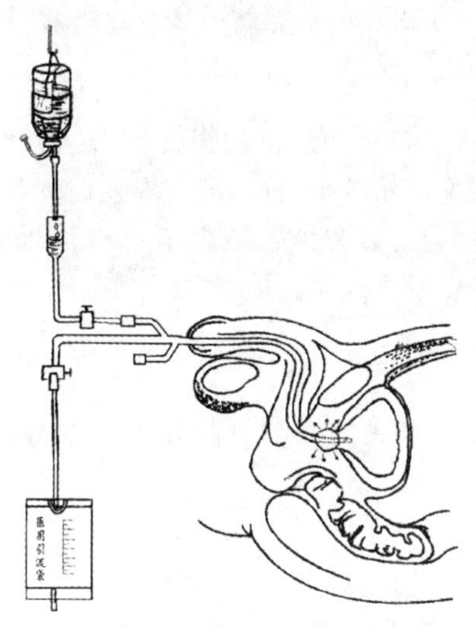

图 9-1-1 三腔气囊导尿管和膀胱密闭式冲洗

(2) 一般每日冲洗 2～3 次，每次药液 50～100 mL，膀胱手术后的冲洗液量不超过 50 mL。

(3) 冲洗时观察病人反应，有鲜血流出或剧烈疼痛、回流量少于输注量等异常情况应停止冲洗。

(4) 冲洗后记录冲洗情况。准确记录冲洗量，尿量＝排出量－冲洗量。

3. 泌尿外科各种引流管的护理 泌尿外科病人常因检查和治疗需要安置多种引流管，如导尿管、膀胱造瘘管、肾盂造口管、输尿管导管等，护理要点如下。

(1) 妥善固定：特别是翻身或搬动病人时，应防止滑脱。

(2) 保持通畅：避免导管受压、扭曲、堵塞。

(3) 无菌：每日用 0.5%碘伏溶液或 0.1%新洁尔灭溶液清洁尿道口 2 次，每日定时更换集尿袋，记录尿量，每周更换导尿管 1 次，无论何时引流管及集尿袋均不可高于耻骨联合，切忌尿液逆流。

(4) 鼓励病人多饮水，定期检查尿常规，观察引流液的量、性状和色泽，若发现尿液混浊，沉淀或出现结晶，应及时协助医师处理。

(5) 记录每日出入液量，及时拔管。

第二节 泌尿系损伤病人的护理

案例导入

刘先生，男性，30 岁，左腰部被机动车撞击后 2 h，自感左腰部钝痛，查体示左腰部触及不规则包块并伴压痛，病人面色苍白、四肢湿冷。

工作任务：

1. 当前刘先生的主要问题有哪些？

2. 如确诊为肾挫伤，应对刘先生采取哪些护理措施？

泌尿系损伤是指肾、输尿管、膀胱和尿道的损伤。当暴力作用于泌尿系统时，男性尿道损伤最常见。肾损伤次之，膀胱损伤较少，且一般在充盈时才发生，输尿管损伤罕见。

泌尿系统损伤的主要表现为出血和排尿异常、血尿和尿外渗等。大出血可引起休克，血肿和尿液外渗可继发感染，严重时导致脓毒症、周围脓肿、尿瘘或尿道狭窄。

一、肾损伤

肾损伤(injury of kidney)常是严重多发性损伤的一部分，多见于成年男性。以闭合性损伤多见。

【病因】

开放性损伤多由刀刃、枪弹等锐器直接贯穿致伤，常伴有胸、腹部损伤，伤情复杂。闭合性损伤多由直接暴力(如撞击、跌打、挤压或肋骨、椎骨横突骨折等)或间接暴力(如对冲伤、突然暴力扭转等)引起。

【病理类型】

根据损伤的程度可分为四种病理类型(图 9-2-1)。

1. 肾挫伤 最常见的损伤类型。病变损伤仅局限于部分肾实质，多能自行愈合。

2. 肾部分裂伤 常为肾近包膜部位裂伤伴有肾包膜破裂，可形成肾周围血肿或血尿。

3. 肾全层裂伤 肾实质深度裂伤，外达肾包膜，内达肾盂肾盏黏膜，常引起广泛的肾周血肿、血尿和尿外渗。

4. 肾蒂损伤 比较少见。肾蒂或肾段血管部分或全部撕裂，可发生大出血、休克，也可造成肾衰竭。

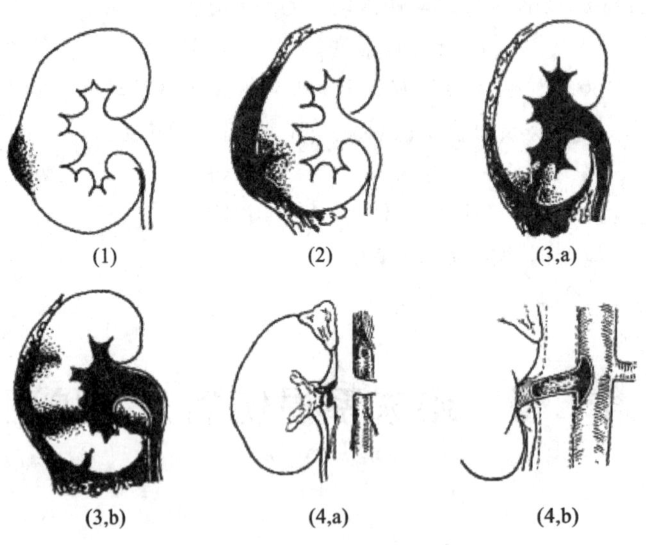

图 9-2-1 肾损伤病理类型

【护理评估】

一、健康史

了解病人受伤史，包括受伤的原因、时间、地点、暴力强度和作用部位，伤后的病情变化和就诊前的处理情况。

二、身体状况

肾损伤的表现与损伤的类型和程度有关。在合并其他脏器损伤时，肾损伤的症状有时不易被察觉。

（一）症状

1. 疼痛 一般为腰腹部钝痛；血液、尿液渗入腹腔时，可出现全腹剧烈疼痛，血块堵塞输尿管可出现肾绞痛。

2. 血尿 肾损伤病人大多有血尿。肾挫伤时血尿轻微，严重肾裂伤则呈大量肉眼血尿。有时血尿与损伤程度并不一致，如血块堵塞尿路或肾蒂断裂时，血尿可不明显或无血尿。

3. 休克 见于严重肾裂伤、肾蒂损伤或合并其他脏器损伤时，因创伤和失血，常发生休克。

4. 发热 肾损伤致肾周围血肿、尿液外渗时易继发感染，甚至出现肾周围脓肿或化脓性腹膜炎。

（二）体征

1. 肿块 血液、尿液外渗至肾周围组织，可使局部肿胀，形成肿块。

2. 腹膜刺激征 血液、尿液渗入腹腔时，可出现腹膜刺激征。

（三）辅助检查

1. 实验室检查

(1) 尿常规检查：可见多量红细胞。

(2) 血常规检查：血红蛋白含量与血细胞比容持续降低提示活动性出血；血白细胞计数增多和中性粒细胞比例增高提示感染。

2. 影像学检查 可通过B超、CT、MRI等检查显示肾损伤的范围、程度及尿外渗和血肿情况。

三、心理、社会状况

了解病人和家属对伤情的反应，有无恐惧、焦虑等心理反应，对治疗及预后的知晓程度及家庭对治疗费用的承受能力等。

【常见护理诊断/问题】

1. 组织灌注量改变 与肾损伤或同时合并其他器官损伤引起大出血有关。

2. 疼痛 与肾损伤、出血或尿外渗、血块堵塞输尿管等有关。

3. 焦虑、恐惧 与突发意外事件、大量血尿、担心预后等有关。

4. 潜在并发症：休克、感染。

【护理措施】

（一）治疗原则

肾损伤的处理与损伤程度直接相关。大多数病人症状轻微，经短期休息可以修复。仅少数需要手术治疗。

1. 非手术治疗 遵医嘱输液、输血、止痛、镇静、止血和防治感染等。

2. 手术治疗

(1) 适应证:有休克征象的病人在抗休克同时行急诊手术;非手术治疗期间发生以下情况者,也应行手术治疗:①经积极抗休克后生命体征未见改善;②血尿逐渐加重,血红蛋白含量和血细胞比容继续降低;③腰、腹部肿块明显增大;④怀疑腹腔脏器损伤。

(2) 手术方式 包括肾修补术、肾部分切除术或肾切除术;若出现肾周脓肿,则行脓肿引流术。

(二) 非手术治疗护理/术前护理

1. 休息与体位 绝对卧床休息 2～4 周,待病情稳定、血尿消失后方可离床活动。恢复后 2～3 月内不宜参加体力劳动或竞技活动。

2. 防治休克 快速给予输液、输血等及时补充血容量,保暖,给氧。并确定是否合并其他脏器损伤,做好手术探查准备。

3. 病情观察 密切观察生命体征、尿量、尿色、腹痛、腹膜刺激征、尿外渗和肿块的变化;定时采集血液、尿液标本送实验室检查。

4. 预防感染 遵医嘱予抗菌药物,开放性损伤病人注射 TAT。

5. 生活护理

(1) 轻症病人应指导多饮水、摄取高营养饮食,必要时静脉供给营养;需急诊手术的病人,应禁食,静脉补充营养。

(2) 卧床病人注意呼吸功能、皮肤的保护。

(3) 指导病人关节和肌肉锻炼。

6. 心理护理 关心、安慰病人,解释病情和治疗方法,使病人减轻焦虑,安心接受治疗和护理。

(三) 术后护理

按腹部手术后护理常规,还应重点注意以下几点。

1. 卧床休息 肾切除术后卧床休息 2～3 天,肾修补或部分切除术后需卧床休息 2～4 周。

2. 观察病情 观察生命体征是否平稳,尤其注意肾修补、肾部分切除病人有无创面出血及发热、切口红肿热痛等感染征象。观察尿量,注意肾功能情况。

(四) 健康教育

(1) 出院后 3 个月内避免从事体力劳动或竞技运动。

(2) 肾切除术后病人,应注意保护对侧肾脏,防止外伤,避免使用对肾脏有损害的药物。

二、膀胱损伤

【概述】

膀胱位于骨盆深处,一般在骨盆骨折时才会受伤。膀胱充盈时,壁变薄且膨至下腹部耻骨联合以上,在外力作用下可发生膀胱损伤。开放性损伤多由锐器或子弹贯穿伤。闭合性损伤可因撞击、挤压等直接暴力或骨盆骨折碎片刺破引起。盆腔手术、尿道膀胱器械检查或治疗等可致医源性膀胱损害。根据损伤的程可以分为膀胱挫伤和膀胱破裂。

【病理类型】

1. 膀胱挫伤 仅伤及黏膜、浆膜层或肌层，膀胱壁完整，局部有淤血或形成血肿。

2. 膀胱破裂

(1) 部分破裂：膀胱壁有伤口，但未穿透膀胱全层。

(2) 全层破裂：分腹膜内型和腹膜外型(图 9-2-2)。腹膜内型膀胱破裂，膀胱壁与覆盖的腹膜一并破裂，尿液流入腹腔，可引起腹膜炎，多见于膀胱顶部和体部损伤。腹膜外膀胱破裂，尿液外渗到膀胱周围组织，可引起腹膜外盆腔炎或脓肿。

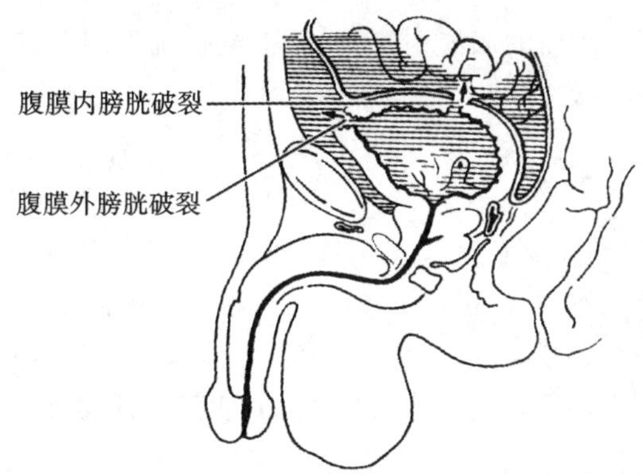

图 9-2-2 膀胱全层破裂的病理类型

【护理评估】

(一) 健康史

了解病人受伤史，包括受伤的原因、时间、地点、暴力强度和作用部位，伤后的病情变化和就诊前的处理情况。

(二) 身心状况

1. 症状

(1) 腹痛：腹膜外破裂时，尿液外渗或者血肿形成可引起下腹部疼痛；若为腹膜内型损伤，腹痛还可弥漫至下腹部以外甚至全腹。

(2) 排尿困难及血尿：有尿意，但不能排尿或仅排出少量血尿；开放性损伤可出现伤口或直肠、阴道漏尿。

(3) 休克与感染：骨盆骨折大出血可出现休克、膀胱全层破裂导致尿外渗感染或腹膜炎。

2. 体征 腹膜外膀胱破裂时，下腹部可有压痛及肌紧张，直肠指检可有直肠前壁饱满感和触痛。腹膜内膀胱破裂时，尿液流入腹腔可出现全腹压痛、反跳痛及肌紧张，并有移动性浊音。

3. 辅助检查

(1) 导尿试验：导尿试验是诊断膀胱破裂的可靠方法。将导尿管插入膀胱后，如能顺利引流出 300 mL 以上清亮尿液，基本可以排除膀胱破裂；如不能导出尿液或仅导出少量血尿，则膀胱破裂的可能性较大。经导尿管注入生理盐水 200～300 mL，片刻后再吸出来，若引流液体量明显少于或多于注入量，提示膀胱破裂。

(2) X 线检查：腹部平片可发现骨盆或其他骨折；经导尿管将 15%泛影葡胺 300 mL 注入膀胱后摄片，若造影剂有外漏，提示膀胱破裂。

（三）心理、社会状况

了解病人和家属对伤情的反应，有无恐惧、焦虑等心理反应，对治疗及预后的知晓程度及家庭对治疗费用的承受能力等。

【常见护理诊断/问题】

见“肾损伤”。

【护理措施】

（一）治疗原则

闭合膀胱壁缺损，保持通畅的尿液引流，充分引流膀胱周围及其他外渗的尿液。应根据损伤的类型和程度进行相应处理。

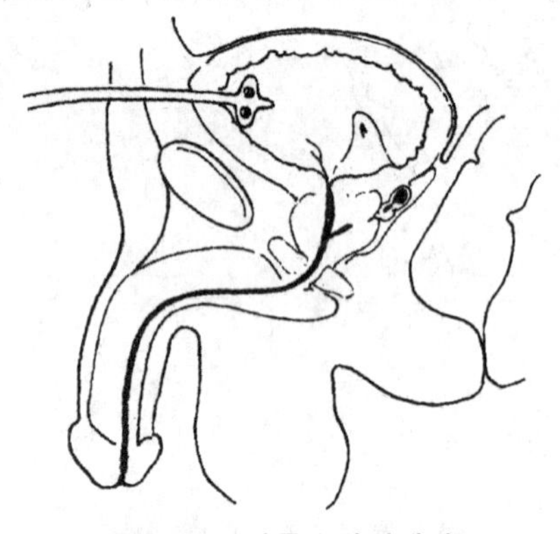

图 9-2-3 耻骨上膀胱造瘘

1. 非手术治疗

(1) 紧急处理：伴休克者，应给予输血、输液、镇静、止血等抗休克治疗。

(2) 尽早合理使用抗生素预防感染。

(3) 保持导尿管通畅引流：膀胱挫伤或造影时仅有少量尿液外渗而症状轻微者，可插导尿管持续引流尿液 7～10 日，多能自愈。

2. 手术治疗 较重的膀胱破裂，需尽早手术治疗。包括清除尿外渗、修补膀胱裂口、行耻骨上膀胱造瘘(图 9-2-3)持续引流尿液等。

（二）非手术治疗护理/术前护理

1. 病情观察 密切观察生命体征，观察腹痛及腹膜刺激征症状，判断有无再出血和感染征象。

2. 导尿管护理 妥善固定导尿管及引流袋，勿使导管扭曲、受压或堵塞，每日消毒尿道口及外阴 2 次，定时放出集尿袋中的尿液，每周更换一次导尿管，及时记录引流尿液的量、颜色及形状。鼓励病人多饮水，每日 2000～3000 mL。

（三）术后护理

手术后按腹部手术护理，还应注意以下几点。

1. 膀胱造瘘管护理 妥善固定、保持引流通畅；定时更换造瘘口处敷料；遵医嘱送尿常规检查和尿培养。造瘘管一般留置 10 日左右即可拔除，拔管前先夹闭管道，观察病人排尿情况，若无异常再拔管。拔管后用凡士林纱条填塞腹壁瘘口，并观察有无尿液外渗，一般 2～3 日即可愈合。

2. 膀胱周围引流管护理 膀胱损伤尿外渗者，手术后留置引流管引流。应观察引流液的性质和量，保持引流通畅，及时更换引流管口处敷料，当引流液明显减少，无发热及血白细胞计数增高等感染征象时，即可拔管。

三、尿道损伤

【概述】

尿道损伤多见于男性。在解剖上男性尿道以尿生殖膈为界，分为前、后两段。前尿道包括尿道球部和阴茎部，后尿道包括尿道前列腺部和膜部。前尿道损伤多发生在球部，而后尿道损伤多在膜部。

【病因】

按受伤的原因可以分为开放性损伤和闭合性损伤。开放性损伤多因弹片、锐器伤所致，常伴阴囊、阴茎或会阴部贯通穿。闭合性损伤多因骑跨伤、骨盆骨折等导致挫伤、撕裂伤。会阴部骑跨伤，将尿道挤向耻骨联合下方，可引起尿道球部闭合性损伤；若骨盆骨折引起尿生殖膈移位，可致尿道膜部撕裂或撕断；经尿道的诊疗器械操作不当，可引起医源性尿道损伤。

【病理类型】

根据损伤的程度可分为尿道挫伤、尿道裂伤、尿道断裂等。

尿道损伤按照受伤部位可以分为：①前尿道损伤：血液及尿液渗入会阴浅筋膜，使会阴、阴茎、阴囊和下腹壁肿胀、淤血（图 9-2-4(a)）。②后尿道损伤：血液及尿液可外渗至耻骨后间隙和膀胱周围（图 9-2-4(b)）。

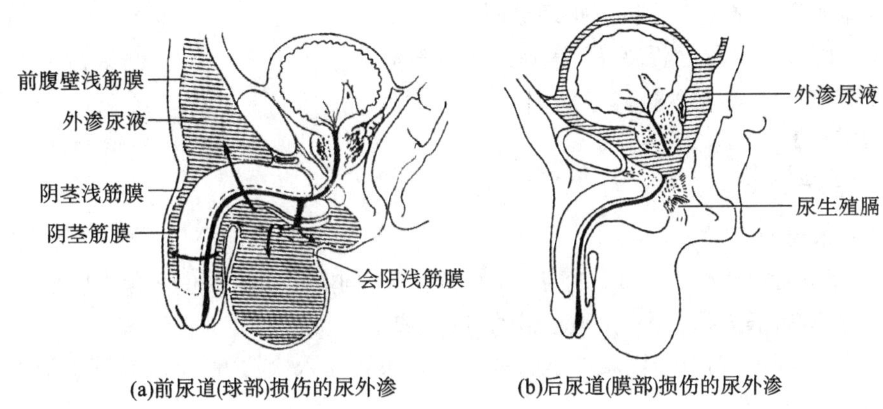

图 9-2-4　尿道损伤的尿外渗

【护理评估】

一、健康史

了解病人受伤史，包括受伤的原因、地点及暴力作用的性质、强度和作用部位。询问伤后的病情变化及就诊前的处理情况。

二、身体状况

（一）症状

1. 疼痛　前尿道损伤可有伤处疼痛和尿道口放射痛，排尿时加重；后尿道损伤可出现下腹部疼痛，局部肌紧张、压痛。伴骨盆骨折者，移动时疼痛加剧。

2. 排尿异常　尿道挫裂伤时因局部水肿或疼痛性括约肌痉挛，出现排尿困难；尿道断裂时因不能排尿而发生急性尿潴留。

3. 尿道出血　前尿道破裂者可见尿道外口流血；后尿道破裂者可无流血或仅有少量血液流出。

4. 休克　后尿道损伤常合并骨盆骨折，创伤和出血较重者可出现休克。

5. 尿外渗或尿瘘 尿道断裂用力排尿时，尿液可从裂口处渗入周围组织，形成尿外渗；尿外渗、血肿并发感染，可出现脓毒血症。

（二）体征

尿道骑跨伤常发生会阴部、阴囊处肿胀、淤斑及蝶形血肿。

（三）辅助检查

(1) 导尿检查 若导尿管能顺利进入膀胱，说明尿道连续性未完全破坏，提示尿道损伤不严重。若一次插入困难，说明可能有尿道裂伤或断裂。

(2) X线检查 骨盆摄片可显示骨盆骨折；若从尿道口注入造影剂，可确定尿道损伤部位及类型。

（四）心理、社会状况

见“肾损伤”。

【常见护理诊断/问题】

同“肾损伤”，但还应关注以下护理诊断。

1. 排尿困难 与尿道断裂、尿瘘、尿道狭窄等有关。

2. 潜在并发症：尿道狭窄。

【护理措施】

（一）治疗原则

1. 非手术治疗

(1) 伴休克者给予输血、输液、镇静、止痛等治疗，同时可应用抗生素预防感染。

(2) 骨盆骨折病人须平卧，勿随意搬动，以免加重损伤。

(3) 解除尿潴留：对排尿困难或不能排尿但导尿管插入成功者，留置导管引流2周左右即可自愈。

2. 手术治疗 如导尿失败，手术修补尿道，尿道断裂者行经会阴尿道修补或断端吻合术，并留置导尿管2～3周。条件不允许时，也可做耻骨上膀胱造瘘，3个月后再修补尿道。同时在尿外渗区做多个皮肤切口引流外渗尿液。

（二）非手术治疗护理/术前护理

1. 耻骨上膀胱穿刺造瘘术配合 不宜导尿也不能立即手术者，配合医师做耻骨上膀胱穿刺造瘘术，应准备耻骨上膀胱穿刺包、无菌手套、消毒用品、局麻药物等。穿刺期间陪伴病人，并给予安慰和鼓励。注意观察造瘘口尿液引流情况。

2. 导尿管护理 妥善固定导尿管，保持引流通畅。每日2次清洁会阴，定期更换引流袋，防止逆行感染。并做好记录。

3. 尿外渗引流护理 多切口引流者，保持引流管通畅，观察引流液的性质和量，定时更换引流管口处敷料。抬高阴囊，以利外渗尿液吸收，促进肿胀消退。当引流液明显减少，无发热、血白细胞计数增高等感染征象时，即可拔管。

4. 控制感染 遵医嘱使用抗生素，注意操作的无菌术规程，并鼓励病人多饮水。

5. 并发症的观察与护理 拔除导尿管后，注意观察病人排尿情况，若有排尿困难，可能出现尿道狭窄，应配合医师进行尿道扩张。扩张前，应向病人说明尿道扩张的重要性，遵医嘱给予镇静、镇痛药物，准备尿道扩张器、消毒用品、无菌手套、无菌石蜡液、麻醉药物等。扩张期间，应陪同病人，与病人聊天，以分散其注意力，减轻痛苦。扩张后，应指导病人多饮水，并告知下次扩张的时间。

（三）健康教育

1. 康复指导 长期带引流管者，告知病人应妥善保护，引流袋要置于低位，以防引流管内液体倒流引起感染，定期更换引流袋。

2. 尿道扩张 尿道狭窄的病人，如发现排尿不畅、尿线变细等现象，可能为尿道狭窄，应及时来医院诊治。尿道狭窄者应定期接受尿道扩张，开始每周 1 次，1 个月后逐渐延长间隔时间。

能力检测

（蒋小玲）

第三节 泌尿系结石病人的护理

案例导入

刘女士，40 岁，突发左腰部阵发性刀割样疼痛并向下腹部、会阴部放射痛，病人辗转不安，呻吟呼痛，同时伴有恶心、呕吐、面色苍白、冷汗淋漓。

工作任务：

1. 应协助医师采取哪些检查措施？
2. 刘女士的主要护理问题是什么？
3. 应对刘女士采取哪些护理措施？

【概述】

泌尿系结石也称尿石症，分上尿路（肾、输尿管）和下尿路（膀胱、尿道）结石两种。在我国，南方地区较北方地区多见，上尿路结石较下尿路结石多见。男性多于女性，好发于 25～40 岁。按结石成分可分为草酸钙结石、磷酸钙结石、磷酸镁铵结石、尿酸结石、胱氨酸结石等。上尿路结石以草酸钙结石多见，膀胱及尿道结石以磷酸镁铵结石多见。

【病因】

泌尿系结石的成因很复杂。目前认为是多种因素综合作用的结果。

1. 流行病学因素 年龄、性别、种族、职业、地理环境和气候，饮食和营养、水分摄入、代谢和遗传等因素均可影响泌尿系结石的形成。

2. 尿液因素 ①形成结石的物质排出增加，如：长期卧床病人，骨钙溶解增加，尿钙增多，患有甲状旁腺功能亢进症的病人，血钙和尿钙增高，易促使含钙结石的形成；痛风病人尿中尿酸增多，容易形成尿酸结石。②尿 pH 值改变，尿酸结石和胱氨酸结石在酸性尿中形成，磷酸盐结石易在碱性尿中形成。③尿中抑制晶体形成物质不足，如枸橼酸、焦磷酸盐、镁、某些微量元素等减少。④尿液浓缩。

3. 泌尿系局部因素 尿液淤滞、尿路感染和尿路异物。

知识链接

尿石中，草酸盐结石最多见，其次为磷酸盐、尿酸盐及碳酸盐。草酸盐和磷酸盐结石 X 线片可显影，尿酸盐和碳酸盐结石不显影。草酸钙结石质硬，不易碎，粗糙，不规则，呈桑葚样，棕褐色，平片易显影。磷酸钙、磷酸镁铵结石与尿路感染和梗阻有关，易碎，表面粗糙，不规则，常呈鹿角形，灰白色、黄色或棕色，平片可见多层现象。尿酸结石与尿酸代谢异常有关，其质硬，光滑，多呈颗粒状，黄色或红棕色，纯尿酸结石不被平片所显影。胱氨酸结石是罕见的家族性遗传性疾病所致，质坚，光滑，呈蜡样，淡黄至黄棕色，平片亦不显影。临床上大多为混合性结石，形状多为圆形或椭圆形，也可随肾盂、肾盏的形态而成鹿角形。90%的结石为单发，95%的结石 X 线平片显影。

【病理】

结石多在肾和膀胱内形成。绝大多数输尿管结石和尿道结石是在结石排出过程中，停留在该处所致。输尿管有三个生理狭窄，结石常停留在三个生理狭窄处，并以输尿管下 1/3 处最多见。

尿石主要引起尿路梗阻、感染和黏膜损伤，且互为因果。急性完全性尿路梗阻在及时解除梗阻后不影响肾功能；慢性不完全性尿路梗阻往往导致肾积水，影响肾功能。结石长期慢性刺激，少数会发生恶变。

【护理评估】

一、健康史

了解病人的年龄、性别、职业、饮食成分和结构、水摄入量和当地气候等。有无尿路梗阻、感染或异物史，有无甲状旁腺功能亢进症、痛风及长期卧床史等。询问既往有无类似发病情况。

二、身体状况

（一）症状

1. 上尿路结石（肾和输尿管结石） 主要症状是疼痛和血尿。其程度与结石部位、大小、活动以及有无损伤、感染、梗阻有关。

(1) 疼痛 肾盂内大结石和肾盏结石可无明显症状，活动后出现上腹或腰部钝痛。输尿管结石可引起肾绞痛或输尿管绞痛。典型表现为突然发生的阵发性剧痛，疼痛位于腰部或上腹部，并沿输尿管向下放射至下腹部、外阴、大腿内侧，病人辗转不安，并伴面色苍白、出冷汗、恶心、呕吐等。

(2) 血尿 通常为镜下血尿，少数人为肉眼血尿。其为结石损伤肾或输尿管黏膜所致。

有时活动后镜下血尿是上尿路结石的唯一表现。

(3) 其他　结石伴感染或输尿管膀胱壁段结石时，可有尿频、尿急、尿痛等膀胱刺激征。继发急性肾盂肾炎或肾积脓时，可有发热、畏寒等全身症状。结石梗阻可引起肾积水、肾功能不全，可在上腹部扪及增大的肾。

2. 下尿路结石(膀胱、尿道结石)

(1) 膀胱结石　原发性结石以前多见于 10 岁以下男孩，与饮食中缺乏动物蛋白有关。随着生活水平的提高，原发性膀胱结石发生率在我国已经显著降低。继发性膀胱结石继发于前列腺增生，或肾结石排入膀胱。

膀胱结石的典型症状为排尿时尿流突然中断并伴剧痛，疼痛常放射至远端尿道、会阴和阴茎头部，伴排尿困难及膀胱刺激征。小儿常哭闹并搓拉阴茎，经跑跳或改变体位后又能继续排尿且疼痛缓解。常有终末血尿，合并感染时膀胱刺激征加重，并可出现脓尿。

(2) 尿道结石　绝大多数来自肾和膀胱。主要表现为排尿困难，点滴状排尿及尿痛。结石完全梗阻尿道时，可发生急性尿潴留，伴会阴部剧痛。

(二) 体征

1. 肿块　上尿路结石引起肾积水，可触及腰部肿块。

2. 叩击痛　肾结石时可有腰部肾区叩击痛。

3. 直肠指诊　较大膀胱结石、后尿道结石直肠指诊时可触及。

(三) 辅助检查

1. 实验室检查　结石急性发作时尿常规检查可有镜下血尿，伴感染时可见脓尿，有时可发现结晶尿；必要时测定 24 h 尿钙、尿磷、尿酸、肌酐、草酸等含量以了解代谢异常类型，判断结石性质；伴感染者尿细菌培养可有阳性结果。血液检查如血钙、血磷、血肌酐、碱性磷酸酶、尿酸和蛋白等，有助于诊断。

2. 影像学检查

(1) 超声　能显示结石，亦能显示肾积水和肾实质萎缩等。应作为首选的影像学检查。

(2) X 线检查　尿路平片能显示 90%以上的结石，静脉尿路造影可了解尿路的解剖形态，可以评价结石所致的肾结构和功能改变。增强 CT 能显示肾积水的程度和肾实质的厚度。

(3) 内镜检查　经皮肾镜、输尿管肾镜、膀胱镜检查可明确诊断并进行治疗。

三、心理、社会状况

了解病人是否因疼痛引起烦躁不安、焦虑等心理反应；了解病人和家属对结石危害、治疗方法、康复知识等知晓的程度和心理承受能力，了解家庭经济承受能力和社会支持程度。

【常见护理诊断/问题】

1. 疼痛　与结石引起的尿路梗阻、损伤、感染等因素有关。

2. 排尿异常　与结石梗阻引起排尿困难、尿潴留有关。

3. 有感染的危险　与结石引起梗阻、尿液淤积和侵入性诊疗有关。

4. 知识缺乏　缺乏预防尿石症复发的知识。

5. 焦虑　与担忧治疗效果有关。

【护理措施】

一、治疗原则

（一）非手术治疗

适用于结石直径小于0.6 cm的光滑结石，且泌尿系无感染、梗阻及肾功能不全等并发症者。直径<0.4 cm，表面光滑的结石，90%能自行排出。

1. 饮食与运动 饮食结构应根据结石成分、代谢状态进行调整；每天饮水在2500 mL以上，保持每日尿量在2000 mL以上，有利于结石的排出、冲刷尿路，延缓结石继续生长和手术后结束的复发，减少尿路感染的机会。指导病人适当进行跳跃运动，可促进结石的排出。

2. 药物治疗

(1) 解痉、镇痛 对肾绞痛急性发作者，应尽快遵医嘱应用阿托品、哌替啶，联合钙离子阻滞剂、吲哚美辛、黄体酮等缓解疼痛。

(2) 抗感染 根据细菌培养和药敏试验使用抗生素。

(3) 药物溶石

①调节尿pH增加结石的溶解度：a. 碱化尿液：尿酸结石、胱氨酸结石服用碳酸氢钠、枸橼酸钾钠碱化尿液。b. 酸化尿液：磷酸钙、磷酸镁铵结石口服氯化铵酸化尿液。

②应用影响调节代谢的药物：别嘌呤可降低尿酸含量，治疗尿酸结石。乙酰半胱氨酸可溶石等。

(4) 中医中药、针灸治疗 金钱草、车前子等使用配合针刺肾俞、膀胱俞、三阴交、阿是穴等，有解痉止痛、排石作用。

3. 体外冲击波碎石(ESWL) ESWL是通过X线或B超对结石进行定位，利用高能冲击波聚焦后作用于结石，使其裂解，然后随尿流排出。适宜于直径小于2 cm的肾结石和输尿管上段结石，且泌尿系无感染、无梗阻及肾功能不全等并发症者。

（二）手术治疗

1. 非开放手术治疗 ①经皮肾镜取石或碎石术；②输尿管镜取石或碎石术；③腹腔镜输尿管取石；④经尿道膀胱镜取石或碎石。

2. 开放手术 开放手术取石创伤大，复杂性结石不易一次取净，复发率高，危险性大。由于ESWL及内镜技术的普遍开展，现在绝大多数尿路结石已不再采用开放手术。手术方式有：①输尿管切开取石术；②肾盂切开或肾实质切开取石术；③肾部分切除术；④肾切除术等；⑤膀胱结石过大可行耻骨上膀胱切开取石。

二、非手术治疗护理/术前护理

（一）一般护理

1. 饮食与补液 告知病人大量饮水(2000 mL/24 h以上)，成人应保持每日尿量在2000 mL以上，尤其是睡前及半夜饮水效果更好，以降低尿中结石物质的浓度，也有利于结石的排出(90%的表面光滑、直径小于0.4 cm的结石，可以自行排出)，还有利于控制尿路感染；饮食结构应根据结石成分、生活习惯等进行调整，对含钙结石者，告知其宜食用富含纤维的食物，限制牛奶、奶制品、豆制品、巧克力、坚果等含钙量高和浓茶、菠菜、番茄、土豆、芦笋等含草酸量高的饮食，避免大量摄入动物蛋白、精制糖，尿酸结石者，告知不宜食用动物内脏等含嘌呤高的食物。

2. 适当活动 适当进行跳跃性运动，以促进结石排出。

3. 观察病情 密切观察生命体征、腹痛、尿量、尿色的变化、结石排出情况。

4. 对症护理，适当止痛 注意病室环境、指导病人采取舒适体位，必要时遵医嘱应用药物止痛。

（二）体外冲击波碎石(ESWL)护理

1. 碎石前准备 告知病人接受治疗前3日忌食产气性食物，治疗前1日服缓泻剂，术日晨禁饮食。告知病人治疗中应按照要求保持固定体位，不要随意移动。

2. 碎石后护理措施

(1) 术后卧床休息6 h，无不良反应可正常进食。鼓励病人多饮水，增加尿量，并适当活动和变换体位，促进结石排出。

(2) 碎石后常出现淡红色血尿，可自行消失不需特殊治疗，告知病人不必紧张。

(3) 密切观察碎石排出效果，收集尿液并过滤以便进行结石成分分析。遵医嘱摄腹部X线平片，观察结石排出情况。若出现腹部疼痛、放射痛或尿量减少，应警惕碎石梗阻或大量碎石充填输尿管引起“石街”、继发感染甚至导致肾功能改变。

（三）术前准备

做好常规检查，注意凝血功能，如近期服用阿司匹林、华法林等抗凝药物者应停药，待凝血功能正常再行碎石术。术前1日备皮、配血、术前晚行肠道清洁。向病人介绍术中配合要求和注意事项，解除病人的顾虑，使其更好的配合。

三、术后护理

（一）内镜取石病人的护理

1. 病情观察 生命体征、尿液颜色和性状。

2. 防治感染 遵医嘱应用抗生素。多饮水，勤排尿。

3. 引流管的护理

(1) 肾造瘘管护理：①妥善固定、告知病人翻身、活动时避免造瘘管被扭曲拉出及引流袋接口脱落。②保持引流通畅。③观察并记录引流情况。④引流管应低于肾造瘘口，防逆行感染。⑤适时拔管：术后3～5天，引流液转清，体温正常后可拔管。拔管前先关闭造瘘管24～48 h。拔管后3～4日内，应督促病人2～4 h排尿一次，以免膀胱过度充盈。

(2) 双J管的护理：输尿管肾镜取石或碎石术后为引流尿液、扩张输尿管、排出小结石以及防止输尿管内“石街”形成，常规留置双J管。①体位：病人取半卧位。②防尿液反流：多饮水，勤排尿，注意防止膀胱充盈引起尿液反流。③防止滑脱：鼓励病人早期下床活动，但应注意避免剧烈活动、运动弯腰、突然下蹲等，以免双J管滑脱或移位。④取管时间：双J管一般留置4～6周。经B超或平片复查无结石残留，可在膀胱镜下取出。

4. 内镜取石并发症预防和护理

(1) 出血：术中术后出血是经皮肾镜取石术最常见、最危险的并发症。若术中出血明显需中止手术，应用止血药物、输血、输液、绝对卧床等。术后注意观察病人肾造瘘管引流情况引出大量鲜红色血性液体，应及时报告医师。遵医嘱用止血药，暂时夹闭造瘘管，使肾盂内压力增高，达到压迫止血的目的。拔出肾造瘘管后仍可能出现大出血，出血量大时应立即行血管介入止血，无法止血时应切除患肾以保存病人生命。

(2) 感染：术后注意观察病人体温变化，遵医嘱使用抗生素，多饮水，保持引流通畅。留置导尿管者应清洁尿道口与会阴部，应定时更换肾造瘘口敷料，保持皮肤清洁干燥。

（二）肾开放手术术后护理

术后除按腹部手术后护理外，还应重点注意以下几点。

1. 卧位 一般术后取半卧位，以利引流；肾实质切开取石者，应卧床休息 2 周。

2. 观察病情 除观察生命体征、面色、意识等基本情况外，还应观察和记录尿色、尿结石排出情况及患侧肾功能情况。

3. 饮食与输液 术后禁饮食 1～2 日，肠蠕动恢复后恢复饮食；禁饮食期间，静脉输液，维持水、电解质平衡。告知病人多饮水，保证成人每日尿量在 2000 mL 以上，必要时应用利尿剂，以促进排尿和改善肾功能。

四、健康教育

重点是预防结石的生成和复发。

1. 生活指导 指导病人多饮水，保证每日尿量在 2000 mL 以上；适当进行跳跃性运动，可促进结石的排出；遵照医嘱调整饮食成分和结构，消除结石的复发因素。

2. 康复指导 定期随访，化验尿液或行 X 线、B 超等检查，若发现结石复发或有残余结石，应再行治疗。

能力检测

（蒋小玲）

第四节 泌尿系结核病人的护理

案例导入

周女士，40 岁，1 年前开始出现尿频、尿急、尿痛，伴低热、盗汗、消瘦、乏力、食欲减退等。偶有尿液混浊，洗米水样。有肺结核病史。

工作任务：

1. 病人在肺结核病史的基础上又发生了什么疾病？

2. 病人进行手术后，如何进行出血和肾功能的观察？

泌尿、男性生殖系统结核是全身结核病的一部分，其中最主要是肾结核。绝大多数肾结核是由肺结核经血行播散而来。泌尿、男性生殖系统结核往往在在肺结核发生或愈合后3～10年甚至更长时间才出现症状。肾结核多见于男性青壮年，多为单侧病变。

【护理评估】

一、健康史

了解病人有无肺结核、骨关节结核或肠结核等病史，有无营养不良、免疫力低下、居住环境恶劣等与结核病发病相关的因素。

二、身体状况

1. 症状 肾结核的早期常无明显症状，只是尿检查有少量红细胞、白细胞及蛋白质，呈酸性，尿液中可能发现结核杆菌。随着病情的发展，出现以下症状。

(1) 膀胱刺激征 膀胱刺激征是肾结核的典型症状之一。最早出现的症状也是较突出的症状是尿频。随后结核病变侵及膀胱壁可导致结核性膀胱炎及膀胱溃疡，尿频加重，并伴尿急、尿痛，晚期甚至呈现尿失禁。

(2) 血尿、脓尿 ①血尿：常为终末血尿，因结核性膀胱炎及结核性溃疡，在排尿终末膀胱收缩时出血引起。②脓尿：脓尿多数为镜下脓尿或为脓血尿，少数严重者尿液混浊呈洗米水样，并含有碎屑或絮状物或脓尿中混有血丝。

(3) 疼痛 少数肾结核病病变严重、继发梗阻或感染而可发生腰部钝痛或绞痛。

(4) 男性生殖系统结核 肾结核男性病人50%～70%合并生殖系统结核。虽然病变从前列腺、精囊开始，但临床表现是附睾结核，附睾可触及不规则硬块。

(5) 全身症状 肾结核病人的全身症状常不明显。晚期肾结核或合并其他脏器结核时可伴发低热、盗汗、贫血、虚弱、消瘦、食欲减退等结核中毒症状。红细胞沉降率增快。双侧肾结核或肾结核对侧肾积水时，可出现恶心、呕吐、水肿、贫血、少尿或无尿等慢性肾功能不全甚至肾衰竭现象。

2. 体征 较大肾积脓或对侧肾积水时，腰部可触及肿块。

3. 辅助检查

(1) 结核菌素试验 对泌尿系结核的诊断具有一定的指导价值。

(2) 尿液检查 ①尿常规：尿液呈酸性，尿蛋白阳性，有较多红脓细胞、白细胞等。②尿沉渣抗酸染色：选取第一次新鲜晨尿(连续3～5次)或24 h尿液送检，阳性者也不可作诊断肾结核的唯一依据。③尿结核杆菌培养：尿结核分枝杆菌培养最有诊断价值，但操作复杂，需要4～8周完成。

(3) 影像学检查 包括X线、B超、CT、MRI检查，对确诊肾结核，判断病变严重程度，决定治疗方案非常重要。

(4) 膀胱镜检查 可见黏膜充血水肿、结核结节、溃疡形成、肉芽肿等改变，必要时可取病灶活组织病理检查进一步明确病变性质。

三、心理、社会状况

了解病人和家属对该病的治疗方法及其预后的认知程度，家庭经济状况及社会支持系统,有无担忧病情及预后等。

【常见护理诊断/问题】

1. 焦虑/抑郁 与病程长、病肾切除、晚期并发症等有关。

2. 排尿异常 与肾结核、结核性膀胱炎、膀胱挛缩等有关。

3. 有感染的危险 与机体抵抗力降低、肾积水、置管引流等有关。

4. 营养失调 与机体消耗大、摄入不足有关。

5. 潜在并发症:出血、尿瘘、肾功能衰竭。

【护理措施】

一、治疗原则

肾结核是全身结核的一部分,治疗时应注意全身治疗,包括营养、休息、环境和避免劳累等。肾结核的治疗应根据病人全身和病肾的情况,采取药物治疗或手术治疗。

(一) 药物治疗

适用于早期病例,即病变较轻而局限、肾结核无空洞性破坏及结核性脓肿、生殖系结核无脓肿或窦道形成者。遵医嘱给予抗结核药物。常用药物有异烟肼、利福平、吡嗪酰胺等抗结核药物,根据治疗效果决定用药和停药时间,一般治疗半年以上。服药期间需注意药物的不良反应,并定期复查尿常规、尿结核杆菌及排泄性尿路造影检查,以判断治疗效果。

(二) 手术治疗

肾结核破坏严重应进行肾切除,手术前必须明确对侧肾功能正常。若肾结核对侧肾积水或梗阻严重肾功能代偿不良,应争取先引流解决肾积水挽救肾功能,而后再行病肾切除术。肾结核可行肾切除术、肾部分切除术或病灶清除术。膀胱结核(挛缩膀胱)可行膀胱扩大术,有尿路梗阻的挛缩膀胱可行输尿管皮肤造口术、回肠代膀胱术。生殖系结核有脓肿或窦道者,需行病灶清除术。

二、非手术治疗护理/术前护理

(一) 一般护理

1. 适当休息 指导病人保证充足的睡眠与休息。

2. 饮食与营养 摄取高蛋白质、高维生素、高热量、易消化饮食,以改善全身营养状况。多饮水,以减轻结核性脓尿对膀胱的刺激。

3. 病情观察 注意泌尿系排尿异常及结核的中毒症状的变化,定期进行尿液及影像学检查了解器官的情况。服用抗结核药物者注意观察药物不良反应。

4. 对症护理 针对结核的低热、盗汗及虚弱现象做好降温、基础护理等,必要时遵医嘱用药。

(二) 心理护理

多关心和体贴病人,采用安慰、鼓励、解释等语言,帮助病人减轻焦虑,使其在平静的心态下接受治疗。鼓励病人按要求服药,提高病人用药依从性。

(三) 术前准备

除按腹部手术行术前准备外,还应注意:①进行全面的身体检查,尤应注意有无其他部位的结核病灶；②抗结核药物必须使用2周以上，保留肾脏手术中使用4周以上；③继发感染者应使用抗生素1周以上。

三、术后护理

按腹部手术常规护理，特别注意以下几点。

1. 卧位与活动 肾切除手术后，血压平稳后可取半卧位，指导病人早期活动；肾部分切除术或病灶清除术后，应卧床1～2周，告知病人减少活动，以避免继发性出血或肾下垂。

2. 观察病情 术后3日内，应观察和记录24 h尿量，关注生命体征、意识、面色、尿量和尿色、引流液的量和颜色等。若病人出现大量血尿或引流管引出血液每小时超过100 mL，持续3 h以上，应警惕术后出血；若术后6 h仍无排尿或24 h尿量明显较少，表明可能有肾功能障碍。

3. 预防感染 遵医嘱使用对肾无损害的抗生素，同时继续使用抗结核药物治疗。

四、健康教育

1. 生活指导 指导病人加强营养，规律作息，适当锻炼，避免劳累。勿用对肾有损害的药物如氨基糖苷类、磺胺类抗生素等。

2. 用药指导 ①使用抗结核药物时，告知不规则用药可使细菌产生耐药性而影响治疗效果，要坚持早期、联合、规律、适量、全程，不可随意间断或减量、减药。②用药期间定期检测肝肾功能、听力、视力等，若出现恶心、呕吐、耳鸣、听力下降等症状，及时就诊。③定期复查：出院后，每月复查尿常规和尿找抗酸杆菌，连续半年尿中无结核杆菌称为稳定转阴，5年不复发可认为治愈。

能力检测

（蒋小玲）

第五节 泌尿系肿瘤病人的护理

案例导入

刘先生，男，58岁。自述从半年前开始出现肉眼血尿。血尿时有时无，1周前因血尿明显加重前来就诊。诉右侧腰部隐痛或钝痛，检查时触及右腹部有一个质地坚硬的肿块。静脉肾盂造影提示右侧肾盏、肾盂被破坏。

工作任务：

1. 刘先生做哪些辅助检查有助于诊断？

2. 如刘先生选择手术治疗，术后应采取哪些护理措施？

泌尿及男性生殖系统各部均可发生肿瘤，大多数为恶性。最常见的是膀胱癌，其次是肾癌。欧美国家最常见的前列腺癌，其发病率在我国也有明显增长趋势。

一、肾癌

【概述】

肾癌(renal carcinoma)亦称肾细胞癌、肾腺癌，是最常见的肾脏恶性肿瘤之一，且发病率逐年上升。男女发病比例约为2∶1，高发年龄为50～60岁。

肾癌的病因至今尚不清楚，可能与吸烟、肥胖、饮食、环境接触(如石棉、皮革等)、遗传因素等有关。

知识链接

1. 肾癌的病理分型

临床上常见的肾肿瘤包括肾细胞癌、肾母细胞瘤、肾盂肿瘤。肾细胞癌又称肾腺癌，简称肾癌，占肾恶性肿瘤的85%左右。肾母细胞癌又称肾胚胎瘤或Wilms瘤，是小儿最常见的恶性肿瘤。肾盂癌较少见。

2. 肾癌的扩散和转移方式

①直接扩散：可向外穿过肾脏被膜到肾周围组织或侵入肾静脉延及下腔静脉。②淋巴转移：肾癌有15%～30%通过淋巴途径转移，淋巴转移的首站是肾蒂淋巴结。③血行转移：癌瘤侵犯肾静脉，而导致静脉内形成癌栓，可向远处转移到肺、肝、骨骼等。

【护理评估】

一、健康史

主要评估病人年龄、性别、职业、有无吸烟史、家族遗传史，有无其他伴随疾病等。

二、身体状况

(一) 症状与体征

30%～50%的肾癌缺乏早期的临床表现，大多数在健康体检或其他疾病检查时被发现。常见的临床表现有以下。

1. 肾癌“三联征” 血尿、疼痛、肿块被称为肾癌“三联征”，多数病人仅出现一项或两项以上症状，三项都出现者较少。

(1) 血尿：间歇性、无痛性肉眼血尿为肾细胞癌最常见的临床症状之一。血尿的出现表明肿瘤侵入肾盂、肾盏可能。通常为有时有条状血块、血尿的出现，说明肿瘤已穿入肾盏、肾盂。

(2) 疼痛：疼痛常为腰部钝痛或隐痛，常因肿瘤生长牵张肾包膜或侵犯腰肌、邻近脏器引起。当血块通过输尿管时病人可出现肾绞痛。

(3) 肿块:肿瘤较大时可在腹部或腰部触及质地坚硬的肿块。

2. 肾外表现 常见的肾外表现有低热、高血压、血沉增快、消瘦、贫血等。由于肾静脉或下腔静脉内瘤栓阻碍精索静脉内血液回流引起精索静脉曲张等。

(二) 辅助检查

1. B超 敏感性高,能发现早期肾癌。能准确地分辨囊性病变或实性占位性病变。

2. X线检查 尿路平片、尿路造影和肾动脉造影有助于诊断和鉴别。

3. CT、MRI 有助于肾脏肿瘤的早期诊断,并能显示肿瘤大小、部位、邻近器官有无受累等情况。

三、心理、社会状况

由于肾癌病人早期无特征性的症状,病人往往不够重视,但是随着病情的逐渐加重,一经确诊,病人会感到恐惧和绝望。因此,在评估时要重点看病人的情绪反应;了解病人及家属对疾病的认知情况,是否接受患病的事实,家属对病人的支持情况和家庭经济承受能力。

【常见护理诊断/问题】

1. 恐惧/焦虑 与病人对癌症的恐惧及预后的担忧有关。

2. 营养失调:低于机体需要量 与肿瘤消耗、长期血尿有关。

3. 有感染的危险 与手术切口、引流置管有关。

【护理措施】

(一) 治疗原则

根治性肾切除术是肾癌最主要的治疗方法。肾癌放射及化学治疗效果不理想,免疫治疗对转移癌有一定疗效。分子靶向药物是肾癌治疗的新方向。

(二) 非手术治疗护理/术前护理

(1) 心理护理:根据病人的年龄、职业、教育背景、性格特点做好心理护理,向其说明肾癌的治疗方法和治疗效果。

(2) 术前为改善病人的体质,增强手术的耐受力,鼓励病人多食用高蛋白质、高热量、高维生素饮食,纠正贫血和低蛋白血症。嘱病人多饮水可稀释尿液,以免血块阻塞输尿管。

(3) 术前常规准备:术前12 h禁食、4~6 h禁水,术前1日皮肤准备,术日晨灌肠1次,并留置导尿管等。

(三) 术后护理

1. 一般护理

(1) 休息与体位 术后麻醉作用消失、血压平稳者,取半卧位。根治性肾切除术后,卧床5~7日;肾部分切除术后需卧床休息2周,避免过早下床活动引起手术部位出血。

(2) 饮食与营养 术后48 h禁食,待肛管排气可给流质饮食。水肿重者及高血压者应忌盐,限制蛋白食物的入量。术后多饮水可起到内冲洗作用。禁食期间,给予静脉输入营养或胃肠营养支持。

2. 病情观察 严密观察生命体征:每15~30 min测血压、脉搏、呼吸1次,并记录,直至病人完全清醒,病情平稳后改为1~2 h测量1次。肾癌切除同时行腔静脉取瘤栓术后,需保留导尿管并监测24 h尿量、尿蛋白及肾功能,防止肾衰竭。

3. 管道护理

(1) 引流管的护理　保持腹腔引流管的通畅并妥善固定,防止引流管扭曲、堵塞、打折或脱落等,并及时观察并记录引流液的量、颜色、性状。术后伤口引流管若无引流物流出,2～3 日即可拔除。

(2) 留置导尿管的护理　监测 24 h 尿量以判断健侧肾功能。如排出大量血尿,应立即通知医师。每日尿道口消毒 2 次,并更换引流袋,引流管应低于耻骨联合以下,以预防逆行感染,保护健侧肾功能。

4. 预防感染　①监测体温变化和伤口局部情况,保持伤口周围皮肤清洁、干燥;②观察伤口敷料,如有污染潮湿应立即更换;③遵医嘱使用抗生素。

(四) 健康教育

1. 生活指导　病人应避免劳累,注意休息,戒烟,加强营养。告知病人勿剧烈活动,保持情绪稳定。

2. 药物指导　术后应遵医嘱服药,对肾脏有损害的药物应慎用或禁用。

3. 定期复查　肾癌手术后复发的病人,容易有骨、肺转移,但常缺少特异症状。因此,对肾癌手术后病人,应多注意有无消瘦、贫血、疼痛、咳嗽等非特异症状。定期进行肝、肾、肺等脏器检查,及早发现复发和转移病灶。

二、膀胱癌

案例导入

男性,58 岁,油漆工人,反复无痛性血尿 2 个月。近 2 个月来一直服用中药及抗生素治疗,血尿间断好转。2 天前在当地医院做 B 超检查发现膀胱右侧壁一个 2 cm×2 cm 大小软组织肿物,双肾形态大小正常。静脉肾盂造影显示双肾形态功能正常。

工作任务:

1. 病人出现血尿最可能的原因是什么?
2. 病人目前存在哪些护理诊断/问题?
3. 针对病人情况如何护理?

膀胱癌(carcinoma of bladder)是泌尿系统最常见的肿瘤,高发年龄为 50～70 岁,男女发病比例约为 4∶1。

【病因】

引起膀胱癌的病因很多,已知危险因素如下。

1. 化学致癌物　长期接触工业中(染料、油漆、墨水和人造皮革)的氨基苯酚及其他芳香族胺类致癌物质。

2. 吸烟　香烟是最重要的致癌物。有研究显示,吸烟者患膀胱癌的风险是不吸烟者的 4 倍,吸烟量越大,吸烟时间越长,发生膀胱癌的危险性越大。戒烟后膀胱癌的发病率会有所下降。

3. 膀胱慢性感染与异物长期刺激　如膀胱结石、膀胱憩室等。

4. 其他 如长期大量服用镇痛药非那西丁,食物中含有肠道菌产生的亚硝酸盐及盆腔放射治疗等。

知识链接

1. 膀胱癌的病理组织学分型:尿路移行细胞上皮癌超过90%。鳞癌和腺癌各占2%～3%。近1/3的膀胱癌为多发性肿瘤。1%～5%为非上皮性肿瘤。

2. 膀胱癌的浸润深度 可分为:①Tis:原位癌;②Ta:乳头状无浸润;③T1:限于固有层以内;④T2:浸润浅肌层;⑤T3:浸润深肌层或已穿透膀胱壁;⑥T4:浸润前列腺或膀胱邻近组织。

3. 扩散和转移方式 ①直接浸润:向膀胱壁内浸润,直至累及膀胱旁脂肪组织及临近器官。②淋巴转移:最常见的一种转移途径,主要转移到盆腔淋巴结。③血性转移:晚期血行转移到肝、肺、骨上腺和小肠等处。④种植播散:可见于腹部切口、尿路上皮、切除的前列腺窝和损伤的尿道口。

【护理评估】

(一) 健康史

了解病人年龄、性别、职业、周围环境、既往病史、用药史、家族史;有无长期接触致癌物质;有无诱发肿瘤的原因;有无其他疾病史等。

(二) 身心状况

1. 症状 因肿瘤的发生部位、类型、大小、发展阶段、有无并发症或转移而表现各异。

(1) 血尿 膀胱癌最常见和最早出现的症状。病人常表现为间歇性、无痛性肉眼血尿。可自行减轻或停止,容易造成已治愈的假象。血尿的严重程度与肿瘤大小、数目、恶性程度不成正比。

(2) 膀胱刺激征 膀胱癌的晚期症状。因肿瘤坏死、溃疡或合并感染所致。如早期即有这些症状,提示预后不良。

(3) 其他 晚期浸润癌可在耻骨上区扪及坚硬肿块;广泛浸润盆腔或转移时可出现腰骶部疼痛;膀胱三角区及膀胱颈部肿瘤可堵塞膀胱出口,引起排尿困难,出现尿潴留。肿瘤堵塞输尿管口可引起肾积水。

2. 体征 多数病人无明显体征,当肿瘤增大到一定程度时可出现下腹部肿块;当发生肝脏或淋巴结转移时,可扪及肿大的肝脏或锁骨上淋巴结。

3. 辅助检查

(1) 实验室检查 尿液检查:在病人新鲜浓缩尿液中可检测到脱落的肿瘤细胞,但干扰因素较多。

(2) 影像学检查 B超、排泄性尿路造影、CT、MRI检查等有助于膀胱肿瘤的诊断。

(3) 膀胱镜检查 诊断膀胱癌最直接、最重要的检查手段,能直接观察到肿瘤的大小、数目、位置、形态、浸润范围等,并可取活组织做病理学检查。

(三) 心理、社会状况

评估病人及家属对病情、排尿形态改变、拟采取的手术方式、术后并发症等的认知程度。

心理和家庭经济承受能力。

【常见护理诊断/问题】

1. 营养失调:低于机体需要量 与肿瘤病人晚期不能进食、消耗增加、长期血尿有关。

2. 焦虑/恐惧 与对自己所患疾病预后的担忧、害怕手术等有关。

3. 自我意象紊乱 与膀胱全切尿流改道、不能主动排尿有关。

4. 潜在并发症:出血、感染、尿瘘、膀胱穿孔、尿失禁等。

【护理措施】

一、治疗原则

以手术治疗为主,配合放疗和化疗等辅助治疗。

(一) 非手术治疗

非手术治疗包括化疗、放疗、免疫治疗、激光及光动力学治疗、生物学治疗等。

(二) 手术治疗

原则上表浅肿瘤可采用保留膀胱的手术;较大、多发、多次复发以及浸润肿瘤,应行膀胱全切除术。

(1) 经尿道膀胱肿瘤切除术:适用于表浅膀胱肿瘤的治疗。

(2) 膀胱部分切除术:适用于 T2 期分化良好、局限的肿瘤。

(3) 根治性膀胱全切除术:是肌层浸润性膀胱癌的标准治疗方法。切除全膀胱、盆腔淋巴结外,男性还应包括前列腺和精囊;女性包括尿道、子宫、宫颈、阴道前穹窿及卵巢等,同时行尿流改道和膀胱替代。一般采用非可控性回肠膀胱术(图 9-5-1)或结肠膀胱术,对年轻病人选择可控性尿流改道术,以提高生活质量。对年老体弱病人可做输尿管皮肤造口术(图 9-5-2)。

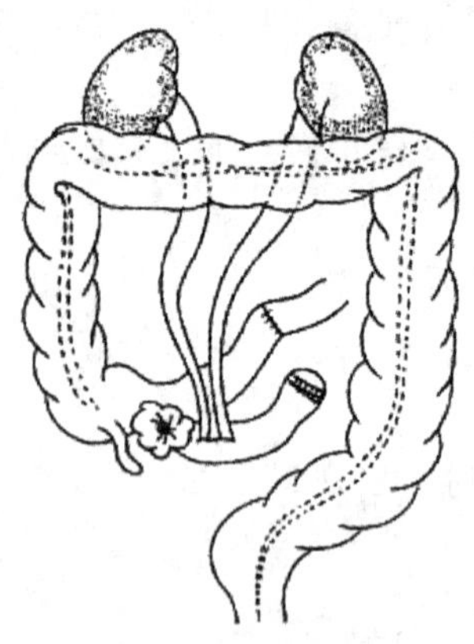

图 9-5-1 回肠膀胱术

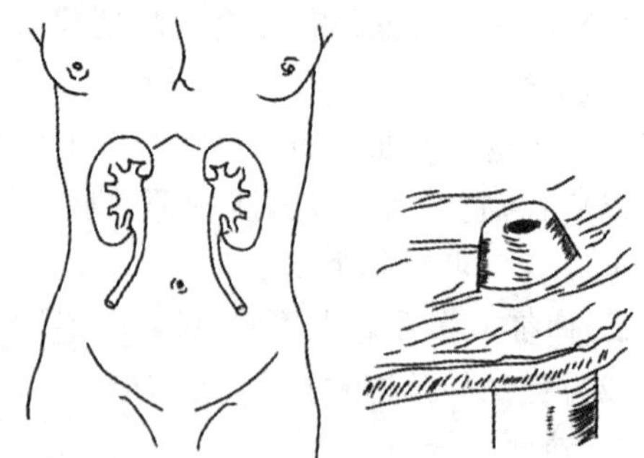

图 9-5-2 输尿管皮肤造口术

二、非手术治疗护理/术前护理

1. 心理护理 根据病人的年龄、职业、教育背景、性格特点等,向病人说明膀胱癌的治疗方法和治疗效果,减轻病人的恐惧心理。对膀胱全切、尿流改道术的病人,应向其解释治疗的重要性,告知病人尿流改道术后可通过自我护理不影响日常生活,同时鼓励家属多关心支持病人，消除其恐惧、焦虑心理，尽快适应尿流改道后的日常生活。

2. 肠道准备 对拟行膀胱全切回肠膀胱术或结肠膀胱术的病人，做好肠道准备。术前3天口服肠道不吸收抗生素，少渣半流饮食，每晚灌肠；术前常规禁食禁饮，术晨清洁灌肠。

3. 皮肤准备 对拟行造口的病人，协助医师选好造口位置，并做好标记。术前彻底清洁腹壁皮肤。

三、术后护理

（一）一般护理

1. 休息与体位 术后若病人麻醉作用消失、血压平稳者，可取半卧位。膀胱全切除术后卧床8～10日，避免引流管脱落引起尿瘘。术后6～12周避免久坐、重体力劳动、性生活等。

2. 饮食与营养 经尿道膀胱肿瘤电切者，术后6 h即可正常进食。膀胱部分切除和膀胱全切双输尿管皮肤造口术后病人，待肛门排气后，进富含维生素及营养丰富的食物。回肠膀胱术、可控膀胱术病人术后禁食、胃肠减压至肠蠕动恢复后可进食，禁食期间给予静脉营养。每日液体入量2000～3000 mL。

（二）病情观察

术后严密观察生命体征，伤口及尿量、尿液的颜色及性质；观察各引流管引流情况。注意观察术后出血情况。

（三）引流管的护理

1. 保持引流通畅 带多种引流管时，应做好标记，分别记录引流情况。妥善固定，防止移位、掉入体内或脱出，保持引流通畅。回肠膀胱或可控膀胱因肠黏膜分泌黏液易堵塞管腔，应注意及时挤压将黏液排出，有储尿囊者可用生理盐水每4 h冲洗1次。

2. 代膀胱冲洗 为预防新膀胱的肠黏液过多引起管道堵塞，减少尿液对新膀胱的刺激，一般术后第3天开始代膀胱冲洗。每日1～2次。肠黏液多者可适当增加次数。方法：病人平卧，用生理盐水或5%碳酸氢钠溶液作为冲洗液，冲洗温度36 ℃左右。从代膀胱造瘘管缓慢注入，低压冲洗，之后开放导尿管放出冲洗液。如此反复多次，直至冲洗液澄清为止。

3. 拔管时间 ①输尿管支架管：术后10～14日拔除。②代膀胱造瘘管：术后2～3周。③导尿管：代新膀胱容量达150 mL以上后拔除。④盆腔引流管：术后3～5日拔除。

（四）膀胱灌注化疗的护理

1. 灌注对象 凡保留膀胱的手术治疗病人，采用膀胱内灌注化疗药物，可预防和延迟肿瘤的复发。

2. 常用药物 卡介苗(BCG)、丝裂霉素、吡柔比星、羟喜树碱、表柔比星、阿霉素等。

3. 灌注次数 术后24 h内开始。每周灌注一次，8次后改为每月灌注一次，共1～2次。

4. 灌注方法 嘱病人灌注前4 h禁饮水，排空膀胱。常规消毒外阴及尿道口，再将药物用生理盐水50～60 mL稀释后灌入膀胱。协助病人分别取仰卧、俯卧、左侧卧位、右侧卧位，每15～30 min变换体位一次，共2 h。

5. 主要不良反应 化学性膀胱炎。BCG的不良反应如发热、膀胱刺激症状、出血性膀胱炎等发生率较高。

（五）尿路造口的护理

每日更换尿袋，及时清理造口及周围皮肤黏液，有尿液外溢时，要立即擦洗干净，及时更换衣服被单。造口周围偶可见白色粉状物，系细菌分解尿酸而成。可先用白醋清洗，后用清水冲洗。病人平时可以穿宽松肥大、不束腰带的裤子，以隐蔽所佩戴的尿袋。

四、健康教育

(1) 术后适当锻炼，加强营养；膀胱癌术后有易复发倾向，向病人说明定期复查的重要性。对密切接触致癌物质者加强劳动保护，禁止吸烟，可防止或减少膀胱癌的复发。

(2) 自我护理　教会尿流术后佩戴接尿器者自我护理。非可控术后更换尿袋动作要快，避免尿液外流。可控膀胱术后，病人自我导尿注意清洁双手及导尿管，开始时每 2～3 h 导尿一次，逐渐延长到 3～4 h 一次。外出或睡觉可佩戴尿袋避免尿失禁。

(3) 原位膀胱功能训练　多饮水，坚持提肛或缩肛练习，以锻炼尿道括约肌功能。夹闭导尿管。定时放尿，初起每 30 min 放尿一次，逐渐延长至 1～2 h。放尿前收缩会阴，轻压下腹，每次都尽量将膀胱完全排空，逐渐形成新膀胱充盈感。以后逐渐选择特定的时间排尿，如餐前 30 min，晨起或睡前。一般白天每 2～3 h 排尿 1 次，夜间 2 次，减少尿失禁。

能力检测

（蒋小玲）

第六节　良性前列腺增生症病人的护理

案例导入

黄先生，65 岁，尿频、夜尿增多 2 年，有排尿费力和不尽感，尿后滴沥。因饮酒后小便不能自解 4 h 急诊入院。

工作任务：

1. 黄先生不能排尿的原因是什么？采取哪些检查有助于明确诊断？
2. 如何解决黄先生的排尿困难问题？

【概述】

良性前列腺增生症（benign prostatic hyperplasia）简称前列腺增生，俗称前列腺肥大。前列腺增生是老年男性排尿困难中最常见的一种良性疾病。男性自 45 岁后前列腺均可有不同程度的增生，50 岁以后开始出现临床症状。

【病因】

引起前列腺增生的病因尚不完全清楚，目前公认老龄和有功能的睾丸是两个重要因素，两者缺一不可。随着年龄的增长，体内雄激素及雌激素的平衡失调以及雌、雄激素的协同效应等，可能是前列腺增生的重要原因。

【病理】

前列腺(图 9-6-1)由移行带、中央带和外周带组成(图 9-6-2)。移行带是围绕尿道精阜的腺体，中央带包绕射精管，外周带组成了前列腺的背侧及外侧部分。

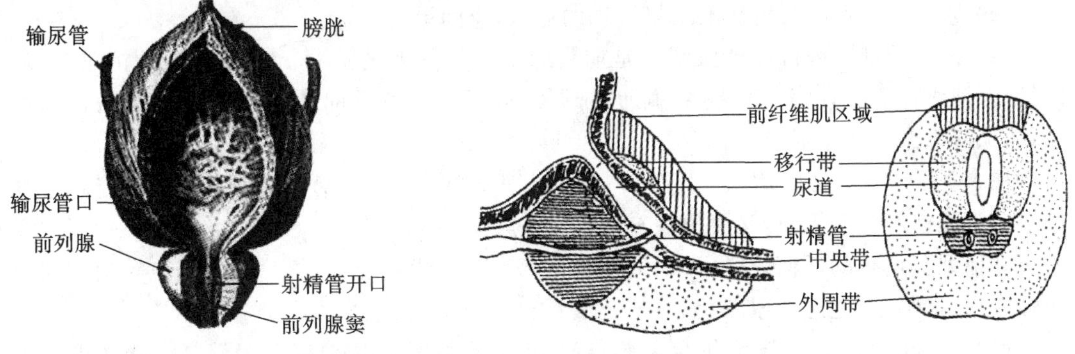

图 9-6-1 前列腺

图 9-6-2 前列腺的组成

前列腺增生主要发生在前列腺尿道周围移行带。增生的腺体呈多发结节，并逐渐增大。增生的腺体突向尿道，可使前列腺尿道伸长、弯曲、狭窄(图 9-6-3)，引起排尿困难。前列腺内尤其是围绕膀胱颈的平滑肌内含有丰富的 α 肾上腺素受体，这些受体的激活引起该处平滑肌收缩，使前列腺尿道阻力增加。

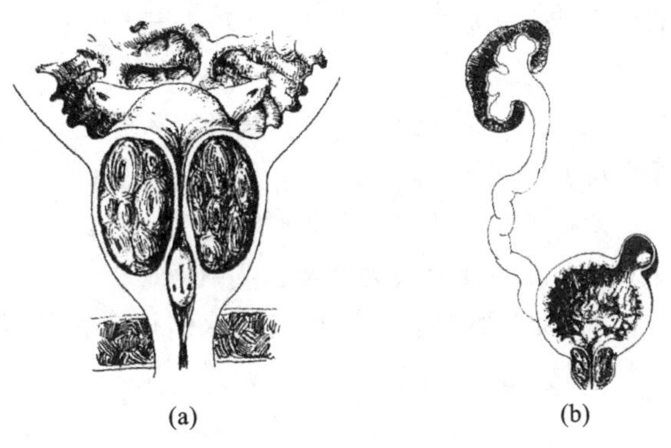

图 9-6-3 前列腺增生

前列腺增生及 α 肾上腺素受体兴奋后导致尿道平滑肌收缩，造成膀胱出口梗阻。为了克服这些阻力，膀胱收缩力增强，逼尿肌逐渐增厚，膀胱壁出现小梁小室或假性憩室。梗阻如长时期不得解除，膀胱逼尿肌代偿衰竭，膀胱功能失代偿时，出现残余尿。随着残余尿的增加，出现充溢性尿失禁或无症状的尿潴留。长期排尿困难使膀胱高度扩张或膀胱内高压，可发生膀胱输尿管反流，最终导致上尿路积水和肾功能损害。长期尿路梗阻，还可继发感染和结石。

【护理评估】

(一) 健康史

了解年龄、最近有无较大的情绪波动、劳累及喜食辛辣食物、饮酒等诱发因素,既往排尿困难情况及治疗经过,有无其他伴随疾病,如心脑血管疾病、糖尿病等。

(二) 身体状况

1. 症状 前列腺增生多在50岁以后出现症状,60岁以后症状更加明显。症状取决于梗阻的程度,病变发展速度及是否合并感染。症状可时轻时重。

(1) 尿频 前列腺增生病人最早出现的症状,夜间更为明显。

(2) 排尿困难 进行性排尿困难是前列腺增生最重要的症状。典型表现是排尿迟缓、断续,尿流细而无力,射程短,终末滴沥,排尿时间延长。严重时需要用力增加腹压帮助排尿,排尿终末常有尿不尽感。

(3) 尿潴留 当梗阻达到一定程度,膀胱内残余尿量增多,发生慢性尿潴留。膀胱过度充盈达到膀胱容量极限时,又可出现充溢性尿失禁。

在前列腺增生的任何阶段,可因气候变化、劳累、情绪激动、饮酒、便秘、久坐等使前列腺急性充血、水肿,发生急性尿潴留。

(4) 其他症状 前列腺增生合并感染时,亦可有尿频、尿急、尿痛膀胱炎。增生腺体表面黏膜较大的血管破裂可以发生无痛血尿。梗阻晚期可出现肾积水和肾功能不全征象。长期排尿困难导致腹压增高,可诱发腹股沟疝、脱肛或内痔等。

2. 体征 前列腺增生尿道梗阻后可引起严重的肾积水,双侧腹部可触及肿大的肾脏,尿潴留时,耻骨上可触及囊性包块,按压包块有尿意感。

3. 辅助检查

(1) 直肠指检 直肠指检是重要的检查方法,简单易行。可直接触及肿大的前列腺,表面光滑、质韧、有弹性,中间沟消失等。

(2) B超 可测量前列腺体积,检查内部结构,是否突入膀胱。经直肠扫描更为精确,经腹壁超声检查可测量膀胱残余尿量。

(3) 尿动力学检查 尿流率测定可初步判断梗阻程度。若最大尿流率小于15 mL/s,说明排尿不畅,若小于10 mL/s,说明梗阻较为严重。

(4) 血清前列腺特异性抗原(PSA)测定 如前列腺体积较大、有结节或较硬时,应测定血清PSA,以排除合并前列腺癌的可能。

知识链接

前列腺特异性抗原(PSA):是前列腺腺泡和导管上皮细胞分泌的一种具有237个氨基酸的单链糖蛋白,具有前列腺组织的特异性。采用放射免疫测定和酶联法测定血清PSA,男性PSA正常值为0～4 ng/mL,若大于10 ng/mL,则高度怀疑前列腺癌。

(三) 心理、社会状况

了解老年人心理反应,评估病人及家属对疾病采取的治疗方法、手术及可能出现的并发症的认知程度,家庭经济承受能力。

【常见护理诊断/问题】

1. 排尿障碍 与逼尿肌功能不稳定、导管刺激、膀胱痉挛等有关。

2. 恐惧/焦虑 与长期排尿困难，担心手术及预后有关。

3. 潜在并发症：出血、尿失禁、经尿道前列腺电切综合征（TUR综合征）。

【护理措施】

（一）治疗原则

1. 非手术治疗

（1）前列腺增生未引起明显梗阻者一般无须治疗，可观察随访。

（2）药物治疗：适用于症状较轻，残余尿量小于50 mL者。常用药物包括：①α受体阻滞剂：常用药物有特拉唑嗪、阿夫唑嗪、坦索罗辛等。②5α还原酶抑制剂：常用药物有非那雄胺、度他雄安，可降低前列腺组织内双氢睾酮的含量，使腺体缩小，改善排尿功能。

（3）微创治疗：梗阻较轻或不能耐受手术者采用非手术微创治疗。

2. 手术治疗 梗阻严重，膀胱残余尿超过50 mL，若出现反复尿潴留，反复泌尿系感染，膀胱结石，继发上尿路水肿而全身能够耐受手术时，应采用外科手术治疗。

手术方式有：①经尿道前列腺切除术（TURP）：是目前最常用的手术方式。②开放手术：用于巨大前列腺或合并膀胱结石者，包括耻骨上经膀胱前列腺切除术、耻骨后前列腺切除术。

（二）非手术治疗护理/术前护理

1. 饮食与营养 嘱病人吃粗纤维、易消化食物；忌饮酒及辛辣食物；多饮水，勤排尿；避免劳累、受凉。

2. 缓解尿潴留 对于急性尿潴留病人，及时配合医师行导尿。若导尿失败，行耻骨上膀胱穿刺抽出尿液。在引流尿液时，应间歇缓慢放出尿液，避免快速排空膀胱引起膀胱内大出血。有较重的排尿困难或残余尿多的病人，应留置导尿持续引流，改善膀胱逼尿肌和肾功能。

3. 安全护理 嘱病人白天多饮水，睡前尽量少饮水；病人夜尿次数多且都为老年人，行动不便，视力较差，应注意病人的夜间安全保护，床边准备便器。

4. 心理护理 老年人感觉减退，运动退化，加之疾病引起的尿液淋漓不尽、排尿困难等症状，易使病人产生自卑心理。应体贴关心病人，讲解症状发生原因及治疗效果，增强病人的信心，使其以愉快的心情接受手术。

5. 药物治疗护理 ①α受体阻滞剂：可引起头晕、直立性低血压，应睡前服用，用药后嘱病人卧床休息。②5α还原酶抑制剂：显效慢，一般服药3～6个月见效，停药后症状易复发，需长期服用。

6. 术前准备 ①做好全身各器官功能检查；②术前改善肾功能，控制感染；③指导有效咳嗽、排痰；④术前晚灌肠，防止术后便秘。

（三）术后护理

1. 休息与体位 术后平卧2日后改半卧位，固定或牵拉气囊尿管，防止病人坐起或肢体活动时，气囊移位而失去压迫膀胱颈口的作用，导致出血。

2. 饮食 术后6 h无恶心、呕吐，可进流质饮食，1～2日后无腹胀即可恢复正常饮食。

鼓励多饮水。

3. 病情观察 前列腺增生患病人群均为高龄病人，可能同时患有糖尿病、高血压、动脉硬化、慢性支气管炎、肺气肿等疾病，加上麻醉及手术刺激可引起血压下降或诱发心脑并发症，应严密观察病人意识状态及生命体征。密切观察手术野出血，尿量及尿色变化情况。

4. 预防感染 因病人手术后免疫力低下加之留置导尿管，易引起尿路感染和精道感染，术后密切观察体温及白细胞数变化，若有畏寒、发热症状，应观察有无附睾肿大及疼痛。早期应用抗生素，行持续膀胱冲洗，每日行尿道口护理2次，防止感染。

5. 膀胱冲洗 术后用生理盐水持续膀胱冲洗3～5日，防止血凝块堵塞。注意事项：①冲洗温度控制在25～30 ℃，预防膀胱痉挛的发生。②冲洗速度可根据尿色而定，色深则快，色浅则慢。术后肉眼血尿应随时间的延长颜色逐渐变浅，若血尿颜色深红或逐渐加深，则说明有活动性出血，应立即通知医师。③确保冲洗管道的通畅，若引流不畅应及时施行高压冲洗抽吸血块，避免造成膀胱充盈、膀胱痉挛而加重出血。④准确记录每次膀胱冲洗量和排出量，尿量＝排出量-冲洗量。

6. 并发症的护理

(1) 出血　前列腺切除术后早期都有肉眼血尿，以后逐渐变淡。若尿色深红或逐渐加深，说明有活动性出血，应及时协助处理。术后7天后，逐渐离床活动，保持大便通畅。禁止灌肠和肛管排气，避免前列腺窝损伤出血。

(2) 膀胱痉挛　由于手术创伤、导管的刺激、血块堵塞冲洗管等原因可引起膀胱痉挛。膀胱痉挛可引起阵发性剧痛，诱发出血膀胱痉挛性疼痛、强烈的便意及尿意，尿液可不自主从尿道口溢出，诱发出血。防治措施：①首先排除导尿管有无堵塞，确保引流通畅，如有血块及时冲洗。②症状较轻的病人，加强心理护理，消除紧张情绪，使用病人自控镇痛泵；减少各种不良刺激，冲洗液温度适宜。③疼痛剧烈者，可口服硝苯地平、丙胺太林、地西泮或用异搏定加入生理盐水内冲洗膀胱。

(3) 尿失禁　由于前列腺窝感染、膀胱逼尿肌不稳定、尿括约肌损伤等原因引起，尿液不自主无意识地排出。多为暂时性，一般无须药物治疗。可做膀胱区及会阴部热敷、针灸等，大多数可以缓解症状。指导病人做提肛训练与膀胱训练，预防术后尿失禁。

(4) TURP综合征　是在做TURP手术过程中机体吸收大量冲洗液后，血容量急剧增加，形成稀释性低钠血症。病人可在几小时内烦躁、恶心、呕吐，抽搐甚至昏迷等，严重者出现肺水肿、脑水肿、心力衰竭。一般发生在TURP手术后几个小时内，严重病人可因抽搐、心血管功能衰竭而死亡。一旦发生立即减慢输液速度，给予利尿剂与脱水剂，吸氧，适当补充3%或5%的氯化钠等对症处理。

（四）健康教育

1. 饮食指导 培养良好的饮食习惯，提倡均衡饮食，不吃辛辣刺激性食物，禁烟酒，少饮咖啡、浓茶，多饮水，日饮水量2000～3000 mL。多选择高纤维和植物性蛋白质，多吃新鲜蔬菜、水果、粗粮、大豆。保持大便通畅。

2. 休息与活动指导

(1) 前列腺增生病人应尽量从事轻体力劳动，注意休息，防过度劳累，不可憋尿，以免引起尿潴留，冬天应注意保暖，预防感冒。

(2) 手术后1～2个月内避免久坐、提重物，避免剧烈运动，如跑步、骑自行车、性生活等防止继发性出血。

3. 锻炼提肛肌 指导病人经常锻炼提肛肌，减少术后尿失禁的发生。

4. 定期复查 术后前列腺窝的修复需要3～6个月。应注意观察排尿情况，定期复查。TURP术后可能出现尿道狭窄。术后若出现尿线变细，甚至排尿困难，应及时去医院检查和处理。

（蒋小玲）

第七节 前列腺癌病人的护理

【概述】

前列腺癌(carcinoma of prostate)是老年男性常见的恶性肿瘤，85%发病年龄超过65岁，高发年龄在70～74岁。不同国家和种族的发病率差别很大，欧美地区较高。目前在美国，前列腺癌的发病率超过肺癌，成为第一位危害男性健康的肿瘤。我国以前发病率较低，但由于人口老龄化，近年来发病率有所增加。

前列腺癌的病因尚未完全清楚，可能与种族、环境、遗传、吸烟、肥胖和性激素等有关。

【护理评估】

（一）健康史

评估病人的环境、遗传、饮食、性激素水平异常等诱发因素。

（二）身体状况

1. 症状与体征 多数无明显临床症状。常在体检时直肠指捡或检查血清PSA升高被发现。也可在前列腺增生手术标本中发现。当肿瘤较大时可出现与前列腺增生相似的症状，如尿频、尿急、尿流缓慢、排尿不尽，甚至尿潴留、尿失禁等。血尿少见。前列腺癌远处转移时引起骨痛、病理性骨折或脊髓受压神经症状。其他晚期症状有贫血、衰弱、下肢水肿、排尿困难、少尿或无尿等。

2. 辅助检查

(1) 直肠指诊 对前列腺癌诊断和分期有重要意义。可了解前列腺的大小、形态、有无不规则结节，前列腺体积扩大程度，中央沟情况，腺体活动度、硬度及精囊等情况。

(2) 实验室检查

①血清PSA：前列腺癌常伴血清PSA升高，极度升高提示有转移灶。可作为前列腺癌的筛选检查方法。

②血清酸性磷酸酶(ACP)：ACP升高与前列腺癌转移有关，但缺乏特异性。

(3) 影像学检查

①经直肠B超检查：可发现前列腺内低回声癌结节，并可测量肿瘤体积。

②CT/MRI：可早期发现有无转移，对诊断前列腺癌的范围有意义。

(4) 前列腺活检：经直肠超声引导前列腺穿刺活检可确诊前列腺癌。

（三）心理、社会状况

评估病人和家属对病情和手术治疗的相关知识的掌握程度。同时了解病人及其家属是否接受手术、是否知道手术可能引起的并发症，以及评估病人及其家属对疾病的恐惧、焦虑程度等。

【常见护理诊断/问题】

1. 恐惧/焦虑 与对癌症的恐惧，害怕手术有关。

2. 疼痛 与瘤体较大压迫及合并感染有关。

3. 潜在并发症：术后出血、尿失禁。

【护理措施】

（一）治疗原则

根据病人的年龄、全身情况、临床分期等综合考虑。

1. 非手术治疗 ①观察等待：适用于偶然发现的局限性前列腺癌。②抗雄激素内分泌治疗。③放射治疗。④化学治疗。

2. 手术治疗 ①根治性前列腺切除术：局限在前列腺包膜以内的癌（T1、T2）可以行根治性前列腺切除术，也是治疗前列腺癌的最佳方法。②睾丸切除术：T3、T4 期的前列腺癌以内分泌治疗为主，可行睾丸切除术，配合非类固醇类抗雄激素制剂等间歇治疗以提高生存率。

（二）非手术治疗护理/术前护理

1. 一般护理

（1）饮食护理 纠正不良的饮食结构，降低食物中的胆固醇含量，不吃高脂肪食品，多吃蔬菜。多饮水、多排尿、不憋尿。

（2）休息与活动 病情许可鼓励病人多离床活动，避免久坐导致前列腺局部充血。术后麻醉期已过，血压平稳，可取半卧位。麻醉恢复后指导病人在床上活动肢体。

（3）其他 告知病人戒烟。

2. 心理护理 评估病人的心理状态，多与病人沟通、解释病情。前列腺癌是老年男性的常见疾病，一般发展缓慢，病程较长。早期前列腺癌可长期生存，中晚期前列腺癌多数通过内分泌治疗和放射治疗，5 年生存率较高。让病人充分了解自己的病情，减轻思想压力，消除恐惧、焦虑心理。

3. 术前准备

（1）肠道准备：术前 3 天进半流食，术前 2 天进流食，术前 12 h 禁食，4～6 h 禁水。术前 3 天口服甲硝唑片肠道抑菌。术前晚及术日晨清洁灌肠，以保证肠道清洁，防止并发症致严重感染。

（2）术前嘱病人保证有效睡眠，必要时可予服用镇静剂以保证睡眠。

（三）术后护理

1. 病情观察 术后应严密监测生命体征的变化，注意保持呼吸道通畅。观察引流管的情况，若引流液血色深且量大，往往提示伤口出血较多，应立即通知医师及时处理。观察伤口敷料有无渗湿、渗血情况。

2. 引流护理 妥善固定，保证引流通畅。观察引流物的颜色，详细记录引流量。术后早期如果引流液血色深且量大，往往提示手术创面渗血较多，应该配合医师积极止血治疗及补充血容量。而术后 3～5 天，若引流物清淡、量大，往往提示尿道膀胱吻合口漏，此时应注意保持引流管和尿管通畅，适当延长留置导尿管和引流管的时间，保持伤口敷料及皮肤清洁干燥，预防感染。病人在卧床翻身或下床活动时注意勿使引流管和导尿管脱出、打结、堵塞或尿液逆流，每日进行尿道口护理 2 次，保持会阴部清洁。

3. 预防感染 保持切口清洁，伤口敷料渗湿及时更换。应用广谱抗生素预防感染。发现感染征象及时通知医师。

4. 术后并发症的防治与护理

(1) 尿失禁 术后尿失禁是因为尿道括约肌的损伤或牵拉，可出现永久性尿失禁或暂时性尿失禁。病人因为不能控制排尿，严重影响日常生活质量，长期尿失禁，容易继发泌尿系及会阴部皮肤感染。因此，对拔除导尿管后出现暂时性尿失禁病人让其有充分的心理准备。为配合术后继续治疗，可请术后康复的病人讲自己的切身体会，克服病人术后紧张、焦虑情绪，建立治疗信心。指导病人进行盆底肌肉锻炼。

(2) 尿道吻合口狭窄 如进行性尿线变细和排尿困难应考虑可能有尿道吻合口狭窄。行尿道扩张得以缓解，扩张前向病人解释行尿道扩张的方法、必要性以及可能出现的并发症和对身体所造成痛苦，同时保证尿道口的清洁，避免并发症的发生。

(四) 健康教育

(1) 建立良好的生活习惯，适当锻炼，加强营养，彻底停止吸烟、减少饮酒量，避免高脂肪饮食，特别是减少动物脂肪的摄入。

(2) 用药指导：非类固醇类抗雄激素制剂如雌激素、雌二醇氮芥等能对抑制前列腺癌的进展有作用，但也有较严重的心血管、肝、肾、肺的副作用，用药期间应严密观察。

(3) 复查指导：定期复查 PSA 可作为判断预后的重要指标。若有骨痛，警惕骨转移，应及时检查和治疗。

能力检测

（蒋小玲）

第八节 肾移植病人的护理

案例导入

周女士，22 岁，因“头痛、头晕一年半，颜面水肿伴恶心四月余，胸闷、气短 7 天”入院，病人入院时呼吸有氨味，胸闷、憋气，不能平卧，频繁恶心、呕吐，查体：双肺呼吸音低，双肺底可闻及大量湿性啰音，辅助检查：血肌酐 866.00 μmol/L，血尿素氮 29.60 mmol/L，血尿酸 533.3 μmol/L，血红蛋白含量 53 g/L，尿蛋白(++)。

工作任务：

1. 周女士当前解决肾衰竭最好的方法是什么？

2. 周女士在移植前需要进行哪些准备？

3. 周女士在移植后怎样进行护理？

【概述】

肾移植(renal transplantation)是利用亲属肾或者尸体肾移植于不可逆肾衰竭病人的手术治疗，是治疗终末期肾脏疾病的有效方法。肾移植多采用异位移植，移植肾多放在髂窝内，其次为腹膜后移植。将供肾动脉与髂内动脉吻合，供肾静脉与髂外静脉吻合，供肾输尿管与膀胱吻合，无须切除受者的病肾。肾移植的适应证：各种肾病发展到慢性肾衰竭尿毒症期，包括慢性肾小球肾炎、慢性肾盂肾炎、多囊肾、糖尿病性肾病、间质性肾炎和自身免疫性肾病。活体或亲属供肾较尸体供肾移植效果佳。

知识链接

1. 器官移植概念　指通过手术的方法将某一个体的活性器官移植到另一个体的体内，使之恢复原有的功能，以代偿受着器官因终末性疾病而丧失的功能。

2. 器官移植分类

(1) 按照遗传学观念可分为：自体移植、同质移植、同种异体移植、异种移植。

(2) 按移植方法分为：原位移植、异位移植、原位旁移植。

(3) 按移植过程中移植物有无活力分为：活体移植、结构移植或支架移植。

3. 移植免疫　目前临床移植多属同种异体移植。移植排斥反应是移植成功的最大障碍，包括宿主抗移植物反应和移植物抗宿主反应。临床根据排斥反应发生的时间和强度、发生机制和病理分为超急性排斥反应、急性排斥反应和慢性排斥反应。

4. 移植物的储存　目前通用的方法是冷储存法，也叫单纯灌洗保存法，将切取的器官用特制的冷溶液(0～4 ℃)先作短暂的冲洗，使其中心降温到 10 ℃，然后保存于 2～4 ℃的保存液中，直到移植。

【护理评估】

一、健康史

了解病人肾脏疾病的发生、发展及诊治情况。同时了解有无其他慢性疾病史。

二、身体状况

评估病人肾区疼痛的性质、范围、程度及有无压痛等，询问病人有无其他部位的感染灶；了解病人肾移植术前的常规及特殊检查结果，心、肝、肾及呼吸功能等；注意尿、咽拭子培养结果。

三、心理、社会状况

了解病人的心理特征，对肾移植知识的了解程度以及对手术的期望程度。了解病人及家属对肾移植的风险、术后并发症的认知程度及心理承受能力；家庭及社会支持系统对肾移植所需的昂贵费用的承受能力。

【常见护理诊断/问题】

1. 焦虑 与担心肾移植效果及恐惧术后疼痛、医疗费用昂贵等有关。

2. 营养失调:低于机体需要量 与长期低蛋白质饮食、胃肠道吸收不良和食欲不振致营养摄入不足有关。

3. 有口腔黏膜受损的危险 与术后应用免疫抑制剂及感染易感因素增加有关。

4. 潜在并发症:排斥反应、移植肾功能衰竭、感染、出血、尿瘘及尿路梗阻等。

【护理措施】

一、术前护理

(一) 供者的选择

移植前供、受者通过组织配型,减少移植后的免疫排斥反应。

1. ABO血型相容试验 要求供、受者血型相同或相容,至少要符合输血原则,防止发生超急性排斥反应。

2. 淋巴细胞毒交叉配合试验 淋巴细胞毒交叉配合试验是移植前必查的项目。要求淋巴细胞毒交叉配合试验必须小于10%或阴性才能做肾移植手术。

3. 人类白细胞抗原(HLA) 包括MCH-Ⅰ类分子抗原HLA-A、HLA-B、HLA-C;MCH-Ⅱ类分子抗原HLA-DR、HLA-DP、HLA-DQ。临床主要检测HLA-A、HLA-B和HLA-DR三个定点。完全相符时,一年移植存活率高达93%;而HLA-DR相符,而HLA-A、HLA-B有一位点相符时,一年移植肾存活仍为89%;但HLA-A、HLA-B完全相符而HLA-DR位点不符时,一年肾存活率下降至70%。

(二) 受者的准备

1. 心理准备 向接受肾移植病人及家属耐心介绍手术方案及治疗措施,以减少或消除病人及家属对手术的恐惧和焦虑。在移植术前保持良好的情绪,对手术后可能出现的不良情况或并发症有充分的思想准备。

2. 完善相关检查 与供者做好组织配型。

3. 应用免疫抑制药物 手术前或术中开始服用。

4. 预防感染 遵医嘱预防性应用抗生素预防和控制潜伏感染病灶。

5. 饮食与肠道准备 给予低钠、优质蛋白质、高碳水化合物、高维生素的饮食,必要时,遵医嘱通过肠内外途径补充营养,以改善病人的营养状况和纠正低蛋白血症。提高手术耐受性。术前8 h禁食、4~6 h禁水,必要时遵医嘱术前1日晚灌肠。

(三) 病室准备

1. 病室消毒 隔离病房应通风良好。术前1日用0.5%过氧乙酸擦拭室内一切物品和门窗,再用乳酸熏蒸或臭氧机进行病室空气消毒。有条件的医院安置病人在有空气层流设备的单间洁净病室。

2. 物品准备 除术后必备的一般物品外,另加尿比重计、磅秤、量杯、痰杯、监护仪器及隔离衣、帽、鞋等。

二、术后护理

1. 严格消毒隔离 肾移植病人术后因大量使用激素和免疫抑制剂，机体抵抗力下降，非常容易出现感染，应采取严格的消毒隔离措施。

(1) 禁止非工作人员进入病室，有感染病灶者不宜参加肾移植术后病人的治疗护理工作。工作人员进入病室前应穿隔离衣、换隔离鞋、戴口罩及帽子。

(2) 每日用消毒液擦拭病室内物品，紫外线消毒空气，每日 3 次。

(3) 病人不得随意外出。严禁家属随意将物品带入病室，食品必须经护士检查后方可带入。

(4) 病人的衣物传单须经高压灭菌后才能使用，病人的餐具煮沸消毒后使用。诊疗物品如血压计、听诊器等专人专用。

2. 病情观察

(1) 监测生命体征：术后 3 日内每小时观察一次，病情稳定后改为每 4 h 一次。术后如体温＞38 ℃，评估是否发生排斥反应。

(2) 监测尿量：保持导尿管引流通畅；术后 3 日内，每小时观察尿量一次，3 日后每 4～8 h 测量一次，术后 3～4 日内，尿量维持在 200～500 mL/h 为宜。多数病人在肾移植 3～4 日后出现多尿，尿量可达 1000 mL/h 以上。当尿量达 5000～10000 mL/24 h 时为多尿期。多尿可引起脱水和电解质紊乱，应加强护理。当尿量＜100 mL/h 时，应及时报告医师，警惕移植肾脏发生急性肾小管坏死或急性排斥反应。

(3) 观察伤口：有无红、肿、热、痛、分泌物，根据具体情况及时更换敷料。

(4) 观察引流情况：若引出血性液体大于 100 mL/h，提示有活动性出血的可能；若引流出尿液样液体且引流量超过 100 mL，提示有尿漏可能；若引流出乳糜样液提示淋巴漏，应报告医师。

(5) 观察排斥反应先兆：全身表现为突然精神不振、食欲减退、少语、乏力、头痛、关节酸痛、心悸气短等；也可出现多汗、多语、体重增加、血压增高、恐惧、体温骤然升高、尿量减少等。局部表现为移植肾区闷胀感，肾增大、压痛、质硬，阴茎水肿等。发现异常时应及时报告医师。

3. 一般护理

(1) 休息与卧位：术后 24 h 内病人取平卧位，术侧下肢髂、膝关节各屈曲 15°～25°，以减少切口疼痛和血管吻合口张力，禁止突然变化体位。术后第 2 日指导病人在床上活动。术后第 3～4 天可根据病情协助病人下床活动，逐步增大活动量。

(2) 饮食护理：术后第 2 日胃肠功能恢复后，可以给予少量饮食，无不适改半流质饮食，以后逐渐过渡到普食。须严格记录病人饮食和饮水量。术后半年以低盐饮食为主，肾功能恢复良好者可给予高蛋白、高热量、高维生素、低脂、易消化饮食。多食维生素含量高的新鲜水果和有利尿功能的食品，如冬瓜、鲫鱼、黑鱼等，鼓励病人多饮水。

(3) 心理护理：术后注意了解病人的精神心理状态，理解、关心和体贴病人，让病人认识到配合治疗和保持良好情绪的意义，以积极的心态配合护理和治疗。部分病人大量抗排斥药物以及治疗的因素（如居住隔离病房，排斥反应等），可出现精神反应。表现为情绪波动、烦躁、多疑、敏感、迫害妄想或拒绝治疗等。病人出现精神心理反应时应做好心理疏导和护理，严密观察，加强看护，防止意外。

4. 合理补液

(1) 正确选择静脉穿刺点:术后早期建立 2 条静脉通道,原则上不应在移植侧下肢及血液透析动静脉造瘘的上肢选择穿刺点。行人工肾血液透析的病人,不要在动静脉造瘘的肢体测血压、扎止血带。

(2) 掌握输液原则:记录 24 h 出入液量,遵循“量出为入”的原则。当尿量<200 mL/h、200~500 mL/h、500~1000 mL/h、>1000 mL/h 时,补液量分别为等于尿量及尿量的4/5、2/3、1/2。

5. 加强口腔和皮肤护理 预防压疮和口腔并发症。

6. 保持大便通畅 避免用力排便增加腹压,影响血管吻合口愈合。

7. 术后并发症的护理

(1) 出血:①肾血管及创面出血:术后 72 h 内可发生移植肾的血管出血和创面出血。应注意观察病人生命体征、引流液量与性质、切口渗血情况,发现异常及时报告医师,并协助处理。②消化道出血:用大量糖皮质激素“冲击”治疗后导致的应激性溃疡。注意观察腹部情况和大便颜色,术后遵医嘱应用保护胃黏膜药物及抗酸药物预防。

(2) 感染:导致移植病人死亡的主要原因之一。长期、大量应用免疫抑制剂后,机体防御能力下降,容易并发细菌感染;应用大量、广谱抗生素后则易发生真菌感染;常发生在切口、肺部、尿路、皮肤、口腔等部位。预防措施:①严格执行消毒隔离制度,做好保护性隔离。②严密监测感染的征兆,发现疑似感染症状,遵医嘱及时有效治疗。③协助病人翻身、叩背以预防肺部感染;鼓励病人咳嗽;观察痰液变化。每周做 1~2 次痰、咽拭子培养。④定期做口腔护理,预防真菌感染。注意观察咽峡、上颌及舌根部有无白膜黏附,发现异常及时处理。

(3) 急性排斥反应及护理:①观察症状:发热(体温 38~39 ℃),尿量减少、血压增高、体重增加、移植肾区闷胀感、肾肿胀变硬,无明显诱因的头痛、乏力、食欲减退和情绪变化,血肌酐上升。可以发生在术后任何阶段,及早发现及时报告医师,早期诊断及时处理。②处理:遵医嘱正确、及时使用大剂量糖皮质激素冲击治疗,如甲基泼尼松龙(MP)、莫罗莫那 CD_3 (OKT_3)和调整免疫抑制方案通常有效。需要严密观察药物疗效和不良反应,注意严格消毒隔离,防止感染。

知识链接

常见排斥反应

(1) 超急性排斥反应:指移植肾在血液循环重建后数分钟甚至数小时之内,或 24 h 内发生的不可逆性的排斥反应。一经诊断,应立即摘除移植肾。

(2) 加速性急性排斥反应:一般发生在肾移植术后 3~5 日内,发生率低,一经诊断,用大量免抑制剂冲击治疗结合血浆置换,有可能逆转。

(3) 急性排斥反应:一般发生在肾移植术第 5 日至 6 个月,临床最常见。一经诊断,应用大量免抑制剂进行冲击治疗,90%~95%可以逆转。

(4) 慢性排斥反应:发生于肾移植术数月甚至数年,大多数受者是在术后第 2 年发生,且进展缓慢。对此期缺乏有效的治疗方法,唯一有效方法是再次移植。

(4) 泌尿系统并发症:移植后可出现尿瘘、尿路梗阻、移植肾自发性破裂等。术后密切观察病人尿量、颜色及肾功能;一旦出现突然少尿或无尿、血尿、肾功能异常等,应及时报告医师,协助检查,并做好再次手术准备。

三、健康教育

1. 自我监测 每日定时测体温、体重、血压、尿量,教会病人自我检查移植肾的方法,包括检查移植肾的大小、软硬度及触痛等。如有异常,及时就诊。

2. 预防感染

(1) 外出时戴口罩,避免去人多的地方。根据气温变化及时增减衣服,避免着凉。

(2) 饭前、便后洗手,早、晚、饭后刷牙。做好自我清洁护理,勤换内衣裤,注意外阴清洁。

(3) 注意饮食卫生,不吃变质食物,新鲜水果要清洗干净。

3. 用药指导 坚持长期服用免疫抑制剂。指导病人掌握正确的服药方法、注意事项及药物不良反应的观察。告知病人不能自行随意增减药物的剂量。出现不良反应及时就医。

4. 保护移植肾 移植肾距体表特别近,因此,病人外出坐车时,不能靠近座位扶手站立,以防车辆拐弯或急刹车时扶手碰到移植肾。

5. 复查指导 指导病人出院后定期复查。出院后第 3 个月内每周门诊随访 1 次。第 4～6个月每 2 周复查 1 次,6 个月至 1 年每月复查 1 次。以后至少每年 2 次门诊随访。若病情有变化,随时就诊。

能力检测

(蒋小玲)

本章小结

1. 泌尿外科疾病可发生在泌尿系各个器官,症状常波及整个泌尿系统,主要表现为排尿异常、尿液异常、疼痛及肿块等。发病情况常与全身因素有关,也可由身体其他系统疾病引起。观察病情及治疗时常需要通过经泌尿外科的器械检查或影像学检查加以确诊,在采取各种治疗手段时,注意鼓励病人多饮水,争取保持尿量在 2500 mL 以上。

2. 通过本项目的学习,要求学生熟悉排尿异常、尿液异常病人的身心状况和特点,常用诊疗技术的操作方法。掌握肾、膀胱、尿道的损伤,结石、前列腺增生、前列腺癌的临床表现、诊断方法;并能制订出护理措施;肾、膀胱结核,泌尿系肿瘤的临床表现、辅助检查,并提出护理诊断/医护合作性问题和护理措施;熟练掌握肾移植病人的护理措施。并对上述疾病能够进行健康教育。

第十章
骨外科疾病病人的护理

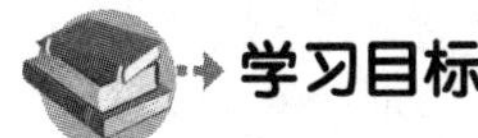
学习目标

识记 1. 能简述骨折、关节脱位、脊椎骨折与脊髓损伤、血源性骨髓炎、骨与关节结核、腰椎间盘突出症的概念、主要症状与体征、护理要点。

2. 说出骨筋膜室综合征、脂肪栓塞综合征、反常活动、弹性固定等概念。

3. 能复述骨折、关节脱位的临床表现、专有体征。

4. 能简述骨折术后并发症的防治。

理解 1. 能了解骨折的愈合过程和愈合的影响因素。

2. 能列举骨折、关节脱位的病因、分类、主要检查方法和确诊依据。

运用 1. 能正确评估骨折和关节脱位、脊椎骨折与脊髓损伤、血源性骨髓炎、骨与关节结核、腰椎间盘突出症病人的身体状况。

2. 能运用所学知识对骨折、关节脱位、脊椎骨折与脊髓损伤、血源性骨髓炎、骨与关节结核、腰椎间盘突出症病人实施整体护理。

3. 能对骨折病人采取合适的固定和正确的功能锻炼与健康指导。

第一节 骨科病人的一般护理技术

案例导入

张先生，39 岁，因车祸撞伤右大腿。检查发现右股骨闭合性骨折伤肢缩短畸形。经 X 线诊断为“右股骨干中 1/3 骨折”。

工作任务：

1. 对该病人应如何固定？

2. 对该病人固定后应如何护理？

一、运动系统的基本检查与评估方法

运动系统包括骨、关节、肌肉、肌腱、筋膜、滑膜、神经、血管、淋巴管等组织。具有支持、运动和保护的功能。运动系统检查包括理学检查、影像学检查、关节镜检查及病理学检查等。其中，理学检查是最主要和最基本的检查方法。

（一）理学检查与评估的原则

1. 手法轻柔 检查动作切忌粗暴，以免增加病人的痛苦或使病情加重。

2. 系统全面 处理好全身和局部的关系，注意有无休克、重要脏器合并伤及重要全身性疾病。

3. 体位适当 一般采取卧位；上肢或颈部可采取坐位；下肢和腰部检查可取下蹲位；特殊检查可采取特殊体位。

4. 检查有序 按照一定顺序进行检查，一般先行全身检查，再着重局部检查。先查健侧，后查患侧；先查病变远处后查病变近处；危重病人先进行急救。检查步骤按视、触、叩、听、动、量顺序进行。其中视、触、动、量是必须进行的检查。

5. 暴露对比 充分暴露检查部位，并与健侧对比。有时需与正常人对比才能发现问题。

6. 主动检查和被动检查相结合 从病人自己运动开始，了解其运动幅度、受限范围、疼痛点等。然后，由被检查者做进一步检查，以免因被动检查而引起疼痛和痉挛而影响进一步检查。

7. 分析综合 综合检查资料，做出初步诊断。

（二）理学检查的内容和评估方法

1. 视诊 观察皮肤有无发红、发绀、淤斑、瘢痕、溃疡、窦道等；有无软组织肿胀和萎缩。骨与关节有无畸形、短缩、两侧是否对称、肢体的活动及步态等。

2. 触诊 对发病部位的范围、程度、性质、关节活动度进行进一步检查。注意压痛的部位、范围、程度及性质，有无肌肉痉挛和萎缩等。

3. 动诊 观察病人主动运动、被动运动和异常活动情况。了解关节活动及肌肉的收缩能力；了解诱发疼痛的体位与姿势，如腰椎间盘突出症时的直腿抬高试验。

4. 量诊 测定肢体的长度、周径、肌力、运动幅度、感觉等。

（三）影像学检查

1. X线平片 对骨科疾病的诊断有非常重要的作用。如检查关节有无脱位、狭窄及骨赘形成；观察软组织有无钙化及脓肿影等。一般摄片位置包括正位和侧位。

2. CT扫描 对运动系统疾病的定位、诊断及鉴别诊断有辅助诊断价值。常用于椎间盘突出症、椎管狭窄、椎管内肿瘤、脊柱损伤等椎体疾病，骨肿瘤及软组织疾病的诊断和辅助诊断；能清楚显示椎体、脊髓和神经根的情况以及骨骼的病变情况。

3. 核素骨扫描 利用亲骨性放射性核素聚集于骨的病变部位并放射出 γ 射线的原理，通过扫描可显示病变部位及情况，早期发现骨与关节疾病。对肿瘤骨转移，骨关节感染等有早期诊断价值。

4. MRI成像 MRI成像是目前检查软组织的最佳手段。对骨质疏松、肿瘤、感染、创伤及脊柱疾病、骨关节病变等有较好的诊断价值。

二、小夹板固定术

小夹板是指利用有一定弹性的柳木板、竹片、塑料板等外包纱套或棉纸制成的长宽合适的固定材料，在适当部位加固定垫绑在骨折部肢体的外面，以适当力量外扎绷带固定骨折的方法。

【特点】

1. 优点 具有固定结实，骨折愈合快，功能恢复好的优点。小夹板固定能有效地防止骨折再移位，夹板一般不超过骨折上、下关节，便于在固定期内及时进行关节功能锻炼，促进骨折愈合。

2. 缺点 可因绑扎太松或衬垫不当而失去固定作用，畸形愈合；或绑扎太紧而产生压迫性溃疡、缺血性肌肉挛缩，甚至肢体坏疽等。

【适应证】

(1) 适用于四肢闭合性管状骨骨折，手法复位后需固定者，但股骨骨折因大腿肌肉丰富，牵拉力大，需结合持续骨牵引。

(2) 指骨骨折可用纸板、木片等材料制成的超小夹板，外粘胶布固定即可。

【禁忌证】

(1) 肿胀严重。

(2) 疑有血管、神经损伤。

(3) 合并感染的开放性骨折。

(4) 需长途运送者等不能用小夹板固定。

【术前准备】

1. 病人准备 观察病人一般情况；患侧肢体有无肿胀、水疱，以及远端肢体的血液供应情况，并进行局部皮肤的清洁。

2. 固定物的准备 选择合适的夹板、衬垫物和绷带等。

【术后护理】

1. 抬高患肢 嘱病人抬高患肢，以促进血液循环，减轻肿胀和疼痛。前臂用三角巾悬吊胸前；下肢固定时，肢体抬高略高于心脏水平。

2. 观察病情

(1) 观察末梢血液循环：注意观察肢体末端皮肤颜色、温度、有无肿胀、动脉搏动情况、肢体感觉及活动功能等，发现异常及时报告医师，并积极配合处理。

(2) 小夹板松紧度：小夹板内应放衬垫，松紧适宜。小夹板外的捆绑带松紧度应适中，以上、下可移动 1 cm 为宜。经常检查固定部位，防止松脱；告诫病人一旦松脱不可擅自重新捆绑，应及时报告医师处理；观察局部皮肤是否受压坏死，必要时调整其松紧度。

3. 指导功能锻炼 固定期间指导病人进行有效的功能锻炼，主要以患肢肌肉主动收缩活动为主，防止关节僵直、肌肉萎缩。

三、石膏绷带固定术

石膏绷带(plaster bandage)固定术是用熟石膏的细粉末撒在特制的稀孔纱布绷带上，做成石膏绷带，用温水浸泡后，包在患肢上，外用纱布绷带包裹，10 min左右硬化成型并逐渐坚固，对患肢起有效的固定作用。石膏绷带固定有石膏管型、石膏托、石膏夹板等多种类型。近年来已多用树脂绷带替代石膏绷带。

知识链接

树脂绷带是采用聚己内酯树脂为主要原料，引进比利时先进生产工艺而制成的一种网状热敏树脂绷带。

特点：重量轻，仅为石膏绷带的1/3；强度高，抗冲强度是石膏绷带的20倍；透气性好，有利于皮肤代谢；X光透视性好，透视摄片图像清晰；不怕水，易清洗及护理；在50～60 ℃热水处理可使得绷带恢复原状，反复塑型、重复使用；无过敏反应；容易剪切，容易拆除。

使用方法：选择合适规格的树脂绷带，浸泡于65～85 ℃的热水约1 min软化后即可使用。

【特点】

1. 优点 塑型良好，干固后比较坚固，不易变形松散。固定应包括骨折处上下关节。

2. 缺点 无弹性，不能灵活调节松紧度，影响血液循环；固定范围大，不利于肢体功能锻炼。

【适应证】

(1) 骨折切开复位内固定术后。

(2) 不适宜小夹板固定的四肢闭合性管状骨骨折。

(3) 关节损伤及脱位复位后的固定。

(4) 周围神经、血管、肌腱损伤修复后的制动。

(5) 急慢性骨关节炎症的局部制动。

(6) 矫形手术后的固定。

【禁忌证】

(1) 全身功能较差者，如心肺功能不全、腹水等。

(2) 伤口疑有厌氧杆菌感染者。

(3) 年龄过大、新生儿、婴幼儿等不宜做大型石膏固定。

(4) 孕妇不可做躯干部大型石膏固定。

【术前准备】

1. 病人准备 将要固定的肢体擦洗干净，如有伤口应更换敷料，不用胶布固定或纵行粘贴以便于日后石膏开窗时揭取且不影响血液循环。对骨隆突部位应加衬垫，以免石膏绷带硬固后软组织受压。

2. 石膏绷带的准备 根据肢体的长度、周径，预定石膏的长宽尺寸及数量。将石膏绷带放在事先准备好的温水中浸湿，水温约40 ℃，桶内水面要高过石膏绷带。待气泡停止表明绷带已被浸湿，取出后用手握其两端向中间轻轻挤压，挤压出多余水分后即可使用。

【术后护理】

1. 石膏干固前的护理

(1) 促进石膏干固：石膏固定后应积极创造条件加快干固。夏季可将石膏暴露在空气中，或用电扇吹干，冬天可用电灯烘架，但要注意避免灼伤。

(2) 正确搬运：石膏未干透时，搬动病人只能用手掌平托而不能用手指压迫，以避免手指致石膏凹陷，压迫血管神经和软组织致缺血坏死或溃疡。

(3) 适当支托、维持恰当体位：未干石膏不可直接置于硬板床上，可置于防水软枕上；不可在石膏上放置重物。石膏固定术后 8 h 内，嘱病人不可翻身，之后应协助病人翻身或改变体位，注意保护、支托关节部位；搬动患肢应平托，禁忌在关节处用力，以防石膏折断。

(4) 石膏的开窗：为方便检查伤口、拆除缝线、伤口换药及解除骨突处的压迫，协助医师在石膏干固前在相应的位置上开窗。

2. 石膏干固后护理

(1) 维持良好体位：患肢抬高，减轻肿胀，上肢可用三角巾悬吊法，下肢可用软枕垫高。对刚刚完成石膏固定的病人应进行临床交接班。

(2) 保持石膏清洁：保持石膏的清洁，不被大小便污染。有污垢用软毛巾擦洗，且毛巾内水不可过多以免石膏软化。换药时伤口周围应盖厚敷料，开窗石膏换药应防止液体流入石膏管内。严重污染石膏应及时更换。

(3) 保护皮肤、预防压疮，避免皮肤受损：石膏未干时避免局部施压，以免造成局部突起、受压。石膏边缘应修剪光滑、整齐，避免皮肤受压和摩擦。拆石膏后皮肤敏感，不要搔抓，用温水清洗涂润肤霜。定时帮助病人翻身。局部皮肤按摩，用手指沾酒精伸入石膏边缘里面进行皮肤、尾骶部、足外踝未包石膏骨突部位的按摩。床单保持清洁、平整、干燥、无碎屑。

(4) 加强患肢观察：①观察血液循环：观察肢体末端血液循环情况，如皮肤颜色是否发紫、发青，肿胀，活动度、感觉有否麻木、疼痛；如有肢端剧痛、皮肤发绀或苍白、皮肤温度降低、感觉减退、不能主动活动或被动活动时疼痛加重等，都是缺血的表现。可能因石膏绷带压迫所致，须及时报告医师，并协助医师剪开石膏减压甚至拆除石膏，可采取石膏正中切开，局部开窗减压等措施。不要随便给镇痛剂，以免掩盖病情。②观察石膏内出血及感染：石膏里面伤口出血可渗到石膏表面，可沿着血迹边界用铅笔做记号，并注明时间，如发现血迹边界不断扩大，说明石膏内有出血现象；如病人发热，石膏内发出腐臭气味，邻近淋巴结有压痛，说明石膏内有感染现象，应及时报告医师处理。③观察并发症和石膏综合征：观察有无足下垂、足背麻木等症状。防止石膏边缘压迫而致神经麻痹。观察石膏综合征表现，如石膏背心固定的病人，因上腹包裹过紧影响胃容量及进食后的胃扩张功能，可出现腹痛、呕吐；胸部石膏过紧，可出现呼吸困难、胸闷等症状。一旦出现及时上报医师。

3. 拆除石膏方法 协助医师用石膏刀、剪刀、电锯等全层剖开石膏，再用撑开器将石膏撑开，即可拆除。也可用温水将石膏浸泡浸湿后，用剪刀逐层剪开纱布，但若石膏内有伤口时不可用此法。

4. 指导功能锻炼 石膏固定后，指导病人每日坚持主动和被动运动。未固定的关节应尽量活动，以防肌萎缩、关节僵硬。拆石膏绷带后，鼓励病人尽快恢复患肢各关节的活动。

四、牵引术

牵引术(traction)是利用适当的牵引力和对抗牵引力达到整复和维持复位的治疗。牵引既有复位的作用，也有固定的作用。其原理是以悬垂重力为牵引力，以身体重量为反牵引力做持续牵引。牵引分皮牵引、骨牵引及兜带牵引三类。

【适应证】

(1) 骨折、关节脱位的复位及复位后的稳定性维持。

(2) 挛缩畸形的预防与矫治。

(3) 炎症肢体的抬高与制动。

(4) 骨与关节疾病治疗前的准备。

【禁忌证】

(1) 局部皮肤受损。

(2) 对胶布和泡沫塑料过敏者。

【牵引方法】

1. 皮牵引 皮牵引是将胶布条或乳胶海绵条粘贴在皮肤上,胶布远端接木制扩张板(或用弹性拉力带),扩张板中间钻孔穿绳打结,再通过滑轮接悬吊重量进行牵引(图 10-1-1)。利用肌肉在骨骼上的附着点,牵引力传递到骨骼,故又称间接牵引。牵引重量≤5 kg,牵引时间为 2~4 周。适用于儿童及老年病人,皮肤软组织条件好、下肢移位小的不稳定骨折和小儿股骨骨折等闭合性骨折。胶布牵引适应于小儿四肢骨折,如:小儿股骨干骨折用垂直悬吊皮牵引;海绵带牵引用泡沫塑料布,适用于老年病人。

2. 骨牵引 骨牵引是把骨圆针或不锈钢针穿入骨骼的坚硬部位,通过牵引针直接牵引骨骼,又称直接牵引。适用于肢体严重肿胀或皮肤有水疱的骨折。临床上常用骨牵引方法有颅骨牵引(图 10-1-2)、尺骨鹰嘴牵引、股骨髁上、胫骨结节牵引以及跟骨牵引(图 10-1-3)等。牵引重量根据病情、部位和病人体重确定,下肢牵引重量为体重的 1/10~1/7,颅骨牵引重量一般为 6~8 kg,不超过 15 kg,牵引时间一般为 4~8 周。

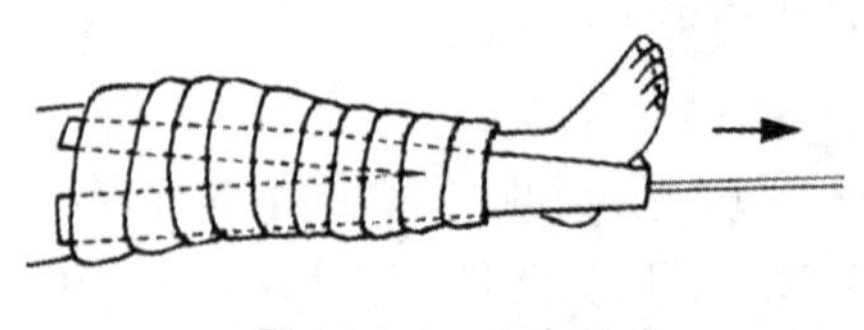

图 10-1-1 皮牵引

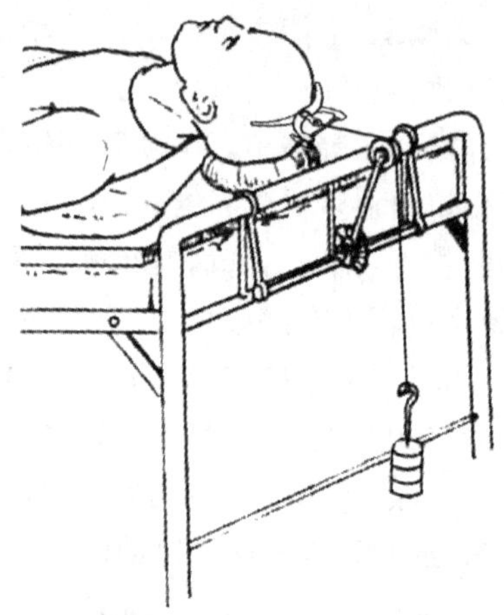

图 10-1-2 颅骨牵引

3. 兜带牵引 利用布带或海绵兜带拖住身体突出部位施加牵引力。

(1) 枕颌带牵引 适用于颈椎骨折、脱位、颈椎间盘突出症和神经根型颈椎病。用枕颌带托住下颌和枕骨粗隆部,向头顶方向牵引,牵引时使枕颌带两上端分开,保持与头稍宽的距离。卧位牵引时其牵引重量为 2.5~3 kg;坐位牵引时牵引重量自 6 kg 开始,逐渐增加至 15 kg,每日 1~2 次,每次 30 min(图 10-1-4)。

(2) 骨盆水平牵引 适用于腰椎间盘突出症及腰神经根刺激者。用骨盆带包扎骨盆,

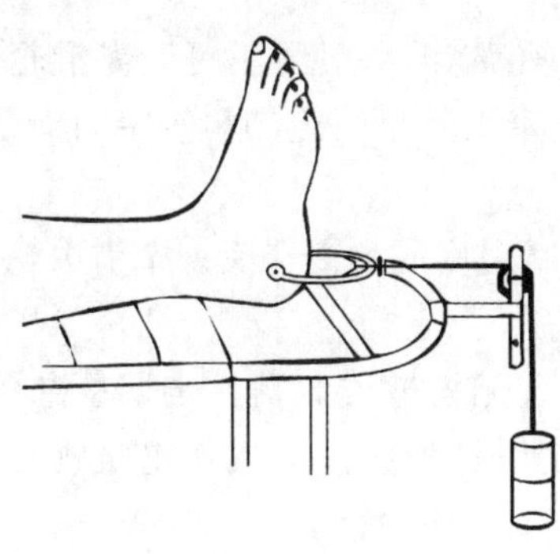
图 10-1-3 跟骨牵引

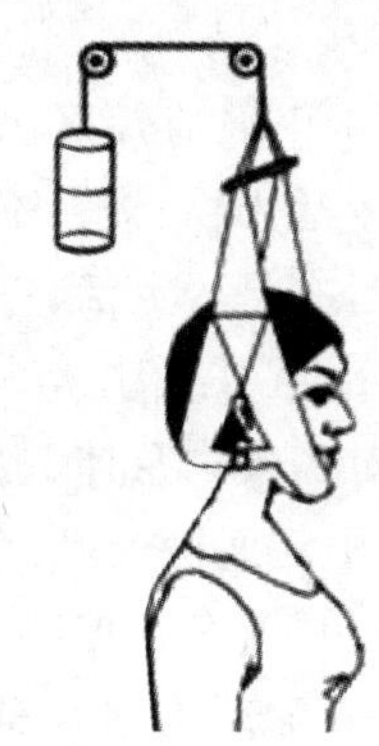
图 10-1-4 枕颌带牵引

保证宽度的 2/3 在髂嵴以上的腰部，两侧牵引带所牵重量相等，总重量 10 kg，将床尾抬高 20～25 cm 行反牵引(图 10-1-5)。

(3) 骨盆悬吊牵引：适用于骨盆骨折的复位与固定。使用骨盆悬吊带通过滑轮及牵引支架进行牵引，同时可进行两下肢的皮肤或骨牵引，牵引重量以将臀部抬高 2～3 cm 为准(图 10-1-6)。

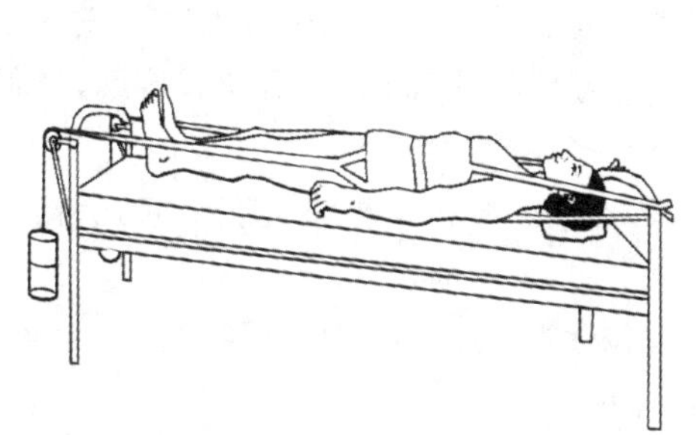
图 10-1-5 骨盆带牵引

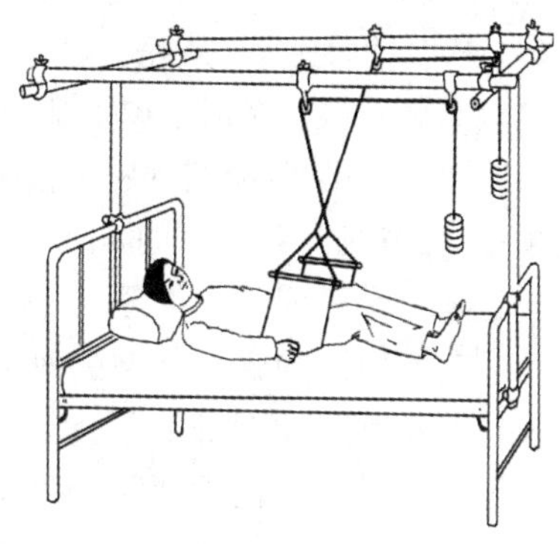
图 10-1-6 骨盆悬吊牵引

【术前准备】

1. 病人准备 将牵引部位的皮肤用肥皂水清洗干净，涂上安息香酸酊。

2. 牵引物准备 胶布、四肢尼龙泡沫套、牵引扩张板、枕颌带、特制骨盆牵引带、骨盆兜带、牵引床、牵引架、牵引绳、牵引锤、滑车、纱布绷带、牵引弓、钢针、骨钻或骨锤、安息香酸酊等。

【术后护理】

1. 维持良好的血液循环 密切观察患肢的血液循环。肢端可因纱布缠绕过紧而压迫血管、神经，引起青紫、肿胀、发冷、麻木、疼痛等感觉运动障碍及脉搏细弱，应仔细检查，及时报告，或松开绷带重新缠绕，可解除压迫。股骨干骨折用垂直悬吊皮牵引，要警惕小腿骨筋膜室综合征。肱骨髁上骨折用邓乐普牵引，要警惕缺血性肌挛缩。

2. 保持有效牵引

(1) 保持牵引重量：根据病情设置合理牵引力，力量过小达不到矫正和复位的目的，力量过大可因过度牵引导致骨折不愈合。不可随意增减牵引重量。保持牵引锤悬空，如坠落在地或傍靠床栏都失去牵引作用，应及时纠正。定期测定患肢长度并与健侧对比，及时调整牵引力。

(2) 保持牵引绳的效果:牵引绳要与患肢在一条轴线上,牵引绳不可脱离滑轮,不随意放松牵引绳,生活用物、被褥不可压在牵引绳上而影响牵引效果。定期检查牵引绳是否脱离滑车的滑槽,滑车是否灵活。

(3) 保持反牵引:床尾应抬高 15～30 cm,而颅骨牵引则应抬高床头。牵引中,头或脚抵住了床头和床尾,失去身体的反牵引作用,应及时纠正。

(4) 牵引中定期检查:皮牵引时注意胶布或绷带有无松散或脱落。定期检查骨牵引针是否松动和移位,若有移位应严格消毒后送回,防止牵引针外露部分损伤皮肤或勾破衣被,可套用抗生素药瓶或木塞,注意定期拧紧牵引弓的螺母,防止脱落。

3. 常见并发症及防治

(1) 皮肤水疱、溃疡及压疮:①保持床单位整洁、干燥,每日温水擦洗,骨隆突处加垫并早晚用 50%酒精按摩,搽涂滑石粉。②牵引重量不宜过大,以免造成胶布滑脱或损伤皮肤。③胶布过敏者的皮肤水疱及时处理。④胶布边缘溃疡面积大者应去除胶布或改骨牵引。

(2) 血管神经损伤:加强观察患肢远端的感觉、运动和循环情况。若病人出现肢端疼痛、麻木伴皮温降低和色泽改变,动脉搏动减弱,毛细血管充盈缓慢,被动活动指(趾)时有剧痛,应及时检查有无局部包扎过紧或牵引重量是否过大,并给予对症处理。

(3) 牵引针眼感染:保持牵引针眼局部清洁、干燥。每日用 75%酒精两次点滴针孔处,局部覆盖无菌敷料。及时清除真眼处积血及分泌物。注意观察针孔周围有无感染迹象。

(4) 关节僵硬、肌萎缩:鼓励并协助病人进行主动与被动活动、关节活动和按摩,以促进血液循环,维持肌肉和关节的正常功能,同时可预防血栓性静脉炎。

(5) 垂足畸形:腓总神经受压及跟腱挛缩致垂足畸形。用托脚板将足底垫起,保持踝关节至 90°与功能位,加强足部功能锻炼也可预防。

(6) 呼吸、泌尿系感染:鼓励病人利用牵引架上拉手抬起上身,练习深呼吸,有效咳嗽,协助翻身拍背,促进痰液排出。多饮水,排净膀胱尿液。

(7) 便秘:鼓励病人摄入足够的水分,多进植物纤维。每日进行腹部按摩,促进肠蠕动。鼓励并协助病人适当床上活动。必要时给予缓泻剂。

能力检测

第二节　四肢骨折病人的护理

案例导入

李某,男性,28 岁,被一辆货车撞伤倒地,病人诉右腿疼痛,可见右股中段前侧有一处约 8 cm 长的伤口,出血不止,骨端外露。

工作任务：

1. 骨折病人有何特点？
2. 病人目前存在哪些护理诊断/问题？
3. 对该病人目前存在的护理问题应采取哪些护理措施？

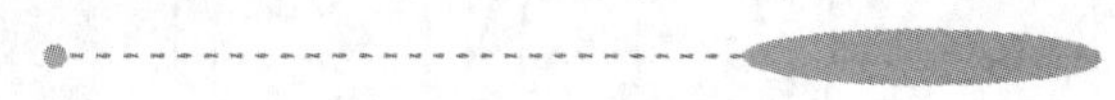

一、骨折概述

骨折(fracture)是指骨质的完整性和连续性完全或部分中断。

【病因】

骨折可由外伤或骨骼疾病所致，后者受轻微外力即可发生骨折，如骨髓炎、骨肿瘤等。常见病因如下所述。

1. 直接暴力 骨折发生在暴力直接作用的部位。常伴有不同程度软组织损伤。骨折形态多为粉碎性或横形。如车轮撞击小腿，于撞击处致胫腓骨骨折。

2. 间接暴力 骨折距暴力接触点较远，暴力通过传导、杠杆、旋转和肌肉收缩使远离暴力作用点的骨组织发生骨折。其骨折形态多为斜形或螺旋形，骨折周围软组织损伤较轻。如踝部受伤时，暴力可经胫腓骨骨间膜向上传导致腓骨上段骨折。

(1) 挤压作用：身体自高处跌下，与地面接触，如足部着地，暴力集中作用于脊柱或跟骨等，可发生脊柱及跟骨压缩骨折。

(2) 折断作用：跌倒时，手掌着地，通过传导(或杠杆)作用，依不同角度及各部承受力量的大小，可发生不同的上肢骨折，如桡骨远端、肱骨髁上骨折或锁骨骨折等。

(3) 扭转作用：如肢体一端被固定，另一端被强力扭转，可发生骨折。如步行时足突然踏进一低洼处，身体因行进的惯性继续向前，在踝部形成扭转力量，可引起踝部骨折。

3. 肌肉收缩 肌肉强力收缩，在肌内附着处发生骨折。如踢足球及骤然跪倒时，股四头肌猛烈收缩，可发生髌骨骨折。

4. 积累劳损 长期的慢性压力集中作用于骨骼所致，造成的骨折又称疲劳骨折，如远距离行军导致第二、第三趾骨骨折。

【分类】

(1) 根据骨折处是否与外界相通，分为闭合性骨折和开放性骨折。

①闭合性骨折(closed fracture)：骨折处皮肤黏膜完整，骨折端不与外界相通。此类骨折没有污染。

②开放性骨折(open fracture)：骨折处皮肤或黏膜破裂，骨折处与外界或空腔脏器相通。如耻骨骨折引起的膀胱或尿道破裂，尾骨骨折引起的直肠破裂，均为开放性骨折。此类骨折受到污染易并发感染。

(2) 根据骨折的程度，分为不完全性骨折和完全性骨折。

①不完全性骨折：骨的完整性和连续性仅有部分中断，有裂缝骨折和青枝骨折两种形态。

②完全性骨折：骨的完整性和连续性完全中断。按骨折线的方向及形态可分为横形骨折、斜形骨折、螺旋形骨折、粉碎性骨折、嵌插骨折、压缩性骨折、凹陷性骨折、骨骺分离(图10-2-1)。

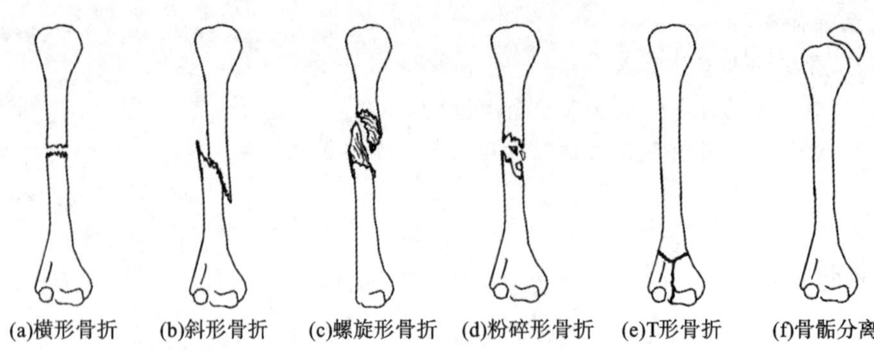

图 10-2-1 骨折的分类

(3) 根据骨折端稳定程度,分为稳定性骨折和不稳定性骨折。

①稳定性骨折:骨折端不易移位或复位后经适当的外固定不易再移位者。如不全骨折、长骨横形骨折、嵌插骨折、压缩性骨折等。

②不稳定性骨折:骨折端易移位或复位后容易再移位者。如斜形骨折、螺旋形骨折、粉碎性骨折等。

(4) 根据骨折前骨组织是否正常分为外伤性骨折和病理性骨折。

(5) 根据骨折后的时间分为新鲜骨折和陈旧性骨折。

①新鲜骨折:新发生的骨折,断端尚未形成纤维性连接,还可能进行复位者。一般 1～2 周以内的骨折。

②陈旧性骨折:骨折 2～3 周后,骨折断端血肿机化,已形成纤维性粘连者。此时复位较难,一般需手术处理。例如儿童肘部骨折,超过 10 天就很难整复。

(一) 骨折移位

大多数骨折发生时,由于暴力方向、肌肉牵拉、肢体重力作用及搬运、治疗不当等原因均可造成骨折移位。移位的方式有五种(图 10-2-2)。临床上常见两种或两种以上的移位同时存在于一处骨折。

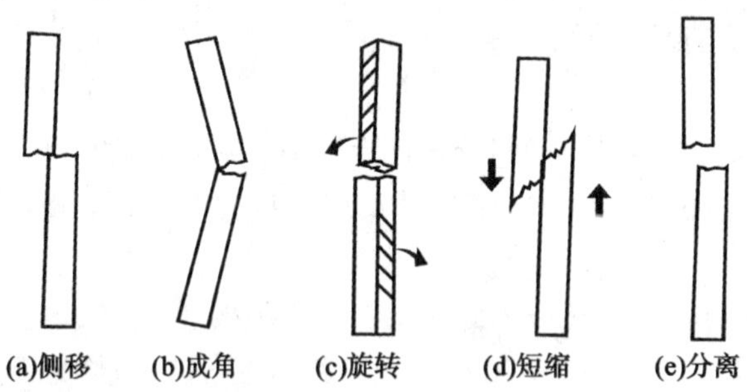

图 10-2-2 骨折的移位

(1) 侧方移位:远侧骨折端移向侧方。一般以近端为基准,以远端的移位方向称为向前、向后、向内或向外侧方移位。

(2) 成角移位:两骨折段之轴线交叉成角,以角顶的方向称为向前、向后、向内或向外成角。

(3) 旋转移位:骨折段围绕骨的纵轴而旋转。

(4) 缩短移位:骨折段互相重叠或嵌插,骨长度因而缩短。

(5) 分离移位:骨折段在同一纵轴上互相分离。

(二) 骨折愈合

1. 骨折愈合过程 骨折愈合是一个复杂而连续的过程,从组织学和细胞学的变化可分为以下三个阶段,三者之间相互交织逐渐演进。

(1) 血肿机化期:骨折后断端及周围组织出血形成血肿,伤后6~8 h血肿开始凝结成血块,同时骨折端及周围组织因缺血而坏死引起无菌性炎性反应,随着纤维蛋白渗出,毛细血管增生,巨噬细胞等侵入,逐渐清除血凝块、坏死组织和死骨,使血肿机化形成肉芽组织。肉芽组织内成纤维细胞合成和分泌大量胶原纤维,逐渐转化为纤维结缔组织。骨折断端由纤维组织连接,所以又称纤维愈合期,大约需2周完成。

(2) 原始骨痂形成期:骨折断端的骨内、外膜因外伤刺激成骨细胞增生形成的骨样组织逐渐骨化,形成新生骨(即膜内成骨),形成梭形内骨痂和外骨痂包绕骨折端。骨折断端间及髓腔内的纤维组织亦逐渐转化为软骨组织,并进一步钙化而成骨(即软骨内成骨),形成环状骨痂和髓腔内骨痂,即为连接骨痂。连接骨痂与内、外骨痂相连,形成桥梁骨痂,标志着原始骨痂的形成。形成的骨痂不断钙化,使骨折处能耐受肌肉收缩产生的一般应力,这时去除外固定,逐渐恢复日常活动,骨折达到临床愈合阶段,故称临床愈合期。此期约从伤后3周开始,一般需12~24周。此时X线片上可见骨折处有梭形骨痂阴影,但骨折线隐约可见。

(3) 骨痂改造塑形期:原始骨痂中新生骨小梁逐渐增粗,且排列逐渐规则和致密,骨折断端的坏死骨经破骨细胞和成骨细胞的作用,完成死骨清除和新骨形成的爬行替代。原始骨痂被板层骨所替代形成骨性连接。此期需1~2年。随着肢体活动和负重,应力轴线上的骨痂不断得到强化,而周围骨痂逐渐被清除,骨髓腔重新沟通,恢复骨的正常结构。

2. 骨折临床愈合的标准 临床愈合阶段可拆除病人的外固定,通过功能锻炼,逐渐恢复患肢功能。

(1) 骨折部无压痛及纵向叩击痛。

(2) 局部无反常活动。

(3) X线片显示骨折线模糊,有连续骨痂通过。

(4) 外固定解除后伤肢能满足以下要求:肢能向前平举1 kg重物达1分钟;下肢能不扶拐平地连续步行3分钟,并不少于30步;连续观察两周骨折处不变形。

3. 影响骨折愈合的因素 影响骨折愈合的因素较多,主要有以下两种因素。

(1) 全身因素:年龄、健康状况、骨折部的血供、骨折类型、软组织损伤程度、感染和治疗方法等。儿童骨折愈合快,老年骨折愈合慢;营养不良、糖尿病、钙磷代谢紊乱及恶性肿瘤等疾病时,愈合较慢。

(2) 局部因素:骨折局部血液供应差,周围软组织损伤严重,骨折断端成角大、移位、分离,骨缺损过多及局部感染等,均可导致骨折愈合延迟或不愈合。清创不当、反复多次手法复位、过度牵引、固定不当、手术失败、过早或不恰当的功能锻炼等,也可引起骨折愈合延迟或不愈合。

【护理评估】

一、健康史

了解病人受伤的经过,所受外力的方向和严重程度及急救处理的经过等。注意了解有无影响骨折愈合的因素。

二、身体状况

骨折的表现依骨折的位置、功能、形状、附着肌肉的力量和受伤的组织不同而有所差异。大多数骨折只有局部症状，严重骨折或多发性骨折可出现全身症状。

(一) 全身表现

1. 休克 主要原因是出血，常见在骨盆骨折、股骨骨折和多发性骨折出血量大时发生。严重的开放性骨折或并发重要脏器损伤时也可导致休克。

2. 发热 骨折后一般体温正常，出血量较大的骨折，血肿吸收时以及组织损伤后的反应，体温可略升高，但一般不超过 38 ℃。开放性骨折出现高热时，体温可超过 39 ℃，应考虑感染的可能。

(二) 局部表现

1. 一般症状 局部可有疼痛与压痛、肿胀与淤斑、功能障碍。

2. 特有体征

(1) 畸形：骨折段移位使患肢出现短缩、成角或旋转等畸形(图 10-2-2)。

(2) 反常活动(假关节活动)：在肢体非关节部位出现不正常的类似关节样活动。四肢长骨骨折明显。

(3) 骨擦音或骨擦感：骨折断端间相互摩擦时产生的声音，并可感觉到的摩擦时的震动。具有以上三个骨折特有特征之一者，即可确诊骨折。但反常活动、骨擦音或骨擦感只能在初次检查病人时注意发现，不可故意反复检查，以免加重周围组织损伤，特别是重要的血管神经损伤。

(三) 骨折并发症

骨折发生的同时或在愈合的过程中，常伴有全身或局部的并发症。因此在护理工作中应密切观察，及时发现并报告医师。如发现不及时或处理不当，将严重影响骨折的治疗效果，甚至危及病人生命。

1. 早期并发症

(1) 休克：包括失血性休克和创伤性休克。临床上两种休克形式常同时存在。失血性休克由大量失血所致，见于多发性骨折、骨盆骨折和股骨干骨折等；创伤性休克由严重创伤、出血或重要脏器损伤等多种因素综合作用所致。

(2) 脏器损伤：如严重暴力致下胸壁损伤，发生肋骨骨折的同时可致肋间血管及肺组织损伤，还可引起肝、脾破裂；骨盆骨折可致膀胱和尿道损伤；骶骨骨折可致直肠损伤等。

(3) 重要血管损伤：邻近骨折部位的重要动脉或静脉有损伤的可能。如：伸直型肱骨髁上骨折可伤及肱动脉(图 10-2-3)；锁骨骨折可损伤锁骨下动脉；胫骨上段骨折可伤及胫前或胫后动脉；股骨下 1/3 或胫骨上 1/3 骨折可伤及腘动脉。血管损伤可造成肢体远端血液循环障碍，严重时导致肢体坏死。

(4) 神经损伤：如：脊柱骨折可伤及脊髓(图 10-2-4)，出现不同程度的瘫痪；肱骨中、下1/3处骨折可伤及桡神经；肘关节周围骨折致尺神经或正中神经损伤；腓骨骨折可伤及腓总神经。

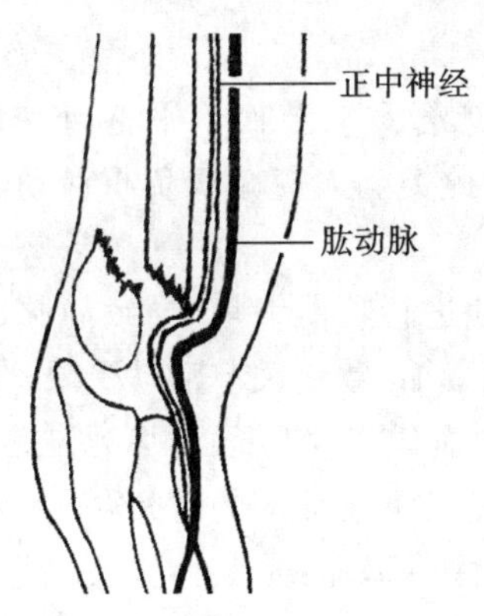

图 10-2-3 伸直型肱骨髁上骨折损伤肱动脉、正中神经

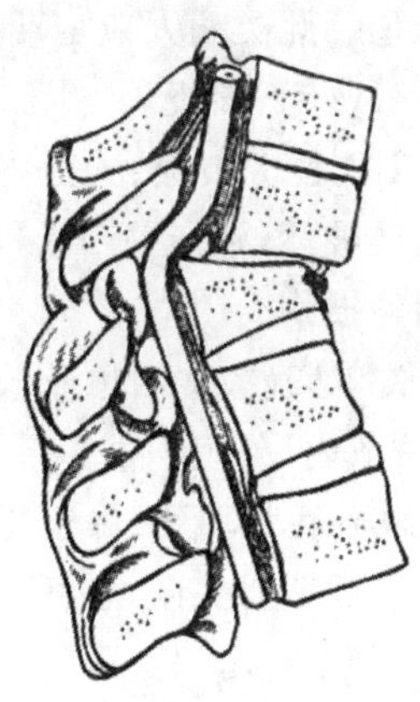

图 10-2-4 脊椎骨折损伤脊髓

(5) 脂肪栓塞综合征：多见于成人。多数认为是由于骨折处髓腔内血肿张力过大，骨髓被破坏，脂肪滴进入破裂的静脉窦内可引起肺、脑脂肪栓塞。临床表现为呼吸困难、发绀，严重时可见烦躁不安、嗜睡，甚至昏迷和死亡。实验室检查可见动脉血氧明显降低，X 胸片见广泛性肺实变。

(6) 骨筋膜室综合征：骨筋膜室综合征多见于前臂掌侧和小腿，常因骨折时形成的血肿和严重软组织水肿使骨筋膜室内内容物体积剧增或外包扎过紧使骨筋膜室容积骤减，导致骨筋膜室内压力增高所致。若处理不及时，在 4～6 h 内即可出现神经和肌肉组织损伤；24～48 h 内，可造成肢体缺血性肌挛缩、坏疽；肌肉损害产生的肌红蛋白如大量进入血循环，可并发休克、感染或急性肾衰竭。临床上早期主要表现为：①肢体组织因缺血和受压引起剧烈疼痛；②局部肿胀，压痛明显；③指(趾)呈屈曲状，活动受限，被动拉伸时疼痛剧烈；④因动脉供血障碍或静脉回流障碍，引起患肢麻木，皮肤苍白或潮红，温度稍升高；⑤肢体远端动脉搏动减弱或消失。晚期表现为肢体大量肌肉坏疽，甚至并发休克、心律不齐和急性肾衰竭。根据以上表现一经确诊，应立即切开减压。

知识链接

骨筋膜室

骨筋膜室是由深筋膜与骨、骨间膜、肌间隔所围成的容量有限的软组织间室。骨筋膜室的壁坚韧无弹性，当内容物体积增大或室的容积减少，使室内压力增加，循环受阻，造成室内肌肉、神经缺血、缺氧而产生的一系列症状和体征。

2. 晚期并发症

(1) 感染：开放性骨折，特别是污染较重或伴有较严重的软组织损伤者容易发生感染。处理不当可引起化脓性骨髓炎或败血症等。

(2) 坠积性肺炎和压疮：骨折后长期卧床的病人，尤其是老年、体弱和伴有慢性病者，容易发生坠积性肺炎。严重创伤性骨折的病人，长期卧床，身体骨凸处受压，局部血液循环障碍引起压疮。此类病人应定期给予翻身拍背，按摩骨凸处，必要时给予气圈或气垫床，并鼓励病人有效咳嗽、咳痰。

（3）创伤性关节炎：关节内骨折未能解剖复位，畸形愈合致关节面不平整，长期磨损引起关节面被破坏，致使关节活动时出现疼痛和运动障碍。此类病人应减少负重活动，以免增加关节面的损伤。

（4）关节僵硬：常因患肢长时间固定，未能及时有效地进行功能锻炼，导致静脉、淋巴回流不畅，关节内、外组织发生纤维粘连，关节囊和周围肌肉挛缩，致使关节活动受限。

（5）缺血性骨坏死：由于骨折损伤使得骨折段骨质的血供发生障碍而坏死。常见的有股骨颈骨折后股骨头缺血性坏死。此类病人注意延长固定及下床活动的时间。

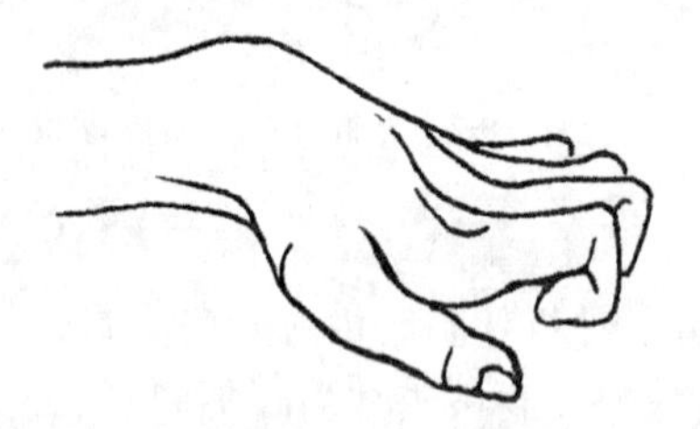

图 10-2-5 前臂缺血性肌挛缩——爪形手

（6）缺血性肌挛缩：是肢体重要血管损伤及骨筋膜室综合征处理不当的严重后果。常发生于肱骨髁上骨折后，局部肌群缺血、坏死、纤维化而出现挛缩，形成僵直的“爪形手”畸形（图 10-2-5）。一旦发生，应立即松开外固定物，并做好手术准备。但治疗效果极差，常导致残废。

（7）骨化性肌炎（损伤性骨化）：由于关节脱位、扭伤或骨折伴有肌肉、肌腱损伤，骨膜剥离形成骨膜下血肿，处理不当使血肿扩大、肌化，并在关节附近软组织内广泛骨化，造成关节功能严重障碍。多见于肘关节，如肱骨髁上骨折，反复暴力复位或骨折后肘关节伸屈活动受限而进行的强力反复牵拉所致。

（四）辅助检查

1. 影像学检查

（1）X 线检查：能确定骨折的部位、类型及移位等，对骨折的诊断与鉴别诊断以及指导治疗方法具有重要价值。凡疑为骨折者都应常规进行 X 线检查。

（2）CT 和 MRI 检查：可发现结构复杂的骨折和其他组织的损伤。

（3）骨扫描：有助于确定骨折的性质和并发症。

2. 实验室检查

（1）血常规检查：骨折致大量出血者血红蛋白和红细胞比容降低。

（2）血钙磷水平：在骨折愈合阶段，血钙、血磷水平常常升高。

（3）尿常规检查：脂肪栓塞综合征时，尿液中可出现脂肪球。

三、心理、社会状况

在骨折早期，意外的创伤和剧烈的疼痛给病人心理造成很大的伤害。担心骨折愈合情况和愈合后肢体功能恢复情况而出现烦躁、紧张及焦虑情绪。骨折中后期，因长期制动影响病人日常生活，产生焦躁不安、多疑以至对治疗丧失信心，难以坚持配合治疗和护理工作。如果骨折愈合后可能留有残疾，还可产生悲哀、绝望或放弃治疗，以至轻生的想法。

【常见护理诊断/问题】

1. 疼痛 与骨折神经损伤、创伤或伤口感染等有关。

2. 自理缺陷（沐浴、如厕、进食等） 与骨折后患肢功能丧失或治疗需要制动有关。

3. 焦虑 与疼痛、长期卧床及担忧预后有关。

4. 有皮肤完整性受损的危险 与骨折后肢体活动受限，长期卧床或外固定包扎过紧影响局部血液循环有关。

5. 有感染的危险 与伤口、手术和制动有关。

6. 潜在并发症：骨筋膜室综合征、缺血性肌挛缩或关节僵硬等。

【护理措施】

（一）治疗原则

1. 骨折急救 目的是用简单而有效的方法抢救生命、保护患肢、迅速安全转运，为尽快得到妥善治疗创造有利条件。

(1) 抢救生命：迅速检查伤者的意识、生命体征及全身情况。判定有无颅脑、胸、腹部合并伤。对气胸、昏迷、窒息、休克等危重病人应立即进行现场抢救，在条件允许时应迅速进行输血、输液、吸氧等。对颅脑伤或昏迷者，应注意保持呼吸道通畅。对疼痛剧烈者，适当应用镇静、止痛剂。

(2) 包扎伤口：对出血伤口，多用加压包扎止血。大血管破裂者，加压包扎不能止血时，可用止血带止血，但最好使用充气式止血带，并记录使用时间，每小时应放松一次，放松时间为以恢复局部血流，组织略有新鲜渗血为宜。创口用无菌敷料或现场清洁的布类包扎，减少再污染。骨折端外露者，不宜立即复位，包扎固定即可。

(3) 妥善固定：现场固定的目的是避免继发损伤、止痛、便于搬运。固定的材料应就地取材，如木板、树枝等，也可将上肢固定于胸部，下肢与健肢捆绑固定。凡疑有骨折者，均按骨折处理。

(4) 安全转运：妥善固定后，应尽快转运至就近的医院进行正规治疗。运送时应确保伤者的安全，避免继发损伤。如运送脊柱骨折者要平稳置于硬板床上或平托搬运，不可扭转躯体、屈折脊柱，以免加重或继发脊髓损伤。颈椎骨折要固定头颈部，可在头颈两侧填塞沙袋或布团限制头颈的活动。

2. 骨折治疗 骨折的治疗有三大基本原则，即复位、固定和功能锻炼。

(1) 复位：复位是将移位的骨折段恢复正常或接近正常的解剖关系，是治疗骨折的首要步骤。复位的标准主要用骨折段的对位和对线来衡量。对位是指两骨折断端的对合关系，对线是指两骨折段在纵轴上的关系。两骨折段对位、对线良好，完全恢复到正常解剖关系，称为解剖复位。经复位后，两骨折段虽未达到正常的解剖关系，即两骨折段对位欠佳，但对线基本良好，骨折愈合后对肢体功能无明显影响者，称为功能复位。有些骨折达到功能复位即可，关节内骨折必须达到解剖复位。复位分手法复位、牵引复位和手术复位。

①手法复位：指应用手法进行骨折的复位，是临床上最常用的复位方法，临床以功能复位为主。复位方法包括：解除疼痛、松弛肌肉、对准方向、拔伸牵引。

②牵引复位：常用于股骨、胫骨骨折。牵引方法包括：a. 皮肤牵引，适用于皮肤软组织条件好儿童及老年人，骨折无移位者；b. 骨牵引，适用于一切有移位的成人骨折。

③手术复位：手术复位是指手术切开骨折部位的软组织，暴露骨折段直视下将骨折复位的方法。

切开复位的指征：骨折端间有软组织嵌入，手法复位失败者；关节内骨折，手法复位后对位不良，可能影响关节功能者；手法复位未达功能复位的标准，将严重影响患肢功能者；骨折并发主要血管、神经损伤者；多处骨折为了便于护理及治疗；局部血运不佳，如股骨颈骨折；

陈旧性骨折，骨折已畸形愈合者。

(2) 固定：骨折固定分外固定和内固定。目的是防止骨折的再移位，为骨折愈合提供良好的环境。

①外固定：常用的方法为小夹板或石膏绷带固定，也可用外展架、持续牵引和外固定器等固定。

②内固定：内固定主要通过手术切开的方法，在直视下对骨折进行复位并采用金属内固定物（如接骨板、螺丝钉、髓内钉和加压钢板等），将骨折段在解剖复位的位置给予固定（图 10-2-6）。

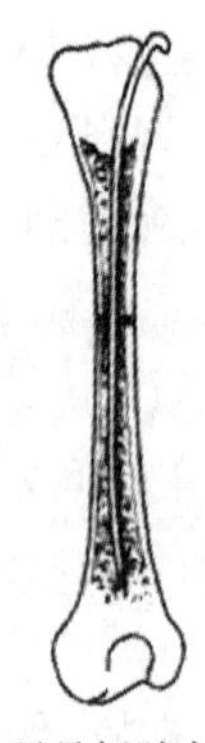

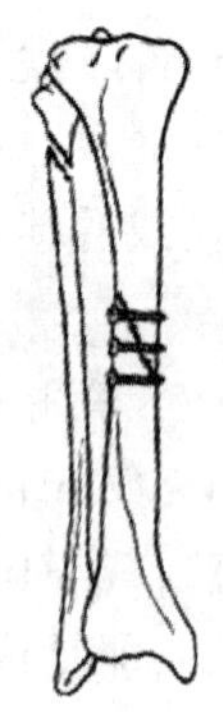

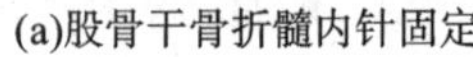

(a)股骨干骨折髓内针固定　　(b)胫骨骨折螺丝钉固定

图 10-2-6　手术复位内固定

3. 功能锻炼　骨折复位与固定后，为促进骨折愈合和肢体功能的恢复，应根据骨折愈合的不同阶段，指导病人按一定的方法进行肢体的功能锻炼。早期、无痛的功能锻炼可以明显减少骨折所造成的永久性障碍，是骨折治疗的重要组成部分。不恰当的功能锻炼可能影响骨折的愈合。

(1) 早期：伤后 1～2 周内，主要是患肢肌肉舒缩活动。促进患肢血液循环，利于消肿，防止肌肉萎缩，避免关节僵硬。原则上骨折部的上、下关节暂不活动。

(2) 中期：2 周以后骨折端已形成纤维连接，逐渐形成骨痂，骨折部逐渐稳定。除肌肉舒缩外，在健肢或医护人员的帮助下逐步活动骨折部的上、下关节，动作应缓慢，活动范围应由小到大，幅度和强度逐渐增加。

(3) 后期：骨折临床愈合后，主要是加强患肢关节的主动活动锻炼。目的是增强肌力，克服肌肉挛缩及恢复关节的活动度。

（二）非手术治疗护理/术前护理

1. 一般护理

(1) 休息与体位：根据骨折的部位、程度、治疗方法和有无合并其他损伤等采取不同的体位。休克病人采取中凹卧位；患肢肿胀时，应抬高患肢，以促进静脉回流和减轻水肿；如若疑有骨筋膜室综合征发生时，则避免患肢高于心脏水平，以免局部血供受影响；患肢制动后，将关节固定于功能位；股骨转子间骨折牵引治疗者，患肢需取外展内旋位，足踝保持于功能位，避免受压。

(2) 饮食与营养：指导病人合理改善饮食，给予高蛋白、高热量、高钙、高铁、高维生素饮食，以供给足够的营养，促进骨折修复。对制动的病人适当增加膳食纤维的摄入，多饮水，以利肠道排泄，防止便秘和肾结石的发生。避免牛奶、糖等易产气的食品摄入。

(3) 心理护理：耐心向病人及其家属解释骨折的愈合是一个逐渐进行的过程，固定能为骨折断端连接提供有利的条件，正确的功能锻炼方法可促进骨折的愈合和肢体功能的恢复，同时预防并发症的发生。鼓励病人表达其所担心的问题，多与病人沟通，关心安慰病人，缓解焦虑、面对现实，使病人对治疗增强信心和勇气，以达到最佳的心理状态接受治疗。

2. 病情观察 严密观察病情变化及生命体征，认真做好观察记录，执行医嘱。观察有无重要脏器的损伤、有无感染的征象、有无并发症等，检查肢体末端的颜色、温度和感觉，以了解末梢血液循环情况，及时评估骨折愈合和肢体功能恢复的情况。

3. 对症护理

(1) 缓解疼痛：除创伤、骨折、手术切口引起疼痛外，骨折固定欠佳、神经血管损伤、伤口感染、组织缺血等也可引起疼痛。针对引起疼痛的不同原因进行对症处理。骨折、创伤引起的疼痛较轻时，可分散注意力(听轻音乐、看电视等)缓解疼痛。也可在伤后 24 h 内局部冷敷，使血管收缩，减少血液和淋巴液的渗出，以减轻水肿和疼痛，24 h 后局部热敷可减轻肌肉痉挛引起的疼痛。固定受伤肢体并将其抬高，以减轻肿胀引起的疼痛。疼痛严重时可遵医嘱给予止痛药。如为伤口感染，应及时清创并应用抗菌药物治疗。因包扎过紧可导致肢体末端组织缺血疼痛，应及时调整其松紧度。在护理操作的过程中，动作要轻柔、准确，严禁动作粗暴加重病人的疼痛。

(2) 患肢缺血的护理：骨折局部内出血、包扎过紧、止血带使用有误等均可导致患肢血液循环障碍，甚至发生缺血性肌挛缩。应及时对因对症进行处理，如调整外固定松紧度，定时放松止血带，抬高患肢，出现骨筋膜室综合征者及时切开减压。严禁局部热敷、按摩、理疗或过度抬高患肢，以免加重组织缺血或损伤。

4. 外固定的护理 具体护理措施见“骨科病人常用护理技术”相关内容。

5. 手术切开内固定手术前护理 开放性骨折者，应按急症手术做好术前准备，并遵医嘱给予抗菌药物预防感染。有休克者，应先抗休克，休克纠正后再行手术。限期或择期手术者，按手术前常规准备，尤应注意严格皮肤准备。

（三）术后护理

手术切开内固定手术后护理，需卧硬板床，四肢骨折手术后，肢体置于抬高位或根据治疗要求安置合适的体位；脊柱手术后取俯卧位或仰卧位。骨折复位内固定术后，常配合石膏外固定，按石膏包扎后护理。对病人卧床时间较长、生活不能自理者，应做好皮肤护理，提供生活照顾。指导病人进行功能锻炼。

（四）健康教育

1. 安全指导 向病人及家属讲解有关骨折的知识，包括骨折发生的原因，指导病人及家属评估家庭环境的安全性、有无影响病人活动的障碍物，如台阶、地毯、散放的家具等，告知注意安全。同时加强锻炼，进食含钙丰富的食品或适当的补充钙剂，预防骨质疏松，以减少骨折发生的可能。

2. 功能锻炼 告知病人出院后坚持按计划进行肢体功能锻炼，以预防骨折后并发症，使肢体的功能得到最大程度的恢复。

3. 定期复查 告知病人如何识别并发症，一旦发现有异常，立即到医院复查并评估功能恢复情况。

二、常见四肢骨折

（一）肱骨髁上骨折

【概述】

肱骨髁上骨折是指肱骨干与肱骨髁交界处的骨折，是儿童常见的骨折，有时可伤及肱动脉、正中神经、桡神经。易并发前臂缺血性肌挛缩和肘内翻畸形。

【病因和分类】

根据暴力来源和移位的方向分为伸直型和屈曲型两种(图 10-2-7)。

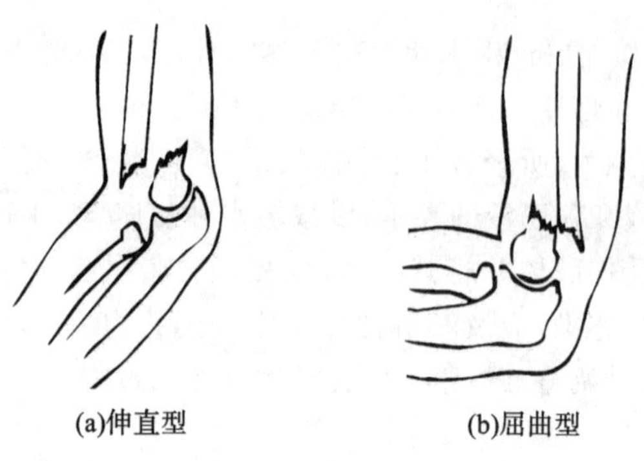

(a)伸直型　(b)屈曲型

图 10-2-7　肱骨髁上骨折(伸直型、屈曲型)

1. 伸直型　较多见，多为间接暴力引起。受伤时肘关节处于半屈或伸直位，手掌着地后暴力经前臂向上传递，使肱骨干与肱骨髁交界最薄弱处发生骨折。骨折线从前下方斜向后上方，骨折远端向后上方移位，亦可伴尺侧或桡侧移位。骨折近段向前下移位，可损伤血管(肱动脉)、神经(肘正中神经)。

2. 屈曲型　较少见。受伤时肘关节处于屈曲位，肘后着地，暴力由肘部传至肱骨下端发生骨折。骨折线由后下斜向前上方，骨折远端向前上方移位，此型很少合并血管、神经损伤。

【临床表现】

肘部明显肿胀、畸形、压痛、功能障碍。伸直型骨折远折端向后上移位，肘关节呈半屈位，与肘关节脱位相似，但肘后三角关系正常。屈曲型骨折肘后方可触及近折端，甚至形成开放性骨折。血管神经损伤是肱骨髁上骨折(特别是伸直型)早期最严重的并发症，表现为手的感觉和运动功能障碍。

知识链接

肘后三角关系

正常肘后三角关系是指正常肘关节在屈肘呈直角时，肱骨内上髁、外上髁与尺骨鹰嘴尖端，三点成一尖向远侧的等腰三角形，肘关节伸直时，三点成一直线。当肘关节脱位或骨折时，上述正常位置关系即发生改变。

【治疗原则】

1. 手法复位与外固定 仅对肿胀较轻,无血管神经损伤的闭合性骨折可试行手法复位。若局部肿胀严重并形成水泡者,可先行尺骨鹰嘴悬吊牵引,待水肿消退再行手法复位。

2. 切开复位与内固定 手法复位失败、伴有血管神经损伤或开放性骨折者,可采用切开复位内固定。内固定器材可用交叉克氏针或加压螺丝钉。

(二) 桡骨远端骨折

【概述】

桡骨远端骨折是指桡骨下端近关节面 3 cm 以内的骨折。为松质骨与密质骨的交界处,解剖薄弱,外力作用容易发生骨折。多由间接暴力引起,常见于成人和老年人。

【病因和分类】

因受伤机制不同而分为伸直型(Colles 骨折)和屈曲型(Smith 骨折)。

1. Colles 骨折 较多见。跌倒时腕关节背伸,前臂旋前,手掌着地,暴力上传至桡骨远端发生骨折。骨折远段向背侧、桡侧移位(图 10-2-8)。骨折线多为横形。儿童可为骨骺分离,老年常为粉碎性骨折。粉碎性骨折可累及关节或造成尺骨茎突撕脱。

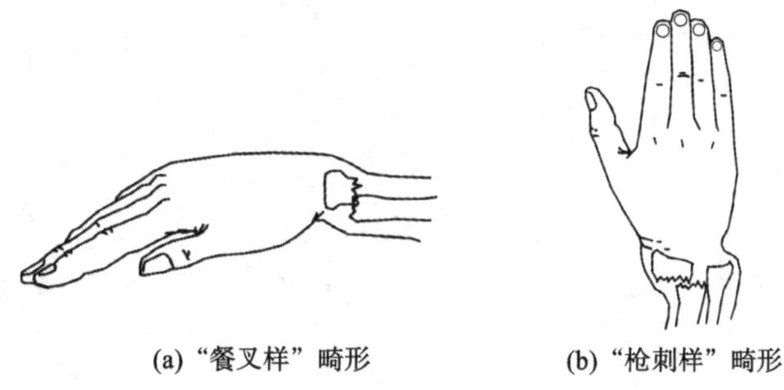

(a)“餐叉样”畸形　　(b)“枪刺样”畸形

图 10-2-8 Colles 骨折

2. Smith 骨折 较少见。骨折发生原因与伸直型相反,故又称“反科雷氏”骨折。跌倒时腕关节掌屈,手背着地发生桡骨远端骨折。骨折远段向掌侧移位。

【临床表现】

伤后腕部肿胀、疼痛及功能障碍。伸直型骨折典型畸形为:侧面观呈“餐叉样”畸形,正面观呈“枪刺样”畸形(图 10-2-8)。X 线摄片可明确骨折类型。

【治疗原则】

手法复位与夹板或石膏外固定多可治愈。

1. 伸直型骨折 局部浸润麻醉后,两助手对抗牵引下矫正重叠移位,术者双手握住腕部,2～5 指顶住骨折近端,拇指压住骨折远端向远侧推挤,然后屈腕并向尺侧挤压,使腕关节于旋前、屈腕、尺偏位,以纠正成角和桡侧移位。复位成功后在远折端背侧和近折端掌侧各置一压垫,用小夹板或石膏固定 2 周,再改腕关节功能位固定 2～4 周。复位时应注意恢复腕关节的正常倾斜角度。

2. 屈曲型骨折 复位手法和压垫放置位置与伸直型骨折相反。

(三) 股骨颈骨折

【概述】

股骨颈骨折是指股骨头下至股骨颈基底部之间的骨折,常见于老年人,尤以女性较多。

【病因和分类】

老年人由于股骨颈骨质疏松脆弱且承受应力较大,轻微暴力即可导致股骨颈骨折,如跌倒时下肢扭转,即可能发生股骨颈骨折。老年人的股骨颈骨折几乎全由间接暴力引起,青壮年及儿童骨折多因严重暴力所致,如车祸、坠楼等。

1. 按骨折线的部位分类 头下型骨折、经颈型骨折、基底型骨折(图 10-2-9)。头下型和经颈型骨折属关节囊内骨折,因股骨头的血液循环大部分中断,因而不易愈合且易发生股骨头缺血坏死。基底型骨折因骨折段血液循环良好而容易愈合。

2. 按远端骨折线与两髂嵴连线间的角度(Pauwells 角)分类 外展型和内收型骨折(图 10-2-10)。Pauwels 角小于 30°为外展型骨折,一般很少移位,属稳定性骨折。Pauwels 角大于 50°为内收型骨折,属于不稳定性骨折。

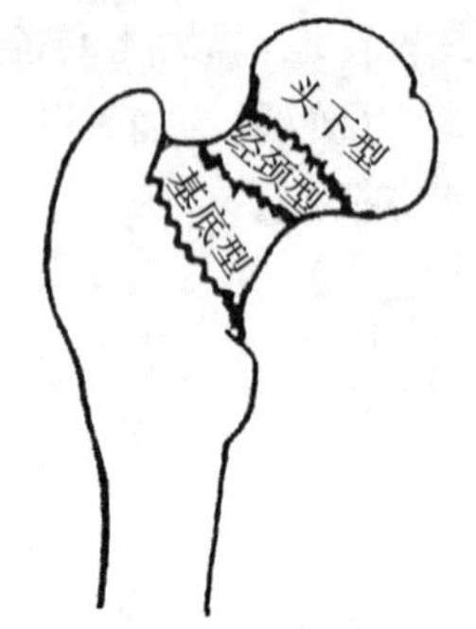

图 10-2-9 股骨颈骨折分类

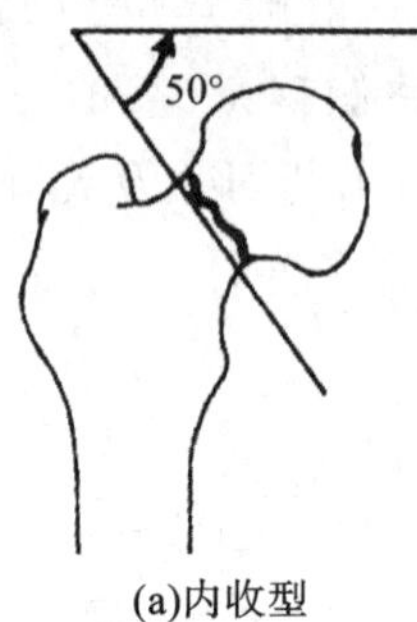

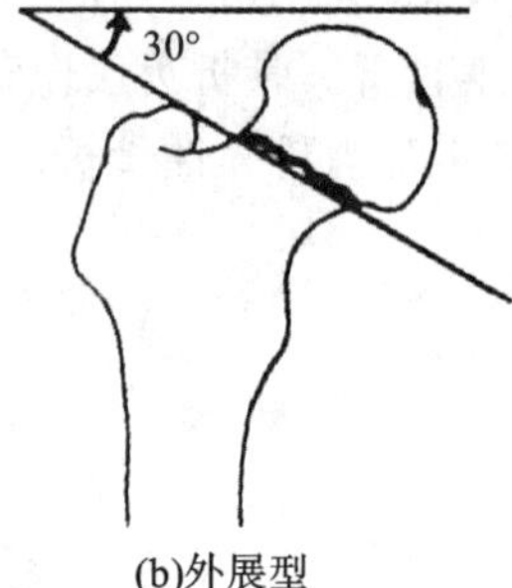

图 10-2-10 股骨颈骨折分型(Pauwells 角)

【临床表现】

1. 畸形 患肢多有轻度屈髋屈膝、内收及外旋畸形(图 10-2-11)。

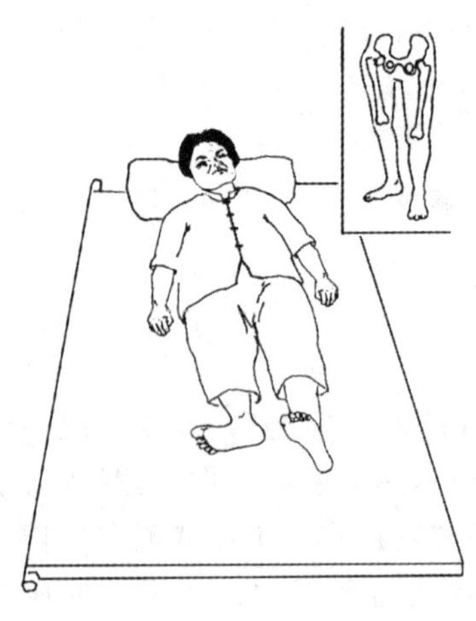

图 10-2-11 右侧股骨颈骨折畸形

2. 疼痛 髋部除有自发疼痛外,活动患肢时疼痛较明显。在患肢足跟部或大粗隆叩打时,髋部也感疼痛。在腹股沟韧带中点的下方常有压痛。

3. 肿胀 股骨颈骨折多系囊内骨折,骨折后出血不多,又有关节囊和丰厚肌群的包围,因此,外观上局部不易看到肿胀。

4. 功能障碍 移位骨折病人在伤后就不能坐起或站立。但也有一些无移位的线状骨折或嵌插骨折病人,在伤后仍能走路或骑自行车。对这些病人要特别注意,不要因遗漏诊断而使无移位的稳定骨折变为移位的不稳定骨折。

5. 患肢短缩 在移位骨折,远段受肌群牵引而向上移位,因而患肢变短。

【治疗原则】

1. 非手术治疗 非手术治疗适用于无明显移位的稳定性骨折,全身情况差或有严重心、肺、肾、肝等功能障碍者。多采用患肢牵引或穿抗足外旋鞋卧床6～8周。3个月后逐渐扶双拐下地但不负重行走。6个月后，可逐渐弃拐行走。极少发生不愈合或股骨头坏死。但因长期卧床可出现肺部感染、泌尿系感染、压疮等并发症。对全身情况差的高龄病人，以挽救生命，治疗并发症为主，骨折可不进行特殊治疗。

2. 手术治疗

(1) 手术治疗对象：有移位的骨折和内收型骨折。

(2) 手术治疗方法：①闭合复位加压螺钉固定，或130°角钢板固定，如股骨头有旋转则可联合应用加压螺钉和130°角钢板固定；②切开复位内固定术，适用于手法复位失败、内固定不可靠或青壮年陈旧骨折、不愈合等；③人工关节置换术，适于合并有骨关节炎或股骨头坏死的高龄病人股骨颈骨折。

(四) 股骨干骨折

【概述】

股骨干骨折是指转子下至股骨髁上股骨的骨折。股骨干由强壮的肌肉和筋膜所包绕，骨折时不仅自身的营养血管破裂出血，而且周围肌肉的肌支也常被撕裂出血，甚至可能刺伤股动、静脉，因而容易大量失血而休克。

【病因与分类】

直接暴力或间接暴力均可导致股骨干骨折。车轮碾压、重物击打等直接暴力常导致横行或粉碎性骨折；高处坠落伤、机器扭转伤等间接暴力引起的骨折则多为斜形或螺旋形。

股骨干骨折按发生的部位分为上1/3、中1/3和下1/3骨折。以股骨干中下1/3交界处为最多，上1/3或下1/3次之。骨折端因受暴力作用的方向，肌群的收缩，下肢本身重力的牵拉和不适当的搬运与手法整复，可能发生各种不同的移位。

各类骨折移位特点是：①股骨上1/3骨折，近折端向前、外及旋转移位，远折端向上、向内、向后移位；②股骨中1/3骨折，断端向外成角或重叠移位；③股骨下1/3骨折，远折端向后移位，可能损伤动脉、静脉和胫神经、腓总神经。

【临床表现】

伤后局部肿胀、剧痛，患肢可有成角、短缩及旋转畸形，髋、膝关节不能活动。严重者可出现休克。对股骨下1/3骨折，应特别注意患肢远侧端的血液循环及运动、感觉功能。X线检查可明确骨折的类型和移位情况。

【治疗原则】

1. 非手术治疗 适用于稳定性骨折、全身情况差或软组织条件差不宜手术者。股骨干骨折因周围有强大的肌肉牵拉，手法复位后用石膏或小夹板外固定均不能维持骨折对位。因此，必须用持续牵引克服肌肉收缩，维持一段时间后再用外固定。常用牵引方法有：

(1) 悬吊牵引法(图10-2-12)：用于4～5岁儿童。对儿童股骨干骨折要求对线良好，对位要求达功能复位即可，不强求解剖复位。

(2) 平衡牵引法(图10-2-13)：用于青少年及成人股骨干骨折。一般需持续牵引8～12周。

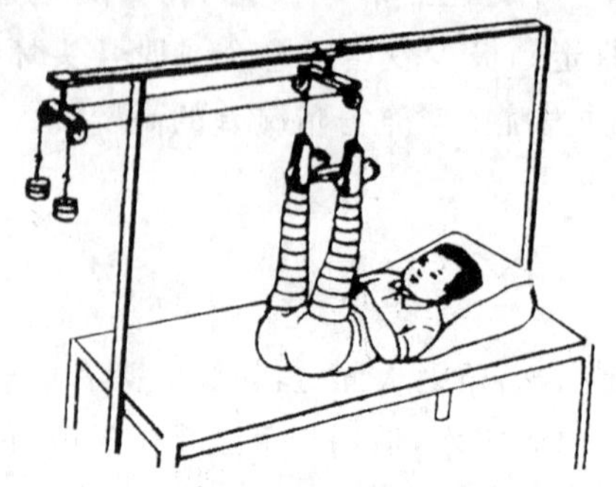

图 10-2-12　双下肢垂直悬吊皮牵引

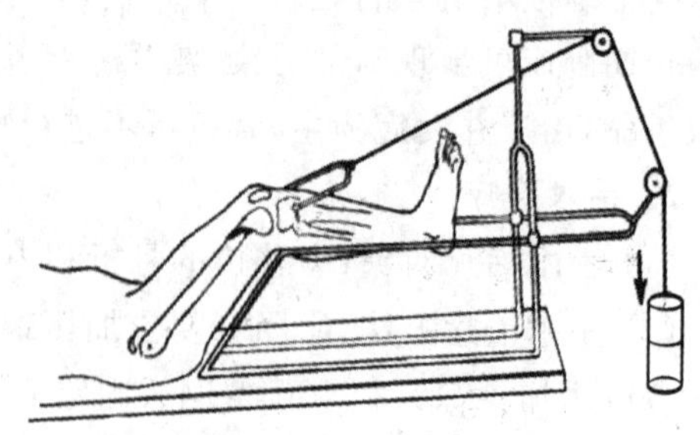

图 10-2-13　股骨干骨折胫骨结节牵引

知识链接

股骨干骨折平衡牵引时肢体的位置

根据骨折移位情况决定肢体位置：

(1) 上 1/3 骨折应屈髋 40°～50°，外展约 20°，适当屈曲膝关节；

(2) 中 1/3 骨折屈髋屈膝约 20°，并按成角情况调整外展角度；

(3) 下 1/3 骨折膝部屈曲 60°～80°，以便腓肠肌松弛，纠正远侧骨端向后移位。

2. 手术治疗　适用于：①非手术治疗失败；②多处骨折；③合并神经血管损伤；④不宜长期卧床的老年病人；⑤骨折不愈合或畸形愈合；⑥开放性骨折。

(1) 切开复位，加压钢板螺钉内固定是较常用的方法。此法固定十分坚固，可早期活动。

(2) 切开复位，加锁髓内钉固定是近年来开展的一种新的技术。此法是在髓内钉插入髓腔后，在其两端拧入加锁螺钉，形成既可加压又可抗旋转的牢靠固定。

能力检测

第三节　脊椎骨折与脊髓损伤病人的护理

案例导入

男性，38 岁，因从高层建筑不慎摔下致腰部剧烈疼痛，并感双下肢麻木，不能行走 4 h 送往医院。

工作任务：

1. 对该病人如何运送？

2. 病人目前存在哪些护理诊断/问题？

3. 对该病人目前存在的护理问题应采取哪些护理措施？

一、脊椎骨折

【概述】

脊椎骨折(fracture of the spine)又称脊柱骨折，很常见，以胸腰段脊柱骨折为多，胸腰段脊椎(T_{10}～L_2)处于两个生理弧度的交汇处，是应力集中部位，此处最易骨折。脊柱骨折可并发脊髓损伤(spinal cord injury)，后果严重，需积极抢救处理。

【病因和分类】

(一) 病因

暴力是引起脊柱骨折的主要原因，主要有四种类型。

1. 间接暴力 最常见。垂直分力越大越容易发生压缩骨折，水平分力越大越容易发生脱位。

2. 直接暴力 较少见。如枪弹伤或车祸中的直接撞伤等。

3. 肌肉牵拉 如突然侧弯或前屈腰部，腰方肌或腰大肌猛烈收缩，导致横突撕裂性骨折。

4. 脊椎病变 高龄者多见，如脊柱肿瘤或骨质疏松症者受到轻微外力即可出现病理性骨折。

(二) 脊柱骨折的分类

1. 根据受伤时暴力作用的方向分类

(1) 屈曲压缩型骨折：最常见。可见于除第1、2颈椎以外的任何椎骨，以胸椎为主，多见于病人从高处坠落足或臀部先着地或重物坠落击打背部而致。

(2) 伸直型骨折：较少见，由于前纵韧带很坚实，且外力使脊柱后伸较前屈的机会少，但易并发脊髓损伤。多见于颈椎，病人从高处仰面坠落、高速行驶的汽车撞车或急刹车，由于惯性作用，头部撞于前面物体而过度后仰，继而过度屈曲，造成骨折或脱位。

(3) 屈曲旋转型损伤：暴力不仅使脊柱前屈，同时又向一侧旋转，常合并脊髓损伤。

(4) 爆裂型骨折：多见于高处坠落，足臀部着地时，脊柱垂直位因挤压而破碎。可伴发脊髓损伤。

2. 根据损伤程度和部位分类

(1) 胸、腰椎骨折与脱位：包括椎体单纯压缩骨折、椎体粉碎压缩性骨折和椎体骨折脱位。

(2) 颈椎骨折与脱位：包括颈椎椎体压缩性或爆破性骨折，颈椎脱位与半脱位，寰枢椎骨折与脱位。

(3) 附件骨折：常与椎体压缩骨折合并发生，如关节突骨折、椎弓根骨折、横突骨折和棘突骨折等。

【护理评估】

一、健康史

评估病人受伤的时间、暴力的性质、方向和大小，作用的部位，受伤的体位，抢救过程及搬运的方法等。了解病人是否有骨质疏松症、脊柱结核或肿瘤等，肢体运动、感觉和反射等功能是否正常。由于损伤后需要卧床，应评估病人有无烟酒嗜好，有无心、肝、肺或肾等重要脏器疾病史等。

二、身体状况

（一）症状

受伤部位疼痛和活动受限。胸、腰椎损伤者还可有腰背部肌肉痉挛，不能站立或站立时腰背部无力和疼痛加剧，腹膜后血肿刺激腹腔神经节，使肠蠕动减慢，出现腹胀、腹痛甚至肠麻痹等症状。颈椎损伤时，头、颈部疼痛，活动受限。伴脊髓损伤者可有相应神经支配部位的感觉、反射和运动功能障碍。

（二）体征

损伤部位软组织肿胀，脊柱畸形，相应棘突有明显触痛、压痛和叩击痛。颈椎损伤者头多向前倾，病人常用双手扶头。胸腰段损伤者常有局部肿胀和后突畸形。

（三）辅助检查

1. 实验室检查 除常规检查外，血气分析检查可判断有通气不足危险病人的呼吸状况。

2. 影像学检查

（1）X线检查：有助于确定骨折部位、类型和移位情况。

（2）CT和MRI检查：能清楚显示小关节的骨折及椎管的变化，MRI检查还能显示脊髓受损的情况。

三、心理、社会状况

突发的创伤、疼痛和活动障碍及因担心遗留严重后遗症而产生焦虑、恐惧、紧张等情绪。病情稳定后，由于伤后卧床时间较长，体位限制过多，病人容易出现烦躁，或由于过于谨慎而不敢活动，不能配合治疗和康复锻炼。

【常见护理诊断/问题】

1. 疼痛 与脊柱骨折、软组织损伤及手术有关。

2. 生活自理缺陷 与躯体活动功能丧失或医嘱制动有关。

3. 恐惧 与担心骨折预后可能致残有关。

4. 潜在并发症：脊髓损伤、压疮、肺部感染、下肢静脉血栓形成。

【护理措施】

（一）治疗原则

1. 急救处理 首先抢救病人生命。有颅脑、胸、腹腔脏器损伤，大出血或并发休克者要先抢救生命。

2. 非手术治疗　适用于稳定型骨折。

(1) 胸、腰椎骨折：病人仰卧于硬板床上，骨折部垫厚枕，使脊柱呈过伸位。也可用双桌法或双踝悬吊法复位(图 10-3-1，图 10-3-2)。随后行石膏背心固定 3 个月。

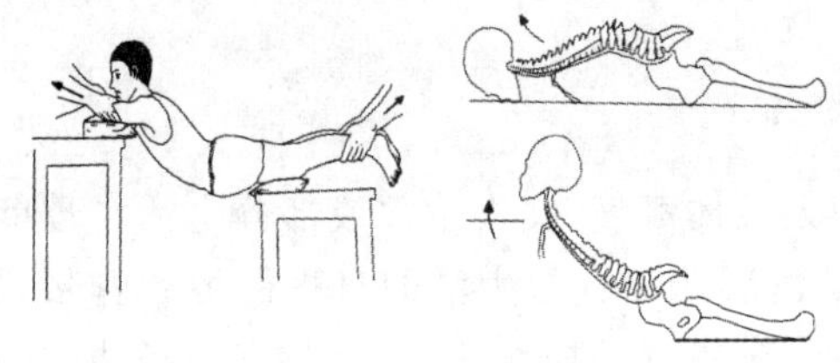

图 10-3-1　双桌复位法

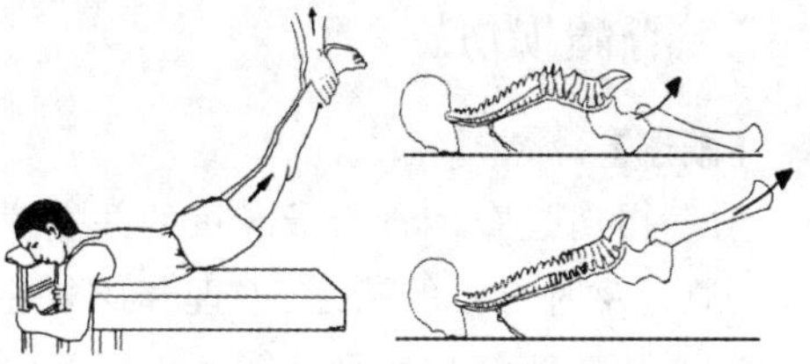

图 10-3-2　双踝悬吊复位法

(2) 颈椎骨折的病人，轻者用枕颌带卧位牵引复位；有移位者用颅骨牵引复位。牵引重量见“第一节　骨科病人一般护理技术”之“牵引术”，经 X 线证实已经复位者，可改用头颈胸石膏或支具固定 3 个月，固定牢固后即起床活动。

3. 手术治疗　适用于不稳定型骨折，尤其伴有脊髓或神经损伤者，应尽早手术。

(二) 非手术治疗护理/术前护理

1. 急救处理　有脊椎骨折者尽量避免搬运，需要搬运时保持脊柱稳定。胸腰椎骨折病人应采用滚动法或由三人平托至硬担架、木板或门板上，注意避免脊柱弯曲或扭转，以免加重椎骨和脊髓的损伤。颈椎骨折病人应有专人托扶头部，沿纵轴向上略加牵引，转运前用砂袋或折叠好的衣服放在颈部两侧以固定颈椎。

2. 一般护理

(1) 休息与体位：病人受伤后应平卧硬板床，翻身时采用轴线翻身法：胸腰段骨折者翻身时，双臂交叉胸前，两护士分别托扶病人肩背部和腰腿部翻至侧卧位。颈段骨折者还需一人托扶头部，使其与肩部同时翻动。病人自行翻身时应先挺直腰背部，使绷紧的背肌起到天然内固定夹板的作用。

(2) 饮食与营养：提供高营养饮食，协助病人进食，鼓励多饮水，增强机体抵抗力。

3. 心理护理　多与病人或其家属沟通，了解病人所存在的担忧，安慰病人以减轻对预后的恐惧。脊柱骨折后治疗和康复时间相对较长，手术风险较大，应向病人及其家属讲明配合治疗的重要性，使其能够坚持治疗。

4. 病情观察　注意肢体感觉、运动和肌张力的变化，观察病人皮肤的颜色、温度等，注意有无脊髓损伤。

5. 预防压疮　对长期卧床者，每 2～3 h 翻身一次，采用轴线翻身法，避免拖拽病人；保持床单清洁、平整、舒适；保持病人皮肤清洁干燥，预防压疮。

6. 功能锻炼　指导病人早期活动和功能锻炼。单纯压缩骨折病人卧床 3 日后开始锻炼腰背肌，开始做臀部左右移动，然后做背伸动作，借椎体前方的前纵韧带和椎间盘纤维环的张力，使压缩的椎体自行复位。第 3 个月开始下地少量活动，但仍以卧床休息为主。3 个月后逐渐增加下地活动时间。

(三) 健康教育

鼓励指导病人尽早并循序渐进进行腰背肌锻炼，功能锻炼可促进局部血液循环，减少软组织粘连和组织纤维化，预防腰背部慢性疼痛、肌肉废用性萎缩和骨质疏松症等。如挺胸、五点支撑法、三点支撑法、四点支撑法、俯卧位抬头挺胸和双腿后伸等(见“腰椎间盘突出症病人的护理”相关内容)。颈椎骨折病人不宜做三点支撑法。对须做手术或石膏固定者,尽早开始背肌锻炼也同样重要。

二、脊髓损伤

【概述】

脊髓损伤是脊椎骨折最严重的并发症,可使病人肢体瘫痪,丧失全部或部分生活自理能力,但通过及时有效的治疗、护理和康复指导,可重建活动和日常生活的自理能力。胸腰段损伤使下肢的感觉与运动功能产生障碍,称为截瘫。颈段脊髓损伤后,双上肢有神经功能障碍,称为四肢瘫痪。

【病因】

脊髓损伤是因为移位的椎体、突入椎管的小骨片、椎间盘及硬膜外血肿等压迫脊髓或马尾神经,而发生不同程度的损伤。以胸腰段损伤多见,尤其 T_{10}～L_2 最为多见,多发生于青年人。最常见的原因是闭合性钝性外伤所致。

根据脊髓损伤的程度和部位分为以下几种情况。

1. 脊髓震荡 也称为脊髓休克,与脑震荡相似,是最轻微的脊髓损伤。脊髓内神经细胞受到强烈震荡后发生一过性神经传导功能中断,损伤平面以下感觉、运动、反射、括约肌功能部分或全部丧失,但无实质性病理变化,数分钟或数小时内即可完全恢复。

2. 脊髓受压 骨折碎片、骨折移位、椎间盘、黄韧带以及血肿等均可压迫脊髓,使脊髓因血液循环障碍而产生一系列病理变化。及时解除压迫脊髓的功能有望部分或完全恢复,若压迫时间过长,脊髓则可发生软化、萎缩,瘫痪难以恢复。

3. 脊髓挫裂伤或断裂 脊髓挫裂伤或断裂是脊髓的实质性破坏,神经细胞破坏和神经传导束损伤,并伴有出血和水肿。早期呈弛缓性瘫痪,损伤平面以下肢体的感觉、运动和反射完全或部分丧失。脊髓断裂可为完全性或不完全性断裂,脊髓功能不能恢复,预后差。

4. 马尾神经损伤 第2腰椎以下椎体骨折脱位可引起马尾神经损伤,导致损伤平面以下弛缓性瘫痪。

【护理评估】

一、健康史

评估病人脊柱损伤的受伤史,既往肢体感觉、运动和反射功能状况等。

二、身体状况

(一) 症状

脊髓损伤后,可表现为损伤节段以下躯干和肢体的感觉、运动、反射等功能障碍,2～4周后可演变成痉挛性瘫痪。胸腰段脊髓损伤表现为截瘫,颈段脊髓损伤则表现为四肢瘫痪。脊髓圆锥损伤后可表现为会阴部皮肤鞍状感觉缺失,括约肌功能丧失导致大小便失控和性功能障碍。马尾神经很少出现完全性损伤,损伤平面以下弛缓性瘫痪,感觉和运动障碍,括约肌功能丧失,下肢腱反射减弱或消失,但无病理反射。

（二）体征

发生痉挛性瘫痪时，可出现肌张力增高、腱反射亢进、病理征。

（三）辅助检查

1. X线检查 显示有椎体移位、椎管变小及其内有骨折片、椎间隙变窄等。

2. CT、MRI检查 可清楚地显示骨折情况、椎管的变化及脊髓、神经受损的情况。

三、心理、社会状况

脊髓损伤往往突然发生，青年人多见，病人及家属难以接受，担心留有严重后遗症而失去正常生活。病人会有焦虑、紧张、易怒、烦躁、沮丧或者抑郁、悲观、厌世等不良情绪反应。治疗和康复费用也给病人家属带来了沉重负担。还应注意评估病人及家属对疾病了解程度和社会支持系统。

【常见护理诊断/问题】

1. 低效性呼吸型态 与脊髓损伤导致呼吸肌功能减弱有关。

2. 体温调节无效 与脊髓受损导致体温调节功能失调有关。

3. 有废用综合征的危险 与肢体功能障碍和肢体瘫痪有关。

4. 自我形象紊乱 与肢体不能活动或肢体萎缩变形及脊髓损伤所致截瘫等有关。

【护理措施】

（一）治疗原则

1. 急救处理 首先抢救病人生命，维持有效呼吸。搬运过程中注意避免脊柱弯曲或扭转，以免加重脊髓损伤。

2. 非手术治疗 伤后6 h内是治疗的关键时期，24 h之内为急性期，应及时治疗。

(1) 固定与制动：采用枕颌带牵引或持续颅骨牵引，以防止损伤部位移位造成脊髓的再损伤。

(2) 药物治疗：减轻脊髓水肿，预防继发性损害。①糖皮质激素治疗：地塞米松10～20 mg静脉滴注，连续应用5～7天后改口服，维持2周左右。②20%甘露醇250 mL静脉滴注，连续应用5～7天。③伤后4～6 h之内用高压氧治疗。

3. 手术治疗 手术只能解除对脊髓的压迫和恢复脊柱的稳定性，目前还无法使损伤的脊髓恢复功能。对不完全性瘫痪病人则可能改善其生活质量，应积极治疗尽早手术。术后尽早功能锻炼，预防并发症。

（二）非手术治疗护理/术前护理

1. 一般护理

(1) 休息与体位：病人卧床期间注意摆放合适的体位，将肢体摆放于功能位，注意定时翻身，防止压力性损伤。

(2) 饮食与营养：鼓励病人摄入高蛋白食物，如瘦肉、鱼肉、鸡肉、鸡蛋、豆类等，保证充分的营养和水分的摄入。进食富含纤维素的食物，以促进肠蠕动。

(3) 心理护理：发病早期应帮助病人接受现实，鼓励病人表达内心感受。向病人讲解通过及时、有效和坚持不懈的治疗、护理和康复锻炼，可在一定程度上重建和恢复自理能力。后期让病人在自理活动中获得自信，帮助截瘫病人重新规划生活方式。

2. 病情观察

(1) 伤后 48 h 内严密观察病人的生命体征，尤其是心率和血压，每 4 h 测一次，防止低血压和心动过缓的出现。

(2) 注意肢体感觉、运动和肌张力的变化，应用截瘫指数评价各种功能丧失的程度。

(3) 留置导尿管，监测尿量，记录日出入量。

知识链接

截瘫指数

评定指标包括感觉、运动、括约肌功能三项。每项分为 0、1、2 三级："0"代表功能完全正常或接近正常；"1"代表功能部分丧失；"2"代表功能完全丧失或接近完全丧失。然后三个数字相加得出截瘫指数。截瘫指数 0 为正常，6 代表完全性截瘫，1～5 分为不完全性截瘫。

3. 并发症护理

(1) 呼吸衰竭：颈脊髓损伤的严重并发症，也是别人早期死亡的主要原因。由于肋间肌麻痹导致胸式呼吸消失，病人能否生存取决于腹式呼吸是否保留。另外，妨碍膈肌活动和呼吸道通畅的原因也可导致呼吸衰竭，如脊髓水肿范围扩大，痰液阻塞呼吸道，肠胀气、便秘等。注意观察病情，若呼吸大于 22 次/分、鼻翼扇动、摇头挣扎、嘴唇发绀等，则应立即给氧，必要时行气管切开。

(2) 呼吸道感染：病人晚期死亡常见原因。由于呼吸肌力量不足，或者病人因怕疼不敢深呼吸和咳嗽，使呼吸道分泌物不易排出，久卧者容易产生坠积性肺炎，甚至窒息。吸烟者更易发生。应遵医嘱选用合适的抗生素，指导病人有效进行深呼吸和咳嗽排痰，定期翻身拍背，体位引流，痰液黏稠者可雾化吸入，必要时吸痰甚至气管切开。

(3) 体温失调：颈髓横断时，全身交感神经几乎完全麻痹，导致体温随环境温度变化，丧失了调节和控制的能力，常出现高温(40 ℃以上)或低温(35 ℃以下)。高温时应用物理降温，同时调节环境温度，降低室温、通风散热，必要时用药物降温。低温病人以物理复温为主，如使用电热毯、热水袋或电烤架等对病人保暖，但要逐渐复温并防止烫伤。

(4) 泌尿系感染：脊髓损伤的病人因膀胱功能障碍、尿潴留、长期留置导尿管或液体摄入不足等原因，容易发生泌尿系感染。可从如下几个方面进行防治：①损伤早期，病人多有尿潴留，应留置尿管并持续开放 2～3 周，以防膀胱过度膨胀。注意观察尿管有无受压、扭曲、阻塞等，保持其通畅。以后每 4～6 h 开放尿管 1 次，使膀胱充盈，以训练膀胱的自主节律性，同时进行简单的膀胱训练，如增加腹压和适当压迫膀胱等，以免膀胱萎缩。②长期留置尿管者，一般应 5～7 日更换一次，防止导尿管发生阻塞或引流不畅，导致逆行感染，并严格执行无菌操作，同时常规进行膀胱冲洗。③体外手法按摩刺激膀胱排尿，指导病人每 2 h 在腹部由外向内均匀按摩，压出尿液。④鼓励病人多饮水，每日饮水 3000 mL，每天排尿 1500 mL 以上，以利于尿液的稀释，避免结石的形成。⑤一旦出现泌尿系感染应抬高床头，增加饮水量或输液量，持续开放导尿管，适当使用抗生素。

(5) 压疮：截瘫部位出现压疮后极难愈合，甚至可因食欲差、感染和血浆蛋白降低等造成大量消耗而导致死亡。应及时评估和发现压疮早期征兆，指导或帮助病人定时翻身，保持皮肤干燥和床单整洁，还可局部按摩促进血液循环。

（6）便秘：脊髓损伤后，由于神经机能被破坏，肠道蠕动减慢所致；同时活动减少和饮水减少也是便秘的原因。指导病人沿结肠走向按摩腹部，服用通便药物，多吃新鲜水果和蔬菜，多饮水。部分病人可通过持续的训练建立反射性排便，方法为用手指按压肛门周围或者扩张肛门，刺激括约肌，反射性地引起肠蠕动。当反射建立后用手指按压肛门时可促进大便排出。

（三）健康教育

（1）鼓励病人继续按计划进行功能锻炼，以防止瘫痪的肢体发生肌萎缩和关节僵硬，预防截瘫后并发症的发生。方法：瘫痪的肢体每天做被动的关节全范围活动和肌肉按摩，未瘫痪的肢体可通过举哑铃和拉力器等增加肌肉的力量，通过挺胸和俯卧撑等练习背部的力量。

（2）对完全丧失行走能力，必须依靠拐杖及轮椅的病人，教会其使用技巧。①使用拐杖时，一般拐杖的高度为病人直立时，腋窝到地面的距离。行走时，应以上肢臂力及腋下拐顶共同支撑身体重量。拐杖顶端以软垫包裹，底端应有橡胶垫，以防滑倒。②使用轮椅时，应注意选择适合病人身材的型号。乘坐轮椅时，坐姿应正确，身体置于座位中部，抬头背向后靠。

（3）教会病人及家属皮肤护理及预防压疮的方法。

（4）告知病人定期返院复诊。

能力检测

第四节　关节脱位病人的护理

案例导入

女性，32岁，外伤后左肩部疼痛，左肩关节活动受限入院。查体：左肩呈方肩畸形，弹性固定，且有明显的压痛。

工作任务：

1. 该病人最可能的医疗诊断是什么？
2. 如何对该病人进行护理？

一、概述

关节脱位(articular dislocation)俗称“脱臼”，是指由于直接或间接暴力作用于关节，或关节有病理性改变，使骨与骨之间相对关节面失去正常的对合关系。关节面失去部分正常的对合关系称半脱位。多见于青壮年和儿童。以肩关节和肘关节脱位最常见，髋关节次之，膝关节与腕关节少见。

【病因与分类】

1. 按关节脱位发生原因分类

(1) 创伤性脱位：最多见，外来暴力作用于正常关节所引起的脱位。

(2) 先天性脱位：外界因素或内在原因致胚胎发育异常或胎儿在母体内受到外界因素影响引起的脱位，如先天性髋关节脱位，是因为髋臼或股骨头先天发育不良引起。

(3) 病理性脱位：骨骼疾病使关节结构发生改变，其骨端遭到破坏而发生脱位。如关节结核或化脓性关节炎所引起的脱位。

(4) 习惯性脱位：创伤性关节脱位后造成关节囊及韧带松弛或在骨附着处被撕脱，使关节存在不稳定因素，轻微外力即可导致反复多次再脱位。多见于肩关节脱位。

2. 按关节脱位发生的时间分类

(1) 新鲜脱位：脱位时间在2周内者。

(2) 陈旧性脱位：脱位时间超过2周者，一般手法复位困难，常需切开复位。

3. 按关节脱位后关节腔是否与外界相通分类

(1) 开放性脱位：指关节腔与外界相通，细菌易进入关节腔发生感染。

(2) 闭合性脱位：关节腔与外界不相通，局部皮肤完好。

【护理评估】

一、健康史

了解受伤的经过，受力的大小、性质、受伤的部位，受伤的时间及治疗的情况。评估病人有无化脓性关节炎、关节结核及骨关节肿瘤等疾病。创伤性关节脱位病人都有明确外伤史。先天性脱位者以婴幼儿多见；病理性脱位者发病前有骨或关节疾病；习惯性脱位者有明确关节脱位病史，在同一部位反复出现脱位的特点，后两种脱位均在轻微外力下即可发生。

二、身心状况

（一）症状

一般无明显全身症状。局部一般症状主要包括关节疼痛局部压痛，肿胀，功能障碍。

（二）专有体征

(1) 畸形：关节脱位后关节处明显出现畸形，移位的关节端可在异常位置摸到，肢体长度可发生改变(变长或变短)。

(2) 弹性固定：脱位后产生疼痛，使关节周围肌肉发生痉挛，同时由于关节囊和周围韧带及肌肉牵拉，使患肢固定在异常的位置，被动活动时感到弹性抗力。

(3) 关节盂空虚：触诊可发现关节头所在的部分有空虚感，其附近异常位置可触及移位的骨端。

（三）并发症

脱位的关节头，可压迫周围神经和血管，当神经受到压迫时，出现其支配区的感觉、运动、反射、自主神经功能障碍。当压迫血管时，出现肢体末端皮肤苍白或水肿、疼痛、动脉搏动减弱或消失，严重可致肢体坏死。

（四）辅助检查

1. X线检查 这是关节脱位诊断最常用、最简便的方法。可明确脱位的方向、程度和有无合并骨折，指导复位，判断疗效。

2. CT检查 主要用于髋关节，通过三维成像可显示是否合并髋臼骨折及股骨头坏死。

三、心理、社会状况

病人多担心损伤愈合后关节活动受到影响，常使病人产生焦虑和烦躁情绪。也有的病人由于担心关节愈合不良而过于谨慎，不敢做任何锻炼。对于肿瘤等骨骼疾病导致的关节脱位，肢体的功能可暂时或永久性的丧失，常使病人产生悲观失望情绪，甚至产生轻生的念头。

【常见护理诊断/问题】

1. 疼痛 与关节周围组织和韧带撕裂、神经损伤有关。

2. 自理缺陷(如厕、沐浴、进食等) 与关节脱位后患肢功能丧失或医嘱制动有关。

3. 躯体活动障碍 与患肢制动和脱位后关节活动丧失有关。

4. 潜在并发症：骨折，周围神经、血管损伤等。

【护理措施】

（一）治疗原则

1. 复位 有手法和切开复位两种。以手法复位为主，时间越早预后越好，否则关节腔被瘢痕组织充填，关节周围组织挛缩、粘连，复位难以成功。手法复位失败或合并有关节内骨折的病人应行切开复位内固定。

2. 固定 复位后将关节固定2～3周，使损伤的关节囊、韧带和肌肉等组织得以修复愈合。陈旧性脱位手法复位后，固定时间适当延长。

3. 功能锻炼 在固定期间，要进行关节周围肌肉的等长运动和其他未固定关节的主动活动。解除固定后逐渐加大受伤关节的活动范围，同时配合热敷、理疗治疗，促使关节功能恢复。

（二）非手术治疗护理/术前护理

1. 一般护理

(1) 休息与体位：遵医嘱采取牵引体位或功能位等体位。为病人提供必要的帮助，解决病人如厕、进食和沐浴等生活需要。

(2) 饮食与营养：病人疼痛发作期暂禁食，遵医嘱及时补充液体与电解质，维持水、电解质及酸碱平衡。疼痛间歇期，鼓励病人合理饮食，保证足够水分摄入。

(3) 心理护理：与病人多沟通，了解其心里的感受和担忧，正确引导病人正视疾病。介绍脱位的发生、治疗、预后、康复锻炼的目的等。向病人解释关节脱位后，其周围关节囊、肌肉和韧带等都可能受到损伤，部分病人还伴有肌肉附着部位撕脱骨折，充分固定有利于组织愈合，预防习惯性关节脱位，而正确的锻炼方法可以促进关节功能的恢复。使病人树立战胜疾病的信心，积极配合治疗和护理。

2. 病情观察 观察局部肿胀和血肿情况，复位后症状和体征是否消失，有无再脱位的危险。观察患肢颜色、温度、感觉和运动功能,牵引和固定是否有效,牵引和石膏固定部位的皮肤有无感染或压疮,评估关节愈合和患肢功能恢复等情况。若患肢末端肿胀、麻木、青紫、发凉并伴有剧烈疼痛,说明有血液循环障碍,应及时报告医师做相应处理。

3. 对症护理 对于外伤性脱位,妥善复位和固定后,疼痛将会减弱或消失。关节脱位24 h内可局部冷敷以减轻肿胀,以后做局部热敷以减轻肌肉痉挛引起的疼痛,并促进血液循环。疼痛严重时可遵医嘱给予止痛剂,进行治疗护理操作时动作轻柔,避免给病人造成不必要的痛苦。对于病理性脱位,主要是治疗原发病。

(三)术后护理

肩、肘关节脱位术后,功能位固定后抬高患肢,以利于静脉回流,减轻水肿。髋关节脱位术后,石膏固定于外展位并稍抬高,防止髋关节屈曲、内收、旋转。手术后密切观察生命体征,直至平稳。观察手术切口有无渗血,及渗血的量和速度,局部有无红、肿、热、痛等症状,肢体末梢血运情况和动脉搏动的情况。观察末梢感觉和运动,以了解神经是否损伤。

(四)健康教育

1. 功能锻炼 指导病人进行功能锻炼。患肢固定期间进行肌肉的舒缩练习,其他关节可进行正常的活动。解除固定后逐渐增加脱位关节的活动范围,但不宜强行大范围活动,以免造成二次损伤。

2. 定期复查 告知病人要定期复查,防止潜在并发症的发生。

二、常见关节脱位病人的护理

【病因与分类】

(一)肩关节脱位

肩关节脱位(dislocation of the shoulder)最常见。肩关节结构不稳定且活动范围大,关节盂面积小而浅,肱骨头相对大而圆,周围的韧带较薄弱,关节囊松弛,使关节结构不稳定,容易发生脱位。占全身关节脱位的50%,男性多于女性,20～50岁多发。

1. 病因 多由间接暴力引起,当身体侧位跌倒时,手或肘部着地,上肢呈外展、外旋位,使肩关节前方关节囊破裂,肱骨头滑出关节盂而脱位;若病人向后跌倒时肱骨后方撞击于硬物上,肱骨头受到肩峰的阻挡,成为杠杆的支点,使肱骨头向前下方脱出。

2. 分类 肩关节脱位分为前脱位、后脱位、盂下脱位和盂上脱位四种,但以前脱位最多见。前脱位又分为喙突下脱位、锁骨下脱位、盂下脱位,其中以喙突下脱位最常见。

(二)肘关节脱位

肘关节脱位(dislocation of the elbow)较常见,发生率仅次于肩关节脱位,居关节脱位的第二位,以青壮年多见,小儿在同样暴力情况下多以肱骨髁上骨折代替脱位。

1. 病因 多数由间接暴力所致。病人跌倒时上臂伸直,手掌着地,暴力传递至尺桡骨近端,使其脱向肱骨远端后上方,尺骨鹰嘴突产生杠杆作用,使其半月切迹移向后上方,肱骨髁则向前脱出,形成肘关节后脱位。若肘关节受到后方直接暴力作用,可产生尺骨鹰嘴骨折和肘关节前脱位。

2. 分类 根据尺桡骨近端移位的情况可分为前脱位和后脱位。以肘关节后脱位最多见,前脱位少见。

（三）髋关节脱位

髋关节脱位(dislocation of the hip)较少见，大部分髋关节脱位发生于交通事故。髋关节是人体最大的关节，由髋臼与股骨头构成，为典型的杵臼关节。因为髋臼深而大，周围又有坚固的韧带与强壮的肌群，强大的暴力才可导致髋关节脱位，所以髋关节脱位发生率低。

1. 病因 多由强大间接暴力引起。以髋关节后脱位为例，当髋关节处于屈曲或屈曲内收时，股骨则有轻度内旋，若膝部受到前方来的暴力，股骨头就可从关节囊的后下部薄弱区脱出。或弯腰工作时，如落下重物击中腰骶部，上半身带动骨盆向前冲，使股骨头向后冲破关节囊也易引起后脱位。也可由髋关节结核、化脓性髋关节炎、肿瘤等导致髋臼和股骨头破坏，发生病理性脱位。还可因髋关节先天发育不良，出生后就发生脱位，形成先天性脱位。

2. 分类 根据脱位后股骨头的方向分成前脱位、后脱位和中心脱位，其中后脱位占85％～90％。

【护理评估】

一、健康史

1. 肩关节脱位 了解病人有无侧方跌倒上肢撑地或肩部受强烈碰撞等病史，既往有无习惯性肩关节脱位史，有无骨骼疾病史等。

2. 肘关节脱位 多为青壮年人，在跌倒后手掌撑地或肘部受撞击损伤。

3. 髋关节脱位 大部分髋关节脱位是因为交通事故，评估病人受伤史和伤后急救措施。

二、身心状况

（一）症状和体征

1. 肩关节脱位 肩关节疼痛、肿胀且活动受限。由于肱骨头脱出于喙突下，三角肌塌陷，肩部失去正常的轮廓而呈方肩畸形(图 10-4-1)，关节盂空虚，关节盂外可触及肱骨头，肩峰突出。肩关节脱位时，若将手掌搭到健侧肩部，则肘部不能贴近胸壁，或将患侧肘部紧贴胸壁，则手掌搭不到健侧肩部，为搭肩试验(Dugas 征)阳性。肩关节脱位时牵拉或肱骨头压迫腋神经或臂丛神经内侧束，患侧上肢可出现运动障碍、感觉异常、反射减弱或消失。也可损伤腋动脉，导致上肢血液循环障碍。

2. 肘关节脱位 肘部疼痛、肿胀，活动受限，肘部和上肢变粗。病人以健侧手托患侧前臂，肘关节弹性固定于半伸直位，约 45°角。可触到肘后空虚感，尺骨鹰嘴后突明显，肘后三角失去正常关系。

3. 髋关节脱位 髋关节疼痛明显，被动活动时疼痛加剧。患肢呈内收、内旋、屈曲、缩短畸形(图 10-4-2)，伤肢有弹性固定，股骨大粗隆上移明显，臀部可能触及脱位的股骨头。

（二）辅助检查

X 线检查可了解脱位的部位、类型及是否合并骨折(图 10-4-3)。

三、心理、社会状况

关节脱位发生突然，复位时的疼痛、长时间的固定和对预后的担心使病人容易产生烦躁

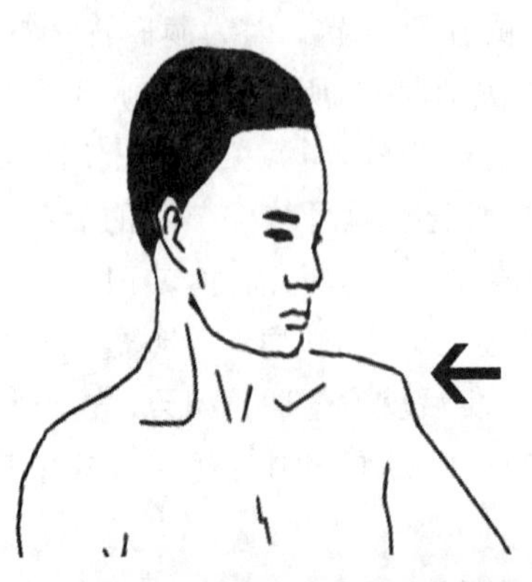

图 10-4-1　肩关节脱位“方肩”畸形

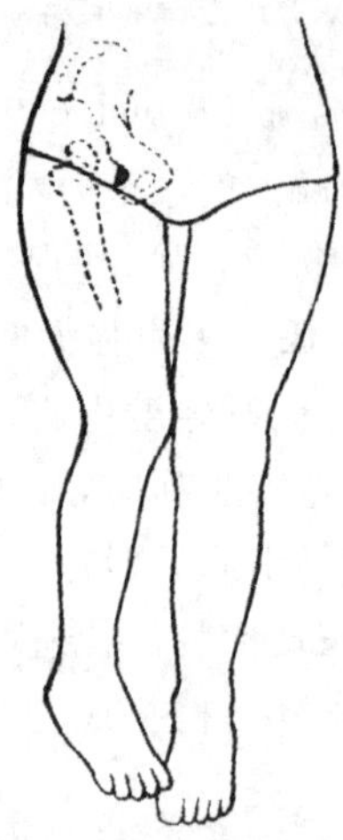

图 10-4-2　右髋关节脱位畸形

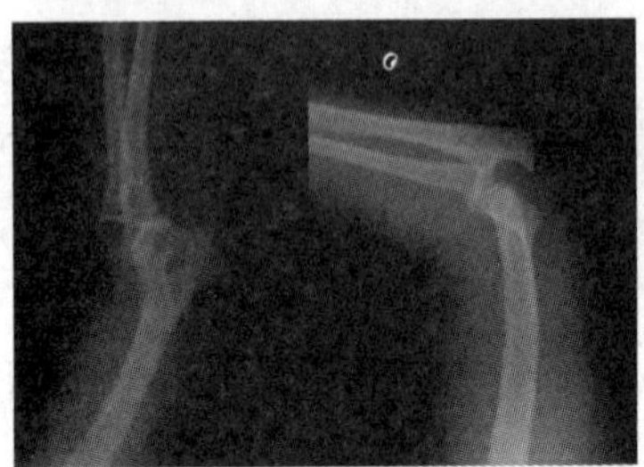

(a)肘关节脱位

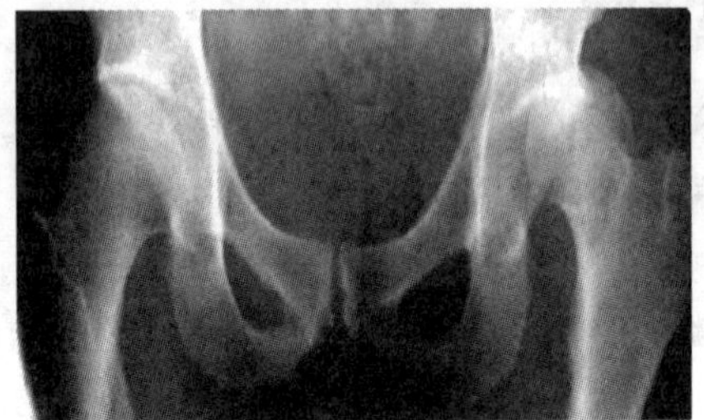

(b)左髋关节脱位

图 10-4-3　肘关节脱位及左髋关节脱位 X 线片

或焦虑情绪。

【常见护理诊断/问题】

1. 疼痛　与关节脱位有关。

2. 焦虑　与担心疾病预后有关。

3. 生活自理缺陷　与关节脱位或患肢固定不能活动有关。

4. 潜在并发症：骨折，神经、血管损伤，骨端关节面缺血坏死，关节僵直等。

【护理措施】

（一）治疗原则

协助医师进行有效的治疗，包括及时复位、有效固定和功能锻炼。

1. 肩关节脱位

（1）复位：多在局部麻醉下行手牵足蹬法（Hippocrates 法）或牵引回旋复位法（Kocher 法）。如手牵足蹬法（图 10-4-4）：病人于仰卧位，术者站在或半坐位于患侧床边，将与患肢相同侧的一足置于病人腋下向外推动肱骨头，双手握住患肢端向下用力牵引，足跟向上蹬往腋窝作对抗牵引，同时在持续牵引下内收和内旋上臂，即可复位。

（2）固定：用三角巾悬吊上肢于屈肘 90°位，固定胸前约 3 周，若合并肱骨骨折则应延长 1～2 周。

（3）功能锻炼：肩部固定期间做握拳、伸指、腕部旋转和患肢肌肉舒缩活动。3 周后固定

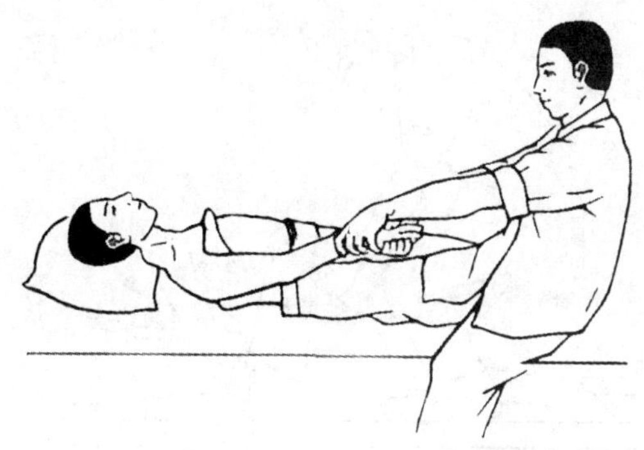

图 10-4-4 肩关节脱位手牵足蹬复位法

解除，练习弯腰垂肩，达到弯腰 90°，患肢可自然下垂时做患肢环转运动，范围从小到大。4 周后指导病人面对或侧对墙，患侧手指交替上爬直至肩关节完全上举，或经头顶摸对侧耳朵，或从背后摸对侧肩胛骨。

2. 肘关节脱位

(1) 复位：多采用手法复位，必要时可切开复位。手法复位方法：病人坐位或仰卧位，肘关节腔内作局部麻醉后，手术助手握患肢上臂向近端牵引，术者一手握患肢腕部向远端持续牵引，另一手握肘部，用拇指在肘前推挤肱骨下端向后方，余指在肘后将鹰嘴拉向前方，在持续牵引同时屈曲肘关节，即可复位。

(2) 固定：复位后用长臂石膏托固定肘关节于屈曲 90°位，再用三角巾悬吊前臂于胸前 2～3 周。

(3) 功能锻炼：固定期间即开始患肢肌肉舒缩锻炼。解除固定后及早开始肘关节屈伸和前臂旋转活动。

3. 髋关节脱位

(1) 复位：在全麻或椎管内麻醉下进行，争取在 24 h 内复位。常用方法为问号法(Bigelow 法)或提拉法(Allis)法。

①问号法：在腰麻下，病人仰卧，助手固定骨盆，髋、膝屈曲至 90°，术者一手握住患肢踝部，另一手前臂放在腘窝处向上牵引，开始先使髋关节屈曲、内收、内旋(使股骨头离开髂骨)，然后一边持续牵引，一边将关节外旋、外展、伸直、使股骨头滑入髋臼而复位(助手可协助将股骨头推入髋臼)。因为复位时股部的连续动作呈“?”形，故称“问号法”复位，左侧后脱复位时，股部的连续动作如一个正“问号”，反之，右侧后脱位为一反“问号”。

②提拉法(图 10-4-5)：病人仰卧，助手的动作和术者的位置同上法，复位时术者先将患侧髋和膝关节屈至 90°，使髂股韧带和膝屈肌松弛，然后双手套住患肢腘窝部，同时双膝夹住患肢小腿下部，双手缓慢用力向上提拉牵引，使股骨头向前移位接近关节囊后壁破口，同时向内外旋转股骨干，使股骨头滑入髋臼，助手可同时将股骨头向髋臼推挤复位。复位时常可听到或感到一明显响声。此法比较安全。手法复位失败或合并骨折者应采用切开复位加内固定。

(2) 固定：复位后持续皮牵引或穿丁字鞋固定于外展中立位 2～3 周，不必石膏固定。

(3) 功能锻炼：卧床期间做股四头肌舒缩运动，3 日后用健腿和上身支撑做抬臀练习。3 月内患肢不能负重，以免缺血的股骨头受压变形，影响正常的行走功能。

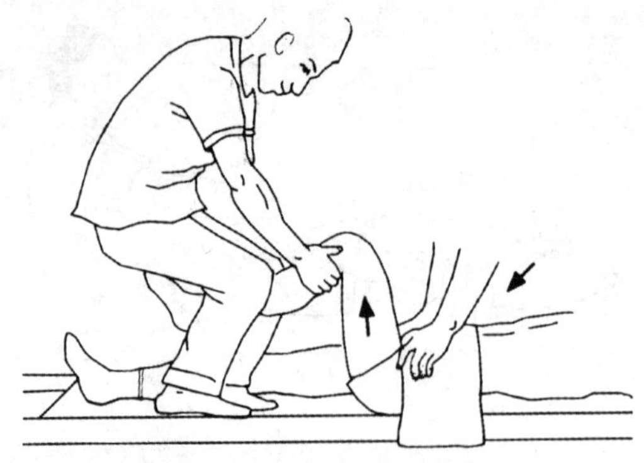

图 10-4-5　髋关节脱位提拉法

（二）非手术治疗护理/术前护理

参见“关节脱位”相关内容。

（三）术后护理

参见“关节脱位”相关内容。

（四）健康教育

参见“关节脱位”相关内容。

能力检测

（黄雪玲）

第五节　颈肩痛病人的护理

案例导入

马先生，50岁，双下肢无力5个月，右侧明显，近2个月行走不稳，右手不能扣纽扣。无外伤史，无发热。查体：颈背部无明显压痛，双上肢前臂、手及上臂尺侧皮肤感觉减退，右侧尤其明显，四肢肌张力增高，肱二头肌反射亢进，双侧膝踝反射亢进，右踝阵挛阳性。

工作任务：

1. 说出马先生最有可能的医疗诊断？
2. 病人目前存在哪些护理诊断/问题？
3. 如何为马先生进行术前护理？

一、颈椎病

【概述】

颈椎病(cervical spondylosis)是指颈椎间盘退变及继发性改变,刺激或压迫相邻脊髓、神经、血管和食管等组织,并引起相应的症状和体征。颈椎病是50岁以上人群的常见病,且男性居多,好发部位以为 $C_5 \sim C_6$、$C_4 \sim C_5$ 多见。

【病因】

1. 颈椎间盘退行性变 颈椎间盘退行性变是颈椎病发生和发展的最基本原因。随着年龄增长,椎间盘的纤维环和髓核的水分逐渐减少,椎间盘变薄,使关节囊、韧带松弛,椎体、椎间关节及其周围韧带变性、增生、钙化,形成颈椎不稳定的恶性循环,最后发生脊髓、神经、血管受到刺激或压迫的表现。

2. 损伤 有急性损伤和慢性损伤,急性损伤即创伤使原已退变或不稳定的椎体进一步受损,而诱发颈椎病;慢性损伤,如长期伏案工作可加速本病的发展过程,使症状提前出现,颈椎间盘病变常好发于下颈椎。

3. 先天性颈椎椎管狭窄 颈椎管的矢状内径对颈椎病的发展有密切关系。当椎管矢状内径小于正常(14～16 mm)时,有轻微的退行性变及临床症状和体征。

【护理评估】

一、健康史

了解病人的年龄、职业、既往有无损伤及治疗经过,家族中有无类似病史。

二、身体状况

颈椎病是颈椎间盘变性、颈椎骨质增生以及由此而引起的一系列临床症状的总和。

(一) 症状

1. 神经根型颈椎病 颈部疼痛及僵硬,短期内加重并向肩部及上肢放射。用力咳嗽、打喷嚏及颈部活动时疼痛加重。皮肤可有麻木、过敏等感觉改变。上肢肌力减退、肌萎缩,以大小鱼际和骨间肌最明显,手指动作不灵活。

2. 脊髓型颈椎病 颈痛不明显,而以四肢乏力,行走、持物不稳为最先出现的症状。表现为手部发麻、僵直不灵活,尤其是精细活动失调,握力减退,下肢无力、发麻,步态不稳,有踩棉花的感觉,躯干有紧束感等。

3. 椎动脉型颈椎病 眩晕(表现为旋转性、浮动性或摇晃性)、头痛、视觉障碍、恶心、呕吐、猝倒等一过性脑或脊髓缺血的表现;头部活动时可诱发或加重;体位改变,血供恢复后症状缓解。

4. 交感神经型颈椎病 表现为一系列交感神经症状。

(1) 交感神经兴奋症状:如偏头痛、视物模糊、眼球胀痛、耳鸣、听力下降、心律失常、心前区疼痛、血压增高等。

(2) 交感神经抑制症状:如畏光、流泪、头晕、眼花、血压下降等。

(二) 体征

1. 神经根型颈椎病 颈部肌痉挛,颈肩部有压痛,颈部和肩关节活动有不同程度受限。

上肢腱反射减弱或消失，上肢牵拉试验、压头试验阳性。

2. 脊髓型颈椎病 随病情加重会出现肌力减退，四肢腱反射活跃或亢进，腹部反射、提睾反射和肛门反射减弱或消失。Hoffman 征、髌阵挛及 Babinski 征阳性。

3. 椎动脉型颈椎病 颈部有压痛、活动受限。

（三）辅助检查

1. 实验室检查 脊髓型颈椎病者行脑脊液动力学试验显示椎管有梗阻现象。

2. 影像学检查 颈椎 X 线检查可见颈椎曲度改变，生理前凸减小、消失或反常，椎间隙狭窄，椎体后缘骨赘形成，椎间孔狭窄。CT 和 MRI 可示颈椎间盘突出，颈椎管矢状径变小，脊髓受压。

三、心理、社会状况

病人有焦虑、恐惧、对治疗失去信心等不良情绪。需手术治疗的病人，了解病人及家属对手术、术后康复过程及可能出现的后遗症等心理状态及认知程度，社会及家庭对病人的支持程度。

【常见护理诊断/问题】

1. 疼痛 与神经、血管受压或刺激有关。

2. 活动无耐力 与神经受压有关。

3. 有受伤的危险 与椎动脉供血不足引起的眩晕等有关。

4. 潜在并发症：脊髓损伤、肺部术后出血、呼吸困难等。

【护理措施】

（一）治疗原则

神经根型、椎动脉型和交感神经型颈椎病以非手术治疗为主；脊髓型颈椎病由于疾病自然史逐渐发展使症状加重，故确诊后应及时行手术治疗。

1. 非手术治疗 原则是去除压迫因素，消炎止痛，恢复颈椎稳定性。

(1) 颈托或颈领：限制颈椎过度活动。如充气型颈托除可固定颈椎，还有牵张作用。

(2) 卧床休息：一般卧床休息 2～4 周，可减少颈椎负荷，使椎间关节的创伤炎症消退，症状可以消除或明显减轻。颈托或颈领等虽有相似作用，但不如卧床更可靠。

(3) 牵引法：牵引有坐位及卧位牵引两种。其疗效有限，仅适于轻症病人，脊髓型颈椎病一般不宜做此牵引；且在急性期禁止做牵引，防止局部炎症、水肿加重；牵引期活动受限。

(4) 物理疗法：如声、光、电、热、磁等作用于人体，能改善局部血液循环，放松痉挛肌肉，缓解症状。配合牵引或卧床，可以缩短疗程。

(5) 推拿法：可减轻肌痉挛，改善局部血液循环。在急性期或急性发作期禁止推拿，否则会使神经根部炎症、水肿加重，疼痛加剧。当伴有骨折、骨关节结构紊乱、骨关节炎、严重的老年性骨质疏松症等，推拿可使骨质破坏，感染扩散，应禁此疗法。此外，脊髓型颈椎病不宜采用此疗法。

(6) 药物治疗：目前无治疗颈椎病的特效药物。颈椎病症状显著时常用药物作辅助治疗以促进症状缓解，常用药物有解痉镇痛药、非甾体类抗炎药、神经营养药及血管扩张药、中药(如复方丹参片)等。

2. 手术治疗 当病人出现以下情况时，考虑手术治疗。①保守治疗半年无效或已影响正常生活和工作；②神经根性剧烈疼痛，保守治疗无效；③上肢某些肌肉、尤其手内在肌无力、萎缩，经保守治疗4～6周仍有发展趋势。

手术的目的：①切除突出的椎间盘、骨赘、韧带或椎管扩大成形，使脊髓和神经得到充分减压；②通过植骨、内固定行颈椎融合，获得颈椎稳定性。常用的术式有颈椎间盘摘除、椎间植骨融合术、前路侧方减压术、颈椎半椎管切除减压或全椎板切除术、椎管成形术等。

（二）非手术治疗护理/术前护理

1. 心理护理 向病人解释病情，告知其治疗周期较长，术后恢复可能需要数月甚至更长时间，让病人做好充分的思想准备。对病人焦虑的心情表示理解，向病人介绍治疗方案及手术的必要性，手术目的及优点，介绍目前的医疗护理情况和技术水平，使其产生安全感，充满自信地接受手术。

2. 术前训练

(1) 做好骨科手术前的常规准备。

(2) 呼吸功能训练：脊髓型颈椎病病人由于颈髓受压导致呼吸肌功能降低，因此在术前指导病人练习深呼吸、吹气泡或吹气球等训练，增加通气功能，术前1周戒烟。

(3) 指导手术病人练习床上大小便，以防术后便秘及尿潴留的发生。

(4) 气管、食管推移训练：指导病人用自己的2～4指将气管和食管向非手术侧进行推移，练习时间从术前3～5日开始，每次10～20 min，每日3次，以后逐渐增加到30～60 min，每日4次，使气管推移超过中线，以免因术中反复牵拉气管导致气管黏膜水肿，避免术后出现呼吸困难、咳嗽、反复吞咽困难等并发症。

(5) 俯卧位训练：后路手术的病人，因手术中俯卧位时间较长，易引起呼吸受阻，术前应指导俯卧位训练，以适应术中体位。开始每次为30～40 min，每日3次，以后逐渐增至3～4 h，每日1次。加强颈部功能锻炼，如前屈、后伸、左右侧屈、左右旋转等运动，以增强颈部肌力。

3. 安全护理 病人存在肌力下降致四肢无力时应做好保护措施，防止烫伤和跌倒，指导病人不要自己倒开水，穿平跟鞋，活动场所有扶手，防止摔倒；椎动脉型颈椎病病人避免头部过快转动或屈曲，以防猝倒。

（三）术后护理

1. 密切检测生命体征及病情变化 前路手术中反复牵拉气管且持续时间长，易在术后1～3日内引起呼吸困难；一旦病人出现呼吸费力、张口状急迫呼吸、应答迟缓、口唇发绀等表现，应立即通知医师，做好气管切开及再次手术的准备。观察伤口局部有无肿胀，有无喉上神经及喉返神经损伤表现，观察四肢活动及感觉情况、大小便情况。

2. 体位 行植骨固定椎体融合的病人，应注意颈部的固定制动。取去枕平卧位或半卧位，头颈部两侧砂袋固定制动，头颈不得左右移动或点头；搬动病人时应采用轴线翻身，保持头部与躯干长轴一致，防止旋转，同时预防压疮。离床活动时应带好颈托，限制颈部的活动，保持手术后颈部的绝对固定。

3. 并发症的观察与护理

(1) 呼吸困难：颈椎前路手术最危急的并发症，多发生在术后1～3天。主要原因：切口内出血压迫气管；喉头水肿；移植骨块松脱压迫气管；术中损伤脊髓。处理：严密观察病人呼吸频率、节律，一旦发生呼吸困难，应立即报告医师，做好气管切开或再次手术的准备。

(2) 术后出血:颈前路手术常因骨面渗血或术中止血不彻底可引起伤口出血。一旦出血量大、引流不畅,可压迫气管引起呼吸困难甚至危及生命。颈深部血肿多见于术后当日,尤其是 12 h 内,因此,术后应注意观察生命体征、伤口敷料及引流液。若 24 h 出血量超过 200 mL,检查是否有活动性出血;若引流量多且呈淡红色,考虑有脑脊液漏发生,及时报告医师处理。若发现病人颈部明显肿胀,并出现呼吸困难、烦躁、发绀等表现时,报告并协助医师剪开缝线、清除血肿。若呼吸仍不改善应实施切管切开术。

(3) 脊髓神经损伤:手术牵拉和周围血肿压迫都会损伤脊髓及神经,病人出现声嘶、四肢感觉运动障碍以及大小便功能障碍。手术牵拉所致的神经损伤为可逆性损伤,术后 1～2 日即可好转或消失;而血肿压迫导致的损伤为渐进性损伤,术后注意观察,发现问题及时处理。

(4) 植骨块脱落、移位:因颈椎活动不当时椎体与植骨块间产生界面间的剪切力使骨块移动、脱出,多发生在术后 5～7 日内。所以,术后应重视体位护理。

(四) 健康护理

(1) 注意纠正日常生活、工作、休息时头、颈、肩的不良姿势,保持颈部平直。

(2) 良好的睡眠体位,睡眠时,保持颈、胸、腰部自然曲度,髋、膝部略屈曲为佳。

(3) 选择高低适当的枕头,枕头以选择中间低两端高,透气性好,长度超过肩宽 10～16 cm,高度以头颈部压下后一拳头高为宜。保证颈部及脊柱正常的生理弯曲,避免颈部长期悬空、屈曲和仰伸,要经常变换体位。

(4) 行走或劳动时注意避免颈肩部外伤。一旦发生损伤,应尽早诊治。

(5) 加强功能锻炼。长期伏案工作者,应间歇远视,缓解颈部肌肉的慢性劳损。要坚持进行颈部及上肢活动或体操锻炼,以使颈部及肩部肌放松,改善局部血液循环。乘车时应抓好扶手,系好安全带,以防急刹车扭伤颈部。

二、肩周炎

【概述】

肩关节周围炎(scapulohumeral periarthritis)是指发生于肩关节囊、韧带、肌腱、滑囊等肩关节周围软组织的退行性变和慢性损伤性炎症,又称肩周炎,俗称凝肩。多发于 50 岁左右女性。

【病因】

多继发于外伤、感受风寒、活动减少、肩关节周围软组织劳损或退行性变而诱发。除肩关节周围病变以外,颈椎病、冠心病都会引起肩周炎。较少数病人可无任何诱因而发生此病,为原发性肩周炎。肩周炎的病变主要为肩周组织充血、水肿、渗出、粘连等。

【护理评估】

一、健康史

收集病人一般资料,性别、年龄、职业等。了解病人有无肩部急、慢性损伤史和肩部长期固定史;以往的治疗方法和效果;询问病人家族中有无类似病史。

二、身体状况

(一) 症状

早期,患肩隐痛或刺痛,逐渐加重,可放射至颈部和上臂中部;夜间明显,影响睡眠;后期,肩痛逐渐减轻或消失,肩关节僵硬,逐渐发展,直至各个方向均不能活动;病人怕冷,不敢风吹,甚至用棉垫包裹肩部。

(二) 体征

患肩肌肉萎缩,早期可出现三角肌、冈上肌等肩周围肌肉痉挛,晚期可发生失用性肌萎缩;在喙突、肩峰下、大小圆肌和肩胛骨内侧缘有明显的压痛点;肩关节活动受限,以外展、外旋和后伸受限最明显,表现为抬肩及摸背困难。

(三) 辅助检查

X 线检查显示肩部骨质疏松征象,肩关节造影见关节囊体积明显缩小。

三、心理、社会状况

长时间疼痛及肢体功能障碍,给病人身体和心理造成很大的痛苦,使生活质量下降。严重时,病人对治疗失去信心。需手术治疗的则担心手术和并发症而产生焦虑、恐惧等不良情绪。

【常见护理诊断/问题】

1. 躯体活动障碍　与肩关节损伤或粘连固定有关。

2. 自理能力缺陷综合征　与肩关节疼痛及活动受限有关。

3. 疼痛　与炎症、神经血管受压或刺激有关。

4. 潜在并发症:出血、呼吸困难。

【护理措施】

(一) 治疗原则

部分肩周炎病人经自己的活动和锻炼,有自愈趋势,更多病人须经有效的治疗方能恢复。主要为非手术治疗。根据肩周炎不同时期及症状的严重程度采取相应治疗措施。

1. 早期　解除疼痛、预防关节功能障碍。局部热疗,口服或外用非甾体类抗炎药,维生素 B1 或其他有消炎止痛作用的药物。肩关节被动牵拉训练,扩大肩关节的运动范围。

2. 晚期　恢复关节的运动功能。选用理疗、推拿、按摩、功能锻炼等多种措施,以解除粘连,扩大肩关节的运动范围。

(二) 非手术治疗护理

1. 局部牵拉训练　自我做被动肩关节牵拉训练,以恢复关节活动度。

2. 理疗　急性期肩部制动,局部温热治疗。慢性期坚持锻炼并配合针灸、推拿、按摩等。最有效的治疗方法是坚持功能锻炼,预防和解除粘连,改善局部血液循环。常用的锻炼方法有爬墙外展、爬墙上举、弯腰垂臂旋转及滑车带臂上举等(图 10-5-1)。随着肩关节活动范围的逐渐增加,指导病人进行日常生活能力训练,如穿衣、梳头、洗脸等。

3. 用药护理　疼痛明显者需口服或外用非甾体类消炎药,维生素 B_1 或其他有消炎止痛作用的药物。从目前看尚无特殊有效的药物。

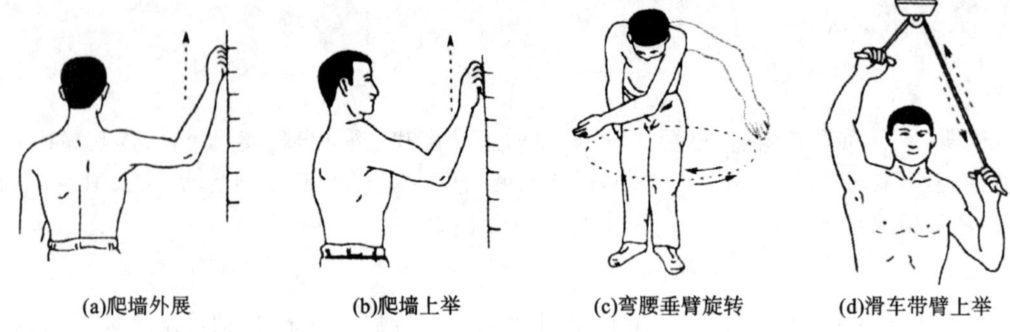

(a)爬墙外展　(b)爬墙上举　(c)弯腰垂臂旋转　(d)滑车带臂上举

图 10-5-1　肩关节功能锻炼

（三）健康教育

(1) 肩部应注意保暖，不可受凉。

(2) 经常适当运动，可做柔软体操、太极拳等，不仅使局部血液循环畅通，还可以加强肩部关节囊及关节周围软组织的功能，从而预防或减少肩周炎的加重。

(3) 需忍痛坚持锻炼。无论是主动的或被动的活动，病人都会感到疼痛，而且肩部功能的恢复不会很快，但只要坚持下去，是可以痊愈的。

(4) 由骨折后而引起的肩周炎者，应待骨折完全愈合后，方能进行适量的手法治疗。

(5) 有高血压、心脏病病人用力不可过猛，需谨慎从事。

能力检测

（郭阳阳）

第六节　腰椎间盘突出病人的护理

案例导入

张女士，30 岁，出现放射性腰痛 2 个月，疼痛从下腰部向臀部、大腿后方、小腿外侧足背或足外侧放射，并伴麻木感。咳嗽、排便或打喷嚏时疼痛加剧。体检：小腿肌力减弱，直腿抬高试验及加强试验阳性。

工作任务：

1. 该病人可能的医疗诊断是什么？
2. 对该病人目前存在的护理问题应采取哪些护理措施？

【概述】

腰椎间盘突出症(lumbar intervertebral disk herniation)是指由于腰椎间盘变性、纤维环破裂、髓核组织突出刺激和压迫马尾神经或神经根所引起的一种综合征，是腰腿痛最常见的原因之一。可发生于任何年龄，以20～50岁为多发年龄，男性多于女性。腰椎间盘突出多发生在负重和活动范围较大的L_4～L_5、L_5～S_1，约10%的病人有多处突出。

【病因】

1. 椎间盘退行性变 椎间盘退行性变是腰椎间盘突出症的基本病因。随着年龄的增长，纤维环和髓核水分逐渐减少，弹性降低，椎间盘结构松弛，髓核突出，产生压迫。

2. 损伤 包括腰部的急、慢性损伤，尤其是反复弯腰、过度负荷是椎间盘突出的重要诱发因素；长期处于坐位及颠簸状态，腰椎间盘承受较大的压力，导致椎间盘退变和突出。

3. 遗传因素 本症有家族性发病的报告，有色人种发病率较低。

4. 妊娠 妊娠时体重突然增长，腹压增高，而肌肉、韧带相对松弛，易使椎间盘膨出。

5. 其他 如遗传、吸烟以及糖尿病等诸多因素。

【护理评估】

一、健康史

应了解病人的年龄、性别、有无外伤史、职业等情况。青少年病人可能有家族史，女性病人应了解妊娠情况及腰腿病与妊娠的关系。病人是否饮酒，应用兴奋剂、麻醉性止痛剂、激素及肌肉松弛剂。

二、身体状况

(一) 症状

1. 腰痛 腰痛是最先出现和最常见的症状。表现为急性剧痛或慢性隐痛，弯腰、咳嗽、排便等用力动作可使疼痛加剧。因突出的髓核压迫和刺激纤维环外层及后纵韧带所致；一旦髓核突破纤维环和后纵韧带，腰痛可较前减轻。

2. 坐骨神经痛 因绝大部分病人为L_4～L_5、L_5～S_1椎间盘突出，故可出现坐骨神经痛。因椎间盘突出多在一侧，多表现为单侧疼痛；中央型椎间盘突出者，可有双侧坐骨神经痛。疼痛从下腰部向臀部大腿后方、小腿外侧、足背或足外侧放射，并伴麻木感。咳嗽、打喷嚏、排便等导致腹压增高的活动可使疼痛加剧。

3. 马尾神经受压综合征 中央型突出的髓核或脱垂游离的椎间盘组织会压迫马尾神经，出现双侧大小腿、足跟后侧及会阴部感觉迟钝，以及大、小便和性功能障碍等。

(二) 体征

1. 脊柱变形和活动受限 约半数以上病人脊柱正常生理弯曲消失，出现腰椎侧凸、前凸或后凸，以腰椎前凸为多见；腰部各方向活动受限，以前屈受限最明显；疼痛严重者，有跛行。

2. 压痛和叩痛 在病变椎间隙的棘突旁侧1 cm处有深压痛、叩痛，并伴有向下肢的放射痛。

3. 直腿抬高试验及加强试验阳性 病人仰卧，患侧膝关节伸直，被动直腿抬高患肢，若

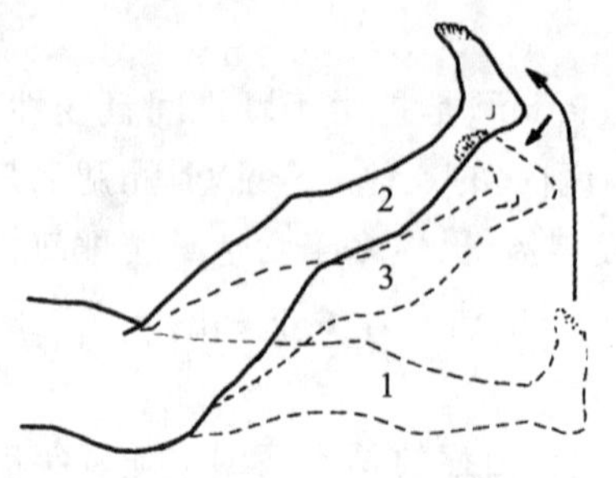

图 10-6-1 直腿抬高试验和加强试验

抬高到60°以内即出现坐骨神经放射痛，称为直腿抬高试验阳性。在直腿抬高试验阳性的基础上，缓慢降低患肢高度，至放射痛消失时再被动背屈踝关节以牵拉坐骨神经，若又出现放射痛，称为加强试验阳性（图10-6-1）。本试验表示因神经根受压或粘连，移动范围减小或消失，当牵拉坐骨神经时即可出现相应神经根受刺激而引起的疼痛症状。

4. 感觉、肌力和腱反射改变 主要为受压神经支配部位的感觉异常或麻木、肌力减退、肌肉萎缩、膝或跟腱反射减弱等。

（三）辅助检查

1. X 线摄片 可显示腰椎侧凸及椎体、椎间关节和椎板退行性变，腰椎管的矢径与横径狭窄等。

2. CT 检查 能显示椎间盘突出及其突出的方向，还能显示中央椎管和侧隐窝狭窄、黄韧带肥厚等，有较高的诊断价值。

3. MRI 可全面反映各椎体、椎间盘病变情况，并能显示神经根及脊髓受压情况，也有较大价值。

三、心理、社会状况

腰椎间盘突出症发生时，病人疼痛较重，需较长时间卧床休息，极大地影响其正常的工作、学习和生活，特别是症状反复发作时。如需手术治疗时，病人担心手术效果及预后，常焦虑不安。家人也因病人反复发作而忽视对病人的关心和照顾。

【常见护理诊断/问题】

1. 疼痛 与腰椎间盘突出、腰椎管狭窄使神经受刺激或压迫有关。

2. 自理能力缺陷 与疼痛所致的功能障碍、治疗限制等有关。

3. 焦虑 与疼痛、活动障碍、对手术治疗的担忧等有关。

4. 潜在并发症：手术后脑脊液漏、尿潴留、感染、神经根粘连等。

【护理措施】

（一）治疗原则

1. 非手术治疗 非手术治疗适用于首次发作、症状较轻者，约80%的病人可缓解或治愈。治疗措施包括：绝对卧床休息、骨盆牵引、物理治疗、推拿按摩、糖皮质激素硬膜外注射、髓核化学溶解法、佩戴腰围等。

2. 手术治疗 对于急性发作具有明显马尾神经症状，诊断明确经系统保守治疗无效，或症状较重、影响工作和生活，或合并腰椎管狭窄症者可采用手术治疗，常用手术方式有：椎板切除术、椎间盘切除术、脊柱融合术、经皮穿刺髓核摘除术。

（二）非手术治疗护理/术前护理

1. 体位与休息 急性期严格卧硬板床休息，3～4 周后多数可好转，卧床可减轻负重和体重对椎间盘的压力，有利于突出的椎间盘回缩，缓解肌肉痉挛引起的疼痛。起床活动时，必须带腰围，以加强腰椎的稳定性。卧床 3 周后可戴腰围下床活动。卧床期坚持深呼吸和四肢肌肉关节的功能锻炼，以促进血液循环，预防肺内感染及肌肉萎缩。3 个月内不做弯腰持物动作。

2. 饮食 卧床休息期间，给予易消化、易吸收、高蛋白、高能量、高维生素饮食。多饮水，防止泌尿系感染。

3. 加强基础护理 注意皮肤、口腔、呼吸道、大小便等护理。

4. 病情观察 牵引期间，观察牵引是否有效，牵引带是否松动，疼痛是否减轻。

5. 骨盆持续牵引 牵引可增大椎间隙，减轻对椎间盘的压力和对神经的压迫，改善局部循环的压迫和水肿。多采用骨盆持续牵引，抬高床角作反牵引。牵引重量根据个体差异在 7～15 kg 之间，持续两周；也可采用间断牵引法，每日两次，每次 1～2 h，持续 3～4 周。但是效果不如前者。孕妇、高血压和心脏病病人禁用。

6. 理疗和推拿按摩 可缓解肌痉挛，对某些早期病人有效。

7. 佩戴腰围 一般在急性期过去后，起床活动时佩戴，可对腰椎起到保护和制动作用。

8. 心理护理 向病人解释常用的非手术治疗方法及注意事项，手术的必要性和重要性，病情加重的原因，消除病人焦虑、紧张心理，积极配合治疗和护理。

（三）术后护理

1. 病人的搬移和卧位 手术后病人带腰围送回病房，搬移时应保持腰椎稳定，避免过大幅度的扭动。安置病人平卧硬板床，下肢可适当垫高，定时进行轴式翻身；卧床时间需根据手术类型决定，一般 1～3 周，以后可根据病人具体情况，带腰围起床活动。

2. 观察病情 观察生命体征是否稳定；肢体的疼痛、感觉、运动是否好转；有无新出现的感觉、运动障碍。若发现异常情况，及时通知医师，并协助处理。

3. 切口护理 察切口有无渗液，渗液的性质和量，若渗液较多应及时更换敷料。保持引流管通畅，观察引流液的性质和量，若出现淡黄色引流液，同时伴有头痛、恶心、呕吐等症状，提示并发脑脊液漏，应立即停止引流，安置病人平卧位并适当抬高床尾，一般保持平卧位 7～10 日硬脊膜裂口即可愈合。

4. 尿潴留的护理 参见“手术前后病人护理”相关内容。

5. 功能锻炼 卧床期间应坚持四肢肌肉和关节活动，防止肌肉萎缩和关节僵硬。术后第 1 日开始进行股四头肌舒缩和直腿抬高练习，每分钟 2 次，抬腿与放腿时间相等，逐渐增加抬腿高度，以预防神经根粘连。根据医嘱指导病人进行腰背肌锻炼，以增强肌力，预防肌萎缩，增强脊柱的稳定性（图 10-6-2），但腰椎有破坏性改变、感染性疾病、内固定物植入、年老体弱及心肺功能不全者除外。

（四）健康教育

1. 保健指导 教育人们采取正确的坐、立、行、卧及持重的姿势（图 10-6-3），防止腰椎的急性或慢性损伤，一旦发生损伤，应及时到医院处理。

2. 治疗和康复指导 对非手术治疗者，应说明治疗的方法、疗程、治疗中的注意事项等，具体内容参见非手术治疗。合理的指导病人休息与活动，适时地进行腰背肌锻炼（参见手术后护理相关内容）。

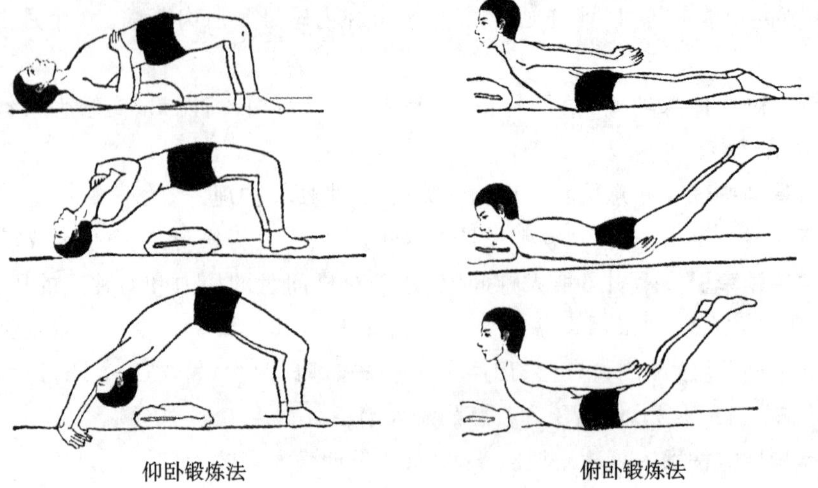

图 10-6-2 腰背肌锻炼

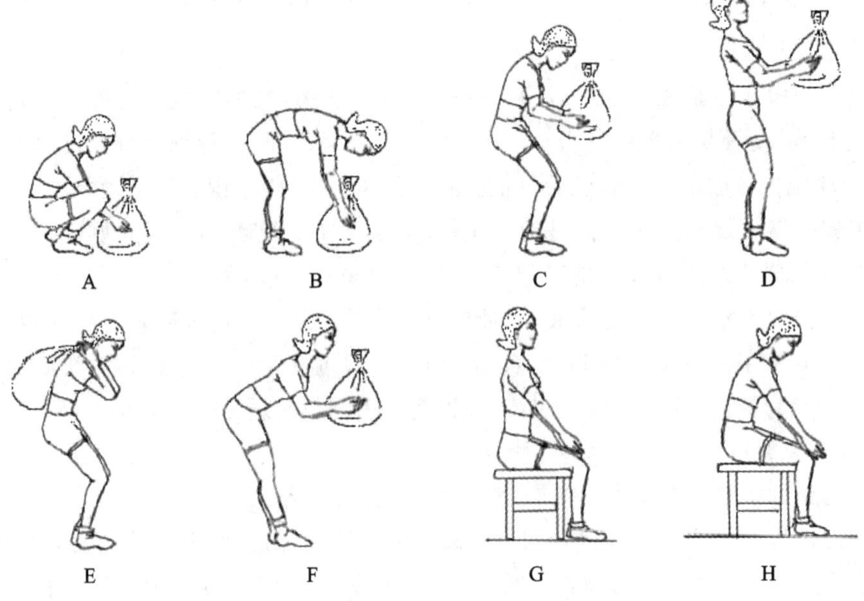

图 10-6-3 腰部受力时正确及错误的姿势

A、C、E、G 为正确的姿势；B、D、F、H 为错误的姿势

能力检测

（郭阳阳）

第七节　血源性骨髓炎病人的护理

案例导入

张先生,28 岁,体温 38 ℃,左膝关节上方疼痛,病人不愿意负重,拒绝检查。左膝关节轻度屈曲,休息时处于屈曲位。入院做 X 线检查,疑为左股骨远端骨髓炎。

工作任务:

1. 为确诊该病人应做哪些辅助检查?
2. 病人目前存在哪些护理诊断/问题?
3. 对该病人目前存在的护理问题应采取哪些护理措施?

一、急性血源性骨髓炎

【概述】

急性血源性骨髓炎(acute hematogenous osteomyelitis)是指化脓性细菌经血液循环传播引起骨膜、骨密质、骨松质及骨髓的急性炎症。多见于儿童和少年,好发于长骨的干骺端。

【病因】

急性血源性骨髓炎常见的致病菌是溶血性金黄色葡萄球菌,其他依次为乙型溶血性链球菌,大肠埃希菌、绿脓杆菌、肺炎球菌等。

急性血源性骨髓炎早期以骨质破坏和坏死为主,晚期以新生骨形成为主。大量菌栓进入长骨的干骺端,阻塞小血管,迅速导致骨坏死,并形成局限性骨脓肿。

【护理评估】

一、健康史

发病前多有其他部位的原发性化脓性感染病灶如疖、痈、扁桃体炎、咽喉炎、中耳炎等,常以外伤为发病诱因。化脓性致病菌由病灶进入血液而引起。

二、身体状况

(一) 症状

起病急骤,早期即有寒战、高热、脉快、头痛、食欲减退等全身中毒症状,患处出现持续、进行性加重的疼痛。严重者可有烦躁不安、意识改变、血压下降等感染性休克症状。

(二) 体征

早期患处有深压痛,患肢不敢活动。3～4 日后,患处出现红肿、皮温增高、压痛、包块或有波动感,提示该处形成骨膜下脓肿。当脓肿穿破骨膜,形成软组织深部脓肿时,骨髓腔内压力减低,疼痛减轻,但局部体征更为明显。当脓液穿破皮肤脓液排出体外时,疼痛可进一步减轻或消失,体温也逐渐下降,随后局部逐渐瘢痕愈合,或形成窦道经久不愈转为慢性骨髓炎。合并化脓性关节炎时，会出现关节红、肿、热、痛。1～2周后，导致骨骼破坏，可出现病理性骨折的体征。

（三）辅助检查

1. 实验室检查 急性血源性骨髓炎血白细胞计数和中性粒细胞比例增高，红细胞沉降率加快，血细菌培养可为阳性。

2. 局部分层穿刺 有助于急性骨髓炎的诊断。只要抽得脓液、涂片检查发现脓细胞或细菌即可确定诊断。脓液作细菌培养和药物敏感试验，可明确致病菌的种类，指导抗生素的应用。

3. 影像学检查

(1) X线检查：早期无异常发现，发病2周后才出现骨质破坏、死骨形成等改变，故对早期诊断意义不大。

(2) CT检查：可较早发现骨膜下脓肿。

(3) 核素骨显像：急性血源性骨髓炎发病48 h后即可出现阳性结果，但有时有假阳性。

三、心理、社会状况

急性骨髓炎起病急，病情发展快，病人及家属可能产生恐慌、焦虑等心理反应，应了解他们的心理状况，评估病人对疾病、治疗方案和预后的认知，以及病人对医院环境的适应情况。

【常见护理诊断/问题】

1. 体温过高 与化脓性感染、毒素吸收等有关。

2. 疼痛 与炎性物质刺激、骨髓腔内压力增高、手术创伤等有关。

3. 躯体移动障碍 与患肢疼痛、制动、畸形等有关。

4. 焦虑 与对疾病的无知、担心预后等有关。

【护理措施】

（一）治疗原则

1. 非手术治疗 包括患肢抬高、制动、固定，促进血液回流，减轻肿胀和疼痛。早期、足量、联合应用抗生素，全身支持疗法。

2. 手术治疗 切开引流，清除死骨，消灭死腔，有效抗炎。手术方式为钻孔引流术或开窗减压引流，置管冲洗(图10-7-1)。术后石膏固定，以防肢体发生畸形和病理性骨折。加强营养，促进愈合。

（二）非手术治疗护理/术前护理

1. 一般护理

(1) 体位：取平卧位，维持肢体功能位，限制患肢活动，必要时抬高患肢，以减轻疼痛，促进炎症吸收，防止关节畸形和病理性骨折。

(2) 饮食：加强营养，提高机体的抗病能力。给予易消化，易吸收，高蛋白、高能量、高维生素饮食。多吃水果和蔬菜，补充维生素，防止便秘。

(3) 其他：出汗多者，勤洗澡，勤换衣服、床单，冬天注意保暖。加强皮肤、呼吸道、大小便的护理。

2. 病情观察 生命体征，特别是体温的变化。观察局部红、肿范围，了解治疗效果。观

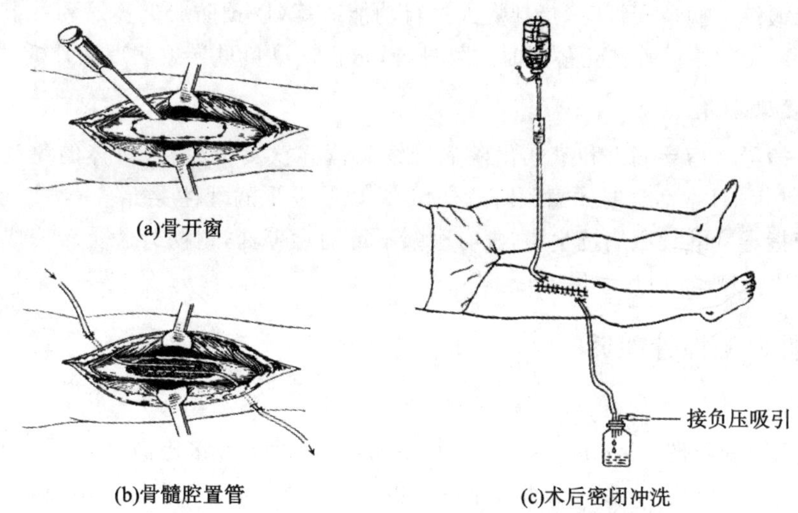

图 10-7-1 骨开窗术和骨髓腔密闭冲洗方法

察畸形、反常活动，判断病理性骨折。

3. 控制感染 遵医嘱早期、足量、联合、有效、全程应用抗生素。使用抗生素前采血送检做细菌培养及药物敏感试验。采血宜在寒战、高热时进行，采血后及时送检。使用抗生素注意其配伍禁忌，合理安排用药时间，注意观察治疗效果，谨防药物不良反应。发现不良反应通知医师。体温正常后，继续使用抗生素 3 周，以巩固疗效。

4. 对症护理

(1) 控制体温：高热者物理降温，必要时遵医嘱冬眠降温。

(2) 缓解疼痛：①制动患肢：抬高患肢，减轻肿胀，缓解疼痛；皮牵引或石膏固定，解除肌肉痉挛，减轻疼痛；在护理操作时，动作轻柔，减少刺激，避免诱发疼痛。②疼痛严重时，遵医嘱使用镇痛剂。③采用非药物止痛方法，分散病人注意力。

(3) 无菌换药：有窦道者，手术前应及时换药，保持局部清洁、干燥，使伤口及时愈合。待局部条件改善后方可手术。

5. 全身支持 遵医嘱补液，纠正水、电解质及酸碱平衡紊乱。遵医嘱少量多次输入新鲜血液或血浆，以提高病人的机体抵抗力，纠正贫血、低蛋白血症。

(三) 术后护理

1. 保持有效引流

(1) 妥善固定：拧紧连接接头防止松动，妥善安置管道防脱出；对躁动不安者适当约束四肢。

(2) 冲洗护理：骨腔冲洗者，应妥善接好冲洗管和引流管，入水管应高出床面 60～70 cm，引流袋应低于患肢 50 cm，以防引流液逆流；保持进水管通畅、出水管处于负压状态，防止管道受压或折扭；遵医嘱滴注含抗生素溶液，每日 1500～2000 mL，术后 24 h 内滴注速度可稍快，以后根据引流液的性质调节滴注速度。

(3) 拔管指征：若连续冲洗时间达到 3 周或经冲洗后体温恢复正常、引出液清亮、连续 3 次细菌培养结果阴性，应做好拔管准备。

2. 病情观察 见“术前护理”相关内容。

3. 功能锻炼 病情允许时，指导病人进行功能锻炼，以预防肌肉萎缩和关节畸形，但负重活动须待X线片显示骨包壳坚固时方可进行，防止过早负重导致病理性骨折。

（四）健康教育

1. 康复指导 指导病人和家属出院后继续高营养饮食，以增强机体的免疫力；有计划地进行功能锻炼，日常活动时注意预防意外伤害，以防发生病理性骨折。

2. 治疗指导 继续服用抗生素，没有医嘱不可随意停药，以防骨髓炎转变成慢性，遵医嘱拍摄X线片，以观察治疗效果。

二、慢性血源性骨髓炎

【概述】

慢性血源性骨髓炎(chronic hematogenous osteomyelitis)多因急性骨髓炎治疗不及时或治疗不彻底转变而成；少数为低毒性细菌感染，在发病时即出现慢性骨髓炎表现。

【病因】

慢性血源性骨髓炎的基本病理改变是病灶区内遗留死腔、死骨、窦道。若急性期感染未能得到有效控制，由于骨质的破坏、坏死和吸收，局部可形成死腔，腔内含有死骨、脓液、坏死组织和炎性肉芽组织；腔外包有新生骨"包壳"；局部形成慢性窦道。有时死骨、脓液经窦道排出后，窦道可暂时闭合；但由于死腔的存在，炎症难以彻底控制，当机体抵抗力降低时，炎症又出现急性发作。窦道周围皮肤因长期受炎性分泌液的刺激，可出现色素沉着，也可发生恶变。

【护理评估】

一、健康史

慢性骨髓炎发病前有急性骨髓炎病史，治疗不及时、不彻底。病人近期抵抗力降低或局部有损伤。

二、身体状况

（一）症状

在病变静止期可无症状，全身可有衰弱、贫血、消瘦等症状。急性发作期有疼痛与发热。

（二）体征

在静止期仅见患肢局部增粗、变形；幼年期发病者，可有肢体短缩或内外翻畸形。病变局部常有反复发作的红肿、压痛、窦道排脓和小的死骨等，窦道周围皮肤色素沉着或有湿疹样皮炎。急性发作时，局部皮肤有红、肿、热及明显的压痛，原已闭合的窦道口开放，排出大量脓液和死骨。

（三）辅助检查

1. X线检查 X线显示骨干失去原有外形，骨质增厚、硬化、包壳形成、有死骨或死腔等。

2. CT检查 可显示脓腔与小片死骨。

3. 窦道造影检查 经窦道注入水溶性碘溶液作造影检查，可显示窦道和脓腔情况。

三、心理、社会状况

慢性血源性骨髓炎病程较长，反复发作，迁延不愈，加之畸形、残障等，可使病人及家属产生悲观情绪和无助感。

【常见护理诊断/问题】

1. 营养失调：低于机体需要量 与慢性消耗有关。

2. 疼痛 与炎性物质刺激、骨髓腔内压力增高、手术创伤等有关。

3. 躯体移动障碍 与患肢疼痛、制动、畸形等有关。

4. 焦虑 与对疾病的无知、担心预后等有关。

【护理措施】

（一）治疗原则

以手术治疗为主。原则是清除死骨和炎性肉芽组织，消灭死腔。常用方法有：钻孔引流或开窗减压，伤口闭式灌洗引流或单纯闭式引流或延迟缝合。

（二）术前护理

讲解病情，说明手术的目的、方式及术后注意事项，使病人积极配合手术治疗。常规皮肤准备，手术区备皮要彻底。窦道口周围皮肤要保持清洁。

（三）术后护理

1. 体位 病人取患肢抬高的卧位。

2. 伤口护理 术后注意伤口的护理，及时更换敷料。

3. 引流管的护理 保持引流通畅，防止引流液逆流，这是保证手术成功的关键。多采取输液器滴入冲洗液和负压引流。术后 24 h 内滴注速度可稍快，以免因渗血较多，血块堵塞冲洗管，再根据引流液的性质调节滴注速度。伤口用药物灌注，持续冲洗时间根据死腔的大小而异，一般为 2～3 周。注意观察并记录引流液的量、颜色、性质等。当体温正常，伤口无炎症反应，引流液体清亮时可考虑拔管。先拔除滴入管，引流管继续引流 1～2 天后再拔除。

（四）健康教育

（1）加强饮食营养，提高机体抵抗力，防止疾病反复发生。

（2）加强病人功能锻炼，最大限度恢复肢体功能。

（3）加强自我保护意识，避免康复期意外伤害及病理性骨折。

（4）定期复查，病情变化时及时就诊。

能力检测

（郭阳阳）

第八节 骨与关节结核病人的护理

案例导入

张女士，35岁，右膝关节疼痛、肿胀2月余。2月前无名原因出现右膝关节疼痛，可以耐受，未引起重视，近几天来疼痛加剧，出现肿胀，不能负重。检查右膝关节轻度屈曲，肿胀明显，皮肤不红，温度不高，压痛不明显。浮髌试验阳性。右膝关节穿刺抽出5 mL淡黄色液体。X线检查示右膝关节面毛糙，关节间隙变窄。临床诊断右膝关节结核。工作任务：

1. 病人目前存在哪些护理诊断/问题？
2. 对该病人目前存在的护理问题应采取哪些护理措施？

【概述】

骨与关节结核(bone and joint tuberculosis)是由结核杆菌引起的骨或关节的特异性感染，此病大多继发于肺结核，少数可从邻近病灶直接蔓延。好发于儿童与青少年，30岁以下占80%。骨关节结核可发生于任何骨和关节，以脊柱结核最多见(约占50%)，其次为膝关节结核、髋关节结核等。

【病因】

骨关节结核的病原菌为结核杆菌。从身体的原发灶经血循环或淋巴管到达骨与关节，进行繁殖、破坏骨质及关节。关节结核病变初为单纯滑膜结核或骨结核，逐渐发展为全关节结核，严重时致关节毁损，功能丧失。

【护理评估】

一、健康史

评估病人年龄、性别、发育、营养状况；有无呼吸系统、消化系统及淋巴结结核病史；有无引起抵抗力下降的因素；有无外伤史。

二、身体状况

(一) 症状

1. 全身症状 多数起病缓慢，可有低热、乏力、盗汗、食欲不振、消瘦、贫血等慢性中毒症状。极少数(多为小儿)起病急骤，可表现出高热等症状，多见于儿童病人。

2. 疼痛 早期病变部位有轻度疼痛，随病情发展逐渐加重，活动时疼痛更明显。

(1) 脊柱结核：疼痛出现较早，多为局部隐痛或钝痛。劳累、咳嗽、打喷嚏或持重物时疼痛加重；小儿可表现为夜啼。

(2) 膝关节结核：在全关节结核早期疼痛较明显，小儿可表现为夜啼，原因是患儿在夜间熟睡时，肌肉自然放松，保护性肌肉痉挛消失，翻身或关节活动时，放松的关节即发生剧痛,患儿突然惊醒而哭喊。

(3) 髋关节结核:早期为髋部疼痛,劳累后加重,休息后减轻;疼痛可放射至膝部,故病人常诉同侧膝部疼痛;小儿可表现为夜啼。部分病人可因病灶突破关节腔而产生剧烈疼痛。

(4) 肩关节结核:早期有酸痛感,以肩关节前侧为主,有时可放射到前臂及肘部。

(二) 体征

1. 脊柱结核

(1) 压痛、叩击痛:病变椎体棘突处有压痛和叩击痛。

(2) 活动受限和姿势异常:①颈椎结核时,病人常用双手托扶下颌、头前倾,以稳住头颈,减轻疼痛;②胸椎结核时,可出现脊柱后凸或侧凸畸形;③腰椎结核时,弯腰活动受限,站立或行走时双手托住腰部,头及躯干后倾,使重心后移,以减轻对病变椎体的压力。若要拾起地面的东西,需挺腰、屈膝、屈髋、下蹲才能完成,称为拾物试验阳性。

2. 膝关节结核

(1) 肿胀、活动受限:关节因上下方肌肉萎缩而呈梭形肿胀(俗称“鹤膝”),局部皮温升高、有压痛,功能受限。关节积液时,可出现浮髌征阳性。

(2) 畸形:关节可有屈曲畸形、半脱位、膝外翻畸形等;骨骺破坏者可表现为患肢短缩畸形。

3. 髋关节结核

(1) 跛行:疼痛病人可表现为跛行。

(2) 活动受限和畸形:晚期可有髋关节的屈曲、内收、内旋畸形和患肢缩短等。

4. 肩关节结核 肩关节三角肌萎缩,关节肿胀不明显,外展、外旋受限。

(三) 并发症

1. 寒性脓肿和窦道

(1) 颈椎结核:常发生咽后壁或食管后脓肿,影响呼吸和吞咽,睡眠时鼾声增大或有呼吸困难;脓肿也可流注到锁骨上窝。

(2) 胸椎结核:多表现为椎旁脓肿,可经肋骨横突间隙或肋间神经流注到背部。

(3) 胸腰段结核:可同时有椎旁和腰大肌脓肿。

(4) 腰椎结核:脓液汇集在腰大肌内,可沿髂腰肌流注到腹股沟、股骨小转子、大腿外侧,甚至腘窝等处。

(5) 腰骶段结核:可同时有腰大肌脓肿和骶前脓肿。脓肿向体表破溃可形成窦道;若与肺、肠等粘连,破溃后可形成内瘘。

2. 截瘫或四肢瘫 截瘫或四肢瘫是脊柱结核最严重的并发症。主要由于脓液、死骨和坏死的椎间盘以及脊柱畸形等压迫、损伤脊髓所致。表现为躯干和肢体的感觉、运动及括约肌功能部分或完全障碍。

3. 关节脱位 结核病变造成全髋关节破坏时,可发生病理性脱位。

(四) 辅助检查

1. 实验室检查 可显示血红蛋白和血细胞比容降低;红细胞沉降率增快;存在混合感染时白细胞计数升高。

2. 影像学检查

(1) X 线检查:早期显示周围软组织肿胀,关节间隙增宽;后期关节间隙变窄或消失,关节面毛糙，可见骨质破坏或增生，甚至出现关节畸形或骨性强直。

(2) CT 检查：可以发现普通 X 线片不能发现的病灶，特别是能较好地显示病灶周围的寒性脓肿及病灶内死骨、病骨等。

(3) MRI 检查：具有早期诊断价值，脊柱 MRI 检查还可观察脊髓受损情况。

(4) 核素骨显像：可以较早地显示病灶，但不能作定性诊断。

(5) B 超检查：可探查寒性脓肿的位置和大小。

3. 关节镜检查及滑膜活检 对诊断滑膜结核有一定价值。

三、心理、社会状况

了解病人和家属对结核病的知晓程度、心理承受能力和心理反应等。因骨与关节结核是慢性疾病，治疗持续时间较长，常有明显局部症状，病情严重者可遗留残疾，故病人和家属多表现为焦虑、恐惧，甚至悲观情绪；其治疗过程有时会影响正常学习、工作和生活，也能给病人造成较大的心理压力。还应了解家庭经济状况及有无可利用的社会资源等。

【常见护理诊断/问题】

1. 营养失调：低于机体需要量 与疾病的长期慢性消耗有关。

2. 疼痛 与局部肿胀、炎症反应等有关。

3. 皮肤完整性受损 与脓肿破溃、窦道排脓等有关。

4. 潜在并发症：截瘫、关节脱位、畸形。

【护理措施】

(一) 治疗原则

1. 非手术治疗 包括制动、固定、卧床休息、加强营养及应用抗结核药物。一般主张 2～3 种药物联合应用，持续 2 年。常用的抗结核药物有异烟肼、利福平、乙胺丁醇、链霉素、对氨基水杨酸钠和阿米卡星(丁氨卡那霉素)。

2. 手术治疗 包括切开排脓、病灶清除术及矫形手术。术前 4～6 周规范抗结核治疗，控制混合感染，术后卧床休息 3～6 个月，继续服用抗结核药物直至治愈。

(二) 非手术治疗护理/术前护理

1. 一般护理

(1) 休息与制动：保持病房整洁、安静、空气流通、阳光充足，叮嘱病人注意休息，疼痛严重者，严格卧床休息；局部制动，减少局部活动，防止病理性骨折、关节畸形。对使用牵引、石膏托固定和制动的病人，还应做好相关护理。

(2) 加强营养：给予高热量、高蛋白、高维生素饮食，同时注意膳食结构和营养搭配，适当增加牛奶、豆制品、鸡蛋、鱼、瘦肉等摄入量，多食新鲜蔬菜及水果等。对食欲差，经口摄入不足者，应遵医嘱提供肠内或肠外营养支持。对严重贫血或低蛋白血症的病人，应遵医嘱补充铁剂、输注新鲜血液或白蛋白等。

(3) 心理护理：根据病人的心理状态，采取适当的护理措施。给病人和家属讲解骨与关节结核的有关知识，使其对疾病有充分的了解，正确地面对现实，减轻焦虑和恐惧，保持稳定的情绪和平和的心态，积极配合治疗和护理。

2. 缓解疼痛 遵医嘱药物治疗，控制病情发作，必要时药物止痛。

3. 病情观察 观察用药后发热、乏力、食欲不振有无好转；体重有无增加；局部疼痛、肿胀、功能障碍等有无好转;红细胞沉降率是否正常或接近正常。有无眩晕、口周麻木、耳鸣、听力异常、肢端麻木或感觉异常、胃部不适、恶心、肝区疼痛、黄疸、肝转氨酶升高和尿常规改变等不良反应表现,一旦发现,应通知医师并配合处理。同时应观察有无截瘫、关节脱位等并发症表现。若药物治疗后,病情无好转甚至加重,应做好手术治疗准备。

4. 对症护理 对卧床的病人应做好皮肤护理,以防压疮;对窦道应定时换药,并注意保护周围皮肤,防止脓液浸渍造成损害。对躯体移动障碍,生活不能自理的病人,应提供部分或全部的生活照顾,如个人卫生、饮食、大小便等,满足病人的基本生理需要。

（三）术后护理

1. 体位 手术后安置病人卧硬板床,取平卧位,待麻醉作用消失、血压平稳后,再根据手术的部位和术式调整适当体位。脊柱结核手术后,可改侧卧位或俯卧位,但必须保持脊柱伸直,避免扭曲;髋关节结核手术后,置患肢外展 15°,伸直中立位;膝关节结核手术后,置下肢抬高、膝关节屈曲 10°～15°位。

2. 观察病情 测量生命体征,必要时进行连续心电监护。胸椎结核术后,若病人出现胸闷、术侧呼吸音减低且叩诊呈鼓音,应考虑气胸,立即报告医师,必要时行胸膜腔闭式引流术。若病人出现意识改变、尿量减少、肢体发凉、皮肤苍白、毛细血管充盈时间延长等,应考虑循环血量不足,及时通知医师并协助处理。

3. 继续药物治疗 术后应遵医嘱继续给予抗结核药物,完成规范化治疗的全疗程,有化脓菌混合感染者,继续使用抗生素治疗。告知病人继续抗结核治疗的重要性,并指导病人坚持用药,注意药物的不良反应,一旦发现异常,及时就诊。

4. 切口护理 观察敷料固定是否牢靠,有无渗血、渗液;切口有无红、肿、热、痛等感染征象。一旦发现异常,报告医师并协助处理。

5. 功能锻炼 若病情允许,应根据具体情况,指导病人进行功能锻炼。如腰椎结核手术后,第 2 日可进行直腿抬高练习,活动下肢各关节,以防止肌肉萎缩、关节粘连。功能锻炼的强度应视病情而定,并遵循“循序渐进、持之以恒”的原则。锻炼过程中若病人出现不良反应,应暂停锻炼,并进行相应处理。

6. 其他护理 如休息与制动、加强营养、皮肤护理、生活照料等,参见“手术前护理”。

（四）健康教育

1. 康复指导 指导病人出院后继续加强营养,适当锻炼,以提高机体的免疫力。

2. 治疗指导 说明骨关节结核有可能复发,必须坚持长期用药,没有医嘱不可随意停药。说明抗结核药物的不良反应及其表现特点,教会病人及家属自我观察,一旦发现不良反应及时与医院取得联系。告知用药期间应每 3 个月来医院复查一次,一般用药满 2 年达到痊愈标准后,方可在医师的指导下停止用。

能力检测

（郭阳阳）

第九节 骨肿瘤病人的护理

案例导入

黄女士，22岁，3个月前因右膝关节疼痛以“右膝关节炎”在外院行局部抗炎等治疗未见明显好转。1周前疼痛加重，来院就诊。查体：右膝部肿块，边界不清，压痛明显，局部皮温高，静脉怒张，右膝关节屈曲不能伸直。X线检查：右股骨下端骨质呈浸润性破坏，部分骨膜突起可见明显的Codman三角，形成的反应骨和肿瘤骨呈现日观放射现象，肺纹理清晰。

工作任务：

1. 为该病人应做哪些疼痛护理？
2. 为病人应做哪些术前准备工作？

【概述】

骨肿瘤是指发生在骨组织(骨膜、骨和软骨)及骨附属组织(骨的血管、神经、脂肪、纤维组织等)的肿瘤。

【病因】

骨肿瘤的病因尚不明确，但发现其发生具有年龄和部位特点，如骨肉瘤多见于儿童和青少年，骨巨细胞瘤多见于成人，而骨髓瘤多见于老年人，大多数肿瘤生长于长骨的干骺端，如股骨下端、胫骨上端和肱骨上端，而骨骺则很少发生。

【护理评估】

一、健康史

了解病人的年龄、性别、职业、工作环境和生活习惯，特别注意有无发生肿瘤的相关因素。有无外伤和骨折史。评估病人的一般状况，是否有食欲减退、低热和肢体疼痛等病史，肢体疼痛的性质、程度，加重或缓解的相关因素。既往有无其他部位肿瘤史，家族中有无类似病史者。

二、身体状况

（一）症状与体征

1. 疼痛 良性骨肿瘤多数无疼痛，少数肿瘤如骨样骨瘤，可因反应骨的生长而引起疼痛；恶性骨肿瘤几乎都有疼痛，呈进行性加重，表现为剧痛、夜间痛，并有局部压痛。

2. 肿块和肿胀 良性肿瘤多以肿块为首发症状，肿块质硬、无压痛；恶性肿瘤常表现为发展迅速的局部肿胀和肿块、压痛明显，患处皮温增高，表面可见浅静脉怒张。

3. 功能障碍和压迫症状 发生于长骨干骺端的骨肿瘤多邻近关节，由于疼痛、肿胀和畸形，关节功能障碍。肿块巨大时，可压迫周围组织引起相应症状，如脊柱肿瘤可压迫脊髓，出现截瘫。

4. 病理性骨折与脱位 肿瘤生长可破坏骨质，良、恶性肿瘤均可发生病理性骨折；骨端肿瘤的骨质破坏还可导致关节的病理性脱位。

5. 转移和复发 晚期恶性肿瘤可经血流和淋巴向远处转移，如肺转移；恶性肿瘤治疗后有复发可能；部分良性肿瘤有恶变的可能，如骨软骨瘤有1%的恶变可能。

（二）辅助检查

1. 实验室检查 恶性骨肿瘤病人可有血钙和血清碱性磷酸酶升高。

2. 影像学检查 X线检查对骨肿瘤诊断有重要价值。能显示骨与软组织的基本病变。良性肿瘤呈膨胀性骨病损，密度均匀，边界清楚。恶性肿瘤表现为病灶不规则，密度不均，边界不清，可见软组织阴影和骨膜反应。CT、MRI或核素骨显像检查可辅助诊断。数字减影血管造影可显示肿瘤的血供，并可进行选择性血管栓塞、化疗。

3. 组织病理学检查 可通过穿刺活检或手术活检确诊。

4. 现代生物技术检测 免疫组织化学技术、流式细胞学技术等现代生物技术的应用进一步提高了骨肿瘤的诊断水平。

三、心理、社会状况

患恶性骨肿瘤病人常见的心理状态有疑虑、惊恐、自卑、失望。在确诊之前，往往忧心忡忡，焦虑不安，一旦确诊，如大祸降临，对生活失去信心，精神萎靡，难以接受。病人害怕肢体缺失，害怕手术，害怕被抛弃，依赖性增强，更担心医治无效，甚至对死亡产生预感性悲哀。因此，对上述问题进行全面评估，以判断病人和家属的承受程度和所需护理。

【常见护理诊断/问题】

1. 恐惧 与担心病情预后有关。

2. 疼痛 与肿瘤的压迫、浸润有关。

3. 躯体移动障碍 与疼痛、病理性骨折、脱位有关。

4. 潜在并发症：病理性骨折、脱位。

【护理措施】

（一）治疗原则

良性肿瘤以手术切除为主，手术方式有刮除植骨术及外生性骨肿瘤切除术。恶性肿瘤采用手术治疗（包括保肢手术、截肢术）、化疗、放疗、栓塞和免疫治疗等综合治疗手段。

（二）非手术治疗护理/术前护理

1. 一般护理

（1）饮食与营养：鼓励病人摄取足够营养，合理进食高蛋白、高热量、高维生素饮食。饮食宜清淡，易消化。必要时进行少量多次输血和补液，以增强抵抗力，为手术治疗创造条件。

（2）休息与活动：嘱咐病人下地时患肢不要负重，以免发生病理性骨折和关节脱位。脊柱肿瘤的病人应绝对卧床休息，指导病人作松弛活动，不要坐起或行走，以防止脊柱骨折造成截瘫。对于允许下床活动而不能走动的病人，利用轮椅帮助病人每天有一定的室外活动时间。对无法休息和睡眠的病人，应注意改善环境，必要时睡前给予适量的镇静止痛药物，以保证病人休息。

(3) 心理护理:深刻理解病人的心理变化,耐心向病人解释病情,给以心理安慰和支持,消除害怕和焦虑,使病人情绪稳定,积极配合治疗措施的实施。

2. 病情观察 关注病人生命体征,精神状况、肢体运动状况及疼痛情况。

3. 对症护理 要及时解除或缓解疼痛,可按照"三级止痛"方案用药。具体见第二章"肿瘤病人的护理"。

(三) 术后护理

1. 一般护理 抬高患肢,注意患肢血运情况。注意手术切口的护理,及时更换敷料。防止关节屈曲、挛缩,指导病人进行残肢锻炼,以增强肌力,保持关节活动的正常功能,鼓励病人使用辅助工具(拐杖),早期下床活动,为安装假肢做准备。

2. 心理护理 恶性骨肿瘤截肢或关节离断术后,病人往往出现某些精神失常症状,称为"创伤性精神病",所以要有专人护理,防止病人发生意外。术后出现幻肢痛应解释原因,对症处理。

3. 病情观察 密切观察术后生命体征变化,尤其是血压的变化;床边备用橡皮止血带,并注意观察切口渗血情况,引流液的色、质、量,以防截肢残端大出血;合理安排补液速度和抗生素的使用,必要时输血,慎防体液不足的发生和切口感染。用石膏外固定时,注意肢端血运情况,鼓励病人适当作肌肉收缩活动,石膏解除后,加强锻炼,促进功能恢复。

(四) 健康教育

(1) 向病人讲解骨肿瘤的一些情况,树立战胜疾病的信心,稳定情绪,促进身心健康。

(2) 告诉病人合理应用镇静止痛药物,提高病人的生活质量。

(3) 帮助病人知道康复锻炼计划,指导病人进行各种形式的功能锻炼,最大限度地提高病人的生活自理能力。

(4) 嘱咐病人按时复查,教会病人自我检查和检测出现异常情况如局部肿胀、疼痛等应及时就诊。

能力检测

(郭阳阳)

本章小结

临床上骨外科病人所占比例较大,学好骨外科病人的护理非常重要。

通过本项目的学习,能够说出骨折和关节脱位的临床表现、专有体征,骨折后的急救和治疗原则,常见骨关节疾病的临床特点和护理要点,骨科病人手术前后的护理重点及小夹板、石膏绷带、牵引外固定病人的护理措施,能够利用所学本项目知识对病人进行全面评估,正确护理,是病人能尽快恢复健康。在骨外科病人的护理中表现救死扶伤的精神以及关心、爱护、热情的服务态度。

主要参考文献

ZHUYAO CANKAO WENXIAN

[1] 李乐之,路潜.外科护理学[M].6版.北京:人民卫生出版社,2017.

[2] 郑思琳,李勇.外科护理学[M].北京:人民卫生出版社,2016.

[3] 陈孝平,汪建平.外科学[M].8版.北京:人民卫生出版社,2013.

[4] 叶志香,王臣平.外科护理技术同步习题集[M].北京:科学技术文献出版社,2015.

[5] 叶志香,倪洪波,王秋颖.外科护理技术[M].武汉:华中科技大学出版社,2010.

[6] 李维棣,何荣华.急救护理学[M].西安:第四军医大学出版社,2010.

[7] 护考专家组.2017护士执业资格考试试题金典[M].北京:人民卫生出版社,2016.

[8] 李乐之,路潜.外科护理学[M].5版.北京:人民卫生出版社,2013.

[9] 王慧玲,杨桂荣.外科护理[M].北京:高等教育出版社,2013.

[10] 关永俊.全国护士执业资格考试过关精点[M].2版.上海:第二军医大学出版社,2015.

[11] 罗先武,王冉.护士执业资格考试轻松过[M].北京:人民卫生出版社,2016.